Historia de la enfermería

JOSÉ RAMÓN ALONSO

Historia de la enfermería

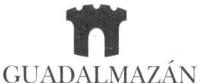

GUADALMAZÁN

Guadalmazán • Colección Divulgación Científica
Edición de Antonio Cuesta

www.editorialguadalmazan.com
guadalmazan@almuzaralibros.com

Talenbook, s.l.
C/ Cervantes, 26 · 28014 · Madrid

Imprime: Liberdúplex
ISBN: 979-13-87941-09-3
Depósito Legal: M-3441-2026
Hecho e impreso en España-*Made and printed in Spain*

A las enfermeras

Índice

Presentación

Tarde o temprano, todos necesitamos cuidados enfermeros. Es posible que una enfermera haya estado presente en tu nacimiento y que esté contigo cuando mueras; a veces, las enfermeras son las primeras y últimas personas que nos tocan, que nos escuchan y que nos ven. La enfermería es una profesión, una disciplina científica independiente, una práctica asistencial y una forma de interactuar con el mundo. También es un servicio público fundamental, que se ve, en general, con admiración y cariño, pero también con cierto desconocimiento.

¿Qué tienen en común alguien vendando una herida en medio de una trinchera y anotando las constantes vitales en un hospital moderno? La respuesta late en el corazón de la enfermería: alguien decidió estar allí para cuidar de otro. La historia de la enfermería es, en muchos sentidos, la historia de la humanidad vista desde la compasión, el cuidado y la ciencia. Es la huella discreta pero indeleble de quienes, más allá de las jerarquías del poder o los grandes relatos épicos de episodios bélicos y luchas contra epidemias, se inclinaron sobre el dolor humano con manos firmes, una mirada atenta y un espíritu solidario. Comprender el pasado de la enfermería no es un ejercicio académico, no es un cajón de curiosidades amenas, no es un alarde de erudición, es un acto de reconocimiento hacia una profesión que ha sido y es esencial en cada etapa del desarrollo social y sanitario del mundo. La enfermería tiene una larga y rica historia, pero esto rara vez se transmite adecuadamente a las estudiantes de enfermería actuales, lo que las lleva a menospreciar los logros de las enfermeras anteriores. Es necesario conocer tu propia historia; en este caso no tanto para corregir antiguos errores, sino para reforzar anteriores aciertos.

Las enfermeras representan un grupo demográfico inmenso. Según algunas estimaciones, es la profesión más numerosa del mundo: hay más de 27 millones de enfermeras y comadronas profesionales y están presentes en todos los países del globo. En los países desarrollados, las enfermeras constituyen el grupo más numeroso de profesionales sanitarios y proporcionan la mayor parte de la atención directa y el cuidado a los pacientes. Las proporciones, en cambio, varían mucho. En Estados Unidos hay el triple de enfermeras que de médicos. En España, los números son más similares: según el Instituto Nacional de Estadística (INE), en 2024 había en nuestro país 310 558 médicos colegiados y 353 635 enfermeras colegiadas. La asistencia sanitaria no sería posible sin las enfermeras; sin ellas, el sistema simplemente colapsaría y no podría funcionar. Incluso las enfermeras dependen de otras enfermeras, en su trabajo y en su vida personal.

Si imaginas que la enfermería surgió hace relativamente poco tiempo, como una profesión dedicada a ayudar a los médicos en los hospitales, lo estás entendiendo al revés. La enfermería fue primero; antes de que hubiera instalaciones, procedimientos, profesionales, una persona cuidó a otra persona y le ayudó a superar sus dificultades, a sobrevivir. A través del prisma de la enfermería, aprendemos sobre el estado de la condición humana, desde su inicio hasta su final. Las enfermeras entienden que la curación no siempre es posible, o, probablemente, ni siquiera la mayoría de las veces, pero que la atención y el cuidado sí lo son. Siempre.

Augustine Birrel, un escritor británico poco conocido, hablaba sobre «ese importante montón de polvo que se llama historia». Ojalá esta obra no tenga ese toque «polvoriento» y sea una forma de aprender y disfrutar. Este libro recorre los orígenes humildes del cuidado empírico en las antiguas civilizaciones, las primeras cuidadoras, la influencia de las religiones y las órdenes monásticas y el papel decisivo de figuras como Florence Nightingale, hasta llegar a los movimientos de profesionalización y los desafíos contemporáneos. A través de sus páginas, he querido mostrar cómo la enfermería ha sido tanto reflejo como motor de cambio en la sociedad y se ha adaptado a guerras, epidemias, cambios en la legislación, avances tecnológicos y transformaciones culturales. A pesar de su perfil discreto, la enfermería ha estado muchas veces en la vanguardia de los cambios sociales, los avances en la ciencia y la mejora de la calidad de vida. Conocer la situación de la enfermería en un lugar y tiempo determinado nos ayuda a valorar esa sociedad.

Más allá de los datos y las fechas, esta obra pretende despertar una mirada crítica, respetuosa y sensible sobre el legado de quienes nos precedieron. Cada contexto histórico dejó su marca en la forma de cuidar, y cada generación de enfermeras y enfermeros transformó esa herencia en prácticas exitosas, mejores resultados sanitarios y nuevos avances en la atención al paciente. Este libro es un homenaje a quienes han dedicado su vida al cuidado del otro. Porque entender la historia de la enfermería no es solo recopilar datos y nombres, sino reconocer la profunda humanidad que late en su esencia, esa vocación inquebrantable por aliviar el dolor y acompañar en la vulnerabilidad.

Esta obra está dedicada a quienes ejercen la enfermería hoy y a quienes se están formando para hacerlo en un futuro cercano, pero también a todas las personas que han sentido la presencia cercana de esta profesión, que somos todos. Que este viaje por la historia sirva no solo para conocer el camino recorrido, sino para reforzar el compromiso ético, humano y profesional con el presente y el futuro del cuidado. La palabra «enfermería» viene del latín «*infirmus*» (débil), pero su verdadera fuerza está en transformar la fragilidad en esperanza.

EL NACIMIENTO DE LA ENFERMERÍA

Margaret Mead (1901-1978) fue una antropóloga y poeta estadounidense. En sus investigaciones etnográficas puso en cuestión la visión mayoritaria en las ciencias sociales americanas según la cual la división sexual del trabajo en la familia moderna se debía a una diferencia innata entre el comportamiento instrumental de los hombres y el expresivo de las mujeres. Esta afirmación rompió con muchos prejuicios y abrió nuevos caminos al conocimiento y al desarrollo profesional de las mujeres.

Según una anécdota muy difundida, un estudiante universitario preguntó a Mead cuál era, en su opinión, el primer signo de una sociedad civilizada. Hay muchas variaciones de la anécdota, pero los detalles generales son similares; para sorpresa del estudiante, Mead respondió que el primer signo de civilización no es una herramienta avanzada, no es una obra artística, ni es un asentamiento estable; la primera señal de civilización es un fémur humano fracturado y curado, un hueso roto y cicatrizado.

Mead explicó que los animales heridos en la naturaleza son cazados y devorados antes de que sus huesos quebrados puedan curar. Por lo tanto, un fémur fracturado y vuelto a soldar es una señal evidente de que una persona herida debió recibir ayuda de otros durante un tiempo prolongado, que le protegerían, le traerían agua y comida, le acompañarían y le cuidarían. Se dice que Mead concluyó: «Ayudar a otra persona a superar una dificultad es donde empieza la civilización».

La historia es probablemente falsa y no se ha conseguido referenciar, pero pone de manifiesto con claridad que en lo más profundo de lo que consideramos la esencia de humanidad está cuidar a los demás, a los pacientes, a los heridos, a los discapacitados, ayudar a que otras personas sobrevivan en sus peores momentos. Y también entendemos que los cuidados no son solo físicos, sino que incluyen aspectos sociales, psicológicos, emocionales, incluso a menudo espirituales. Cuidar al paciente, ayudar al que sufre, facilitar su sanación es el origen de la enfermería. En cierta

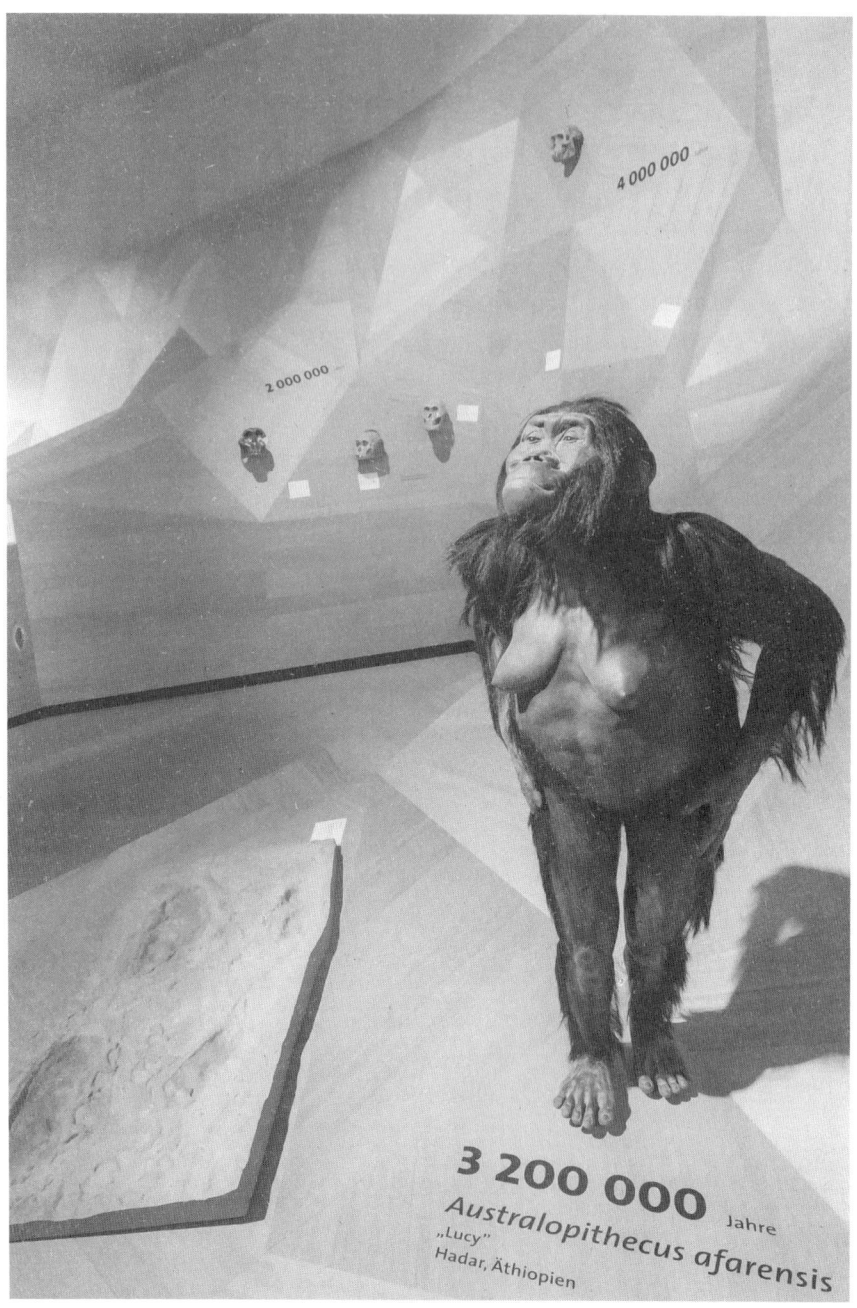

Recreación de Lucy, *Australopithecus afarensis*, uno de los homininos más antiguos conocidos. Con una antigüedad aproximada de 3,2 millones de años y hallada en Hadar (Etiopía), su anatomía bípeda marca un punto de inflexión en la historia evolutiva del cuidado: liberar las manos transformó la relación con el entorno, el cuerpo propio y el de los otros, abriendo el camino a prácticas elementales de asistencia y protección dentro del grupo [Neanderthal Museum, Mettmann].

manera podríamos reformular la supuesta contestación de Mead y decir: la primera prueba de civilización es la aparición de la enfermería.

Claudia Ardevines ha recopilado cinco casos de individuos prehistóricos que presentaban una patología que comprometió su capacidad de funcionar de forma independiente, y, aun así, consiguieron sobrevivir durante un periodo mayor de lo que se esperaría por la enfermedad o situación que afrontaban. Tres presentan fracturas en diversos huesos del cuerpo, asociadas a traumatismos graves. Esos individuos tenían daños en múltiples sistemas, como el musculoesquelético, nervioso, cardiovascular, inmunitario, etc. Otro caso es muy probable que padeciera paraplejia, causada por poliomielitis paralítica, una infección viral, o parálisis cerebral, un trastorno neurológico. Finalmente, el quinto caso presenta signos que indican que padeció treponematosis, una infección bacteriana, en concreto pian, lo que causó problemas en su movilidad.

Al analizar estos cinco ejemplos prehistóricos, Ardevines afirma: «No es posible que el individuo hubiera sobrevivido durante tanto tiempo padeciendo esa enfermedad, a menos que recibiera cuidados por parte de su grupo que le ayudasen a recuperarse o a convivir con dicha enfermedad». Es una ecuación sencilla: esa persona sola probablemente morirá; esa persona con alguien que la cuide tiene posibilidades de sobrevivir.

Esos fósiles también apuntan hacia la existencia temprana de tratamientos. El uso quizá de antisépticos, los conocimientos sobre cómo curar la herida, la inmovilización de extremidades fracturadas, los cuidados relacionados con el control del dolor y de las infecciones y la atención personalizada y directa. Enfermería, aunque aún no se conociese este nombre.

Los cinco casos recogidos por Ardevine son de 2400 a.e.c. o posteriores. Sin embargo, hay evidencias comparables mucho más antiguas. Benjamina, la niña cuyos restos fueron hallados en la Sima de los Huesos, en Atapuerca, nació con craneosinostosis, una patología que genera una fusión prematura de las suturas del cráneo, lo que hizo que su cabeza fuese deforme y provocó retraso mental y dificultades para caminar. Necesitó cuidados constantes durante los diez años que vivió. Benjamina en hebreo significa «la más querida».

Miguelón, el cráneo número 5, el más completo de su época en el registro fósil mundial, presenta señales de una infección en la cara, probablemente iniciada por un golpe que le rompió un diente. La infección se extendió, provocó primeramente un flemón, luego una septicemia que llegó al ojo y al cerebro, y finalmente le causó la muerte.

Benjamina y Miguelón vivieron hace unos 430 000 años; los sapiens no existían todavía y ellos eran *Homo heidelbergensis,* considerados una especie precursora de los neandertales. Durante un largo período, toda su vida para Benjamina y el largo y doloroso período de su infección para Miguelón, una persona o personas diferentes, conseguía comida y agua para ellos; alguien quizá la masticaba para ellos y se la introducía en la boca, quizá les administrase algún tratamiento curativo o paliativo, les ayudaría en su higiene, en su bienestar y en sus relaciones interpersonales. Sin cuidados de enfermería habrían muerto en poco tiempo. Ambos han sido cruciales para eliminar esa imagen de los homininos precursores de los sapiens como bestias salvajes, como animales insensibles. Si eran capaces de ese comportamiento empático, generoso y solidario, eran humanos y, si había enfermos que recibían cuidados, es evidente que había enfermeros o enfermeras, aunque no se denominaran así.

Es difícil valorar qué cuidados existirían durante la prehistoria. La gran cantidad de polen fosilizado de diversas plantas no comestibles hallado en cuevas indicaría que es posible que estas plantas se empleasen con fines antiinflamatorios, antibacterianos y antipiréticos. Se conoce que los grandes simios, especies como chimpancés y orangutanes, emplean plantas que únicamente tienen fines curativos y no nutritivos cuando un indivi-

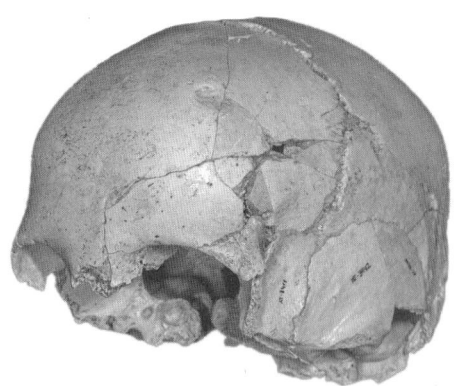

Restos craneales de una niña hallados en la Sima de los Huesos, en Atapuerca, con una antigüedad aproximada de 430 000 años. Benjamina nació con craneosinostosis, una fusión prematura de las suturas del cráneo que provocó deformación craneal, retraso cognitivo y dificultades motoras. Pertenecía a *Homo heidelbergensis* y sobrevivió alrededor de diez años, un periodo incompatible con la autonomía funcional, lo que indica la existencia de cuidados continuados por parte de su grupo [pieza conservada y expuesta en el Museo de la Evolución Humana].

duo está enfermo. Es por ello por lo que, con mucha probabilidad, los individuos durante la Prehistoria conocieran y empleasen plantas con fines terapéuticos, adaptadas a su contexto y clima.

Mead elaboró otro concepto de clara importancia en la historia de la enfermería. En su estudio comparativo *Sex and Temperament in Three Primitive Societies* introdujo, en 1935, la idea revolucionaria de que, por ser la especie humana enormemente maleable, los papeles y las conductas sexuales varían según los contextos socioculturales. Fue, así, precursora en la utilización del concepto de «género», ampliamente utilizado posteriormente en los estudios feministas y que tanto influirá en el estudio de la enfermería como una profesión mayoritariamente femenina. Hemos tenido mucho más éxito en atraer a las mujeres al ámbito laboral que en incorporar a los hombres al ámbito de los cuidados.

La visión de los arqueólogos en la atención sanitaria contradice por completo la idea de que la sociedad ha evolucionado adoptando un enfoque de «el más fuerte se lleva todo» y «la supervivencia del más apto». Una característica definitoria de la especie humana es nuestra capacidad para apoyarnos mutuamente en momentos de necesidad, para cuidar a los desvalidos, para ser enfermeros de los pacientes.

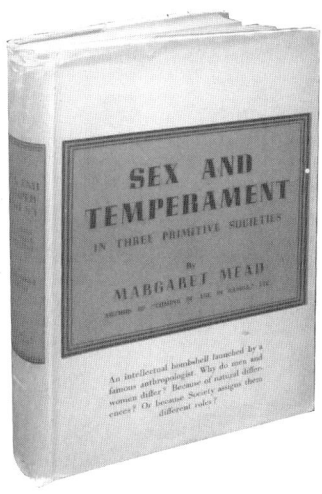

Sex and Temperament in Three Primitive Societies, de Margaret Mead. En este estudio comparativo, Mead analiza tres sociedades de Nueva Guinea para desmontar la idea de que los comportamientos atribuidos a hombres y mujeres responden a una base biológica. El libro abrió una vía decisiva para pensar el cuidado, la división del trabajo y la autoridad como productos culturales y, por tanto, históricos [Routledge & Kegan Paul, edición de 1948].

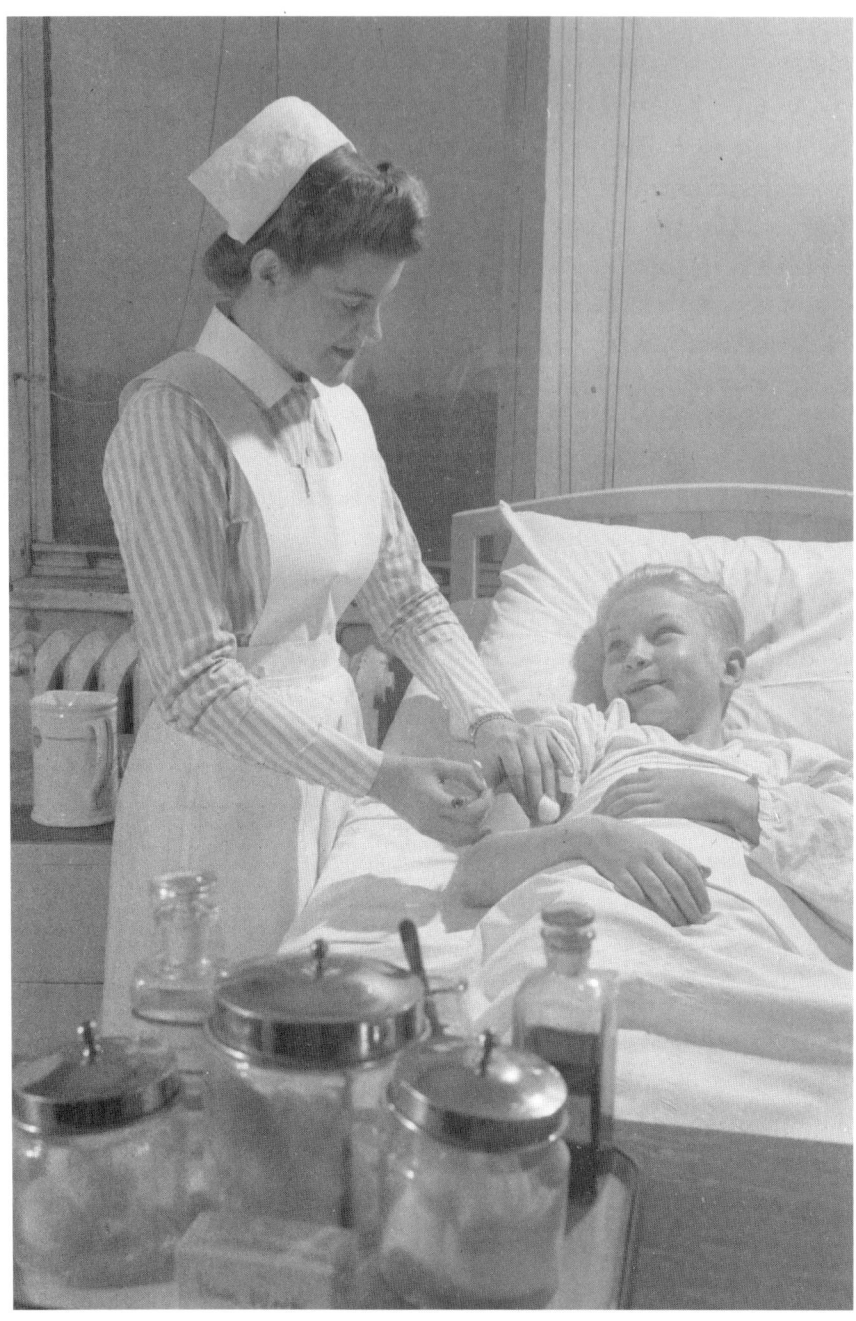

Fotografía de Fritz Henle, realizada para la Office of War Information (Estados Unidos), noviembre de 1942. Mientras las enfermeras tituladas eran destinadas al Army y al Navy Nurse Corps para atender a los soldados en el frente, las estudiantes —como Susan Petty, de Lebanon (Pensilvania)— asumían tareas asistenciales en hospitales civiles [Library of Congress].

DEFINICIÓN DE ENFERMERÍA

Ha habido muchas definiciones de la labor enfermera, pero estas son algunas de las más significativas:

El Consejo Internacional de Enfermeras dice: «La enfermería abarca la atención autónoma y colaborativa de personas de todas las edades, familias, grupos y comunidades, enfermos o sanos, y en todos los entornos. La enfermería incluye la promoción de la salud, la prevención de enfermedades y el cuidado de personas enfermas, discapacitadas y moribundas. La defensa, la promoción de un entorno seguro, la investigación, la participación en la elaboración de políticas sanitarias y en la gestión de pacientes y sistemas de salud, y la educación son también funciones clave de la enfermería».

El Royal College of Nursing, en su definición de 2003: «El uso del juicio clínico en la prestación de cuidados para permitir a las personas mejorar, mantener o recuperar la salud, hacer frente a los problemas de salud y alcanzar la mejor calidad de vida posible, independientemente de su enfermedad o discapacidad, hasta el momento de la muerte».

La Asociación Americana de Enfermeras: «La enfermería es la protección, promoción y optimización de la salud y las capacidades; la prevención de enfermedades y lesiones; el alivio del sufrimiento mediante el diagnóstico y el tratamiento de las respuestas humanas; y la defensa de la atención sanitaria para las personas, las familias, las comunidades y las poblaciones».

Y Virginia Avenel Henderson: «La función única de la enfermera es ayudar al individuo, enfermo o sano, en la realización de aquellas actividades que contribuyen a la salud o a su recuperación (o a una muerte tranquila) que él realizaría sin ayuda si tuviera la fuerza, la voluntad o los conocimientos necesarios».

CRONOLOGÍA BÁSICA DE LA HISTORIA DE LA ENFERMERÍA

PRIMER PERIODO: Se extiende desde la época prehistórica hasta finales del siglo XVI. Las características de esta primera fase son las siguientes:

— No existía una formación o educación específica para la enfermería, sino que se basaba en la intuición, la experiencia y una enseñanza informal.
— El ámbito principal de la enfermería era el hogar. En general, se practicaba por mujeres de la propia familia, pero también se recibía el apoyo de personas externas, contratadas o no, que a menudo tenían más experiencia y conocimientos.
— El objetivo principal era atender a las necesidades apremiantes del enfermo.
— Había un sentimiento de compasión y un deseo de servir, basado habitualmente en las virtudes y creencias religiosas.
— Los conocimientos se adquirían y transmitían por la experiencia práctica a pie de cama.

SEGUNDO PERIODO: El segundo periodo dura desde el siglo XVII a la profunda transformación que supuso la obra de Florence Nightingale. Muestra una formación cada vez más especializada y una profesionalización creciente de las enfermeras. Comienza con el desarrollo del método científico en el Renacimiento, una cierta secularización de los cuidados de enfermería y la creación de los primeros centros donde se impartía formación práctica y educación sistemática para el trabajo en el hospital, así como para las visitas a domicilio.

Entre los hitos de este proceso está la fundación de las órdenes hospitalarias como las Hermanas de la Caridad, fundada por San Vicente de Paúl en 1633, o la revitalización de las diaconisas protestantes por el pastor Fliedner y su esposa Frederika a comienzos del siglo XIX.

TERCER PERÍODO: Comenzó en 1860 con la incorporación del método científico en la formación de las enfermeras en el Hospital St. Thomas, Inglaterra, bajo la dirección de Florence Nightingale, y continúa hasta la actualidad. Esta etapa se caracteriza por un amplio desarrollo de la enfermería que se manifiesta en: Creación de escuelas superiores y facultades de enfermería; énfasis en la especialización; impulso del estudio y la investigación, legislación específica sobre la enfermería y las enfermeras, y creación de organizaciones internacionales y nacionales.

IMPORTANCIA DE LA HISTORIA DE LA ENFERMERÍA

La historia de la enfermería se puede afrontar desde tres enfoques al menos. La historia como pedagogía ofrece la oportunidad de comprender a las personas y las condiciones sociales que influyeron y siguen influyendo en la enfermería y la atención sanitaria, al tiempo que se desarrolla una comprensión de cómo encajan en la profesión hoy en día. El estudio de la historia ofrece a los estudiantes la oportunidad de aplicar sus habilidades de evaluación, pensamiento crítico y juicio clínico, así como de explorar temas delicados como la discriminación, los prejuicios y el abandono fuera de las áreas clínicas en las que aplicarán estas habilidades y se enfrentarán a estas complejas cuestiones.

La historia como evidencia da testimonio y voz a las enfermeras y a sus pacientes a través del estudio de relatos personales, artefactos y recursos tangibles. Es importante reconocer que ninguna comprensión de la historia es definitiva. Las perspectivas de los educadores contemporáneos pueden contribuir a una mejor comprensión de los grupos anteriormente infrarrepresentados y ayudar a proporcionar un registro más matizado de la profesión de la enfermería y su impacto social. El uso de la historia como evidencia da fe del legado de las enfermeras que proporcionan una atención competente para satisfacer las necesidades de los pacientes y sus comunidades.

La historia como explicación proporciona contexto y ayuda a explicar las condiciones actuales de la enfermería y la atención sanitaria. Con una perspectiva histórica, los estudiantes pueden examinar críticamente la profesión y el sistema sanitario con la mirada puesta en el futuro. Al comprender los retos a los que se enfrentaron las partes interesadas y los agentes del cambio en el pasado, las enfermeras pueden anticipar los obstáculos futuros e identificar estrategias para alcanzar el éxito a favor de los pacientes, de sus colegas y de ellas mismas.

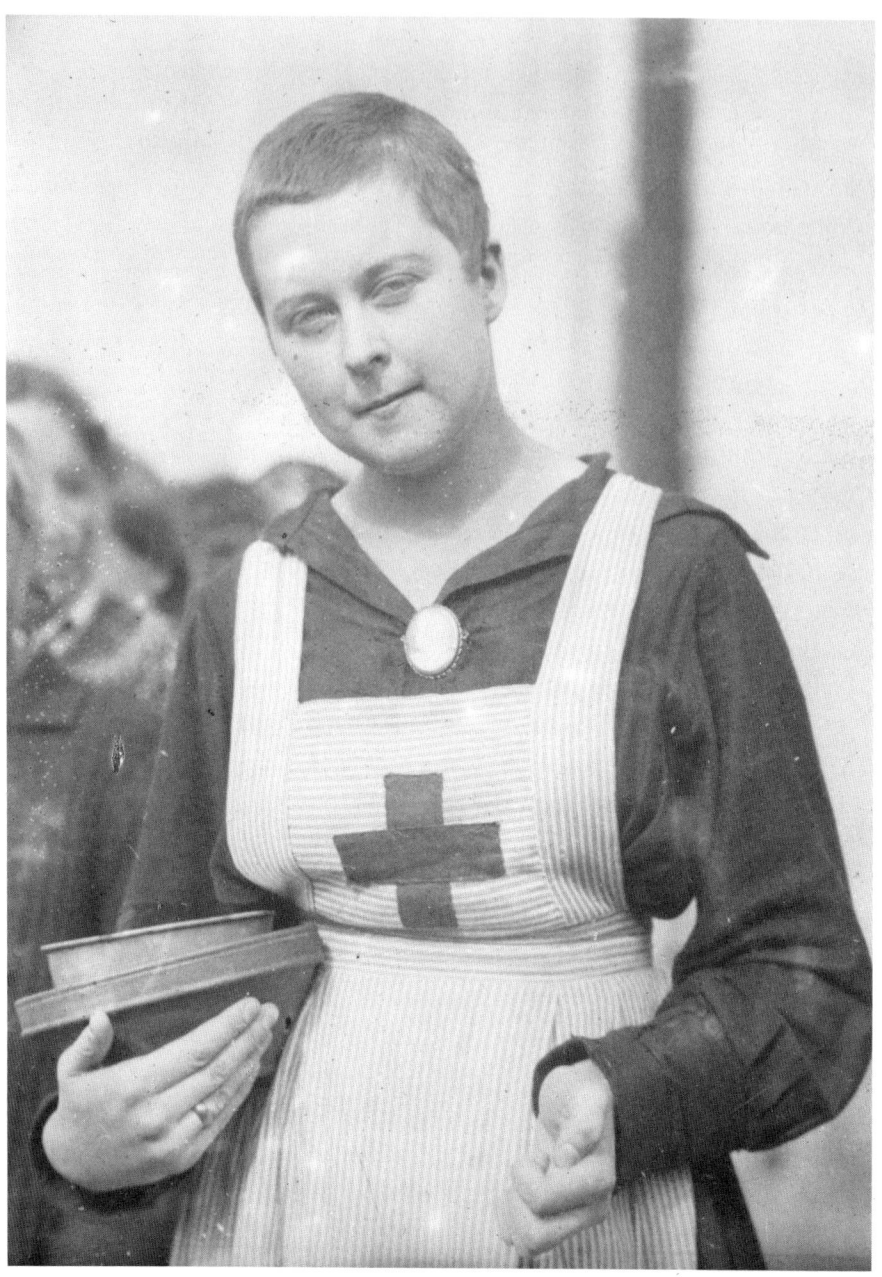

Una imagen de entrega absoluta, Riga, 1920. El rapado de la cabeza se adoptó como medida preventiva frente al tifus, una enfermedad transmitida por piojos que se propagó con especial intensidad en Europa oriental tras la Primera Guerra Mundial, gracias al colapso sanitario y el desplazamiento masivo de población. La enfermera retratada formó parte del antiguo personal de la Cruz Roja rusa y colaboró con la Cruz Roja estadounidense en los Estados bálticos, donde persistía una grave escasez de alimentos y medicamentos [Library of Congress].

IMAGEN INICIAL DE LA ENFERMERÍA

La enfermería comenzó como una respuesta personal y comunitaria al deseo de mantener a las personas sanas, crear un entorno saludable y proporcionar comodidad, cuidados y tranquilidad a los enfermos y personas en situación de fragilidad. Algunas características de este comienzo son las siguientes:

— Las primeras enfermeras eran personas capaces, preocupadas y compasivas cuya práctica abarcaba la protección del bienestar y la actuación sobre la enfermedad.

— Utilizaban habilidades, conocimientos e intuición para evaluar las necesidades de las personas y afrontar los problemas suscitados.

— Desarrollaron un conjunto de saberes y utilizaron habilidades intelectuales, interpersonales y psicomotoras para satisfacer las necesidades de los enfermos.

— Desempeñaron un papel esencial, sólido y práctico que personificaba el «cuidado», la esencia de la enfermería desde sus inicios hasta la actualidad. El eje de la enfermería es cuidar y preocuparse por una persona, además de colaborar en su curación.

— Compartieron sus conocimientos y habilidades más allá de los límites de la familia y el vecindario, y se estableció una dinámica informal que capacitaba a individuos, familias, comunidades y a sus propios sucesores.

— Disfrutaban de libertad de acción para ser creativas e innovadoras, descubrían nuevos conocimientos y enriquecían la práctica de la enfermería.

— Las encargadas del cuidado eran al principio una combinación de enfermeras, dietistas, farmacéuticas, fisioterapeutas y trabajadoras sociales. Posteriormente, estas distintas actividades se independizaron, pero los mejores resultados siempre han ido asociados al trabajo coordinado e interdisciplinar.

— Tenían un papel y una función separadas y complementarias de las de los médicos.

Las habilidades de las enfermeras han sido esenciales para la preservación de la vida y la salud y claves para el bienestar humano desde los albores de la civilización.

LÍNEAS DE DESARROLLO

La historia de la enfermería ha experimentado cambios significativos a lo largo de los siglos y ha avanzado paso a paso, de prestar una atención basada principalmente en la caridad cristiana a ser una disciplina especializada, altamente tecnificada y con profundos conocimientos científicos y requerimientos profesionales. Sin embargo, la enfermería ha conseguido mantener siempre en el centro de su actividad, el cuidado y la atención a una persona que sufre, un componente humano que destacan siempre los pacientes y que es uno de sus grandes aportes y sus señas distintivas.

Estas son algunas de las líneas de desarrollo más evidentes en la historia de la Enfermería:

PROFESIONALIZACIÓN. Las enfermeras fueron pasando de ser mujeres de la familia que dedicaban parte de su tiempo a los cuidados de un pariente a ser un grupo cada vez más preparado, implicado en la promoción de la salud en todos los entornos, incluyendo domicilios, atención primaria y hospitales. Paso a paso se convirtieron en mujeres que trabajaban a tiempo completo por un sueldo, fuera de su hogar y con una formación cada vez más profunda y especializada.

LAICIDAD. La enfermería pasó de tener un fuerte componente basado en el concepto religioso de la caridad a ser una disciplina científica y laica. Junto a la importante obra de la Iglesia (hospitales, hospicios y órdenes hospitalarias) surgieron hospitales laicos, fomentados por reyes, nobles y mecenas, que sustituyeron progresivamente a los centros asociados a conventos y monasterios. No obstante, la Iglesia ha seguido desempeñando un papel importante en la atención a los enfermos, con órdenes religiosas que se dedican a la enfermería, como la Hijas de la Caridad de San Vicente de Paúl, los hermanos de San Juan de Dios o los camilos.

FORMACIÓN. Al principio había un aprendizaje informal en el que las mujeres aprendían a cuidar observando a otras mujeres mayores. No había escuelas ni programas formales de formación en enfermería. Florence Nightingale apostó por la formación especializada y fundó en 1860 la primera escuela de enfermería moderna en el Hospital de Saint Thomas. Introdujo la educación estructurada, con clases teóricas y prácticas, y estableció principios de higiene, observación clínica y ética del cuidado. Universidades de distintos países asumieron e impulsaron la formación superior en enfermería asociada a los hospitales y empezaron a fundar escuelas y facultades para la formación específica de enfermeras, que han ido progresivamente mejorando su nivel académico, sin perder los aspectos humanistas de la profesión. En tiempos recientes, la formación en enfermería ha alcanzado el máximo nivel universitario con los tres niveles académicos superiores de grado, máster y doctorado y se equipara a las principales disciplinas académicas. Curiosamente, las enfermeras de California con doctorados no tienen derecho a llamarse «doctoras», según dictaminó un tribunal federal, que confirmó una ley estatal que regula los títulos que pueden utilizar los profesionales sanitarios en la publicidad.

CONOCIMIENTO. Las enfermeras fueron aprendiendo más anatomía y fisiología. Posteriormente, sumaron otras disciplinas como farmacología, bioquímica, psicología y ética. Ello llevó a un mejor conocimiento del cuerpo humano y la enfermedad y sentó las bases para su trabajo individual y en equipo. Las enfermeras, al igual que los médicos, gestionan el organismo de los pacientes, pero la práctica de los médicos suele profundizar más en la fisiología y la patología y atiende a los intrincados mecanismos de la biología del cuerpo sano y enfermo, mientras que la práctica de las enfermeras es más amplia e incluye la defensa de los pacientes, la atención preventiva, la educación y el deber de evaluar y cuidar a cada paciente de manera integral, como un individuo en un contexto, es decir, dentro de una familia, una comunidad y un entorno. En resumen, las enfermeras integran diferentes tipos de información para comprender y atender a la persona en su totalidad.

ESPECIALIZACIÓN. La industrialización trajo consigo nuevas enfermedades, nuevos tratamientos y mayor necesidad de cuidados. Se comenzaron a desarrollar especializaciones, como la enfermería pediátrica, la geriátrica, la de salud mental y psiquiátrica, la de cuidados intensivos y la comunitaria enfocada en atender la salud de la población, a través de la promoción de buenas prácticas y la prevención de enfermedades.

Fomento de la investigación. Las enfermeras empezaron a generar conocimiento propio. Progresivamente han ido pasando de colaborar en las investigaciones y ensayos clínicos, a ser miembros del equipo investigador y, finalmente, a liderarlos. Un ejemplo son los «Nurse's Studies», grandes investigaciones multicéntricas, con una enorme base poblacional y que han sido claves para el conocimiento y el progreso sanitario sobre la salud de la mujer. Son una serie de estudios prospectivos que examinan la epidemiología y los efectos a largo plazo de la nutrición, las hormonas, el entorno y la vida laboral de las enfermeras sobre la salud y el desarrollo de las enfermedades. Estos estudios se encuentran entre las investigaciones más amplias jamás realizadas sobre los factores de riesgo de las principales enfermedades crónicas. Desde el Nurses' Health Study original, establecido en 1976, los estudios se encuentran ahora en su tercera generación con el Nurses' Health Study 3 y cuentan con más de 280 000 participantes.

Interdisciplinaridad. La enfermera moderna no trabaja de forma aislada, sino que lo hace inserta en una red de colaboración, en un equipo, donde médicos, psicólogos, trabajadores sociales, fisioterapeutas, farmacéuticos y otros unen fuerzas y conocimientos para establecer un programa de atención holística y que atienda todas las dimensiones de un trastorno y un paciente. Ejemplo: Un paciente con diabetes no solo necesita insulinoterapia (médico), sino también educación nutricional (nutricionista), apoyo emocional (psicología) y planes de actividad física (fisioterapia). La enfermera participa en todas esas dimensiones y los equipos interdisciplinares reducen hasta un 30 % los errores médicos. Es también importante para el abordaje de crisis. Durante la pandemia de la COVID-19, las enfermeras se coordinaron con epidemiólogos, ingenieros y logistas para optimizar los limitados recursos de las UCIS. Sin ese esfuerzo, los resultados habrían sido mucho peores. La interdisciplinariedad exige eliminar prejuicios y barreras, y apostar por la comunicación rápida y eficaz de la información, como pueden ser las historias clínicas electrónicas de uso compartido o la teleasistencia. En esencia, la interdisciplinariedad es el futuro: donde la enfermería aporta su mirada humana, y todas las disciplinas biosanitarias suman precisión metodológica, aportes técnicos y enfoques complementarios.

Tecnificación. La introducción de la radiología, la cirugía moderna, los antibióticos y las vacunas revolucionaron la medicina y la enfermería. Las nuevas tecnologías consiguen mejorar la atención al paciente en circunstancias muy diversas, como en el monitoreo remoto de pacientes y las aplicaciones móviles para la salud.

Reconocimiento. La enfermería es valorada como una profesión fundamental del ámbito sanitario, con una formación específica y una regulación profesional. También ha sido importante el reconocimiento legal con leyes como la Ley de Prescripción Enfermera (2018), que avalan su capacidad en materia de indicación, uso y autorización de dispensación de medicamentos y productos sanitarios de uso humano, relacionados con su ejercicio laboral. Entre los problemas pendientes están la brecha salarial, con sueldos mucho más bajos que otros profesionales sanitarios, los estereotipos persistentes e infundados, la falta de enfermeras y el exceso de carga de trabajo.

Promoción de la enfermería basada en la evidencia. La enfermería, en un proceso paralelo al experimentado por la medicina se ha ido convirtiendo en una enfermería basada en la evidencia mediante el desarrollo y aplicación de los resultados de investigación para guiar la práctica clínica. Como dicen, «el dato mata el relato». Los datos obtenidos mediante investigaciones bien diseñadas sustituyen a procesos que se han mantenido por inercia, el prestigio de sus prescriptores o por la presencia de errores consolidados.

Ampliación de actividades y competencias. El rol de la enfermera se amplía: no solo cuida, sino que educa, investiga y lidera equipos de salud. En España, la figura de la enfermera escolar y la enfermera gestora, por poner dos ejemplos, ganan terreno.

Mayor autonomía y empoderamiento. Las enfermeras tienen cada vez más roles independientes y de liderazgo; no son solo auxiliares del médico y disminuye su subordinación y el paternalismo con el que han sido tratadas. Han rechazado la falsa noción de ser un grupo sumiso y oprimido, algo en lo que tiene que ver ser un colectivo predominantemente femenino y el desarrollo de políticas de igualdad en todos los países desarrollados. Los papeles expresivos de la feminidad (cuidados, dependencia y sumisión) aparecen en un contraste marcado con los roles instrumentales de la masculinidad (agresividad, competitividad y ansia de poder). El cada vez mayor número de médicas y administradoras de hospitales ayuda a cambiar las cosas, pero es un desarrollo reciente, igual que la incorporación a la profesión de hombres enfermeros.

ÉTICA ENFERMERA. Actividad con perspectiva humanística, enfocada en la diversidad, la inclusión y el respeto a los derechos humanos, al ser una vocación centrada en el cuidado integral del ser humano. En este contexto, la ética enfermera se convierte en un pilar fundamental de la labor de enfermería, ya que guía las decisiones y acciones de los profesionales y garantiza un trato digno, respetuoso y compasivo hacia los pacientes. Algunos aspectos básicos de la ética enfermera son los siguientes:

1. Respeto por la autonomía del paciente: La ética en enfermería promueve el consentimiento informado y el derecho del paciente a tomar decisiones sobre su salud. Las enfermeras deben proporcionar información clara y veraz y respetar las creencias y valores de cada persona, incluso cuando estas difieran de sus propias convicciones o preferencias.

2. Beneficencia y no maleficencia: El principio de beneficencia obliga a las enfermeras a actuar en beneficio del paciente y buscar siempre su bienestar y su salud, que, como dice la OMS, no es solo la ausencia de enfermedad. Por otro lado, la no maleficencia implica evitar cualquier daño, ya sea físico, emocional o moral. Estos principios son esenciales en situaciones críticas, donde un error puede tener consecuencias graves.

3. Justicia y equidad en el cuidado: La ética enfermera exige un trato justo e imparcial, sin discriminación por raza, género, condición económica o religión. En un sistema de salud con recursos limitados, las enfermeras deben priorizar con equidad y asegurar que todos los pacientes reciban atención de calidad con la mayor justicia posible.

4. Confidencialidad y confianza: El secreto profesional es un deber ético y legal. Las enfermeras manejan información sensible y deben protegerla para mantener la confianza del paciente. Violar

esta confidencialidad no solo es contrario a la ética enfermera, sino que también daña la relación terapéutica.

5. Humanización del cuidado: La tecnología y la burocracia no deben oscurecer el lado humano de la enfermería. La ética recuerda que detrás de cada diagnóstico hay una persona con miedos, esperanzas y necesidades. Un trato empático y compasivo mejora la recuperación y la experiencia sanitaria del paciente.

La ética en enfermería no es solo un conjunto de normas, sino la esencia de la profesión. Guía a las enfermeras en situaciones complejas, protege los derechos de los pacientes y asegura un cuidado de calidad. En un mundo donde la salud es un derecho fundamental, la integridad ética de las enfermeras es indispensable para construir sistemas sanitarios justos y humanos; es un pilar de la sanidad presente y futura.

LA ATENCIÓN CENTRADA EN EL PACIENTE

La atención centrada en el paciente es un modelo de cuidado que pone al paciente en el centro del proceso de salud, le reconoce como un ser humano único, autónomo y activo en la toma de decisiones sobre su propio tratamiento e implica también un cambio importante en el trabajo de la Enfermería. Los puntos clave son:

1. Reconocimiento de la individualidad. Cada paciente tiene su historia, cultura, valores, necesidades y expectativas. No se trata solo de tratar una enfermedad, sino de atender a la persona en su totalidad: sus emociones, creencias, situación social y familiar.

2. Participación activa del paciente. El paciente no es un receptor pasivo de tratamientos, sino que se le debe informar claramente de sus opciones y hacerle partícipe en decisiones compartidas de la evolución de su situación. Puede, por ejemplo, elegir entre distintos tratamientos o establecer metas de recuperación junto con el equipo sanitario.

3. Comunicación abierta y empática. La enfermera debe escuchar activamente lo que el paciente dice (y pensar en lo que no dice); tiene

que fomentar una comunicación clara, respetuosa, sin tecnicismos innecesarios, sin paternalismos ni prepotencia, y debe actuar como puente entre el paciente y el resto del equipo sanitario.

4. Respeto a valores, creencias y preferencias. Hay que aceptar y respetar la cultura, religión o decisiones del paciente, incluso si son diferentes de las creencias de la enfermera. En ese sentido, es necesario adaptar los planes de cuidado para ser coherentes con los valores del paciente.

5. Coordinación del cuidado. Es necesario asegurar que todos los actores involucrados en la atención a una persona trabajen coordinadamente, de manera que el paciente reciba un cuidado continuo y bien organizado. La enfermería juega un papel fundamental en la navegación del sistema de salud por el paciente, algo fundamental en un entorno hostil, como a menudo es un hospital.

6. Fortalecimiento de la autonomía. La enfermera debe ayudar al paciente a recuperar o fortalecer la independencia en su cuidado personal. Eso incluye la educación para el autocuidado: hay que enseñarle cómo manejar su enfermedad o condición crónica, con el objetivo siempre de la máxima autonomía y la mayor calidad de vida posible.

Ejemplos de prácticas de atención centrada en el paciente son incluir al paciente en la planificación de su alta hospitalaria, crear un plan de cuidado personalizado que incluya no solo los objetivos médicos, sino también los objetivos de vida del paciente y su realidad familiar; respetar sus decisiones sobre aprobar o rechazar tratamientos o cuidados paliativos y adaptar en lo posible los horarios de visitas o tratamientos a la vida familiar y laboral del paciente. En resumen, la atención centrada en el paciente cambia la pregunta de «¿Qué le pasa al paciente?» a «¿Qué es importante para el paciente?». Es un camino inconcluso, pero vamos dando pasos en la buena dirección.

PREHISTORIA

Nuestro conocimiento sobre la enfermería prehistórica se basa en restos arqueológicos y en estudiar grupos actuales poco avanzados y asumir que su forma de vida nos puede orientar sobre las costumbres y usos de las poblaciones desaparecidas. Entre los restos arqueológicos destacan los enterramientos que muestran ciertos conocimientos de anatomía y fisiología y también el impacto de la enfermedad. Los huesos antiguos muestran señales de fracturas, osteoporosis, artritis y trepanaciones. Otros restos muestran cálculos renales, cálculos vesiculares y en los cuerpos momificados hay evidencia de apendicitis, tuberculosis, arterioesclerosis, viruela, neumonía y otros. Todo ello nos hace pensar en que muchas enfermedades están presentes desde el inicio de la especie humana y muy pocas van asociadas a las épocas recientes.

Las tribus primitivas difieren unas de otras, pero parece que el estado habitual de salud era relativamente bueno y contaban con la capacidad natural de sanar del cuerpo. Eran conscientes de cosas como venenos, heridas, quemaduras y fracturas y de que el frío, el calor, un exceso de sol o de comida podían causar problemas y malestar. Como tratamientos usaban pociones, emplastos, masajes y otros. Había también amuletos, canciones, oraciones y sortilegios. No había un criterio claro de cuidar el bienestar del paciente; bien al contrario, a veces se intentaba que el cuerpo del paciente fuese incómodo de manera que el espíritu maligno que se había infiltrado y causaba la enfermedad abandonase ese cuerpo.

En las sociedades primitivas la decisión de cuidar a otras personas no siempre era una opción personal. En la tribu de los Zuni, si un niño nacía con un trozo de placenta sobre la cara, se consideraba que era una señal de que él o ella estaba destinado a ser un cuidador. En muchas sociedades estos cuidados eran algo adjudicado tradicionalmente a las mujeres por-

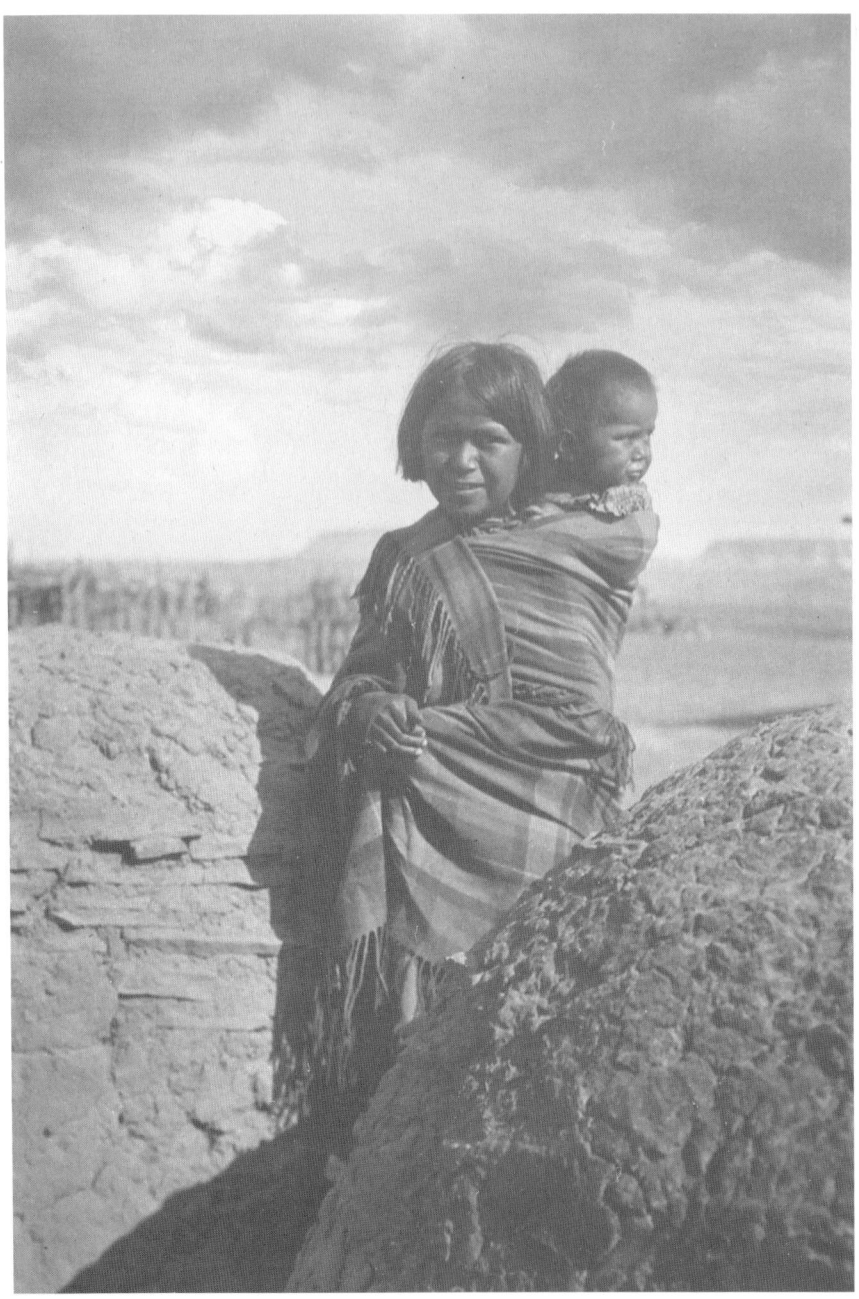

Territorio zuni (Nuevo México), ca. 1886-1911. Fotografía de Frederick Monsen. La imagen muestra a una niña zuni cargando con su hermana pequeña en la espalda, una práctica habitual de cuidado infantil dentro de la comunidad. Este tipo de tareas formaban parte del aprendizaje temprano y de la responsabilidad compartida, especialmente entre niñas, en las sociedades indígenas del suroeste norteamericano [Huntington Library].

que se consideraban una extensión de la labor de cuidado y atención a los bebés y niños, algo que se adaptaba de forma natural para su uso con enfermos, heridos y discapacitados. En otros grupos, no obstante, el cuidado de la salud recaía en los hombres-medicina, chamanes o líderes espirituales.

El nivel de intervención era muy variado. Ante un caso de viruela, los Banyankole de África aislaban a esa persona y alguien que hubiese tenido la enfermedad era encargada de su cuidado. La enfermera, pues era habitualmente una mujer, le daba leche y agua caliente los primeros días y le animaba a dormir tanto como pudiera. Al cuarto día, perforaba las ampollas con una espina y dejaba que el pus se secara. Al sexto día el paciente era bañado con agua caliente por la enfermera y al séptimo día se le untaba arcilla blanca para que absorbiera el pus y la piel que se pelaba. Otros grupos étnicos daban dietas especiales a los enfermos. Entre los Natchez, a los pacientes gravemente enfermos se les daba pequeñas cantidades de harina gruesa cocida en un caldo sustancioso.

Puesto que no había una formación específica, los cuidados se aprendían a través de tradiciones orales que se repetían unos a otros, mediante la observación y los consejos de personas mayores y muchas veces a través de un proceso de ensayo y error. Parece que diversos pueblos primitivos tenían técnicas de apoyo para los partos, vendaje de heridas, dietas especiales, apoyo emocional e incluso procedimientos de aislamiento y cuarentena. Aquellas personas que obtenían buenos resultados eran buscadas por los familiares de un enfermo para que se encargasen del cuidado de su pariente. De esta forma, un grupo de personas se fue poco a poco especializando en el trabajo del cuidado.

La asistencia necesaria durante el parto hace probable que la profesión de partera apareciera por primera vez en el Neolítico, cuando surgieron las sociedades más numerosas y las ciudades, requisito previo para el desarrollo de profesiones especializadas. De la misma forma, en una sociedad cada vez más numerosa y con más diversidad de funciones, surgieron unas personas que a tiempo parcial o completo se encargaban, dentro del grupo, de los cuidados: las enfermeras.

EDAD ANTIGUA

La historia de la enfermería en la Edad Antigua se entreteje con los primeros intentos del ser humano por comprender la salud, la enfermedad y el valor del cuidado. Mucho antes de que existiera la medicina como ciencia formal, el acto de cuidar surgió como una necesidad instintiva de supervivencia y compasión. En las comunidades primitivas, quienes atendían a los heridos, ayudaban a los partos o aliviaban el dolor con hierbas y rituales fueron los primeros cuidadores, precursores de la enfermería.

En las civilizaciones antiguas —Egipto, Mesopotamia, India, China y Grecia— el cuidado del enfermo adquirió dimensiones religiosas, sociales y científicas. La enfermería, aunque subordinada a la religión, comenzaba a estructurarse como una función social esencial y este modelo sentó las bases de una atención estructurada y coordinada, precursora de la enfermería institucional. Entre la magia, la religión y la ciencia incipiente, los pueblos antiguos construyeron los cimientos de una disciplina que, con el tiempo, se transformaría en el arte y la ciencia del cuidado humano.

MESOPOTAMIA

La atención a los enfermos en la antigua Mesopotamia combinaba la medicina práctica con un fuerte componente mágico-religioso. No se sabe nada apenas sobre la atención dirigida no proporcionada por la familia, pero desde una perspectiva moderna, algunas de las tareas médicas son de naturaleza enfermera. Los sanadores y asistentes desempeñaban roles esencia-

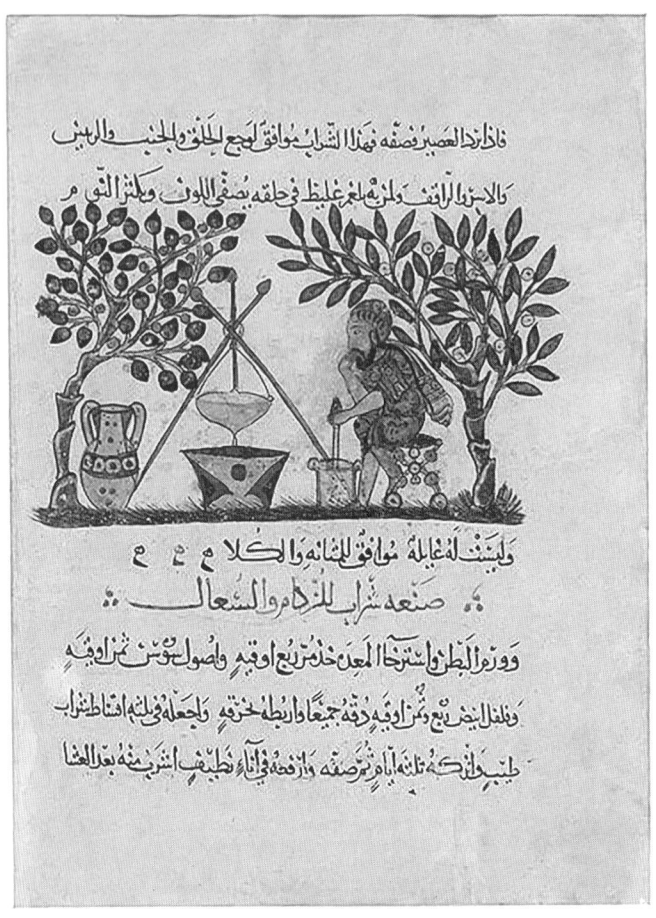

Preparación de un elixir medicinal. Ilustración de un folio de la traducción árabe del *De materia medica de Dioscórides*, realizada en Mesopotamia en 1224. La escena muestra a un boticario o médico elaborando un preparado farmacológico a partir de ingredientes vegetales [manuscrito conservado en el Metropolitan Museum of Art, Nueva York].

les en el cuidado físico y espiritual del enfermo. La figura del cuidador era difusa, pero estaba presente en todos los niveles de la sociedad: hogares, templos y centros curativos. Este enfoque holístico anticipó modelos de atención que siglos después integrarían la enfermería occidental.

El primer Imperio babilónico fue fundado por el rey Hammurabi, quien desarrolló un código de leyes para todo el imperio. Esta legislación incluía el tratamiento de las enfermedades de las personas pobres e indefensas. Su objetivo era realizar una labor humanitaria y tratar de restringir el fraude a los más desfavorecidos. Al prohibir ejercer a los médicos sin formación y los procedimientos médicos innecesarios, la ley pretendía regular la conducta de los trabajadores sanitarios. En este sentido, las profesiones de partera y de nodriza, un apoyo a las madres parturientas, ya eran conocidas; las regulaciones legales y financieras para la práctica de estas dos labores también se establecen en el *Código de Hammurabi*. Aunque no existía la enfermería como tal, sí había personas que cumplían funciones de cuidadores, asistentes y sanadores, muchas veces dentro del entorno doméstico o religioso.

En el cuidado de los enfermos existían distintos tipos de perfiles. Los sacerdotes-médicos, llamados *āšipu*, eran figuras clave. Se especializaban en diagnosticar enfermedades a través de signos y presagios, y aplicaban conjuros y rituales. Los sanadores empíricos (*asu*) practicaban una medicina más práctica y natural, y utilizaban plantas medicinales, masajes, vendajes y bálsamos. La medicina mesopotámica es una de las primeras que muestra una separación funcional entre la medicina empírica y la mágica/religiosa, pero ambas coexistían.

Estos sanadores, probablemente, tenían ayudantes que colaboraban en la preparación de remedios y atención básica. Los familiares y mujeres: eran responsables del cuidado diario, sobre todo en el hogar y ellas ejercían también funciones de parteras y cuidadoras domésticas.

La enfermedad se veía como un castigo divino o debida a la posesión por espíritus malignos, por lo que el cuidado incluía oraciones, conjuros y amuletos protectores. Los templos eran centros de atención y los rituales de sanación eran esenciales. En este contexto, los cuidadores también ofrecían apoyo emocional y espiritual. El cuidado enfermero incluía la aplicación de pociones, baños, fricciones, apósitos y tratamientos herbales. Para el entorno se recomendaba limpieza, reposo y aislamiento del enfermo. También se establecía una atención continua por parte de cuidadores que observaban los síntomas, administraban remedios y realizaban rituales de protección.

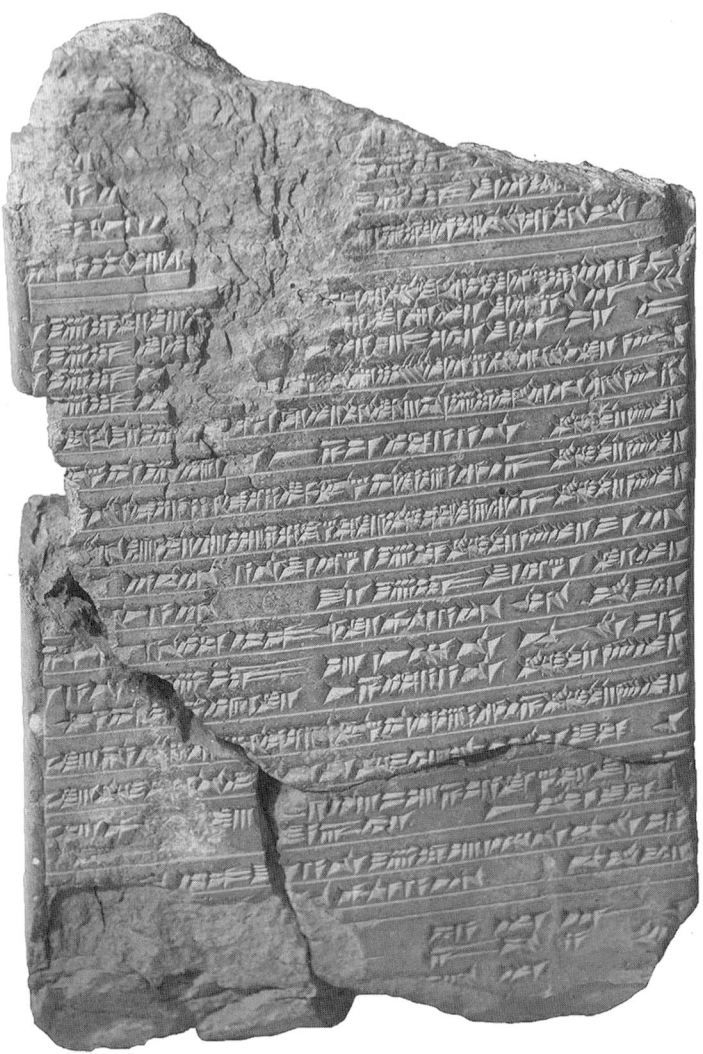

Tablilla cuneiforme con prescripciones médicas. Mesopotamia, procedente de Nínive, II milenio a. C. Escrita en acadio, recoge tratamientos terapéuticos estructurados en forma de recetas: ingredientes, preparación y modo de aplicación. Este tipo de textos formaba parte del saber médico mesopotámico y servía como referencia para la atención de enfermos, incluyendo ungüentos, vendajes y cuidados corporales. Constituye una de las evidencias más antiguas de la sistematización escrita de prácticas de cuidado [Huntington Library].

Se han conservado tablillas de arcilla en escritura cuneiforme que contienen cientos de recetas, tratamientos y fórmulas mágicas, sin que haya una separación nítida entre los aspectos sanitarios y los religiosos. Una tablilla puede combinar una receta de ungüento y una oración para «ahuyentar al demonio de la fiebre».

ANTIGUO EGIPTO

Egipto fue una de las civilizaciones más avanzadas del mundo antiguo en términos de medicina, higiene y organización social, y aunque la figura del «enfermero» como tal no estaba claramente diferenciada, sí existían cuidadores con funciones asimilables. Las enfermeras y los médicos, que a menudo eran sacerdotes, gozaban de un estatus especial porque la salud estaba explícitamente vinculada a la relación entre los seres humanos y los dioses. Una persona podía mantenerse sana si tenía contentos a los dioses; si enfermaba, los médicos y las enfermeras trataban tanto los síntomas físicos como lo que ellos entendían como la causa sobrenatural. La salud y la enfermedad se entendían como el resultado de una interrelación entre causas naturales y otras espirituales o mágicas. Los sacerdotes ejercían funciones médicas y de cuidado en templos dedicados a dioses como Sekhmet (diosa de la medicina) o Imhotep, el famoso médico y arquitecto, que también fue divinizado. Muchos cuidados se administraban junto a oraciones, conjuros o amuletos protectores.

Las enfermeras eran tanto hombres como mujeres, pero los dos sexos parecían tener roles diferentes. Trabajando junto a los médicos, los enfermeros proporcionaban cuidados de apoyo durante la enfermedad, como colocar a los pacientes, alimentarlos y controlar la temperatura y el pulso. Las comadronas, por su parte, eran exclusivamente mujeres, y su trabajo parece haber estado especialmente vinculado a lo divino, ya que se las representa como diosas en escenas de partos. Otras enfermeras cuidaban de los niños, a menudo como nodrizas, pero también de otras maneras, como dar clases particulares y velar por la seguridad y la salud de los niños. Las distinciones entre los diferentes tipos de cuidados no eran como las nuestras. Los miembros de la realeza tenían sus propias enfermeras privadas, que siempre estaban cerca. La enfermera de la reina Hatshepsut, Sitre, fue enterrada junto a la reina, a pesar de no pertenecer a la familia real, lo que demuestra su importancia en su cosmovisión y la intimidad de su relación.

Con respecto a los cuidadores y asistentes, los médicos egipcios (llamados *swnw*) trabajaban con asistentes o ayudantes que se encargaban de preparar ungüentos, aplicar vendajes y acompañar al enfermo. Estos cuidadores aprendían por transmisión oral o en escuelas asociadas a los templos, especialmente en centros como el de Heliópolis. Algunos textos hacen referencia a roles como «el que cuida la casa del enfermo», un título que sugiere tareas parecidas a las de la enfermería.

El cuidado del cuerpo incluía lavados, vendajes, masajes, aplicación de pomadas y emplastos, administración de brebajes y vigilancia del estado del paciente. La higiene personal y ambiental era muy valorada, y los egipcios ya usaban jabones, aceites y vendajes de lino esterilizados con resinas. El tratamiento era holístico: combinaba lo físico, lo emocional y lo espiritual. Las mujeres (esposas, madres, parteras) eran las principales cuidadoras en el ámbito doméstico. La partera egipcia (katchemet) no solo asistía en los nacimientos, sino que también se ocupaba del cuidado posparto y neonatal, una función con una clara dimensión enfermera.

Los papiros médicos como el Papiro de Ebers (ca. 1550 a.e.c.) y el Papiro de Edwin Smith (ca. 1600 a.e.c.) recogen cientos de tratamientos y procedimientos, lo que indica una práctica médica y de cuidado sistemática. Aunque no existía una escuela de enfermería, la organización del cuidado era avanzada para su época y algunas prácticas egipcias, como la antisepsia básica, serían redescubiertas siglos después.

La enfermería en el Antiguo Egipto fue una práctica empírica y respetada, aunque sin una identidad marcada. Los médicos se especializaban en diversos campos, y los enfermos podían buscar ayuda y tratamiento en los templos. Además de médicos, estas instituciones también empleaban a sacerdotisas y mujeres de alto rango, quienes se supone que trabajaban en estrecha colaboración con los médicos y se encargaban de parte del cuidado de los pacientes. Además, se integraba dentro de la medicina y la vida doméstica, con un fuerte componente religioso, higiénico y social. Los cuidadores egipcios, aunque anónimos para la historia, fueron pioneros en la atención física y espiritual del enfermo, y a través de su influencia sobre la medicina griega y romana sentaron precedentes que influirían en las civilizaciones posteriores y, a través de ellas, en la nuestra.

ANTIGUA CHINA

Los cuidados formaban parte de la medicina tradicional china y de una cosmovisión basada en el equilibrio, la armonía y la prevención de la enfermedad. El cuidado de los enfermos se entendía como parte de una vida ordenada y moralmente correcta, y se realizaba dentro del entorno familiar, con la ayuda de sanadores tradicionales o asistentes de médicos.

El cuidado no era una ocupación independiente, sino una faceta integral del tejido social y familiar, dictada tanto por la necesidad como por profundos principios éticos y cosmológicos, una visión del mundo. Posteriormente, surgiría el término chino «hù-shì» (護士) para designar a la enfermera. Este término combina los caracteres de «proteger» o «cuidar» (hù) y «experto» o «técnico» (shì), sugiriendo una connotación de habilidad y cierto estatus social. Sin embargo, la aparición de este término y la formalización del rol que describe son desarrollos tardíos, influidos por el contacto con Occidente y la modernización de las estructuras sanitarias.

Entender el cuidado en la antigua China requiere situarlo dentro del marco de la Medicina Tradicional. Un pilar fundamental de este pensamiento es la teoría del Yin y el Yang, dos fuerzas o principios fundamentales, opuestos pero interdependientes y complementarios, que rigen todos los fenómenos del universo, incluido el cuerpo humano. El Yin se asocia con cualidades como la oscuridad, la pasividad, lo femenino, el frío, la humedad y la tierra, mientras que el Yang se relaciona con la luz, la actividad, lo masculino, el calor, la sequedad y el cielo. La salud se concibe como un equilibrio dinámico entre estas dos fuerzas. Cuando el Yin y el Yang están en armonía, el cuerpo funciona correctamente. La enfermedad surge cuando este sistema se desequilibra, ya sea por un exceso o una deficiencia de una de las fuerzas en relación con la otra. El cuidado se enfocaba en restaurar la armonía del cuerpo y el espíritu. Las tareas de cuidado incluían alimentación, descanso, control emocional, masajes, infusiones y prácticas como la acupuntura o la moxibustión. El enfoque es intrínsecamente holístico: se trata al «enfermo» en su totalidad, considerando no solo el órgano afectado, sino todo el organismo y su interacción con el entorno, en lugar de centrarse únicamente en la «enfermedad», como ha sido el proceso durante mucho tiempo en Occidente.

Antes de aplicar cualquier terapia, se llevaba a cabo un diagnóstico minucioso para comprender la naturaleza específica del desequilibrio del

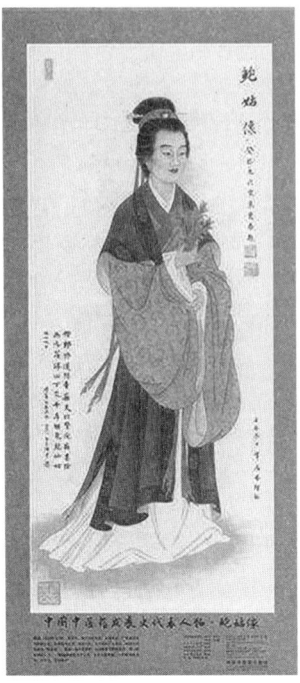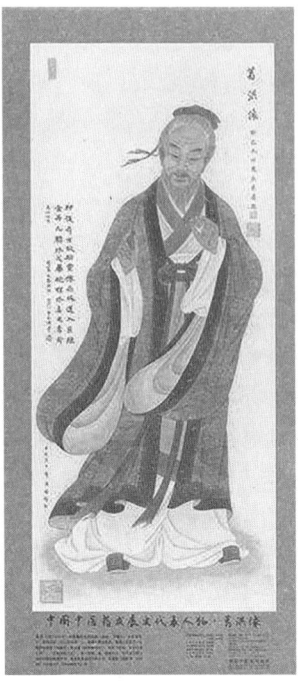

Bao Gu fue una médica taoísta activa durante la dinastía Jin
Oriental (siglo IV d. C.). Hija de Bao Jing, practicante taoísta con
conocimientos médicos y farmacológicos, creció en un entorno en
el que el saber terapéutico se transmitía de forma directa y práctica. Su matrimonio con Ge Hong, autor del *Baopuzi*, la situó además en el núcleo intelectual del taoísmo médico de su tiempo.
Ejerció la medicina en distintas zonas del sur de China, especialmente en la región de Lingnan, recorriendo lugares como
Guangzhou, Nanhai, Huiyang y Boluo. Las fuentes la describen
como una practicante minuciosa, especializada en acupuntura y
moxibustión, y reconocida por el tratamiento de tumores y verru-
gas. Su actividad combinó técnicas manuales con el uso sistemático de preparados vegetales, en consonancia con la medicina
china del periodo. Entre los materiales que empleaba destacó una
artemisa silvestre de tallo rojo, abundante en las laderas del monte
Yuexiu, utilizada para la elaboración de lana de moxa. La asociación entre esta planta y su práctica fue tan duradera que la artemisa pasó a conocerse como Artemisa Bao Gu. Tras su muerte, la
población local levantó un templo en su memoria en el entorno
del actual Palacio Sanyuan, en Guangzhou, como reconocimiento
a su actividad médica.

paciente. Antes del año 2000 a.e.c., los médicos utilizaban métodos sistemáticos de diagnóstico. Son-Lung es conocido como el «padre de la medicina» en China y su lema era «mira, escucha, pregunta y siente», estos cuatro procesos:

Observación (*Wang*): Inspeccionar la apariencia general del paciente, incluyendo la tez, la lengua (color, forma), los ojos, el pelo, las uñas y las secreciones.

Auscultación y olfacción (*Wen*): Escuchar la voz, la respiración y otros sonidos corporales, y percibir los olores corporales y de las excreciones.

Interrogatorio (*Wen*): Preguntar detalladamente al paciente sobre sus síntomas, historial médico, estilo de vida, dieta, sueño, emociones y otros aspectos relevantes de su vida.

Palpación (*Qie*): Tocar o presionar diferentes partes del cuerpo para detectar dolor, temperatura, masas o hinchazón, y, de manera crucial, tomar el pulso (*Mo Fa*) en ambas muñecas.

Una vez establecido el diagnóstico, el sanitario disponía de un arsenal terapéutico variado: la fitoterapia o medicina herbal, la acupuntura, la moxibustión, la dietoterapia y el masaje terapéutico. Los profesionales de la salud tenían una buena descripción de los órganos internos y la circulación, y daban importancia al comportamiento del pulso; se permitía la disección y preparaban varios medicamentos a partir de vegetales y animales. Tenían fisioterapia, un tratamiento con masajes y ejercicios que utilizaban calor, luz, agua y electricidad. Conocían la sífilis y la gonorrea y podían tratar la anemia con la inclusión del hígado en la dieta y el tiroides con yodo, y la lepra con aceite de chaulmoogra (*Hydnocarpus wightianus*). En el siglo I tenían «salas de curación» junto a algunos templos, donde los enfermos rezaban para curarse. También tenían supersticiones sobre ciertas enfermedades causadas por espíritus malignos, para las que se practicaba la sangría. La acupuntura se utilizaba como analgesia y el opio y sus derivados también se utilizaban para aliviar el dolor. Se fomentaba el consumo de té como preventivo contra las infecciones intestinales. La higiene era importante. Confucio, su principal líder religioso, definió la posición de la mujer como inferior a la del hombre, y optó por un concepto de familia muy tradicional, aunque las ancianas gozaban de respeto en la sociedad. El progreso de la enfermería se vio afectado por la creencia popular de que

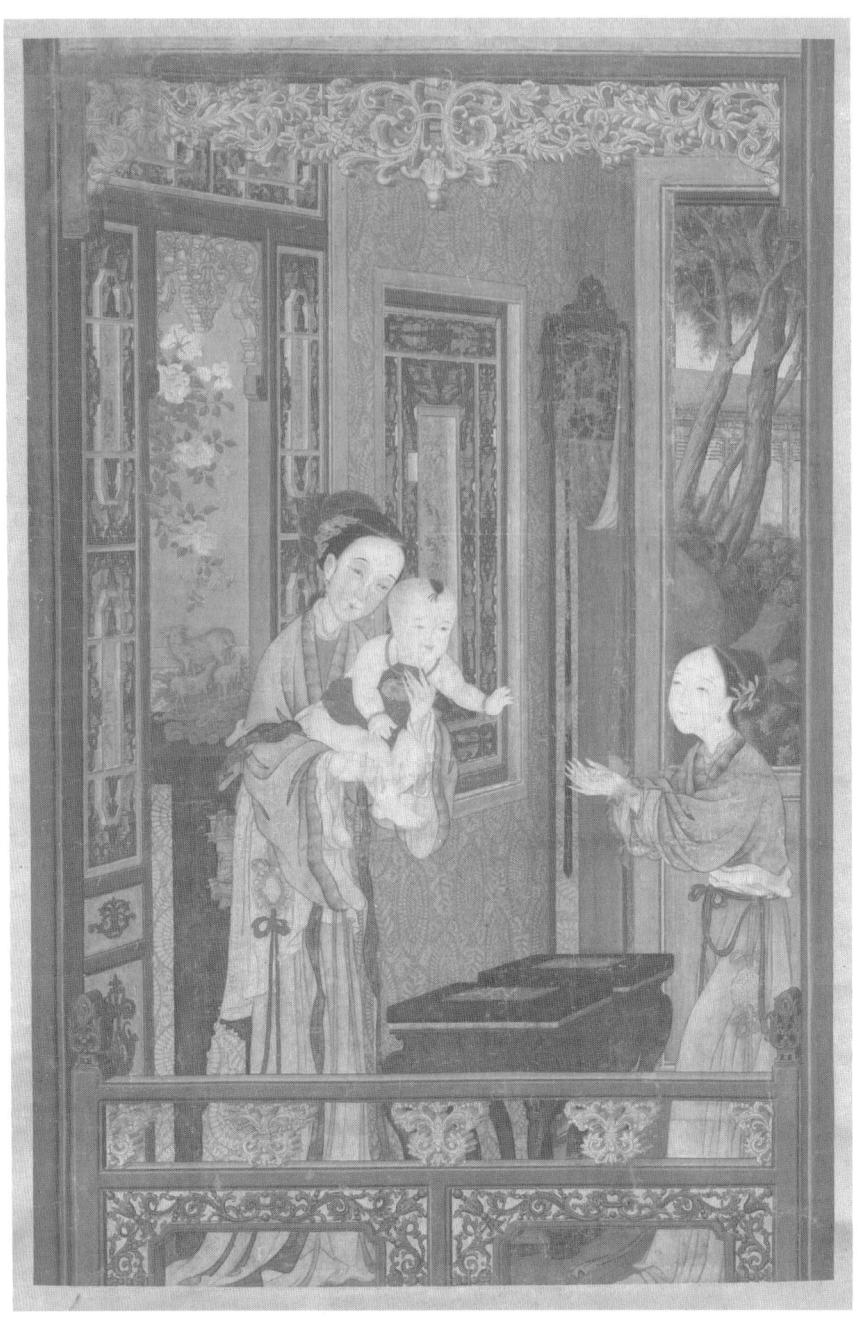

China, dinastía Qing, finales del siglo XVIII. La escena pertenece al género *meiren* (pinturas de bellezas). Aunque incorporan recursos visuales asociados a modas europeas —papeles pintados, elementos arquitectónicos y efectos de trampantojo—, estas obras circularon ampliamente en contextos chinos y llegaron a decorar ámbitos cortesanos. La presencia de la nodriza subraya la dimensión cotidiana y social del cuidado infantil [The Metropolitan Museum of Art].

las enfermedades eran causadas por espíritus malignos y que al tocar a la persona enferma, el espíritu maligno podría entrar en su cuerpo.

La responsabilidad del cuidado de los pacientes en la antigua China recaía principalmente en la familia, una estructura social fundamental imbuida de principios éticos confucianos. Esta realidad configuró profundamente quién proporcionaba cuidados, dónde se realizaban y cómo se valoraban socialmente. Un concepto clave que sustentaba esta responsabilidad era la Piedad Filial (孝道, *xiào dào*), una virtud cardinal del confucianismo, que exigía un profundo respeto, obediencia y, crucialmente, la obligación del cuidado de los padres y mayores por parte de los hijos. Cuidar a los progenitores ancianos o enfermos no era solo un acto de bondad, sino un deber ineludible, una retribución socialmente exigida por haber sido criado por ellos. Esta arraigada responsabilidad familiar es una de las razones por las que las instituciones formales de cuidado, como los hospitales, no tuvieron un desarrollo temprano tan extendido como en otras culturas, puesto que el hogar era considerado el lugar natural para atender a los enfermos. La felicidad de los ancianos, a menudo concebida como vivir rodeados de hijos y nietos, dependía de este sistema de cuidado intergeneracional.

Dentro del hogar, la carga principal del cuidado cotidiano recaía abrumadoramente sobre las mujeres y estaba muy ligada a la estructura familiar y a la ética confuciana de la piedad filial. Eran las hijas quienes se ocupaban de la higiene, la preparación de alimentos (también de aquellos que tenían supuestamente propiedades terapéuticas), y proporcionaban consuelo y atención directa a los pacientes, utilizando a menudo remedios caseros y prácticas transmitidas durante generaciones. Sus manos eran un elemento fundamental de contacto maternal y cuidado, aunque su labor, esencial para la supervivencia y el bienestar, a menudo no recibía el mismo reconocimiento social que la práctica médica formal ejercida predominantemente por hombres.

Esta labor esencial contrastaba con la posición social relativamente baja que se asignaba a las mujeres en la sociedad patriarcal. Se esperaba que las mujeres se centraran en el ámbito doméstico, y su participación en la esfera pública, incluida la práctica médica formal, era limitada. Esta tensión entre la importancia práctica del cuidado femenino y las restricciones sociales impuestas probablemente dificultó que el cuidado ejercido por mujeres evolucionara hacia una profesión reconocida y respetada. Una posible excepción era el oficio de partera, que sí parece haber sido un rol de cuidado femenino más reconocido. Así, aunque las mujeres realizaban la mayor parte del trabajo de cuidado directo, su contribución permaneció en gran medida invisible en las historias médicas formales y en las estructuras de poder, que estaban dominadas por hombres. La piedad filial imponía la obligación del cuidado a los hijos varones, pero el trabajo físico y emocional recaía frecuentemente en las mujeres de la casa.

Obras como el *Huangdi Neijing* (Clásico de Medicina Interna del Emperador Amarillo) incluían enseñanzas sobre salud, dieta, emociones, estaciones del año y estilos de vida saludables. La enfermería estaba implícita en la prevención, más que en la intervención. Se decía que «el buen médico trata la enfermedad antes de que aparezca». El cuidado implicaba observar al enfermo con atención y ajustar su entorno, dieta y emociones, algo que hoy se considera parte esencial del rol enfermero. Al ser el hogar el principal lugar de atención, se cuidaba la calidez, la limpieza, la ventilación y se ajustaban los hábitos del paciente. Se recomendaban infusiones, reposo, ejercicios suaves (como el qi gong) y evitar excesos físicos o emocionales.

Aunque la medicina tradicional china ha tenido desafíos y periodos de declive, especialmente con la introducción de la medicina occidental, muchos de sus principios y prácticas fundamentales han perdurado a pesar de sus pobres resultados empíricos. Hoy en día, sigue siendo un componente vital del sistema de salud en China, a menudo coexiste con la biomedicina moderna y su influencia se ha extendido por todo el mundo. El legado perdurable de la antigua tradición china reside en su insistencia en el equilibrio, la prevención, la interconexión entre el ser humano y su entorno, y una visión profundamente holística del bienestar, y ofrece una perspectiva complementaria a los enfoques modernos de la salud y el cuidado característicos de Occidente.

ANTIGUA INDIA

La enfermería en la antigua India fue una práctica notablemente avanzada para su tiempo, estrechamente vinculada a la medicina ayurvédica, una de las tradiciones médicas más antiguas del mundo. Las funciones de cuidado, observación, higiene, alimentación y acompañamiento espiritual estaban bien definidas y eran esenciales para la recuperación del enfermo. Solo los hombres eran considerados suficientemente «puros» para encargarse de los pacientes. La antigua India reconoció claramente la importancia del cuidador del enfermo como una figura central en el proceso de sanación.

El sistema ayurvédico (de *ayur* = vida, y *veda* = conocimiento) data de al menos el 1500 a.e.c., y se basa en el equilibrio de los doshas (*vata*, *pitta* y *kapha*), que regulan la salud física y mental. La enfermedad se consideraba una alteración de este equilibrio, y el tratamiento requería una atención integral: física, mental, emocional y espiritual. Obras médicas como el *Charaka Samhita* y el *Sushruta Samhita* describen no solo tratamientos, sino también el rol y las cualidades del cuidador.

El *Charaka Samhita* identifica cuatro pilares esenciales del tratamiento: el médico, los medicamentos, el cuidador o cuidadora (*upasthata*) y el paciente. Ese texto también establece los requisitos que deben cumplir los profesionales sanitarios. Especifica que tanto los médicos como los enfermeros deben tener conocimientos sobre la dosificación y la administración de medicamentos, pero hace hincapié en la formación teórica de los médicos, mientras que los enfermeros deben poseer habilidades prácticas y una conducta intachable. La persona cuidadora ideal debía ser inteligente, compasiva, limpia, atenta y tener nociones básicas de medicina. Debía ser conocedor y hábil en la preparación de fórmulas y dosis, comprensivo con todos y limpio. El *Charaka* lo detalla más e indica que debe ser «de buen comportamiento, distinguido por su pureza, poseedor de inteligencia y destreza, imbuido con amabilidad, hábil en cualquier servicio que el paciente pueda requerir, competente para cocinar, hábil en el baño y el aseo del paciente, en el masaje de las extremidades, en levantarlo y ayudarle a caminar, en hacer y limpiar la cama, en dejar listo al paciente y habilidoso en esperar sobre alguien que está decaído y nunca negarse a hacer nada de lo que se le ordene». Es una descripción exhaustiva, y no del todo diferente a nuestra realidad actual.

En muchos casos, los cuidadores eran miembros de la familia, aunque también existían asistentes formados en instituciones médicas, especialmente en centros como Taxila y Nalanda. Estos centros formaban personal para asistir a los médicos y atender a los pacientes, y cumplían funciones comparables a las de las facultades de enfermería modernas. Las prácticas de cuidado incluían la administración de plantas medicinales, masajes con aceites, baños, alimentación adaptada y rutinas de descanso. El cuidado también abordaba la supervisión de la evolución del paciente, la limpieza del entorno, la vigilancia de signos vitales (aunque con criterios antiguos) y la ayuda en tratamientos quirúrgicos simples. El cuidado también incluía terapias mentales y espirituales, como el uso de mantras, meditación o contacto con la naturaleza. Se ponía un gran énfasis en la limpieza del cuerpo y el espacio habitado: lavado de manos, purificación del aire, orden del lugar donde se trataba al enfermo. El cuidado no era solo técnico, sino también moral y espiritual: se debía mostrar compasión, no causar sufrimiento, hablar con amabilidad y generar un entorno de paz. El cuidador era considerado un agente de sanación tanto física como emocional, cercano al paciente y que actuaba como mediador entre el tratamiento médico y su vivencia humana. La higiene del cuidador era fundamental; debía llevar ropa limpia, tener buen ánimo y evitar el cansancio o las emociones negativas en el paciente. La enfermería estaba profundamente inte-

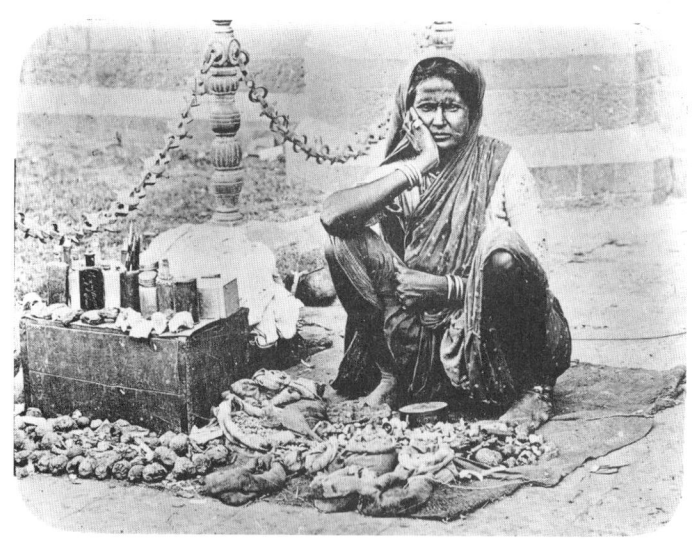

Una mujer hindú vende remedios tradicionales, 1936.
[Wellcome Historical Medical Museum].

grada en el sistema ayurvédico, y combinaba conocimiento técnico, habilidades interpersonales y sensibilidad espiritual. Esta visión holística del cuidado ha influido incluso en enfoques contemporáneos de la salud.

El emperador budista indio Ashoka (268 a.e.c. a 232 a.e.c.) erigió una serie de pilares, entre los que incluía un edicto que ordenaba la construcción de hospitales a lo largo de las rutas de los viajeros, y que estos estuvieran «bien provistos de instrumentos y medicinas, compuestos por fármacos minerales y vegetales, con raíces y frutos». Su interés por la atención sanitaria surgió como una especie de proyecto de redención, después de desatar un terrible derramamiento de sangre para expandir su imperio. Cuenta la historia que se sintió tan culpable por las matanzas que había generado que renunció a la violencia y se dedicó al dharma, la búsqueda de la rectitud. Sus leyes detallan múltiples aspectos del cuidado sanitario: «Siempre que haya provisiones de medicamentos, raíces medicinales y hierbas, se suministrarán, y se nombrarán médicos expertos a cargo del Estado para administrarlos». La felicidad y el estado de ánimo general de los pacientes se consideraban parte integral de la salud y se animaba a los hospitales a contar con músicos y artistas que pudieran recitar historias. Se cree que, en torno a la misma época, el 250 a.e.c., Ashoka fundó la primera escuela de enfermería. El sistema de hospitales públicos continuó hasta la caída del budismo en la India, unos mil años después.

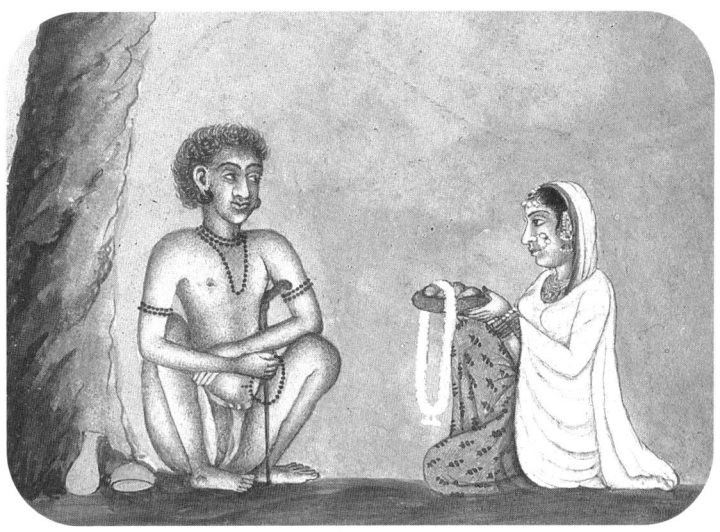

Una mujer hindú ofrece cuidados a un hombre santo.
Tanjore, ca. 1800 [Wellcome Historical Medical Museum].

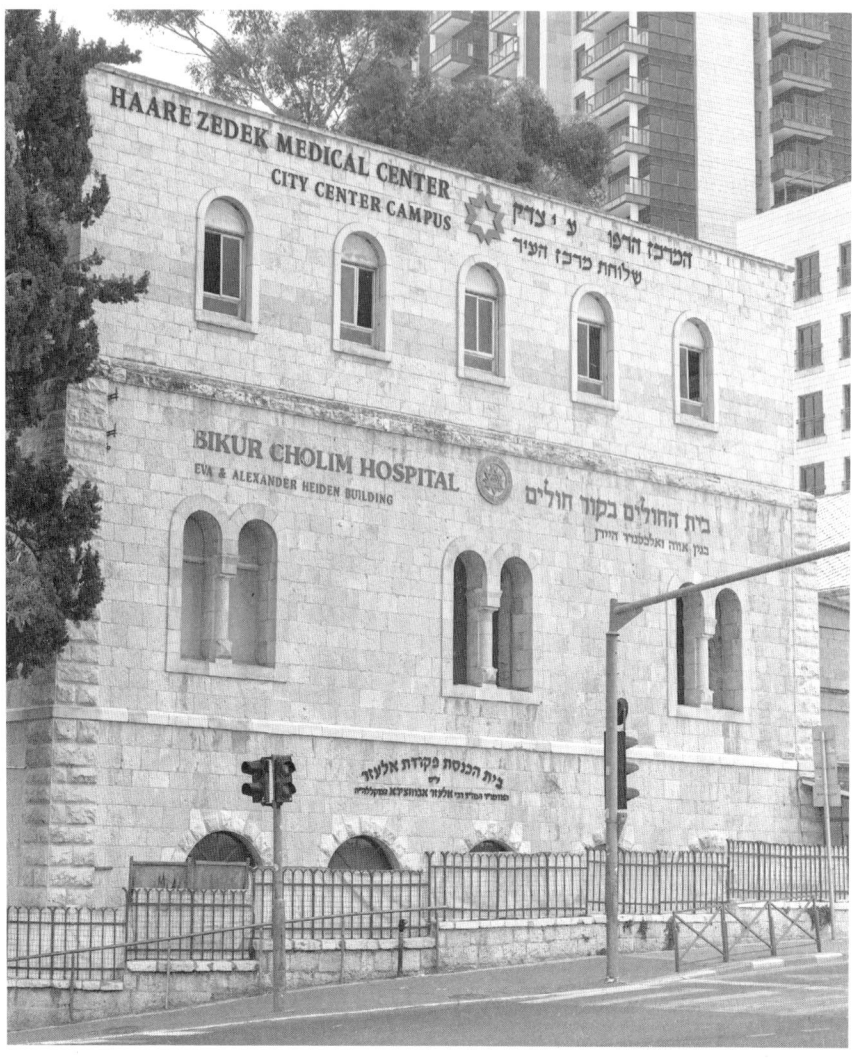

Hospital Bikur Jolim. Jerusalén. Fundado en 1826, fue uno de los hospitales más antiguos en funcionamiento continuado de la ciudad y un referente temprano de la atención hospitalaria moderna en Oriente Próximo. Su nombre procede de la expresión hebrea *bikur Jolim*, que significa «visitar a los enfermos», uno de los preceptos centrales de la tradición judía de cuidado comunitario. Nacido a partir de iniciativas benéficas destinadas a atender a peregrinos, pobres y enfermos sin recursos, el hospital fue ampliando progresivamente sus servicios y profesionalizando la asistencia, integrando médicos, enfermeras y personal sanitario en un contexto urbano marcado por la diversidad religiosa y social. A lo largo de los siglos XIX y XX desempeñó un papel clave en la atención durante epidemias, conflictos y crisis humanitarias, manteniendo viva la conexión entre hospital, comunidad y cuidado cotidiano [Teo K].

ANTIGUO ISRAEL

La Torá —el texto fundacional del judaísmo— no contiene un tratado médico sistemático, pero entre sus mandatos religiosos y legales se esconde una red de principios que organizaron, por primera vez en la historia, una ética comunitaria de cuidado al enfermo. Más que recetas curativas, la ley mosaica ofrece un marco sagrado para la enfermedad y la salud, donde lo espiritual y lo físico se entrelazan. Instaurada por Moisés, recogía normas estrictas de higiene personal, desecho de excrementos, selección de alimentos, etc., que influían en la vida cotidiana. Aunque algunas de estas normas indudablemente tuvieron efectos beneficiosos para la salud y su motivación sería fruto de la experiencia. Por ejemplo, la prohibición de comer carne de cerdo podría explicarse como una protección contra enfermedades parasitarias como la triquinosis o como un factor de pertenencia e identidad: la prohibición ayudaba a distinguir a los israelitas de sus vecinos paganos, que sí comían y sacrificaban cerdos. Obedecer esta ley era una forma de demostrar fe y temor a Dios. Para Marvin Harris, en el clima árido y seco del Oriente Medio, la cría de cerdos presentaba inconvenientes. No producen leche, no son animales de tiro, y su mantenimiento requiere agua y alimentos que no están disponibles en abundancia. De ahí la prohibición.

La tzedaká, que obliga tanto a hombres como a mujeres a la caridad, contiene mandamientos cruciales. Estos mandamientos también se incorporaron a las obras de misericordia del cristianismo, que incluyen el cuidado de los pacientes, y sentaron las bases del trabajo social judío en siglos posteriores y la organización de la ayuda a los pobres en los guetos. Visitar a los enfermos, «*Bikur Jolim*» (ביקור חולים), es uno de los deberes religiosos del judaísmo. El Talmud remonta el origen de este deber al hecho de que Dios mismo visitó a Abraham al tercer día después de su circuncisión. Algunas de las ideas fundamentales son las siguientes:

La enfermedad como fenómeno divino (pero no solo eso). En el mundo bíblico, la dolencia a menudo se interpreta como consecuencia de un castigo divino a causa del pecado (Éxodo 15:26: «Si escuchas diligentemente la voz de Dios... no enviaré sobre ti ninguna de las enfermedades que envié sobre Egipto porque soy el Señor que te sana»). Sin embargo, la Torá también reconoce causas naturales: el estrés (Jacob envejece prematuramente por «la pena de perder a José»), el contagio (lepra) o el deterioro asociado a la edad (Isaac, casi ciego en la vejez).

El Levítico (cap. 13-14) convierte a los *kohanim* (sacerdotes) en evaluadores de enfermedades cutáneas —usualmente traducidas como «lepra»—. Su rol no era curar, sino diagnosticar y aislar; para ello examinaban manchas en la piel, la ropa o muros; decretaban cuarentenas de siete días y declaraban «impuros» a algunos pacientes, no como castigo, sino para evitar los contagios.

La higiene era la primera línea de defensa. La Torá codifica prácticas que, milenios después, la ciencia confirmaría tales como usar agua corriente para lavar cuerpo y ropa (Levítico 15:13), enterrar las heces fuera del campamento (Deuteronomio 23:13) y establecer cuarentenas estrictas para los enfermos contagiosos (Números 5:2).

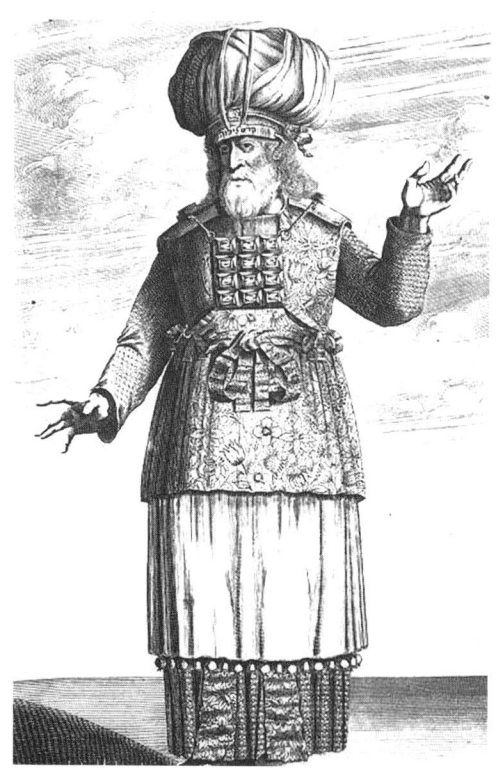

Grabado procedente de *Vestitus Sacerdotum Hebraeorum* (1701), de Johannes Braun, tratado erudito sobre las vestiduras sacerdotales judías. La imagen remite al papel atribuido a los *kohanim* en el Levítico (13-14), donde actuaban como evaluadores de afecciones cutáneas y responsables de decretar aislamientos preventivos.

La Torá ordena visitar al enfermo (*bikur cholim*), un deber comunitario que pensadores rabínicos como Maimónides elevarían después a mitzvá (mandamiento). También se señala la importancia del consuelo emocional, como la costumbre de acompañar al doliente en silencio (Job 2:13) y la protección al vulnerable: «No maltratarás al sordo, ni pondrás tropiezo al ciego» (Levítico 19:14).

Las mujeres eran las principales encargadas de cuidar a enfermos, partos y heridos, y para ello usaban habitualmente remedios naturales (ungüentos y hierbas como el bálsamo de Galaad). Hay ejemplos en la Biblia como Rut cuidando a Noemí (Rut 1:16-17) o la suegra de Pedro atendida por Jesús (Marcos 1:29-31), pero el más visible es el Buen Samaritano: un modelo de enfermería práctica. En la parábola (Lucas 10: 25-37), un samaritano auxilia a un hombre herido y se dan distintas fases fácilmente relacionables con el trabajo enfermero: a) Valoración inicial: «Vio al herido y tuvo compasión»; b) primeros auxilios: venda sus heridas con aceite (antiséptico) y vino (desinfectante), c) transporte seguro: lo lleva en su cabalgadura a una posada para tener un lugar de reposo y cuidado, y d) seguimiento: paga por su cuidado y promete cubrir los gastos futuros.

Este relato muestra empatía, habilidades básicas de cura y atención integral, principios básicos de la enfermería moderna. También ejemplifica cosas como la atención universal a un paciente, la compasión, la no discriminación (el samaritano ayuda a un judío, pese a su enemistad histórica), la responsabilidad y la transculturalidad.

En el código mosaico, las enfermeras hebreas se encargaban de promover y mantener la salud física, mental y comunitaria y también incidían en la educación para la salud: Su importancia y su independencia quedan de manifiesto en el Libro del Éxodo, capítulo 1. Allí se cuenta que, al ver cómo el pueblo de Israel crecía en número y fuerza dentro de Egipto, el faraón temió que pudieran rebelarse. Primero impuso trabajos forzados y esclavitud, pero al no conseguir detener su crecimiento, decidió recurrir a medidas más extremas. El texto dice que el faraón ordenó a las parteras hebreas, Sifrá y Puá, que mataran a todo niño varón en el momento de nacer y que dejaran vivir a las niñas (Éxodo 1:15-16). Sin embargo, aquellas enfermeras, por temor a Dios, desobedecieron la orden y dejaron vivir a los niños, alegando que las mujeres hebreas daban a luz antes de que ellas llegaran. El pasaje destaca que Dios bendijo a las parteras por su valentía y les concedió descendencia (Éxodo 1:17-21).

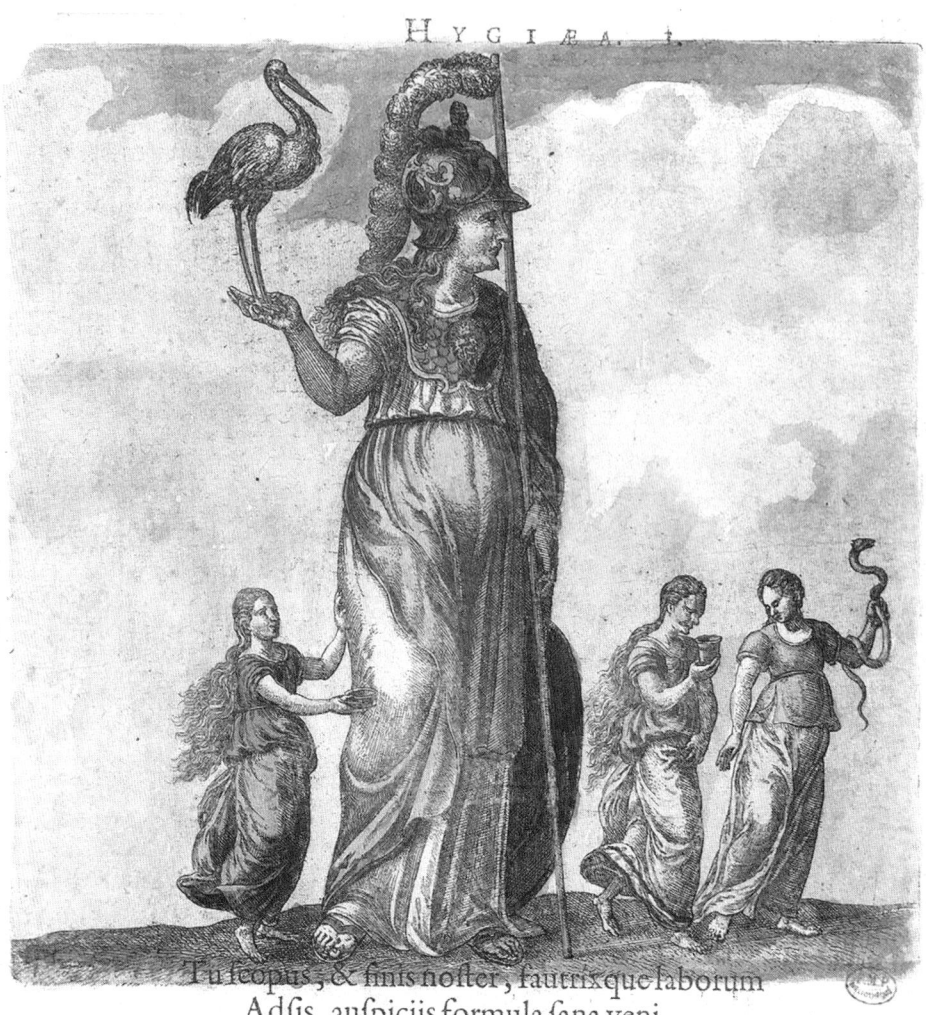

Tu icopus, & finis noſter, fautrixque laborum
Adſis, auſpiciis formula ſana veni.
Edito quod rarum eſt, theſauros prome benignos,
Thurea ſic aris grana, decúſque feras.

Higía, personificación de la salud y la higiene. Grabado de una colección de retratos de médicos reunida por el humanista y médico húngaro Johannes Sambucus (siglo XVI). En la mitología griega, Higía (Hygieia, en griego Ὑγεῖα) es hija de Asclepio, el dios de la medicina, y su nombre dio origen al término higiene. A diferencia de su padre, asociado con la curación de enfermedades, Higía encarna la prevención, el mantenimiento de la salud y la limpieza del cuerpo y del entorno, aspectos que en la Antigüedad ya se vinculaban con prácticas de cuidado y con la responsabilidad colectiva de evitar el deterioro físico.

ANTIGUA GRECIA

El enfoque griego hacia la enfermedad combinaba elementos racionales, empíricos y religiosos. En los templos, hogares y campos de batalla de la antigua Grecia floreció una ética del cuidado basada en la observación, la paciencia y la intuición. Aunque los médicos ocupaban un lugar destacado, el cuidado cotidiano del enfermo recaía en otros actores, especialmente mujeres y esclavos. Eran actos cotidianos cargados de significado: una mano que llevaba agua a los labios resecos de un paciente, un vendaje limpio para evitar la infección, o la palabra serena que calmaba el miedo. Estos gestos, anónimos pero universales, fueron el humilde cimiento sobre el que siglos después se construiría la enfermería moderna.

Los cuidados de enfermería no existían como una tarea específica en la antigua Grecia, pero ya se vislumbraban los primeros principios del arte de curar, entretejidos con mitología, filosofía y prácticas médicas primitivas. El *Corpus Hippocraticum* reveló una jerarquía que asignaba tareas a las enfermeras según su nivel de formación. Se rechazó la delegación de la atención y los cuidados a personas no especializadas, y a los médicos en formación se les asignaron tareas como la alimentación, la administración de medicamentos, la administración de terapias y uno de los aspectos centrales de la enfermería: la observación de los pacientes. Entre los estudiantes avanzados, se nombraban «supervisores de enfermos», cuya función incluía tanto la monitorización de los pacientes como la colaboración con el médico. A diferencia de épocas posteriores, el supervisor no era visto como un sirviente; sus responsabilidades residían en asistir al médico en formación, quien ocupaba un escalón superior en la jerarquía y cuyo trabajo incluía, naturalmente, las tareas de enfermería. No existía una separación nítida entre medicina y enfermería, los límites eran difusos, salvo la asignación de tareas según el nivel de conocimiento individual.

La enfermería era una tarea puramente masculina, pero se supone que las mujeres asumían el cuidado básico del individuo enfermo dentro del ámbito doméstico según la distribución habitual de roles. La salud y la enfermedad eran vistas a través de un prisma sagrado y natural a la vez, donde dioses como Asclepio, señor de la medicina, presidían templos que funcionaban como los primeros hospitales de la historia. En estos santuarios, conocidos como asclepeia, los enfermos acudían en busca de sanación espiritual y física. Aunque eran lugares religiosos, también ofrecían cierto

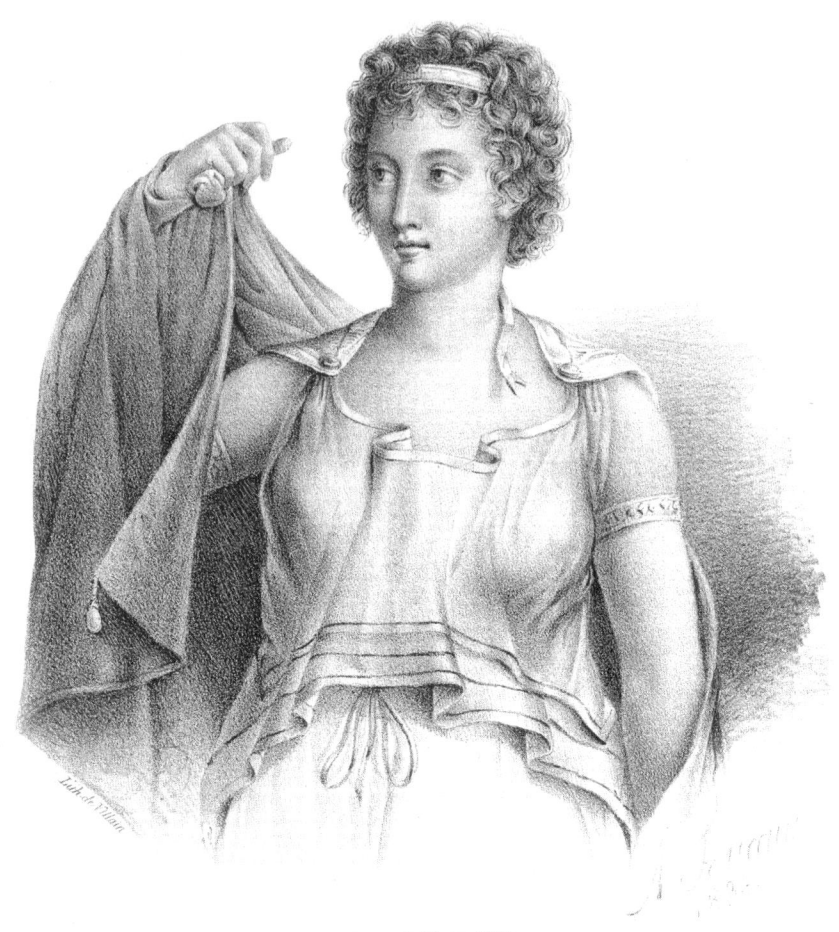

AGNODICE.

Según las fuentes clásicas, Agnodice ejerció la medicina en Atenas a finales del siglo IV a. C. en una época en que la profesión estaba formalmente vedada a las mujeres. Para poder atender a pacientes femeninas, disfrazó su identidad como hombre y estudió bajo la tutela de Herófilo, uno de los más influyentes médicos de la escuela alejandrina. Cuando comenzó a practicar, resultó especialmente solicitada por mujeres que rehusaban ser examinadas por médicos varones, en particular en cuestiones ginecológicas y obstétricas. Su éxito y la preferencia que le mostraban las pacientes provocaron la sospecha de las autoridades médicas de Atenas. Al descubrirse que Agnodice era mujer, fue acusada de infringir la ley. Según la tradición, afrontó la posibilidad de castigo, pero logró abogar por sí misma y, gracias al testimonio y apoyo de numerosas mujeres de la ciudad, se obtuvo el permiso para que las mujeres pudieran ejercer la medicina libremente. La historicidad de Agnodice ha sido objeto de debate entre los estudiosos modernos, pero su figura ha perdurado como símbolo temprano de la participación femenina en el cuidado médico y de las tensiones sociales que implicaba la presencia de mujeres en roles de autoridad clínica.

grado de cuidados físicos: baños, dietas, ejercicios, purgas y reposo, en un entorno tranquilo. Los sacerdotes y sus ayudantes —protagonistas anónimos de lo que hoy consideraríamos enfermería— aplicaban remedios, preparaban infusiones de hierbas y velaban por los enfermos durante sus «incubaciones», sueños sagrados en los que se creía que el dios revelaba al paciente su cura.

Las mujeres, aunque relegadas a un segundo plano en la sociedad griega, eran guardianas naturales de los cuidados en el hogar. Conocedoras de los secretos de las plantas, preparaban emplastos de miel para las heridas, aplicaban compresas para aliviar los dolores y asistían en los partos. Figuras como Agnodice, la primera mujer médico conocida en Atenas, tuvieron que disfrazarse de hombre para ejercer, lo que revela las barreras de género, pero también la tenacidad de quienes sentían que sanar era su vocación.

En las obras homéricas se pueden encontrar pruebas de la implicación de las mujeres en cuestiones relacionadas con la salud. Helena de Esparta aprendió los secretos de las hierbas gracias a su aprendizaje en Egipto con Polidama, una reconocida terapeuta y reina. El famoso néctar de Homero para la tristeza que Polidama envió a Helena como regalo: «...de tan rara virtud que, cuando se toma macerada en vino, si tu esposa e hijos, tu madre, tu hermano y tu hermana, y todos tus amigos más queridos murieran ante tus ojos, no podrías lamentarte ni derramar una lágrima por ellos...» era al parecer la borraja que actuaría como un antidepresivo. En la Ilíada de Homero, se decía que Agamedes, hija del rey Egeo, conocía todas las medicinas de la tierra, y a Hecamede, hija de Arsino, rey de Tenedos, se le atribuía el mérito de haber curado a los heridos durante la guerra de Troya.

Hipócrates, el padre de la medicina occidental, dio un giro radical al separar la enfermedad de lo divino y basar su práctica en la observación y la razón. Aunque su legado fue asumido principalmente por los médicos, sus enseñanzas sobre higiene, dieta y reposo influyeron en quienes atendían a los enfermos día y noche. En sus textos se menciona a los «asistentes», personas que siguiendo sus indicaciones cambiaban vendajes, bañaban a los febriles y aseguraban la comodidad de los pacientes, tareas que hoy encajarían en el ámbito de la enfermería.

La atención médica de la época se basaba en la teoría de los cuatro humores, según la cual el cuerpo tiene cuatro líquidos fundamentales: sangre, flema, bilis negra y bilis amarilla. Se creía que cualquier enfermedad estaba causada por un desequilibrio entre estas sustancias, lo que a menudo significaba que era necesario eliminar el exceso de una de ellas. Por eso, la

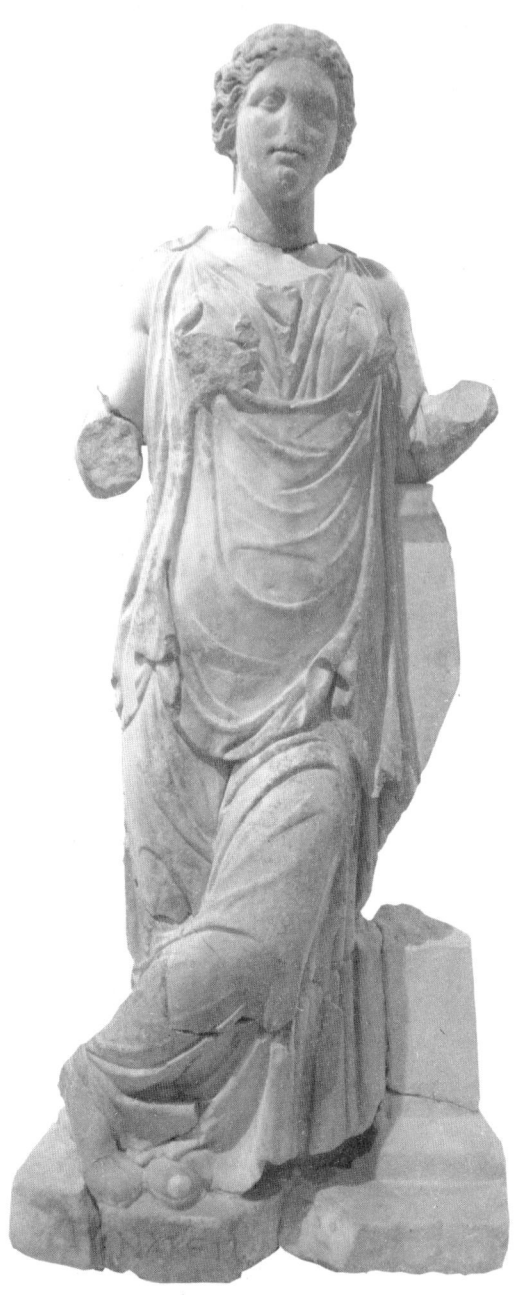

Estatua de la diosa griega Panacea, siglo II d. C., conservada en el Museo Arqueológico de Dion. En la mitología griega, Panacea también era hija de Asclepio y encarnaba la idea de un remedio capaz de aliviar todas las enfermedades [Wikimedia Commons].

purga mediante sangrías, eméticos, diuréticos, laxantes y el drenaje de pus se consideraban tratamientos médicos básicos. Así, las enfermeras administraban sustancias que provocaban el vómito, hacían pequeños cortes en las venas para sangrar o pinchaban los forúnculos para extraer el pus. La teoría de los humores se aceptó en todo Occidente durante más de mil quinientos años, y muchas prácticas de enfermería giraban en torno a ella.

En algunos de los textos hipocráticos se pueden encontrar pruebas del papel de las mujeres como proveedoras de terapia a otras mujeres, como el «*Omphalētómos*»(Ομφαλοτόμος), el corte del cordón umbilical. Según Plinio (50 d.e.c.), la reina Artemisia de Éfeso podía curar muchas enfermedades y afecciones ginecológicas utilizando hierbas especiales.

Los fundamentos de la enfermería griega también se pueden encontrar en los sanatorios (Αναρρωτήρια) de la antigua Grecia, donde se prestaba algún tipo de asistencia sanitaria organizada. Estas instituciones existían antes que los Asclepieia (Ασκληπιεία), que florecieron en las ciudades-estado y proporcionaban asistencia sanitaria de una forma más estructurada. Se dice que dentro de su estructura organizativa había un grupo conocido como «*zakoron*»(ζακόρων) o «*nakoron*» (νακόρων), que cuidaba de los pacientes y cuyas funciones eran una mezcla de sirvientes y enfermeros.

En la antigua Grecia y Roma había también enfermeras especiales que cuidaban de los niños, mientras que los cuidados de los enfermos eran responsabilidad de las mujeres de la casa, libres o esclavas. Cabe señalar que la palabra terapia (Θεραπεύω) en griego antiguo significa curar, de ahí el sustantivo «*Therapainis*» (Θεραπαινίς) (la persona que prestaba cuidados), de lo que derivará el término terapeuta. Del mismo modo, Tucídides (siglo IV a.e.c.) afirma que, en la época de la peste en la antigua Atenas, el cuidado de los enfermos corría a cargo de las mujeres de la familia, las esclavas y sus amigas.

En Esparta, el cuidado tenía un matiz más austero y colectivo, con arreglo al perfil más comunitario de aquella sociedad. Los heridos de guerra eran atendidos por compañeros o esclavos entrenados en detener hemorragias con hierbas hemostáticas e inmovilizaban las fracturas con tablillas. La obsesión por la fuerza física y la guerra hacía que incluso las mujeres espartanas aprendieran nociones básicas para curar a sus familias, y rompían parcialmente el modelo ateniense de reclusión femenina.

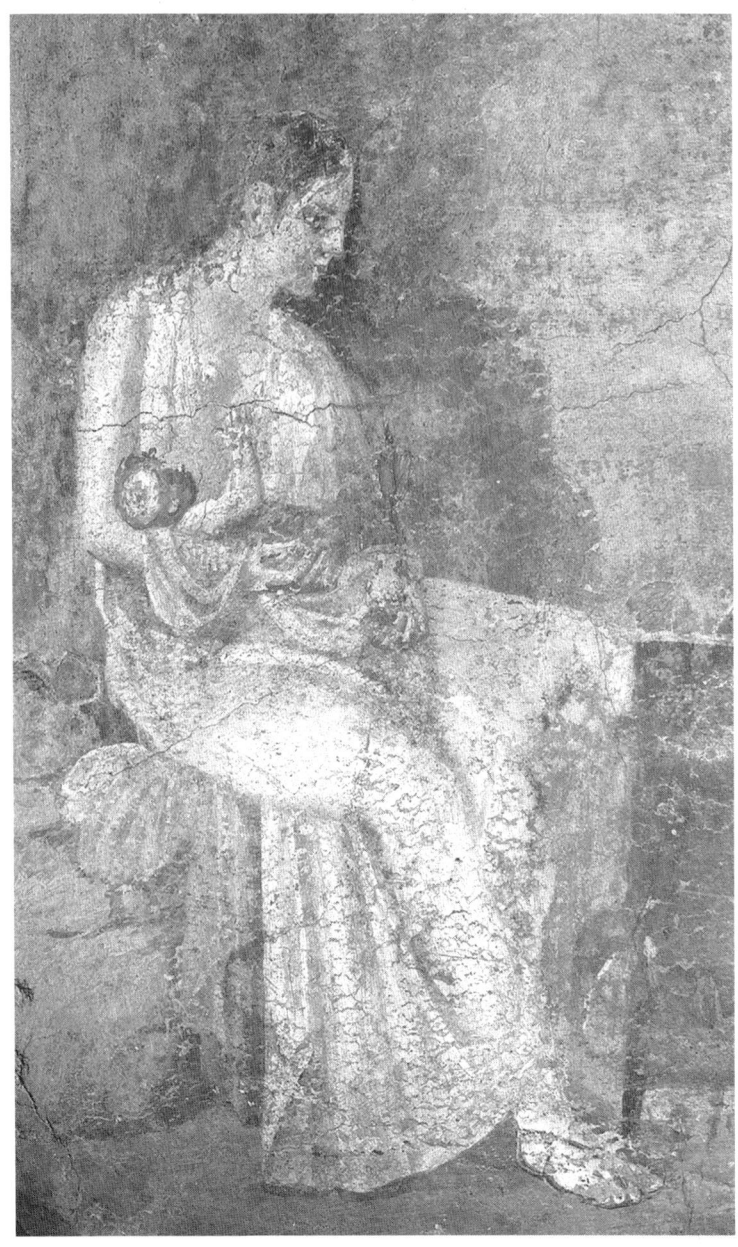

Pintura mural romana procedente de Pompeya, anterior a la erupción del Vesubio (79 d. C.). La figura femenina es Dánae, madre de Perseo, representada con el niño en un episodio del mito situado en la isla de Sérifos, a menudo acompañado por la presencia de pescadores en la composición completa. El tema, de raíz literaria y muy difundido en la decoración doméstica romana, se presta aquí a una lectura centrada en el cuidado: la lactancia aparece integrada en una narración heroica, sin solemnidad ritual. La pintura se documenta en la Casa de los Epigramas Griegos y fue trasladada al Museo Arqueológico Nacional de Nápoles.

ANTIGUA ROMA

La palabra «enfermedad» tiene sus raíces en el latín «*infirmitas*», que significa «debilidad, flaqueza». «*Infirmus*», de donde viene «enfermo», significa «falto de firmeza, débil, apocado». En esencia, la etimología de «enfermedad» apunta a un estado de deterioro o alteración de la salud, un estado de debilidad o flaqueza.

En inglés, el término «*nurse*» deriva también del latín, del término «*nutrire*» y hace referencia a amamantar, a las amas de cría, otro grupo que durante siglos cumpliría una función de cuidados, especializada en la lactancia de los recién nacidos, y que en inglés se denominan «*wet nurses*».

En la Antigua Roma, los cuidados de enfermería eran realizados principalmente por esclavos, sirvientes y mujeres dentro de la familia, con un enfoque centrado en el cuidado doméstico y la atención al parto. Roma heredó muchos conocimientos médicos de los griegos y los adaptó a su estructura social. El primer lugar de los cuidados era la propia casa. El cuidado de los enfermos era una práctica común en el hogar, con el paterfamilias dirigiendo la actividad familiar basada en conocimientos populares y manuales médicos. Las mujeres, en particular, desempeñaban un papel importante en el cuidado de la salud obstétrica y neonatal, siendo reconocidas por sus habilidades como parteras. El cuidado de los enfermos era realizado principalmente por esclavos entrenados, como los *nutricii* o *nutrices*, que cuidaban de niños, ancianos o amos enfermos. Las matronas romanas de familias nobles también asumían funciones de cuidado, especialmente en tiempos de crisis. Las familias adineradas podían contratar médicos privados, mientras que los pobres dependían de remedios caseros, curanderos o las plegarias en los templos.

Un segundo eje de la vida romana era el servicio militar. Desde la República y en particular a partir del siglo I se fundaron hospitales militares, los valetudinaria, establecidos en los campamentos romanos para atender a los soldados heridos y enfermos. Un relato del año 115 habla de un joven soldado que tuvo que acudir a un valetudinarium por «intoxicación por pescado». Estos hospitales militares contaban con espacios para el descanso, el aislamiento de contagiados y la preparación de remedios. El personal podía incluir esclavos instruidos, sanitarios, médicos (*medici*) y ayudantes (*capsarii*) —llamados así por la *capsa*, una caja que contenía vendas y apósitos—, quienes realizaban curas básicas y vendajes. Estos centros no eran públicos ni accesibles a civiles: su objetivo era mantener la salud de los legionarios y la eficiencia del ejército.

Los *capsarii* también proporcionaban cuidados básicos para controlar las infecciones y aliviar el dolor, lo que probablemente resultaba algo eficaz incluso cuando las sangrías y los laxantes no lo eran: utilizaban vinagre para lavar las heridas, miel para prevenir infecciones y cúrcuma para reducir la inflamación. Administraban primeros auxilios, lo que incluía el uso de torniquetes, y administraban opio para el dolor o, si era necesaria una intervención quirúrgica, una combinación de opio y vino para crear una especie de sopor. Como los verdaderos remedios médicos eran escasos y poco eficaces, los cuidados de enfermería eran fundamentales para una posible curación.

El tercer espacio de cuidados iba asociado a la religión. Algunos enfermos acudían a templos dedicados a Asclepio (Esculapio), dios grecorromano de la medicina, y buscaban curación mediante rituales, sueños o baños purificadores. Los sacerdotes del culto a Asclepio actuaban en parte como cuidadores o guías espirituales, aunque no realizaban prácticas

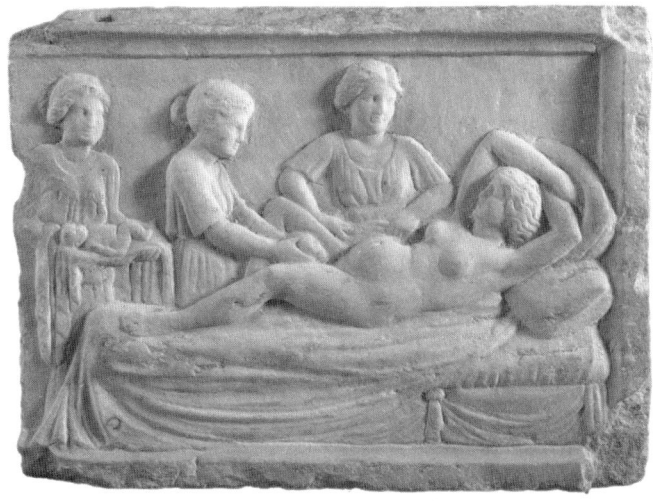

Placa de mármol excavada en Ostia (Italia). La pieza representa un parto en un entorno doméstico: una mujer reclinada sobre un lecho cubierto con telas es asistida por tres mujeres, vestidas con indumentaria romana. Una de ellas sostiene al recién nacido, mientras las otras atienden a la madre. En el mundo romano, el parto fue un acontecimiento femenino, en el que la asistencia recaía habitualmente en comadronas y otras mujeres del entorno; la presencia masculina se reservaba a casos excepcionales [Science Museum, Londres].

médicas formales. Estas prácticas adquieren un desarrollo más potente con la obra de Galeno, el gran médico romano, que describe numerosos procedimientos quirúrgicos, remedios y técnicas de cuidado. Sin embargo, el componente «enfermero» como oficio práctico, dedicado al acompañamiento y atención cotidiana del enfermo, no estaba claramente separado de la medicina ni del trabajo doméstico. Los avances en ingeniería, como la construcción de acueductos para abastecer de agua potable a la población, letrinas públicas y baños públicos, permitieron mejorar los estándares de higiene para todos los grupos de población.

En conclusión, en Roma el cuidado de los enfermos fue fragmentario, funcional y socialmente condicionado. Aunque no existía la enfermería como tal, se sentaron bases en cuanto a organización de cuidados (especialmente en el ejército) y se reconoció la necesidad de asistencia y apoyo durante la enfermedad. La transformación ética y estructural de la enfermería llegaría más tarde con el cristianismo, que introdujo el cuidado como acto de caridad y dignidad humana, y fomentó el cuidado de enfermos y débiles como un deber moral.

Las primeras referencias escritas de enfermeras aparecen en el Imperio romano y destacan las cualidades de mujeres que cuidan a otros y que son posteriormente veneradas como santas. Las fuentes son escasas y probablemente de poca fiabilidad sobre sus habilidades y las condiciones en las que ejercieron su labor de cuidados.

Santa Elena (248-328), también conocida como la emperatriz Helena, era la madre del emperador romano Constantino I, conocido como Constantino el Grande. A ella se le atribuye el establecimiento de un «hogar para los enfermos ancianos» en Roma. Fue muy influyente y una persona clave en la conversión de su hijo al cristianismo.

Santa Marcela de Roma (ca. 325-410) fue una joven noble y rica que, tras quedarse viuda a los siete meses de casarse, dedicó su palacio en el monte Aventino a sus actividades cristianas y abrió su casa como lugar de ayuda y consuelo. Formó una comunidad femenina, donde vivía con otras mujeres viudas y vírgenes consagradas, que practicaban la oración, el ayuno y la lectura de textos espirituales. Este grupo es considerado un antecedente del monacato femenino urbano, adaptado a la vida en las ciudades romanas, sin necesidad de retirarse al desierto como los anacoretas egipcios.

Marcela fue conocida por su caridad hacia los pobres y los enfermos. San Jerónimo la admiraba por sus conocimientos teológicos y su firmeza doctrinal, y se refería a ella como «la gloria de las matronas cristianas». En

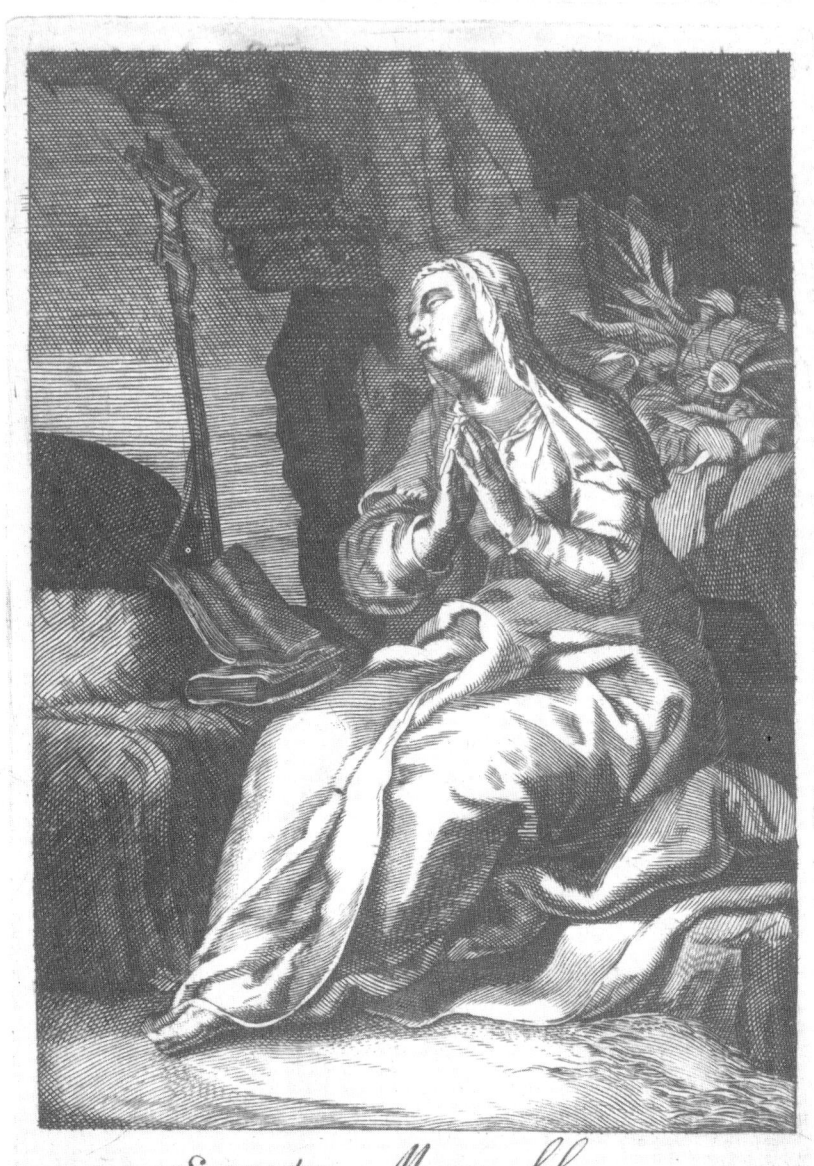

Sancta Marcella.

Santa Marcela de Roma (siglo IV) fue discípula y colaboradora de san Jerónimo, organizó en su casa un círculo de mujeres dedicadas a la vida religiosa y al cuidado espiritual, convirtiéndose en una figura de referencia del ascetismo femenino. Grabado perteneciente a la serie *Kluizenaressen* (*Sacra Eremus Ascetriarum*), realizado entre 1590 y 1662. La estampa es una curiosa copia en espejo de una obra de Boëtius Adamsz.

el año 410, durante el saqueo de Roma por Alarico y los visigodos, Marcela fue brutalmente maltratada al intentar proteger a su comunidad. Aunque no murió en el acto, falleció poco después debido a los daños sufridos. Su actitud valiente la convirtió en modelo de fortaleza y fe en tiempos de crisis y se la considera en ocasiones la primera educadora de la enfermería.

Santa Paula (347-404) fue una noble romana que se convirtió en una de las figuras más destacadas del ascetismo cristiano primitivo y del monacato femenino en Tierra Santa. Nacida en el seno de una familia aristocrática, se casó joven y tuvo varios hijos, entre ellos Santa Eustoquia. Tras enviudar a los 32 años, se acercó al círculo ascético dirigido por Santa Marcela, donde abrazó una vida de austeridad, castidad y estudio bíblico.

Contemporánea y amiga íntima de San Jerónimo, quien se convirtió en su guía espiritual y colaborador, dedicó su vida a la oración, al estudio de las Escrituras y al cuidado de los pobres y los peregrinos que viajaban a Jerusalén. Es venerada como santa por la Iglesia católica, especialmente como modelo de vida consagrada, sabiduría y caridad activa.

Paula vendió todas sus propiedades en Roma y, junto a su hija Eustoquia, viajó a Tierra Santa en una peregrinación que incluyó países como Egipto, Palestina y Siria. Finalmente se estableció en Belén, donde fundó varios monasterios y hospicios, uno masculino para Jerónimo y otro femenino para ella y su comunidad. Estos centros se convirtieron en lugares de estudio bíblico y acogida de pobres y peregrinos.

Paula no solo fue discípula de san Jerónimo, sino también colaboradora activa en la traducción de la Biblia al latín (la Vulgata), y se encargó de la revisión y copia de manuscritos. Su formación intelectual y el dominio del griego y hebreo la hicieron una interlocutora competente para Jerónimo, quien le dedicó varios escritos y alabó su fe, inteligencia y liderazgo. Además de su vida espiritual, Paula destacó por su caridad práctica: organizó la atención a enfermos, peregrinos pobres y mujeres sin recursos. Su monasterio funcionaba también como centro de acogida y asistencia, y anticipó el papel asistencial de los conventos en la Edad Media. Falleció en el año 404 en Belén.

En Roma, el cuidado de los enfermos fue fragmentario, funcional y socialmente condicionado. La transformación ética y estructural de la enfermería llegaría más tarde con el cristianismo, que introdujo el cuidado como acto de caridad y dignidad humana, y no solo como un deber práctico.

CRISTIANISMO PRIMITIVO

En los inicios del cristianismo, la enfermería se manifestaba como una práctica profundamente ligada a los valores de compasión, servicio y cuidado del prójimo. Inspirados en las enseñanzas de Jesús sobre el amor al necesitado y las obras de misericordia, los primeros cristianos se organizaron para atender a los pobres, enfermos, huérfanos y marginados, muchas veces rechazados por la sociedad romana. Esta forma de atención al prójimo de inspiración cristiana, la caritas, se extendió inicialmente en las primeras comunidades, y se extendió a todos los necesitados: pobres y enfermos, así como viudas, huérfanos y extranjeros. Los primeros informes, por ejemplo de Arístides de Atenas, sobre los primeros cristianos datan de alrededor del año 140 y documentan la atención a los necesitados dentro de las comunidades cristianas primitivas.

Las mujeres desempeñaron un papel fundamental en estas tareas y surgieron grupos, como las diaconisas, que combinaban actividades religio-

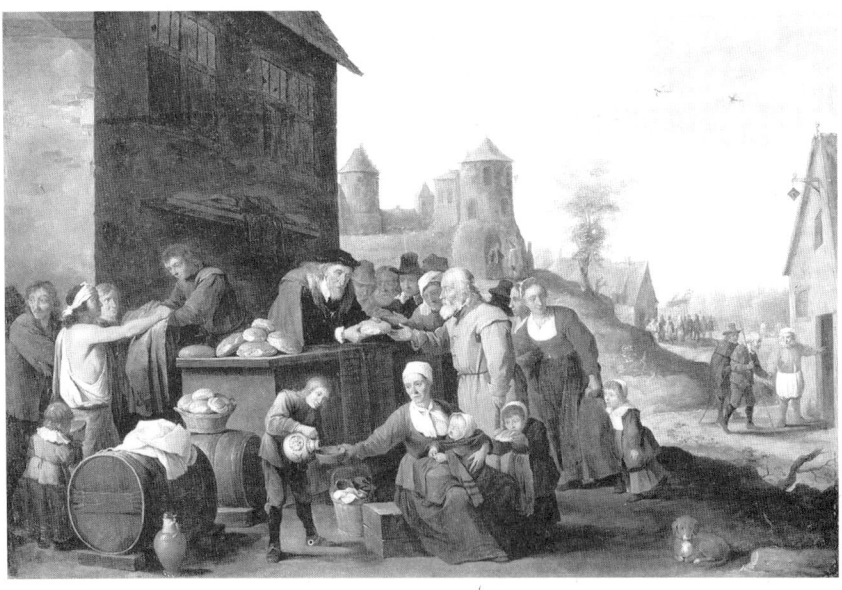

Las siete obras corporales de misericordia, David Teniers el Joven, siglo XVII. En el Evangelio de Mateo (25, 35-36): dar de comer al hambriento, dar de beber al sediento, vestir al desnudo, acoger al peregrino, visitar al enfermo, visitar al preso y enterrar a los muertos. Teniers sitúa estas acciones en escenas de la vida cotidiana, integrándolas en espacios urbanos y domésticos, lo que subraya su carácter práctico y social.

sas con ayuda social y sanitaria. Durante las epidemias, especialmente durante la epidemia de viruela de 165-180 y el brote de sarampión de alrededor del 250, «al cuidar a los enfermos y moribundos, independientemente de su religión, los cristianos se ganaron amigos y simpatizantes». Mientras otros huían de las zonas afectadas, los cristianos se distinguían por quedarse a cuidar a los enfermos, lo que no solo salvaba vidas, sino que también fortalecía su testimonio y su prestigio. Este modelo de asistencia sentó las bases de lo que más adelante evolucionaría en hospicios y hospitales cristianos y en las órdenes religiosas dedicadas al cuidado del enfermo, lo que marcó el desarrollo de una vocación enfermera con un perfil ético, espiritual y solidario.

Cuando el Imperio romano de occidente empezó a decaer (siglos IV-V), el cristianismo ya se había extendido ampliamente y transformó la visión del cuidado de los enfermos. La nueva religión enseñaba que cuidar a los enfermos, pobres y marginados era un acto de misericordia y fe. Esto entraba en contradicción con la visión romana, donde la utilidad social y el servicio militar eran los criterios prioritarios.

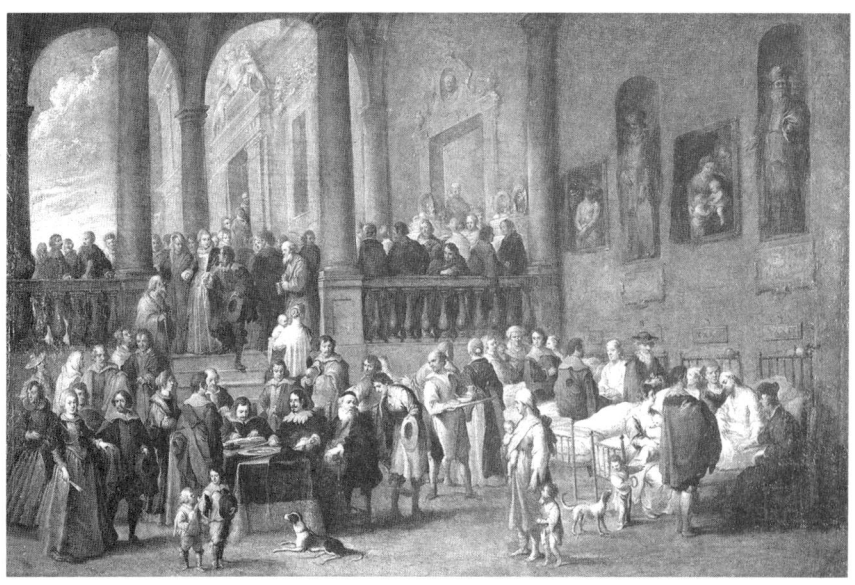

Visitar a los enfermos, de *Las siete obras corporales de misericordia*, de Cornelis de Wael (Amberes, 1592-Roma, 1667). En la tradición cristiana, estas obras estructuraron durante siglos la práctica del cuidado hacia los más vulnerables y sirvieron como marco moral para la asistencia a pobres, enfermos y marginados [Musei di Strada Nuova, Palazzo Bianco, Génova].

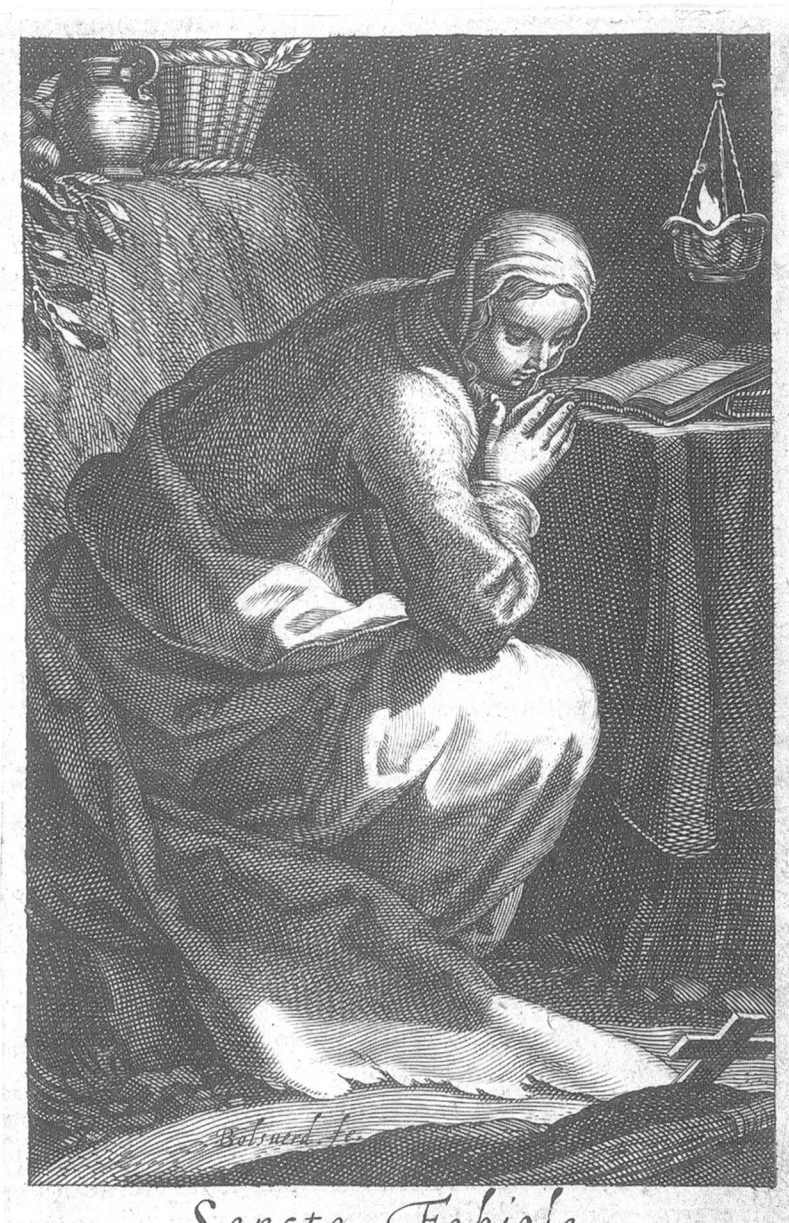

Bolswert fe.

Sancta Fabiola.

ii.

Santa Fabiola (siglo IV). Grabado perteneciente a la serie *Kluizenaressen*
(*Sacra Eremus Ascetriarum*), realizado entre 1590 y 1662.

Junto a los médicos, muchas mujeres, especialmente viudas o vírgenes consagradas, se dedicaban al cuidado de los enfermos como parte de su vocación religiosa. Además de las santas que hemos mencionado antes, figuras como Santa Fabiola (Roma, siglo IV) destacan en ese giro religioso. Fabiola pertenecía a la aristocracia romana y, según relata San Jerónimo —su gran amigo y principal fuente—, tuvo una vida marcada por contrastes entre los lujos mundanos y una profunda conversión religiosa. Se casó dos veces, lo que en su tiempo generó escándalo, pues su primer matrimonio fue con un hombre violento al que abandonó y su segunda unión no fue bien vista por la Iglesia. Sin embargo, tras la muerte de su segundo esposo, Fabiola hizo pública penitencia en la basílica de Letrán, gesto que impresionó a toda Roma por su humildad. A partir de ese momento se dedicó por completo a la caridad y al servicio a los enfermos. Fundó en Roma un gran hospital, considerado uno de los primeros en la historia cristiana, donde ella misma atendía y cuidaba a los pacientes más pobres, incluso a aquellos con enfermedades repugnantes que otros rechazaban. También utilizó su fortuna para ayudar a los necesitados y para sostener la obra de los Padres de la Iglesia.

Más tarde peregrinó a Belén, donde se puso bajo la guía de San Jerónimo, colaborando con él en el estudio de las Escrituras y en su labor de traducción de la Biblia al latín (la Vulgata). Murió en Roma hacia el año 399, y su funeral fue multitudinario: la multitud la despidió como a una santa, reconociendo su caridad y su entrega. La Iglesia la venera como patrona de los enfermos y de quienes trabajan en hospitales.

Con la creciente estructura jerárquica de la Iglesia durante los primeros siglos, se creó el diaconado, dirigido por un consejo de ancianos subordinados al obispo respectivo, los presbíteros. El cuidado de los pobres y la atención a los enfermos por voluntarios se coordinaban dentro de esta estructura y fue la primera forma organizada de bienestar en Europa Occidental.

La atención se desarrolló también en el Imperio romano de Oriente. En el siglo XII, Constantinopla contaba con dos hospitales bien organizados, con personal médico tanto masculino como femenino. Las instalaciones incluían procedimientos de tratamiento sistemáticos y salas especializadas para diversas enfermedades. El personal del hospital bizantino incluía un médico jefe (*archiatroi*), enfermeras profesionales (*hypourgoi*) y celadores (*hyperetai*).

Las diaconisas

Las diaconisas en los primeros siglos del cristianismo pueden considerarse auténticas precursoras de las enfermeras, ya que desempeñaban funciones que hoy asociamos con el cuidado sanitario, social y espiritual de los más vulnerables. Estas mujeres eran reconocidas oficialmente dentro de la Iglesia primitiva y estaban al servicio de la comunidad cristiana, especialmente de otras mujeres, en un contexto en el que los cuidados íntimos y personales presentaban barreras culturales y de género. Las principales funciones de las diaconisas eran:

Atención a enfermos y pobres: visitaban a los enfermos en sus hogares, los asistían físicamente y los consolaban espiritualmente, en una época sin apena estructuras hospitalarias.

Asistencia a mujeres: cuidaban de viudas, huérfanas y mujeres marginadas, acompañándolas en momentos de necesidad, parto, enfermedad o duelo.

Preparación para el bautismo: especialmente de mujeres adultas, a quienes ayudaban durante la catequesis y la liturgia, donde su presencia era necesaria por razones de decoro.

Servicio litúrgico y comunitario: aunque no ejercían el sacerdocio, colaboraban en el servicio eclesial con dignidad reconocida, especialmente en las Iglesias del Oriente cristiano.

La labor de las diaconisas, aunque nacida de la vocación cristiana, no era solo espiritual. Implicaba un cuidado directo y corporal, en muchos casos dentro de contextos precarios o peligrosos (epidemias, persecuciones, abandono social). Su compromiso con la compasión activa, el acompañamiento personal y el servicio desinteresado anticipa los valores fundamentales de la enfermería moderna.

Con el tiempo, el papel de las diaconisas decayó en Occidente, aunque se mantuvo con fuerza en el Imperio romano de Oriente. En épocas posteriores, las órdenes religiosas femeninas tomaron muchas de sus funciones y dieron origen a formas más institucionales de enfermería. En este sentido, las diaconisas son un eslabón clave entre la obra caritativa del cristianismo primitivo y el desarrollo profesional de la enfermería como vocación de cuidado integral del ser humano.

La diaconisa más famosa es Febe o Phoebe. Fallecida a finales del siglo I en Roma o Corinto, fue una mujer que sirvió a la antigua comunidad cristiana de Cencreas, cerca de Corinto. El apóstol Pablo la menciona en su carta a los Romanos (16: 1), donde indica que se dedicaba a la caridad y ayudaba a muchos, incluido el propio apóstol, probablemente con asuntos comerciales o legales, aunque también con lo que se llamaba el servicio de mesa, es decir, hospedar y cuidar a viajeros o personas necesitadas. Dado el papel de las mujeres en la antigüedad, sorprende que Pablo la mencione, especialmente por la importancia que adquiere en su escrito. A menudo se la considera la primera figura femenina significativa en la historia de la Iglesia católica.

Existe controversia en la investigación teológica sobre si Febe pudo haber sido la portadora de la Epístola a los Romanos. En ella Pablo menciona (versículos 16:1 y siguientes) que Febe va a ir a Roma y pide a la comunidad de la ciudad que le dé una cálida bienvenida. Es conocida como una diaconisa, por lo que cuidaría a los enfermos en sus casas y sería para algunos la primera enfermera a domicilio, un trabajo que se inscribe en la idea de amar al prójimo y es mencionado específicamente en las Obras de Misericordia. Cuidar a los enfermos se convierte en una vocación y el mejor camino para llegar a Dios.

La cultura judeocristiana fomentará la abnegación, la pasividad, la sumisión, la estricta disciplina y la obediencia a los personajes masculinos, los *paterfamilias*, los médicos y los sacerdotes, quienes a menudo organizaban las acciones de atención a los enfermos. Este sistema jerárquico supondrá un obstáculo durante siglos al avance de la Enfermería e impedirá que las enfermeras alcancen todo su potencial hasta el siglo XX.

La promulgación del Edicto de Milán por el emperador Constantino en el año 313 puso fin a las persecuciones religiosas. En las décadas finales del siglo IV, el cristianismo pasó a integrarse en la política imperial y se impulsó una amplia labor de evangelización en todo el Imperio romano, hasta convertirse en religión oficial. Tras el desmembramiento del Imperio a causa de las invasiones bárbaras, la Iglesia se consolidó como el principal elemento de cohesión y unidad de Occidente.

Los parabalani

Los *parabalani*, «personas que arriesgan su vida como enfermeros», eran los miembros de una hermandad que, en los primeros tiempos del cristianismo, se dedicaba voluntariamente al cuidado de los enfermos y al entierro de los muertos. Generalmente procedentes de los estratos más bajos de la sociedad, actuaban como asistentes de los obispos locales y, en ocasiones, estos los utilizaban como guardias de seguridad y fueron degenerando como grupo hasta llegar a tomar parte en enfrentamientos violentos con sus oponentes. Se mencionan entre los siglos III y VI y operaban en las grandes ciudades del este y sur del Imperio romano, sobre todo en Cartago, Éfeso, Alejandría y Constantinopla.

No tenían órdenes ni votos, pero se les incluía entre el clero y gozaban de ciertos privilegios e inmunidades. Su presencia en reuniones públicas o en los teatros estaba prohibida por ley. En ocasiones participaban muy activamente en controversias eclesiásticas. Por ejemplo, jugaron un papel durante el llamado «Sínodo de los Ladrones» (en latín *Latrocinium Ephesinum*), un concilio celebrado en Éfeso en el año 449, convocado por el emperador bizantino Teodosio II para aclarar algunas disputas teológicas, pero que pasó a la historia con ese nombre porque se desarrolló de forma violenta, manipulada y sin respeto por la legalidad. Finalmente, el concilio siguiente, el Concilio de Calcedonia de 451, anuló sus decisiones y definió solemnemente la doctrina de las dos naturalezas en Cristo, unidas en una sola persona, que se convirtió en enseñanza oficial de la Iglesia.

Se ha afirmado, aunque sin pruebas suficientes, que la hermandad se organizó por primera vez durante la gran peste de Alejandría, en el episcopado del papa Dionisio de Alejandría (segunda mitad del siglo III). Aunque hacían votos ante el obispo y oficialmente permanecían bajo su control, el *Codex Theodosianus* los colocaba bajo el mando del *praefectus augustalis*, el gobernador imperial de la provincia romana. Debido a que sus acciones provocaban muchos disturbios, sucesivas leyes imperiales limitaron su número: así, una ley promulgada en 416 restringió la inscripción en Alejandría a 500, número que se aumentó dos años más tarde a 600. En Constantinopla, el número se redujo de 1100 a 950. Según Fortescue, los parabolani, que «no eran buena gente», parecen haber desaparecido en la época del emperador Justiniano I.

San Basilio

San Basilio el Grande (ca. 330-379) fue un influyente obispo, teólogo y padre de la Iglesia en el cristianismo primitivo, especialmente reputado en la tradición oriental. Nacido en Cesarea de Capadocia (hoy Turquía), se le recuerda por su profunda espiritualidad, su firme defensa de la ortodoxia frente al arrianismo y, especialmente, por su visión social y organizativa del cristianismo.

Una de las contribuciones más notables de San Basilio fue la creación de la Basiliada, un gran complejo hospitalario y asistencial en las afueras de Cesarea. Allí se atendía gratuitamente a pobres, enfermos, huérfanos, ancianos, incluso a grupos muy estigmatizados como los leprosos. En lugar de rechazar a los enfermos como se hacía en la sociedad grecorromana, San Basilio promovió una visión de la caridad cristiana como un deber activo y sistemático.

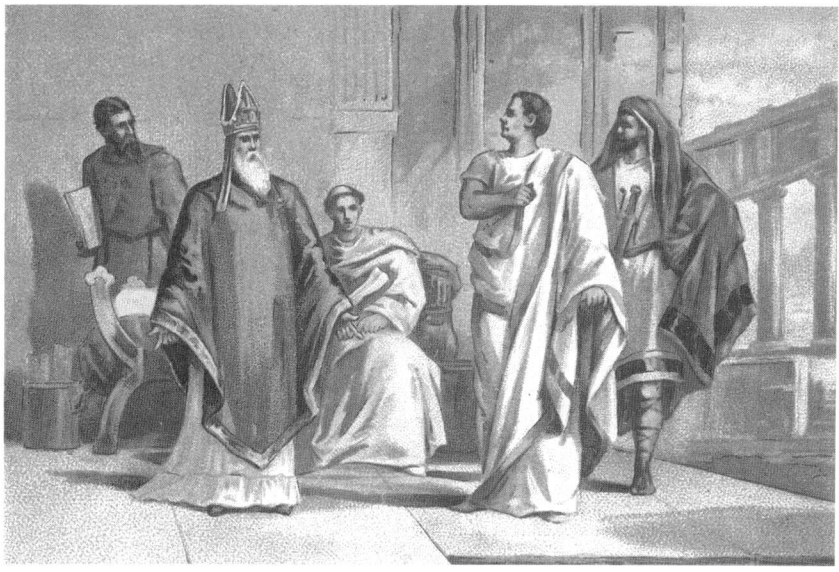

Encuentro entre el emperador Valente y Basilio de Cesarea. Cromolitografía de finales del siglo XIX, escuela francesa. La escena representa el encuentro entre Flavio Julio Valente (328-378), emperador romano de Oriente, y Basilio de Cesarea, conocido como Basilio el Grande (ca. 330-379), obispo de Cesarea y uno de los Padres capadocios. El episodio alude al enfrentamiento entre el poder imperial y la autoridad episcopal en el siglo IV, en un contexto marcado por las disputas teológicas en torno al arrianismo. Basilio fue una figura clave en la organización de la asistencia a pobres y enfermos: bajo su impulso se creó en Cesarea un amplio complejo caritativo, la Basiliada, que incluía hospital, hospicio y atención a leprosos.

La Basiliada es considerada por muchos como uno de los primeros hospitales organizados del mundo. Aquella ciudad-hospital tenía edificios separados para los pobres, los enfermos y los extranjeros y un alojamiento confortable para enfermeras y médicos. Las fuentes hablan de que «la enfermedad era investigada» y «los síntomas probados», lo que indica probablemente que había cierto cuidado sanitario. Su enfoque no era solo asistencial, sino también humanitario con un compromiso de respeto a la dignidad de cada persona: los pobres eran tratados como hermanos en Cristo, no como una carga.

La Basiliada fue el culmen de los *xenodoquios*. Un *xenodoquio* (del griego *xenos*, extranjero, huésped; y *docheion,* lugar de acogida) era un tipo de institución cristiana primitiva dedicada a la hospitalidad, especialmente durante la Antigüedad tardía y la Alta Edad Media. Tenían una función mixta en la que combinaban tareas como albergue para viajeros pobres y lugar de cuidados básicos para enfermos y ancianos. Su inspiración era cristiana pues nacieron del ideal de caridad, con base en el mandato evangélico de acoger al forastero y cuidar al enfermo y eran gestionados por obispos, comunidades monásticas o clérigos, y en ocasiones por mujeres cristianas (como abadesas o diaconisas). También aparecen centros especializados como los *gerontocomios,* para los ancianos; los nosocomios, para los enfermos, y la *brephotropia,* para los niños abandonados.

EDAD MEDIA

Durante la Edad Media, la enfermería experimentó una profunda transformación, marcada por la influencia de la religión, el surgimiento de las órdenes hospitalarias y los primeros intentos de sistematizar el cuidado. En una época donde la enfermedad era interpretada como un castigo divino o una prueba espiritual, el acto de cuidar al enfermo se consideraba una obra de caridad y un paso en el camino para la salvación del alma.

Los primeros hospitales medievales —conocidos como *xenodoquios* o *hospitia*— no eran centros médicos en el sentido moderno, sino refugios para pobres, peregrinos y enfermos. Estos lugares, sostenidos principalmente por instituciones religiosas, se convirtieron en espacios donde la compasión se mezclaba con rudimentos de atención sanitaria. Las monjas y frailes, instruidos en normas básicas de higiene y alimentación, desarrollaron prácticas de cuidado que, aunque empíricas, respondían a principios de observación y experiencia.

La figura de la mujer cobró especial relevancia. Las religiosas, especialmente las pertenecientes a órdenes como las benedictinas, las agustinas o las hermanas hospitalarias, desempeñaron un papel fundamental en la organización y prestación de cuidados. Su trabajo no solo implicaba limpiar heridas o asistir en el lecho del dolor, sino también ofrecer consuelo espiritual, y reforzar la idea del cuidado como acto integral del cuerpo y el alma.

Mientras en Europa occidental la medicina se estancaba bajo la influencia del dogma religioso, en el mundo islámico florecieron los conocimientos científicos y la recuperación de los textos médicos de la antigüedad que llegaban a través de Bizancio. Los hospitales árabes, como el de Bagdad o Córdoba, introdujeron innovaciones en higiene, clasificación de enfermedades y formación de cuidadores. Estos avances influyeron gradualmente en el pensamiento médico europeo, sentando las bases para una enfermería más racional y organizada.

Así, la enfermería medieval fue el puente entre el cuidado caritativo y la práctica científica. Aunque su fundamento era espiritual, sus protagonistas —monjas, frailes y cuidadores laicos— desarrollaron una sabiduría empírica que preparó el terreno para la profesionalización futura. En medio de castillos, monasterios y hospitales, germinaba lentamente una nueva concepción del cuidar: una que reconocía en el enfermo no solo un alma que salvar, sino un cuerpo que sanar. En este proceso fueron claves los trabajos de cuidados de mujeres y hombres, como por ejemplo los que se daban en conventos y monasterios.

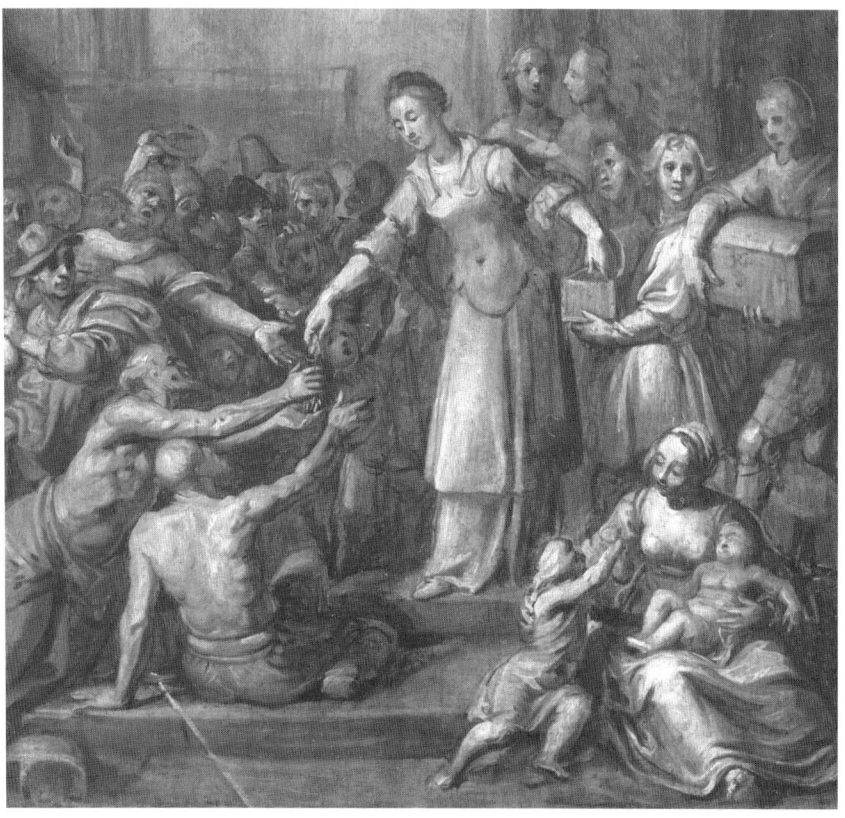

Santa Isabel de Hungría repartiendo limosna, de Marten Pepyn (1575-1643). La escena muestra a Isabel de Hungría distribuyendo ayuda entre los pobres, un motivo recurrente de su iconografía. Princesa y viuda, dedicó su vida a la atención de los necesitados y fundó hospitales, convirtiéndose en una de las figuras más influyentes de la caridad cristiana medieval. La obra se conserva en el Museo de Bellas Artes de Valenciennes (Francia).

EL MONACATO FEMENINO

El monacato femenino ha sido una de las formas más influyentes de vida religiosa en la historia del cristianismo y ofrecía a las mujeres un espacio de espiritualidad, comunidad y servicio activo. Desde los primeros siglos, muchas mujeres abandonaron la vida mundana para consagrarse a Dios, y seguían un ideal de oración, silencio y entrega. Estas comunidades, inicialmente aisladas o ligadas a modelos masculinos, evolucionaron hacia monasterios autónomos dirigidos por abadesas, algunas de ellas con gran influencia espiritual, intelectual y social.

Más allá de la vida contemplativa, las monjas desempeñaron un papel fundamental en la educación, la asistencia a los pobres y el cuidado de los enfermos. En muchas regiones, los conventos actuaban como verdaderos centros de atención social, donde se ofrecía hospitalidad, medicinas y conocimientos básicos de salud. En un mundo donde las opciones para las mujeres eran limitadas, el monacato ofrecía no solo un camino religioso, sino también una forma de autonomía, vida comunitaria y protagonismo femenino. A veces pensamos en los monasterios y conventos de clausura como cárceles, pero para muchas mujeres fueron, en un mundo dominado por el poder de los hombres, espacios de libertad y bienestar. A través de su labor silenciosa pero constante, las comunidades monásticas femeninas ayudaron a preservar la cultura, atender al necesitado y encarnar el ideal cristiano de compasión activa.

Desde la Alta Edad Media, los conventos femeninos no solo fueron espacios de oración y recogimiento, sino también núcleos de asistencia sanitaria rudimentaria, en una época en la que la medicina formal era escasa y el acceso a cuidados limitado. Las monjas desarrollaron tareas similares a lo que hoy llamaríamos enfermería, impulsadas por el ideal cristiano del servicio a los más necesitados. Algunos ejemplos históricos de estos perfiles son los siguientes:

Santa Radegunda (siglo VI, Francia)

Nació hacia el año 518 en Turingia (actual Alemania). Era hija del rey Berthar y, tras la derrota de su pueblo a manos de los francos, fue tomada como botín de guerra por Clotario I, uno de los hijos de Clodoveo. Siendo aún adolescente, Clotario la obligó a casarse con él y se convirtió en reina de los francos. La vida en la corte fue dura: Clotario era violento y cruel, y Radegunda sufrió mucho en su matrimonio. Finalmente, tras el asesinato de su hermano, abandonó el palacio, buscó refugio en la vida religiosa y pidió ser consagrada. El obispo San Medardo la revistió con los hábitos, pese a la oposición de Clotario.Ya como mujer libre, se dedicó a la caridad y la vida monástica. Fundó el célebre monasterio de la Santa Cruz de Poitiers, uno de los más influyentes de la época, con la ayuda del poeta y obispo San Venancio Fortunato (quien fue su amigo y escribió himnos en su honor) y de la abadesa Santa Inés. El monasterio conservaba una reliquia de la Vera Cruz, que el emperador de Bizancio le envió como regalo y, por ello, el monasterio y ella misma quedaron asociados a la devoción a la Cruz de Cristo. Murió en 587 y fue venerada inmediatamente como santa. Se la recuerda como modelo de reina que abandonó el poder y el lujo para vivir en pobreza, oración y servicio a los pobres y enfermos. Su fiesta se celebra el 13 de agosto.

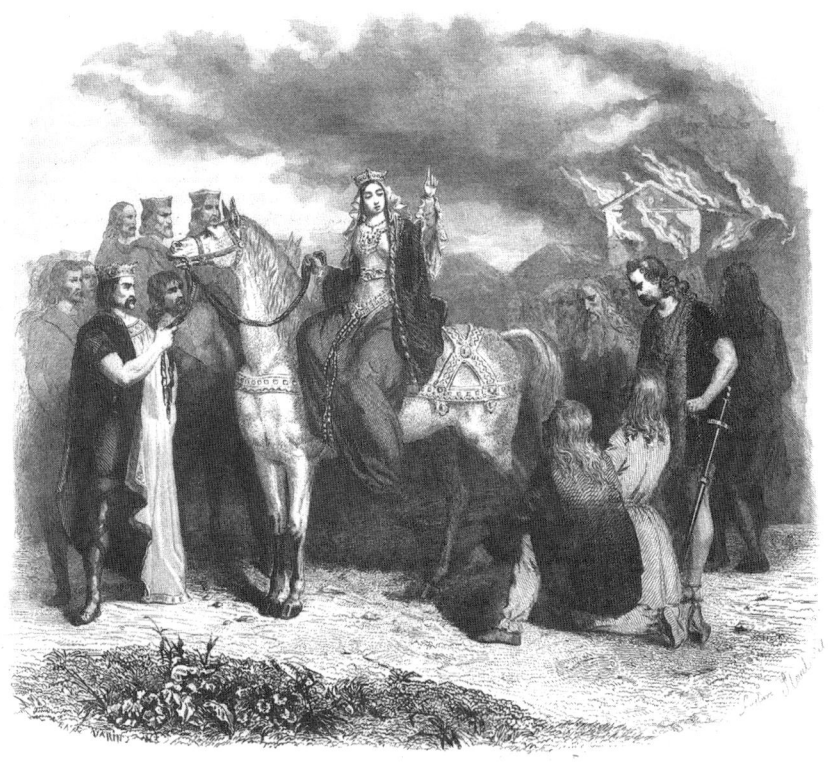

Santa Radegunda, grabado de 1846 en *Vidas de los santos.*

Hildegard de Bingen (siglo XII, Alemania)

Abadesa benedictina, teóloga, mística y autora de textos médicos como *Physica* y *Causae et Curae*, que combinaban conocimientos empíricos nacidos del trabajo diario en el monasterio, tanto en los jardines de hierbas medicinales como en la enfermería, con la espiritualidad. Algunos de los remedios son fantásticos, como una cura para la lepra que consiste en moler el hígado de un unicornio —algo que no era fácil de conseguir— con yema de huevo para hacer un ungüento. Pero otros quizá tenían más fundamento: «Si alguien sufre en la cabeza, de modo que tiene la cabeza congestionada y es como si estuviera sordo, debe comer clavo a menudo, y esa congestión en la cabeza disminuirá».

Sus teorías sobre la salud son diversas y sugerentes. Una de sus imágenes más impactantes es la del cuerpo humano reflejando el cosmos y el cosmos reflejando el cuerpo humano, lo grande como reflejo de lo pequeño y lo pequeño reflejando lo grande. Ella escribe: «El firmamento contiene estrellas, al igual que un hombre tiene venas que lo mantienen unido... Así como las venas atraviesan todo el cuerpo, desde el corazón hasta la cabeza, las estrellas atraviesan el firmamento. De la misma manera que la sangre se mueve en las venas y mueve las venas, haciéndolas saltar y dándoles un pulso, por lo que el fuego se mete en las estrellas y hace que se muevan y emitan chispas».

Para Hildegard, la vida se definía por una fuerza verde que ella llamaba *viriditas*, universal en las personas, los animales y las plantas. *Viriditas* es una idea espiritual, pero también literal, basada en las realidades físicas que Hildegard veía a su alrededor. Vivía en una sociedad agrícola y los ciclos de nacimiento, crecimiento y muerte le resultaban obvios, incluso ineludibles. Sus teorías sobre la salud humana giraban en torno al cuidado, casi como en la agricultura. Tomó la idea entonces estándar de los humores y los relacionó con elementos naturales, como el aire y el agua. Cualquier desequilibrio en esos aportes ambientales, creía ella, podía sofocar la *viriditas*, que funcionaba de manera similar en un pez, una hierba o una persona. La vida solo era posible cuando los elementos ambientales estaban en equilibrio.

En su monasterio se practicaba el cuidado naturalista de enfermos y usaban hierbas, baños y regímenes alimenticios, lo que refleja una atención organizada y racional a la salud. Hildegard se convirtió en una consejera religiosa, moral y política para media Europa, un reconocimiento importante para una mujer de su época.

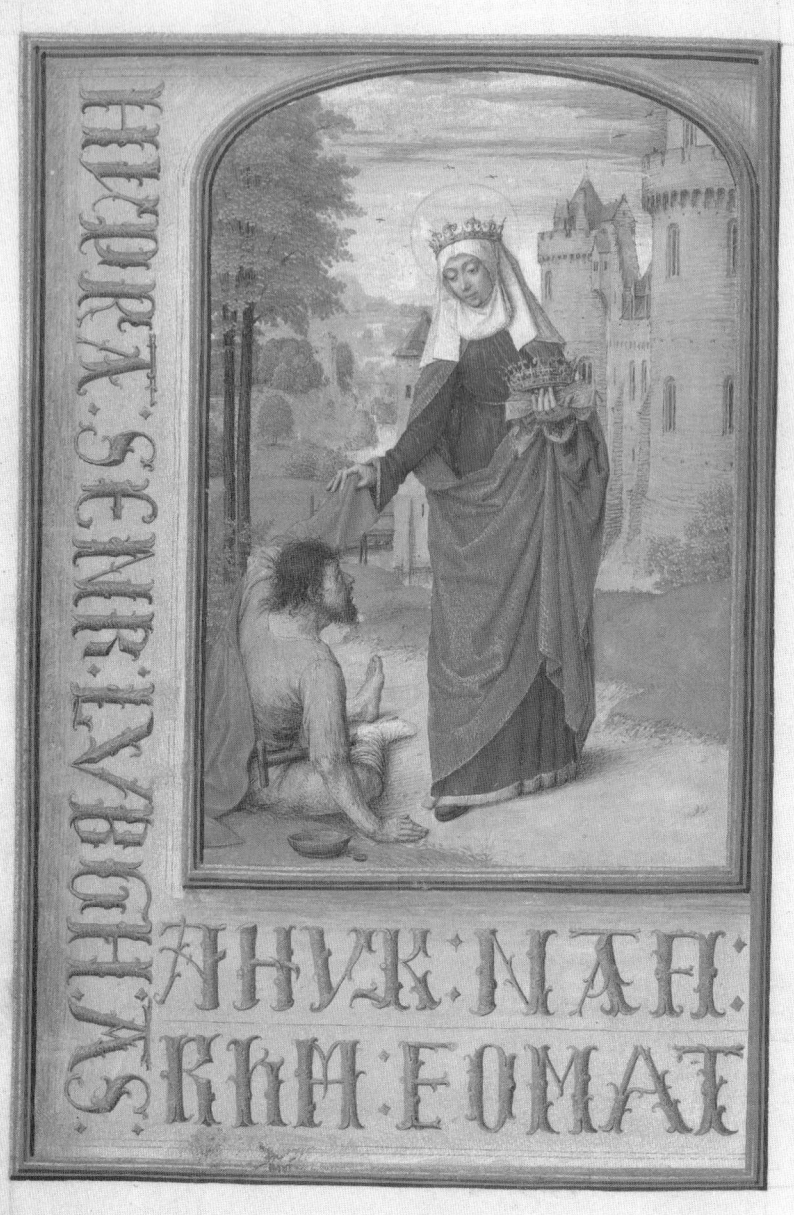

Santa Isabel de Hungría (1207-1231)

Fue una princesa y una de las santas medievales más veneradas en Europa. Hija del rey Andrés II de Hungría, fue entregada en matrimonio muy joven a Luis IV de Turingia, con quien tuvo tres hijos.

Aunque vivió en una corte real, destacó por su profunda religiosidad y por su dedicación a los pobres y enfermos. Fundó hospitales, cuidaba personalmente a los enfermos y distribuyó sus bienes en obras de caridad, lo que a menudo generó tensiones con la nobleza, que veía con recelo la generosidad casi excesiva de la princesa.

Tras la muerte de su esposo en una cruzada, Isabel quedó viuda a los 20 años. Bajo la guía espiritual de los franciscanos, decidió llevar una vida de pobreza y servicio, retirándose de la lujosa vida de la corte para consagrarse al cuidado de los necesitados. Murió muy joven, a los 24 años, y pronto fue venerada como ejemplo de santidad.

Uno de los relatos más famosos de su vida es el llamado «milagro de las rosas»: se dice que, sorprendida por su esposo cuando llevaba pan oculto para los pobres, el pan se transformó milagrosamente en rosas, prueba de la pureza de sus intenciones.

Fue canonizada en 1235 por el papa Gregorio IX, apenas cuatro años después de su muerte. Es patrona de la caridad, de los pobres, de las viudas y de la Orden Tercera Franciscana. Su culto se extendió rápidamente por Alemania, Italia y España, y se convirtió en una de las figuras femeninas más veneradas de la Edad Media, que inspiró muchas comunidades religiosas femeninas dedicadas a la atención de los enfermos y necesitados. En muchos conventos, las clarisas y otras órdenes franciscanas femeninas establecieron pequeñas enfermerías para hermanas enfermas y para pobres del entorno. Su vida sencilla y comunitaria posibilitó modelos de atención basados en el cuidado mutuo.

Santa Isabel de Hungría atendiendo a los pobres. Miniatura de un *Libro de Horas*, atribuida al Maestro del Primer Libro de Oraciones de Maximiliano, activo a finales del siglo XVI y comienzos del XVI en el ámbito flamenco-germánico vinculado a la corte de Maximiliano I de Habsburgo. La escena representa a Santa Isabel de Hungría (1207-1231) vestida con ropas humildes, conforme a una iconografía consolidada que subraya su renuncia al estatus aristocrático y su dedicación a la atención directa de pobres y enfermos. Hija del rey Andrés II de Hungría y viuda del landgrave de Turingia, Isabel fundó hospitales y participó personalmente en tareas asistenciales, lo que motivó su rápida canonización y su amplia difusión visual en la Europa medieval.

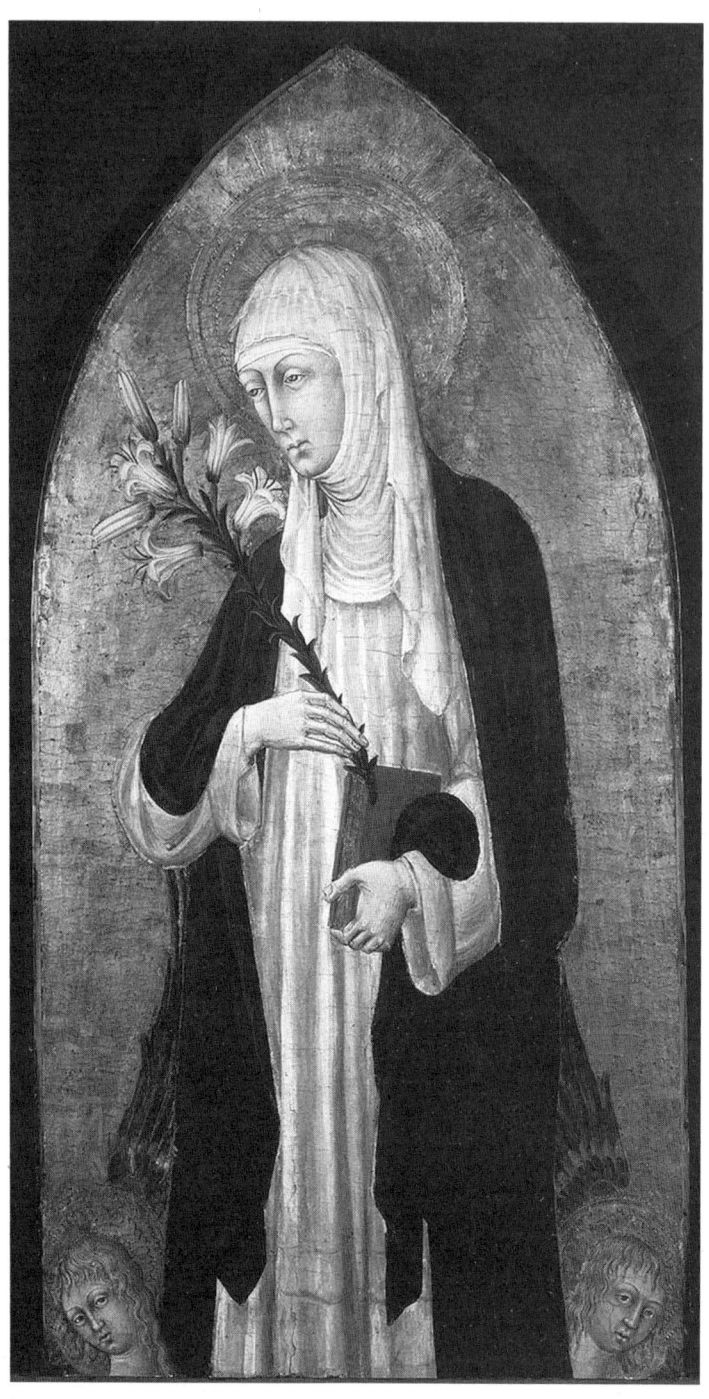

Santa Catalina de Siena. Giovanni di Paolo di Grazia, ca. 1462. Temple sobre tabla.
Representación de la mística dominica italiana (1347-1380), figura destacada de la
espiritualidad tardomedieval y del cuidado asistencial vinculado a la vida religiosa.

Santa Catalina de Siena (1347-1380)

Fue una de las figuras religiosas y místicas más influyentes de la Europa medieval. Nació en Siena, en el seno de una familia numerosa de tintoreros, y desde muy joven mostró una fuerte inclinación espiritual. Según la tradición, a los seis años tuvo una visión de Cristo revestido de gloria, experiencia que marcó el inicio de una vocación radical de entrega a Dios. Rechazó el matrimonio, cortó su cabello como símbolo de consagración y, a pesar de la resistencia de su familia, ingresó en la rama laica femenina de la orden de Santo Domingo, conocida como las *mantellate*. Este nombre venía del manto negro (*mantello*) que vestían sobre una túnica blanca, similar al hábito dominico pero adaptado a su condición laica.

Su vida se desarrolló en un tiempo convulso, marcado por la crisis de la Iglesia y las tensiones políticas en Italia. Catalina se convirtió en consejera de clérigos, políticos y papas, pese a no tener formación académica. Sus cartas y su obra más importante, *El Diálogo de la Divina Providencia*, muestran un pensamiento teológico profundo, centrado en la unión con Dios a través del amor, la penitencia y la caridad. Fue una mujer de acción y contemplación: asistía a enfermos, pobres y condenados, al mismo tiempo que intervenía en asuntos diplomáticos. Una de sus gestas más conocidas fue su papel en la persuasión al papa Gregorio XI para que regresara de Aviñón a Roma, gesto que buscaba restaurar la autoridad papal en la ciudad eterna.

Catalina también experimentó fenómenos místicos, como estigmas invisibles y un «matrimonio místico» con Cristo, descritos en testimonios de sus contemporáneos. Sin embargo, su espiritualidad no fue evasiva ni aislada: unía contemplación con compromiso social, defendía la reforma de la Iglesia y se enfrentaba con franqueza a autoridades religiosas y civiles. Murió en Roma a los 33 años, agotada por el ascetismo y las enfermedades.

Su legado fue reconocido muy pronto: canonizada en 1461 por Pío II, proclamada copatrona de Italia junto con san Francisco de Asís en 1939 y declarada Doctora de la Iglesia en 1970 por Pablo VI, un título que solo poseen aquellas figuras cuya enseñanza teológica tiene relevancia universal. En 1999, Juan Pablo II la proclamó copatrona de Europa. Su figura sigue siendo un ejemplo de la fuerza espiritual y política que una mujer pudo ejercer en plena Edad Media, encarnando el cruce entre mística, caridad y compromiso con la Iglesia y la sociedad de su tiempo. Es un ejemplo de cómo la espiritualidad femenina se tradujo en presencia activa en los momentos de mayor necesidad sanitaria.

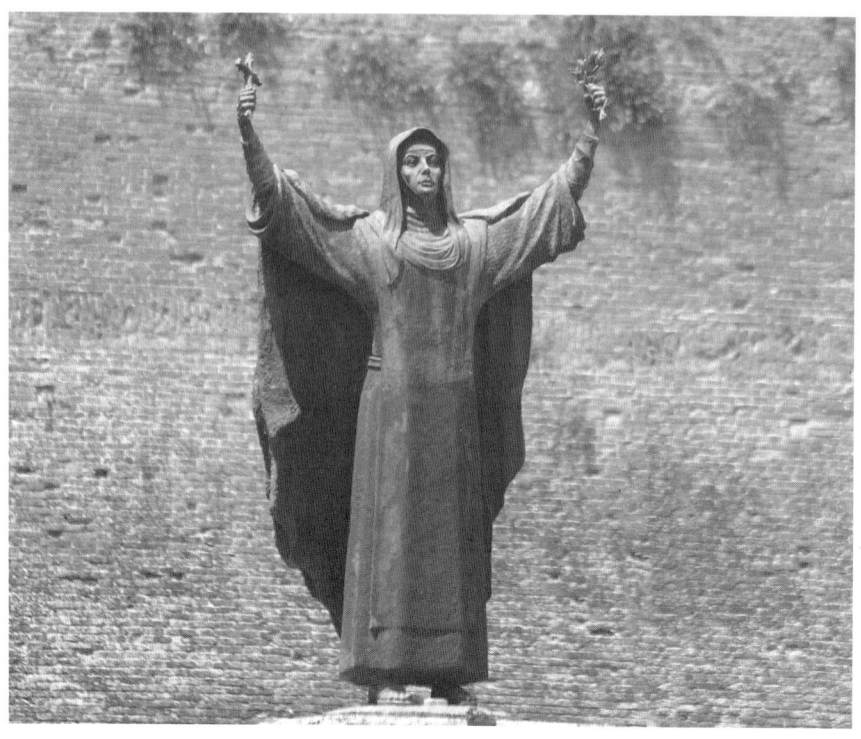

Monumento a Santa Catalina de Siena, de Bruno Buracchini (Siena, 1920-1984).
Inaugurado el 10 de mayo de 1974. Es un bronce sobre pedestal de mármol, Siena (Italia).

Estas santas son las principales figuras reconocidas, pero en muchos conventos y monasterios había hombres y mujeres que daban cuidados enfermeros. Las herramientas y conocimientos empleados incluían: Uso de hierbas medicinales cultivadas en los jardines del convento; elaboración de ungüentos, tisanas y cataplasmas para tratar heridas, fiebre o enfermedades comunes; cuidados básicos de higiene y alimentación, aspectos fundamentales para la recuperación de muchos enfermos, y consuelo espiritual y acompañamiento al morir, dando sentido al sufrimiento y al miedo desde una perspectiva cristiana.

Este modelo de atención evolucionó y dio origen, especialmente desde el siglo XVI, a congregaciones como las Hermanas de la Caridad (fundadas por San Vicente de Paúl y Santa Luisa de Marillac) y los Servidores de los enfermos de San Camilo. También se puede rastrear en la influencia de los principios religiosos en la formación y posterior labor de Florence Nightingale.

LA EXPANSIÓN DE LOS HOSPICIOS CRISTIANOS

El primer hospital español, fundado por el obispo católico visigodo Masona en el año 580 en Mérida, era un xenodoquio diseñado como posada para viajeros (en su mayoría peregrinos que acudían al santuario de Eulalia de Mérida, mártir durante las persecuciones del emperador Diocleciano), así como hospital para ciudadanos y agricultores locales. La dotación del hospital incluía granjas para alimentar a sus pacientes y huéspedes. Según el relato de Pablo Diácono, sabemos que este hospital contaba con médicos y enfermeras, cuya misión incluía el cuidado de los enfermos dondequiera que se encontraran, «esclavos o libres, cristianos o judíos».

A finales del siglo VIII y principios del IX, el emperador Carlomagno decretó que los hospitales que habían funcionado bien antes de su época y que habían caído en decadencia debían restaurarse de acuerdo con las necesidades del momento. Además, ordenó que, en caso de que no existiera, se estableciera un hospital adjunto a cada catedral y monasterio.

Durante el siglo X, los monasterios se convirtieron en un factor principal en la labor hospitalaria. La famosa abadía benedictina de Cluny, fundada en 910, sentó un precedente que fue ampliamente imitado en toda Europa. Además de su enfermería para los propios religiosos, cada monasterio tenía un hospital en el que se atendía a los pacientes externos. Estos estaban a cargo del *eleemosynarius*, un funcionario encargado de distribuir las limosnas y la caridad a los pobres, enfermos y necesitados en nombre de una institución religiosa, de un rey o de un noble. Su función era tanto material (repartir dinero, comida y ropa) como espiritual (asegurar que la caridad se ejerciera de manera correcta según los preceptos cristianos).

En algunos monasterios y catedrales se le consideraba un cargo fijo dentro de la administración, y en las cortes reales podía haber un *eleemosynarius* regis, es decir, el limosnero del rey, responsable de organizar la ayuda y las obras piadosas del monarca. Sus funciones, cuidadosamente prescritas, incluían todo tipo de servicios que el visitante o el paciente pudieran necesitar. Como el *eleemosynarius* estaba obligado a buscar a los enfermos y necesitados del vecindario, cada monasterio se convirtió en un centro de alivio del sufrimiento para su zona de influencia. Entre los monasterios más destacados se encontraban los benedictinos y los cistercienses. La Regla de San Benito especificaba la atención a los enfermos en su capítulo 36:

Ante todo y sobre todo se ha de atender a los hermanos enfermos, sirviéndolos como a Cristo en persona, pues Él mismo dijo: «Enfermo estuve y me visitaron» y «Lo que hicieron a uno de estos pequeños, a mí me lo hicieron». Pero consideren los mismos enfermos que a ellos se los sirve para honrar a Dios, y no molesten con sus pretensiones excesivas a sus hermanos que los sirven. Sin embargo, se los debe soportar pacientemente, porque tales enfermos hacen ganar una recompensa mayor. Por tanto, el abad tenga sumo cuidado de que no padezcan ninguna negligencia. Para los hermanos enfermos haya un local aparte atendido por un servidor temeroso de Dios, diligente y solícito. Ofrézcase a los enfermos, siempre que sea conveniente, el uso de baños; pero a los sanos, especialmente a los jóvenes, permítaselos más difícilmente. A los enfermos muy débiles les es permitido comer carne para reponerse, pero cuando mejoren, dejen de hacerlo, como se acostumbra. Preocúpese mucho el abad de que los mayordomos y los servidores no descuiden a los enfermos, porque él es el responsable de toda falta cometida por los discípulos.

La orden benedictina destacó por su espíritu de moderación y por su equilibrio entre la oración, el trabajo y el estudio. La humanidad de san Benito sobre las flaquezas y los fallos humanos y su compasión por los débiles se convirtió en una forma de vida para muchos. Con el tiempo los monasterios se convirtieron en centros de aprendizaje y cultura, los monjes revitalizaron la agricultura y los víveres obtenidos se compartían también con los pobres. Los monasterios se convirtieron en centros no solo espirituales y culturales, sino también asistenciales. Monjas y monjes atendían a los enfermos en zonas específicas llamadas enfermerías monásticas. Los monjes eran bibliotecarios y copistas, pero también profesores y usaban su conocimiento de hierbas y medicina para atender a los enfermos, una ocupación que se convirtió de hecho en una función principal y un deber de la vida comunitaria. En el campo el referente eran los grandes monasterios que eran el centro de importantes explotaciones agrícolas y ganaderas. Las fundaciones correspondían a los obispos y abades y la financiación era a través de donaciones y la propia economía de la iglesia. En los conventos femeninos, las monjas cuidaban tanto de sus propias hermanas enfermas como de mujeres externas que llegaban por necesidad. Los monasterios benedictinos tenían un *infirmarium* para sus miembros y un *hospitalarius* para los enfermos y pobres de la comunidad. No era un hospital como lo conocemos hoy en día, más bien, un hospicio que proporcionaba refugio y cuidados. Algunas abadesas ejercían autoridad sobre grandes complejos que incluían hospicios, enfermerías y leproserías.

Las mujeres católicas desempeñaron un papel importante en la salud y la curación en la Europa medieval y moderna. La vida de monja era una profesión prestigiosa; las familias adineradas proporcionaban dotes para sus hijas al ingresar en el noviciado y donaciones que financiaban los conventos, mientras que las monjas proporcionaban cuidados de enfermería gratuitos a los pobres. La enfermería complementó a los médicos, cirujanos o boticarios más especializados, especialmente en las zonas rurales, donde estos profesionales eran escasos. Esto convirtió a la enfermería en una actividad valorada para las mujeres.

No menos eficaz fue la labor realizada por el clero diocesano de acuerdo con las disposiciones disciplinarias de los concilios de Aquisgrán (817, 836), que prescribían que hubiera un hospital vinculado a cada colegiata. Los canónigos estaban obligados a contribuir al mantenimiento del hospital y uno de ellos se encargaba de los internos. Como estos hospitales estaban situados en ciudades, tenían más visibilidad más que los que estaban adscritos a los monasterios. En este movimiento, los obispos tomaron la iniciativa y fundaron hospitales en sus diócesis, asociados a catedrales y colegiatas. Por poner un ejemplo, durante el periodo comprendido entre 1207 y 1577 se fundaron 155 hospitales en Alemania.

Entre los siglos IX y XII la atención a enfermos, pobres y peregrinos se institucionalizó de forma más organizada dentro del contexto cristiano, tanto en Europa Occidental como en el Imperio Bizantino. Esta expansión fue posible gracias al crecimiento del monacato, el impulso de las órdenes religiosas y la consolidación de la Iglesia como poder económico, cultural y social. El papa Gregorio VII impulsó una reforma de la Iglesia que buscaba recuperar la integridad moral de los creyentes y establecer normas para el comportamiento de los clérigos. La reforma tuvo un efecto negativo en la medicina y los cuidados que hasta entonces se había proporcionado desde los monasterios porque las reformas disminuyeron el enfoque médico y se reforzó el aspecto espiritual. Más tarde, en 1215, el papa Inocencio III declaró que ningún miembro del clero debía realizar cirugías o derramar una gota de sangre. Las pequeñas cirugías que hasta entonces hacían los monjes de mayor conocimiento pasaron a realizarse por laicos con muy poca preparación. La atención sanitaria de los monasterios sufrió un declive y la medicina secular aumentó su importancia. Al mismo tiempo, las universidades habían empezado a formar a los nuevos profesionales, pero había un problema en aquella sociedad tan confesional: se estudiaban las obras de autores clásicos como Hipócrates o Galeno, a pesar de que eran claramente paganos. La Iglesia solucionó el problema haciéndoles «cristianos honorarios».

En las universidades europeas, la medicina se incluyó como materia de estudio desde el principio, mientras que la enfermería, moldeada por el ideal cristiano de la caridad, se desarrolló más, como hemos visto, de forma práctica y en los monasterios. La especialización profesional en el campo de la enfermería, a diferencia de las profesiones de asistente fisioterapéutico de la antigüedad, solo comenzó a finales de la Alta Edad Media. Está documentado, por ejemplo, que la madre y la hermana del cirujano flamenco occidental Jan Yperman (nacido alrededor de 1260) trabajaron como enfermeras en el Hospital de Mujeres del Mercado en Ypres.

Los hospicios u hospitales medievales no eran hospitales en el sentido moderno, sino casas de acogida donde se ofrecía refugio, alimento y cuidados básicos a pobres, enfermos, ancianos y peregrinos. En muchos casos, el objetivo no era curar —los medios eran muy limitados—, sino aliviar el sufrimiento y acompañar hasta la muerte si era necesario, en un entorno cristiano de caridad y consuelo.

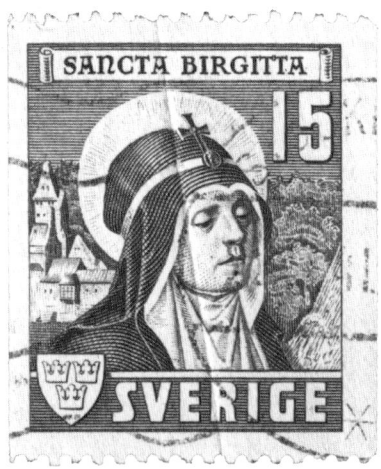

Sello postal emitido en Suecia, ca. 1941. La imagen representa a Santa Brígida de Suecia (1303-1373), mística y santa, fundadora de la Orden del Santísimo Salvador (brigidinas), integrada por comunidades femeninas y masculinas. Su figura fue clave en la espiritualidad y la asistencia medieval, especialmente a través de hospitales y casas de acogida vinculadas a la orden.

Santa Brígida de Irlanda (452-523)

Hija de un caudillo del Ulster, fue una de esas abadesas y fundó el monasterio de Kildare (Irlanda), con monjes y monjas. Se la considera la primera monja de Irlanda, país del que es copatrona. Era una «académica respetada, educadora, consejera y experta en las artes de sanar». Aunque no se sabe mucho sobre ella, es recordada por su amabilidad y generosidad con los enfermos y los pobres —y por haber convertido agua en cerveza—. Se convirtió en una patrona de los cuidados.

Santa Eteldreda de Ely (636-679)

Fue una de las cuatro hijas del rey Anna de Estanglia (muerto c. 653), todas ellas fundadoras de abadías. Eteldreda se casó en primeras nupcias (c. 652) con Tondberct, príncipe del sur de Gyrwas. Sin embargo, consiguió convencer a su marido para mantener el voto de virginidad perpetua que había realizado previo al matrimonio. A la muerte de él en 655, Æthelthryth se retiró a la isla de Ely y se volvió a casar en 660, esta vez con Ecgfrith, rey de Northumbria, por razones políticas. Poco después del ascenso de Ecgfrith al trono en el año 670, Æthelthryth se hizo monja. Este hecho posiblemente fuese el causante de la disputa de Ecgfrith con Wilfrid, arzobispo de York. Se dice que, pese a que Ecgfrith inicialmente consintió que Æthelthryth mantuviese su virginidad, hacia el año 672 quiso consumar su matrimonio e incluso intentó sobornar a Wilfrid para que usase su influencia sobre la reina a tal propósito. Tras fracasar en su intento, el rey intentó que la reina dejase la clausura por la fuerza. Æthelthryth huyó de Ely con dos monjas leales y consiguió evadir su captura gracias, en parte, a una milagrosa subida de la marea. Al final de su vida, sufrió una úlcera de garganta, que consideró un castigo divino por haber usado collares en su juventud. A pesar del tratamiento del médico Cynefrith, la enfermedad fue mortal.

*   *   *

Se fundaron monasterios y abadías por toda Europa. La idea benedictina de que había que tratar a los enfermos «como si fueran Cristo», consolidó el cuidado como parte esencial de la vida monástica y el servicio a la sociedad. Entre los hospitales y hospicios que se fueron fundando están los siguientes:

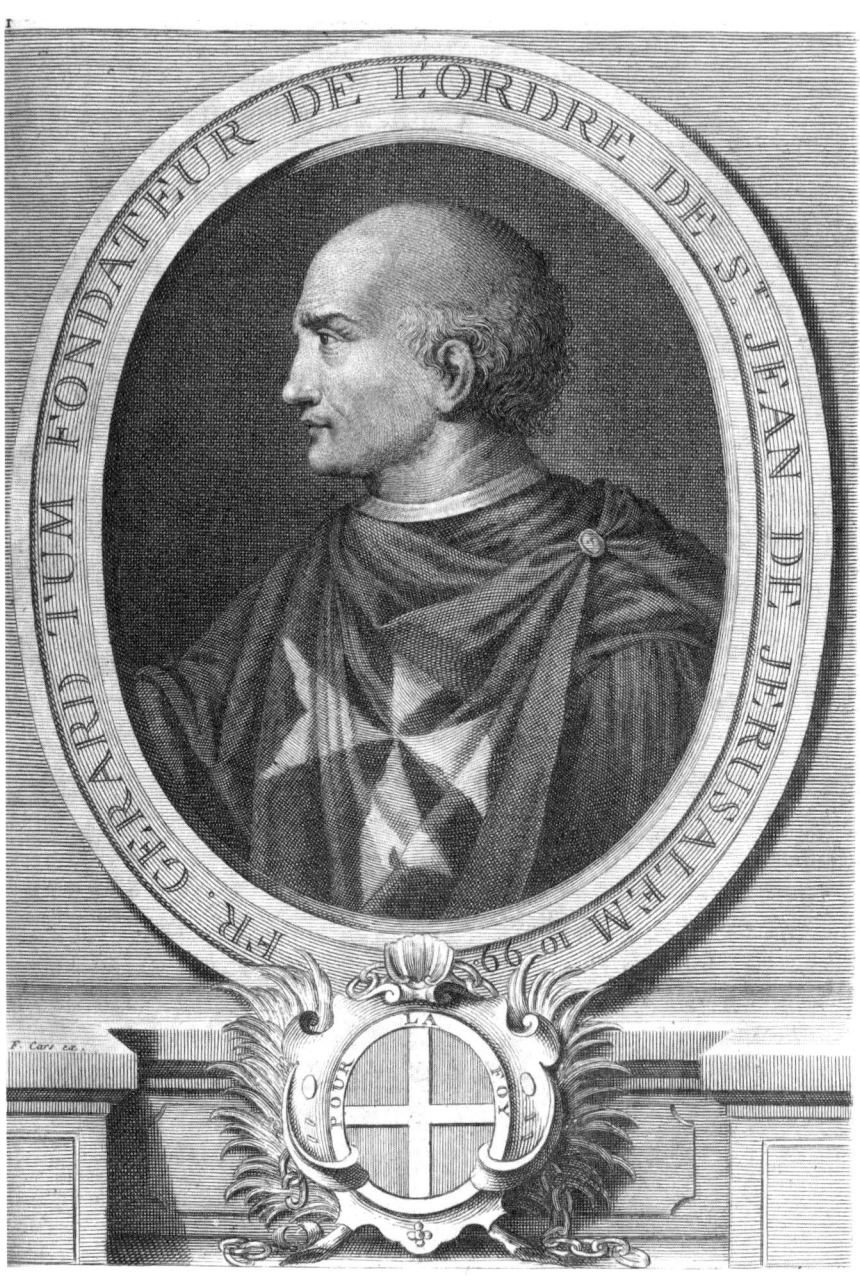

Fray Gerardo Sasso, fundador de la Orden de Malta, en *Histoire des Chevaliers Hospitaliers de S. Jean de Jerusalem, appellez depuis les Chevaliers de Rhodes, et aujourd'hui les Chevaliers de Malthe* (París, 1726). Obra del abad René-Aubert de Vertot (1655–1735), uno de los principales historiadores franceses del siglo XVIII. El libro refleja la doble identidad de los hospitalarios —asistencial y militar— y pone de relieve el papel central que desempeñaron en la organización del cuidado, la gestión de hospitales y la atención a heridos y enfermos en el Mediterráneo medieval y moderno.

Hospicio de Santa María de Roncesvalles (Navarra)

Se fundó a comienzos del siglo XII, bajo el patrocinio del rey Alfonso I el Batallador de Aragón y Navarra, en un lugar estratégico: el paso de Roncesvalles, donde los peregrinos entraban en la península tras atravesar los Pirineos. Era una zona peligrosa y dura, tanto por las condiciones climáticas como por la presencia de salteadores, de ahí la necesidad de un centro que ofreciera refugio. El hospicio —que pronto adquirió el carácter de colegiata— estaba dedicado a Santa María y era administrado por una comunidad de canónigos regulares de San Agustín. Su misión principal era acoger a peregrinos, pobres y enfermos, dándoles comida, cama y cuidados médicos, y también servía de lugar de enterramiento para quienes morían en el trayecto. No fue solo un refugio, sino un auténtico complejo hospitalario medieval, con iglesia, hospital, botica y dependencias para el alojamiento. Adquirió gran prestigio en toda Europa y fue un punto clave del Camino Francés a Santiago de Compostela. Con el tiempo, el hospicio se consolidó como Colegiata de Roncesvalles, que sigue en pie hoy en día y conserva un valioso patrimonio artístico y documental. Fue una institución pionera en la asistencia a los peregrinos jacobeos, símbolo de caridad cristiana y de la importancia del Camino como eje cultural y espiritual de la Europa medieval.

Hospital de San Juan de Jerusalén

Este hospital fue el origen de la Orden Hospitalaria de San Juan, más tarde conocida como los Caballeros Hospitalarios o de Rodas y, finalmente, de Malta. Su historia comienza en Jerusalén, hacia el año 1080, cuando un grupo de comerciantes amalfitanos, con permiso del califa fatimí, estableció un albergue y hospital cerca de la iglesia del Santo Sepulcro. Su finalidad era acoger y cuidar a peregrinos cristianos que viajaban a Tierra Santa, sin distinción de procedencia ni condición. Allí se daba comida, cama y sobre todo atención médica, que era relativamente avanzada para la época.

Tras la Primera Cruzada (1099), el hospital quedó bajo la dirección de Gerardo (o Beato Gerardo), considerado el fundador de la Orden. Bajo su impulso, la comunidad de religiosos encargados del hospital fue transformándose en una orden reconocida por el papa Pascual II en 1113. Con ello, además de su labor caritativa y sanitaria, se les permitió organizarse de manera autónoma y pronto añadieron una dimensión militar: proteger a los peregrinos y a los territorios cruzados frente a ataques musulmanes y de bandidos. Se hizo famoso en toda Europa por su disciplina y calidad asistencial. Los testimonios medievales relatan que ofrecía hasta mil camas, con sábanas limpias y una atención especial hacia los más pobres, los enfermos contagiosos y los moribundos. Allí no solo se curaba el cuerpo, sino que también se ofrecía asistencia espiritual. Aunque con el tiempo los caballeros de San Juan fueron conocidos sobre todo por su faceta militar, su origen fue estrictamente hospitalario y de caridad, y esa dimensión nunca desapareció: hasta hoy, la Orden de Malta conserva el espíritu asistencial de aquel hospital fundado en Jerusalén hace casi mil años.

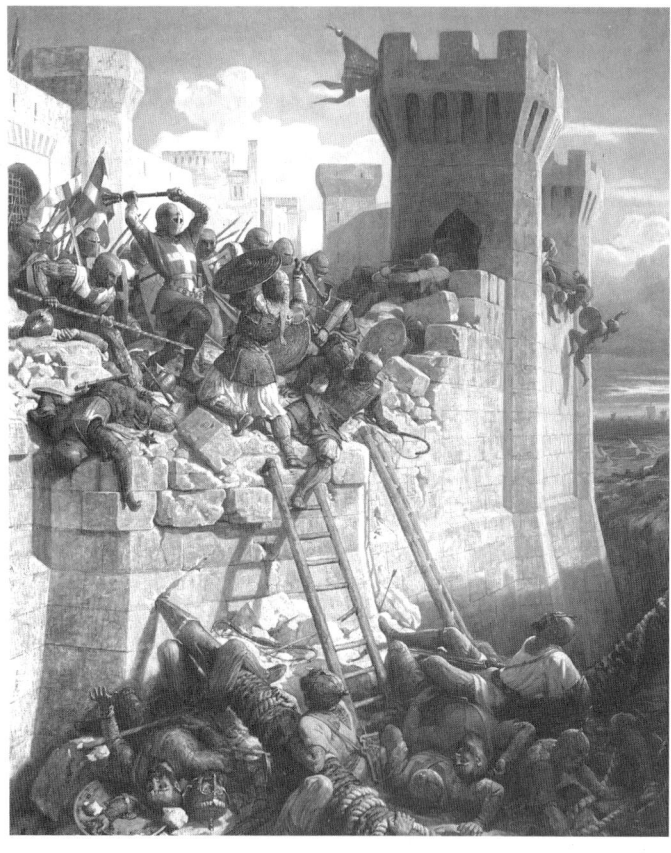

Los caballeros de la Orden defendiendo las murallas de San Juan de Acre en 1291. Aunque con el tiempo los caballeros de San Juan fueron conocidos sobre todo por su faceta militar, su origen fue estrictamente hospitalario y de caridad, y esa dimensión nunca desapareció, Dominique Papety, c. 1840 [Collections de Versailles].

Hospicios bizantinos en Constantinopla

En el Imperio bizantino, y especialmente en Constantinopla, los hospicios y hospitales (*xenodoquia, nosocomia*) fueron instituciones muy desarrolladas y forman una de las grandes aportaciones de Bizancio a la historia de la asistencia social y sanitaria. Desde los primeros siglos de la cristiandad, las obras de caridad se organizaron en torno a las iglesias. Emperadores, y familias nobles financiaban *xenodoquia* (casas para peregrinos), *ptochotrophia* (para pobres), *gerontocomia* (para ancianos), *orphotrophia* (para huérfanos) y *nosocomia* (hospitales propiamente dichos). Constantinopla, como capital imperial, concentraba muchos de estos establecimientos.

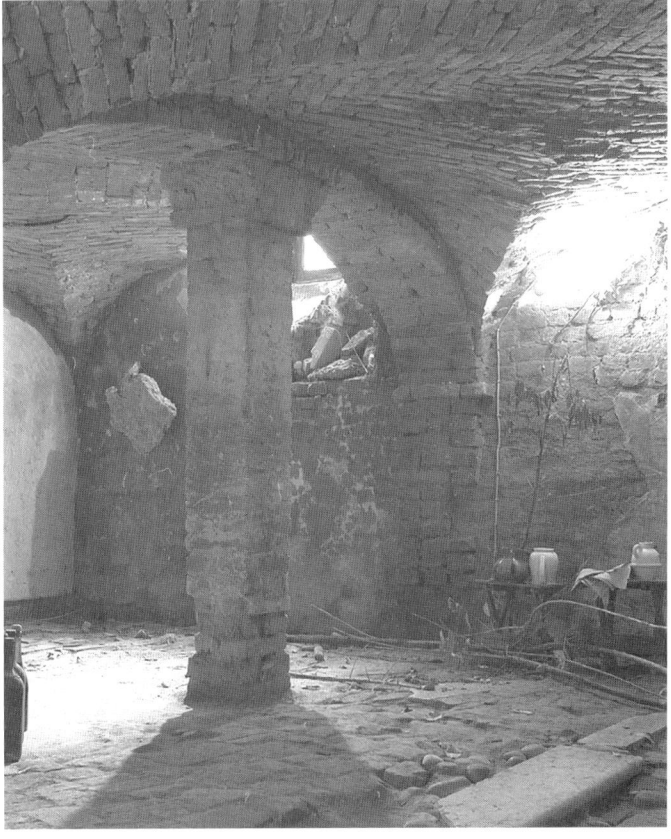

Calendasco (Piacenza, Italia). Antiguo *xenodoquio* situado junto a la Vía Francígena, una de las principales rutas de peregrinación medieval hacia Roma. Este tipo de establecimientos ofrecía acogida y atención básica a peregrinos, viajeros y personas necesitadas, combinando hospitalidad, cuidados elementales y asistencia material [Wikimedia Commons].

El Xenodoquio o Basiliada fundado por San Basilio el Grande en Cesarea en el siglo IV sirvió de modelo, y sus principios fueron replicados en la capital en diversos centros. Un ejemplo célebre fue el Hospicio de San Sansón, situado cerca de Santa Sofía y fundado en el siglo V. Sansón de Constantinopla era un médico romano, de familia noble. Muy piadoso, no ejercía la profesión por afán de lucro, sino para ayudar a los pobres, a los que asistió gratuitamente y con mucho éxito. De joven fue a Constantinopla, donde se dedicó a los mismos menesteres y convirtió su casa en un hospital. Fue ordenado sacerdote cuando tenía unos treinta años. Se hizo amigo del emperador Justiniano I al que curó de una enfermedad y al que convenció para que construyera un hospital en lugar de recompensarle personalmente. Murió hacia 531 en Constantinopla. Su hospital, cercano a Santa Sofía, fue dos veces destruido por el fuego, pero reconstruido y dio servicio durante más de seis siglos.

Otro caso importante fue el hospital del Pantocrátor, fundado en el siglo XII por el emperador Juan II Comneno y su esposa Irene. Era un complejo enorme que incluía iglesia, monasterio y un hospital con varias salas diferenciadas según las enfermedades, con médicos, enfermeros y detallados reglamentos internos. Funcionaba casi como un «hospital universitario», porque allí también se formaban médicos.

Lo notable de los hospicios bizantinos es que no eran simples refugios caritativos, sino verdaderas instituciones de asistencia sanitaria, mucho más organizadas que sus equivalentes en Occidente en la misma época. Se preocupaban por la higiene, la alimentación y la atención médica profesional.

Según Geoffrey Blainey, la Iglesia católica en Europa proporcionaba muchos de los servicios de un estado del bienestar: «Dirigía hospitales para ancianos y orfanatos para jóvenes; hospicios para enfermos de todas las edades; lugares para leprosos; y albergues o posadas donde los peregrinos podían alquilar una cama y comprar una comida barata». Suministraba alimentos a la población durante las hambrunas y distribuía comida a los pobres en todas las épocas. Este sistema lo financiaba la Iglesia mediante la recaudación de impuestos a gran escala, los famosos diezmos, y la posesión de grandes extensiones de tierras y fincas, que alquilaba o explotaba. Este movimiento sentó las bases de la hospitalidad cristiana como institución. De esta tradición surgirían posteriormente las órdenes hospitalarias, la consolidación del hospital como espacio caritativo y sanitario y el modelo de cuidado integral, cuerpo y alma, muy presente aún hoy en la enfermería humanista.

LAS CRUZADAS Y LAS ÓRDENES HOSPITALARIAS

Entre los años 1096 y 1099 tuvo lugar una primera oleada de lo que se conoce como las Cruzadas. Los turcos habían capturado Jerusalén y el papa Urbano II llamó a «los hombres de occidente» a levantarse en armas y recuperar los Santos Lugares. Los peregrinos representaban además un importante factor económico, por lo que su protección y cuidado beneficiaban indirectamente a los países ribereños del Mediterráneo. De estas expediciones militares nacieron las grandes órdenes hospitalarias, con la fundación también de grandes hospitales, tanto en Tierra Santa como en las rutas más transitadas.

Los Hermanos Hospitalarios surgieron a principios del siglo XII en el apogeo del movimiento cluniacense, un proceso reformista dentro de la orden benedictina que buscaba fortalecer la devoción religiosa y la caridad hacia los pobres. La orden surgió en un hospital de peregrinos, el Muristán, mencionado por primera vez en 1048 y dedicado a San Juan Bautista, de donde deriva el nombre de Caballeros de San Juan y el cuidado de los enfermos como actividad fundamental. La Orden de los Hermanos Hospitalarios u Orden de Malta fundada originalmente con fines benéficos y puramente piadosos, se convirtió posteriormente en un cuerpo militar que adquirió gran fama por los hechos bélicos en los que participó. Tuvo su sede en Jerusalén hasta 1291, y posteriormente en el castillo de Kolossi en Chipre (1302-1310), en la isla de Rodas (1310-1522), Malta (1530-1798) y en San Petersburgo (1799-1801).

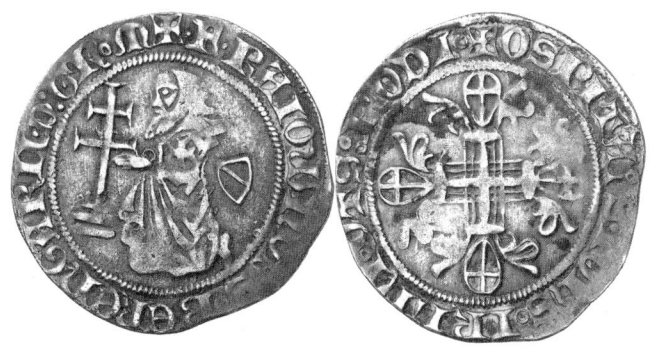

Acuñación realizada en Rodas durante el magisterio de Ramón Berenguer (1365-1374). La pieza pertenece a la serie de monedas emitidas por la Orden Hospitalaria cuando ejercía soberanía sobre la isla.

El relato del peregrino Johannes von Würzburg data de alrededor del año 1160: «Hay un hospital adjunto que acoge, atiende y recupera a una multitud de personas débiles y enfermas en sus diversos edificios, lo cual implica un gasto considerable. Durante mi estancia allí, según supe por los hermanos que prestaban servicio, el número de enfermos llegó a dos mil. Estaban tan gravemente afectados que a veces era necesario sacar más de cincuenta cadáveres en un día. Pero una y otra vez llegaban más ... Una caridad tan considerable se manifestaba en que a los pobres que pedían pan se les daba, incluso si se quedaban fuera de la casa».

El Beato Gerardo decidió extender la obra por Palestina, Siria y Europa misma, y salpicó de hospitales la ruta de la peregrinación a Tierra Santa: Bari, Otranto, Tarento, Messina, Pisa, Asti y Saint-Gilles (sur de Francia). Los nuevos hospitales tenían solo un enfermo por cama, los alimentos se servían individualmente a cada paciente y pronto estuvieron claros los efectos beneficiosos del descanso, la higiene y la limpieza.

El cuidado de los enfermos hizo que la hermandad hospitalaria fuera muy conocida. Ya el 15 de febrero de 1113, el papa Pascual II emitió el privilegio *Pia postulatio voluntatis*, en el que la orden quedó liberada de la obligación de pagar diezmos y se situó bajo la protección papal. Sus posesiones en Europa fueron confirmadas y la hermandad tuvo libertad para elegir a su presidente. En 1117, el propio hospital se independizó. Los Caballeros Hospitalarios eligieron la Regla de Agustín como su norma fundamental de conducta, adquirieron prominencia y fueron reconocidos como una orden distinta por el papa Pascual II en 1113.

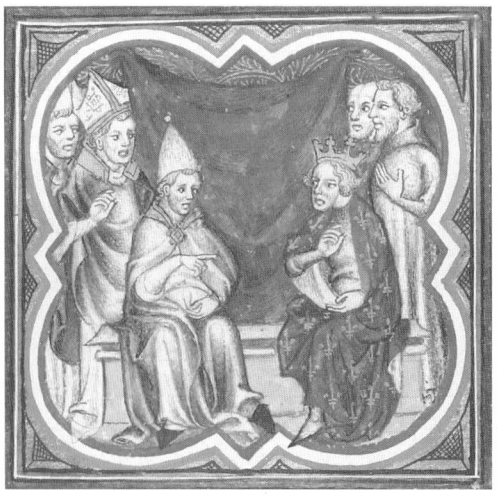

Encuentro entre el papa Pascual II y el rey Felipe I de Francia. Miniatura de las *Grandes Chroniques de France*, siglo XIV. Iluminación sobre pergamino. Manuscrito francés 2813, fol. 187r [Bibliothèque nationale de France, París].

ENFERMERÍA HOSPITALARIA URBANA (SIGLOS XI-XIII)

La enfermería hospitalaria urbana de esta época representa un momento clave en la historia del cuidado de los enfermos, pues marca el paso de una atención informal y monástica a una estructura organizada, institucional y urbana, con funciones más especializadas y visibles. Este modelo, centrado en las ciudades medievales en expansión, se desarrolló al calor de los cambios sociales, religiosos y económicos que favorecieron la creación de hospitales como obras públicas de caridad cristiana, con una clara función asistencial.

Las ciudades crecían gracias al comercio y las peregrinaciones, lo que trajo también problemas de hacinamiento, epidemias y pobreza. Se generalizó la fundación de hospicios, leproserías, casas para huérfanos y hospitales, muchas veces anexos a iglesias, catedrales o monasterios, pero ubicados en núcleos urbanos. El hospital se convirtió en un lugar de acogida y cuidado integral: físico, espiritual y emocional, con carácter benéfico y gratuito.

Las tareas de cuidado eran realizadas por hermanos y hermanas hospitalarios, muchos de ellos pertenecientes a órdenes religiosas; laicos piadosos, organizados en cofradías o como empleados del hospital y, en ocasiones, médicos y cirujanos urbanos.

Destacan las órdenes religiosas y militares, como los Hospitalarios de San Juan de Jerusalén que hemos mencionado, y también tuvieron un papel significativo las beguinas y beaterios, comunidades femeninas sin votos perpetuos que se dedicaban al cuidado. La atención incluía: Limpieza del paciente y de su entorno; alimentación adecuada al estado del enfermo; administración de remedios sencillos: tisanas, ungüentos, vendajes; cambio de ropa, control del reposo y vigilancia de síntomas, y acompañamiento espiritual: oración, preparación para la muerte, confesión. El objetivo no era solo la curación, sino también el consuelo, la dignidad y el cuidado cristiano del moribundo.

Muchos hospitales tenían reglamentos internos que detallaban el comportamiento de cuidadores y enfermos, los horarios de oración, comida, sueño y limpieza y las tareas asignadas a cada miembro del personal. Se requería de los cuidadores cualidades como paciencia, caridad, discreción y limpieza personal. Las enfermeras eran reclutadas entre «mujeres caídas» y viudas, parte de las cuales habían sido pacientes del mismo hospital y querían devolver la ayuda recibida o conseguir unos medios mínimos de subsistencia. Ejemplo de estos centros son los siguientes:

Hôtel-Dieu de París (fundado en el siglo VII pero reformado en esta etapa)

Símbolo de la enfermería urbana organizada. Las enfermeras eran conocidas como *servantes chambrières* y *filles repenties* pero más tarde se usará el término que más influencia tendrá: hermanas.

Al comienzo del siglo XIII, el papa Inocencio IV las organizará en una orden religiosa y serán conocidas como las Hermanas Agustinas.

Son religiosas que siguen la espiritualidad y la Regla de San Agustín de Hipona (siglos IV-V), uno de los Padres de la Iglesia. A diferencia de órdenes posteriores con una estructura muy definida desde su fundación, la vida religiosa agustiniana femenina surgió a partir de comunidades de mujeres que buscaban vivir en común siguiendo los principios de San Agustín: unidad de corazones en Dios, vida fraterna, pobreza compartida y servicio a la Iglesia.

Las primeras comunidades femeninas agustinianas aparecen entre los siglos XI y XII, cuando grupos de monjas o beatas comenzaron a adoptar la Regla agustiniana, lo que les dio una identidad común y un reconocimiento eclesial. Muchas de ellas se organizaron en monasterios contemplativos, dedicados a la oración, la liturgia y la vida comunitaria. Desde la Baja Edad Media, además, algunas ramas femeninas agustinas se volcaron en actividades educativas y asistenciales, y fundan colegios, hospitales y casas de acogida.

En los siglos XVI y XVII, con el impulso de la renovación católica de la Contrarreforma, las agustinas recoletas nacieron como una rama reformada, más austera y estricta, que buscaba volver al ideal de vida sencilla y pobre inspirado en Agustín. En paralelo, otras congregaciones femeninas agustinas se expandieron en Europa y, más tarde, en América y Asia, dedicándose especialmente a la enseñanza de niñas, la atención sanitaria y las misiones.

Hospital de Santa María la Mayor de Florencia (siglo XIII)

Ospedale di Santa Maria Nuova es una de las instituciones sanitarias más antiguas de Europa que sigue en funcionamiento en la actualidad. Fue fundado en 1288 por Folco Portinari, un rico banquero florentino y padre de Beatriz Portinari, la mujer que inspiró a Dante Alighieri *la Divina Comedia*. La fundación del hospital respondía a una doble motivación: la asistencia a pobres y enfermos y la expresión visible de la caridad cristiana de las familias patricias de Florencia. El hospital se levantó en pleno centro urbano, frente a la catedral de Santa María del Fiore, y desde sus inicios se caracterizó por una organización avanzada. Allí se ofrecía atención médica gratuita a quienes no podían pagarla, se acogía a peregrinos y se garantizaba auxilio a los más vulnerables. Con el tiempo, el hospital se convirtió en un verdadero referente de la medicina medieval y renacentista, y atrajo a médicos, cirujanos y boticarios que encontraban en él un espacio para ejercer, aprender y enseñar.

Durante el Renacimiento, Santa Maria Nuova experimentó una gran expansión arquitectónica y funcional. Se añadieron salas amplias y ventiladas para los enfermos, se desarrolló una farmacia hospitalaria que llegó a ser muy prestigiosa y se introdujeron prácticas de registro y administración que anticipaban formas modernas de gestión sanitaria. Sus vínculos con las élites intelectuales y artísticas de Florencia favorecieron además la incorporación de obras de arte religioso, de modo que la asistencia al enfermo se acompañaba de un entorno espiritual y estético que buscaba consolar y dignificar.

Hospital del Espíritu Santo en Roma

Ospedale di Santo Spirito in Sassia es una de las instituciones hospitalarias más antiguas y emblemáticas de Europa. Su origen se remonta al siglo VIII, cuando en esa zona, cercana al Vaticano, existía un hospicio para peregrinos sajones —de ahí el nombre *in Sassia*. Sin embargo, la verdadera fundación del hospital, tal y como se consolidó después, tuvo lugar en 1198, bajo el pontificado de Inocencio III, quien lo instituyó como un gran centro de asistencia abierto a pobres, enfermos, huérfanos y peregrinos que llegaban a Roma. El hospital fue concebido como una obra de caridad cristiana universal, en la que se acogía a cualquiera que necesitara ayuda, sin distinción de origen. Se organizó con una estructura que combinaba la atención médica con la asistencia social: allí se cuidaba a enfermos contagiosos, se daba refugio a los desamparados y se criaban niños expósitos. Una de sus funciones más conocidas fue la de recoger a los recién nacidos abandonados, que eran depositados en la llamada *ruota degli innocenti*, un torno giratorio que permitía dejarlos de forma anónima.

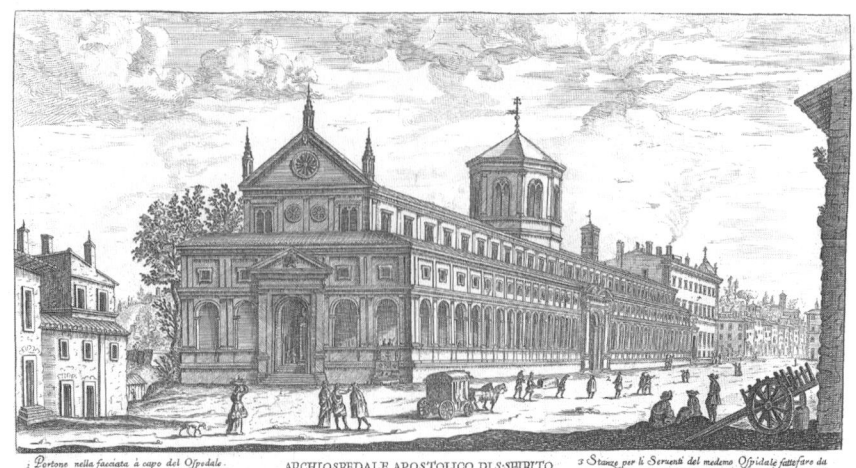

Vista del Hospital del Espíritu Santo en Roma.
Grabado de Giovanni Battista Falda (1643-1678).

Durante la Edad Media y el Renacimiento, se convirtió en un modelo de institución hospitalaria europea. El papa Sixto IV lo renovó y amplió en el siglo XV y lo dotó de una gran sala para enfermos, de servicios más organizados y de la célebre Corsia Sistina, un inmenso salón cubierto con frescos que representaban escenas de la historia del hospital y del cuidado de los necesitados. Esta fusión de arte y asistencia reflejaba el ideal renacentista de dignificar la caridad a través de la belleza.

El hospital estuvo dirigido durante siglos por la orden de los Santos Espíritu y Dalmacio, una comunidad de religiosos encargados tanto de la gestión como de la atención a los enfermos. Allí se practicaba una medicina avanzada para la época, y se convirtió también en un centro de formación, donde cirujanos, médicos y enfermeros adquirían experiencia.

*   *   *

En la península ibérica, destacaron los hospitales de Toledo, León, Santiago de Compostela y Córdoba. En estos centros, cuidar al paciente era considerado una forma de servir al propio Cristo. Por eso, muchos cuidadores no buscaban salario, sino mérito espiritual o cumplir una penitencia. El hospital era también un espacio de conversión y reconciliación espiritual, especialmente para los moribundos. Por otra parte, comienza a distinguirse entre asistencia espiritual y asistencia sanitaria, aunque ambas seguían unidas.

Se fundaron las primeras facultades de medicina y, con la notable excepción de la Universidad de Salerno, no se permitía el ingreso a mujeres; los hombres que no tenían el dinero o la oportunidad necesarios tampoco podían asistir, aunque se desarrollaron sistemas de becas y ayudas para estudiantes con talento y vocación, pero sin medios. Lo que siguió fue una lenta separación entre el viejo mundo de los conocimientos empíricos transmitidos de generación en generación y un nuevo mundo con una jerarquía de profesores y alumnos, con diplomas, licencias y delimitaciones legales del ámbito de actuación. Se ilegalizó la prestación de asistencia sanitaria sin un título de una facultad de medicina. Muchas personas, pero especialmente las mujeres, ni siquiera tenían esa opción. Esto significaba que una gran parte de los trabajadores sanitarios ejercían de forma ilegal o en un limbo legal. Según la historiadora Monica H. Green, «En la Valencia del siglo XIV, las mujeres tenían prohibido prestar asistencia médica bajo pena de azotes, pero la ley dejaba una laguna: «Podrán cuidar de niños pequeños y mujeres, a quienes, sin embargo, no podrán administrarles pociones». Lo que comenzó a separar a la sanadora y a la enfermera del médico fue la exclusión de las mujeres de las universidades.

Muchas de estas cuidadoras medievales poseían algo que los médicos no necesariamente tenían: la confianza de sus comunidades. Los primeros médicos con formación universitaria solían ser intrusos en un sistema establecido; tenían conocimientos, pero no disponían de mejores medicamentos, prácticas o pruebas que las monjas, los barberos o las mujeres que asistían a los partos. Su práctica seguía anclada en la teoría de los humores, eran caros, escasos y la gente no abandonaba de forma natural las costumbres para acudir en masa a estos nuevos profesionales tan distantes.

Por su parte, la enfermería hospitalaria urbana medieval fue un paso decisivo hacia una atención más organizada, especializada y visible, aunque siguió profundamente enraizada en la caridad cristiana y en la estructura de la Iglesia durante siglos. Aunque no existía aún una formación sistemática, los hospitales urbanos crearon funciones diferenciadas, reglamentos, van formando más al personal y establecen normas de conducta que anticiparon la profesionalización de la enfermería. Su legado perduró en las instituciones asistenciales de la Edad Moderna.

LA PRÁCTICA ENFERMERA ANTE LA LEY

En 1322, la facultad de Medicina de París llevó a Jacqueline Felice de Almania ante los tribunales y la acusó de ejercer sin permisos, lo cual era cierto, ya que era mujer. Jacqueline era judía y tenía fama de obtener resultados satisfactorios con sus tratamientos. Se decía que las personas la buscaban cuando los tratamientos previos para la fiebre, la parálisis u otras afecciones médicas habían fracasado. Las personas también acudían a ella en busca de atención médica cuando los médicos titulados no trataban sus dolencias. Ella creía en el concepto de los «secretos de las mujeres», la idea de que solo una mujer debía mirar las partes íntimas, los pechos y el vientre de otra, como una barrera para impedir que los hombres conocieran los «asuntos de las mujeres».

En su defensa, Felice pidió al tribunal que tuvieran en cuenta el espíritu de la ley. No discutió el deseo de los médicos de librar a la ciudad de los charlatanes. De hecho, en una relación conservada del juicio, ella misma reconoció que «las mujeres ignorantes y los necios inexpertos, sin formación en el arte de la medicina», no debían ejercer. Pero esto no se aplicaba a ella, argumentó, porque era «experta en el arte de la medicina». También argumentó en su defensa que era impropio que un hombre palpase los pechos y el abdomen de las mujeres. Llevó a ocho testigos al tribunal, cada uno de los cuales testificó sobre su pericia y sus habilidades. El testigo Jean Faber contó al tribunal cómo Felice le había tratado con éxito: «Sufría de una enfermedad en la cabeza y los oídos en una época de mucho calor... Jacqueline lo visitó y le prestó grandes cuidados, hasta que se curó de su enfermedad gracias a las pociones que le dio». Un fraile del hospital de París testificó que «había sido presa de una grave enfermedad, hasta tal punto que sus propios miembros no podían sostenerlo. Se había hecho llevar a la casa de dicha Jacqueline... y se recuperó por completo». Dijo que ella le había dado hierbas medicinales como hojas de manzanilla y meliloto.

Una mujer llamada Jeanne dijo que Felice le había salvado la vida después de que los médicos dijeran que no podían hacer nada por ella. «Había sido presa de una fiebre, y muchos médicos me habían visitado... Y estaba tan agotada por dicha enfermedad que un martes... no podía hablar, y los médicos me dieron por muerta. Y así habría sido, si la tal Jacqueline no hubiera acudido a mí a petición propia. Cuando llegó, me examinó la orina y me tomó el pulso, y después me dio a beber un líquido claro y también un jarabe para que fuera al baño. Y Jacqueline se esforzó tanto por ella, que por la gracia de Dios me cure de dicha enfermedad».

Ninguno de estos elogios ni la mejoría de los pacientes importó para el veredicto: Felice era culpable por definición. Había recibido dinero por sus servicios y había repartido medicamentos, actos que la situaban claramente en la categoría de intrusismo. Era una amenaza precisamente porque su práctica era muy similar a la de los médicos y encima no cobraba si el tratamiento no funcionaba, algo que enervó a los galenos. Fue multada con sesenta libras y con la amenaza de excomunión si reincidía. Fue una de los seis proveedores médicos no oficiales (otras tres mujeres y dos hombres) que fueron condenados y multados ese mes, lo que nos indica que era una problemática muy común.

El problema era que la nueva estructura sanitaria planteaba un conflicto: los médicos querían estar al mando y tener el poder, pero no podían proporcionar una atención sanitaria constante, y existía una reserva permanente de trabajadoras cualificadas en el ámbito de los cuidados. Así pues, comenzó a desarrollarse un sistema doble: una atención especializada y puntual, basada en el conocimiento aprendido en las universidades y los libros, la del médico, y una atención más extensa y cercana, basada en la experiencia, esencialmente femenina y subordinada al médico y de un carácter más popular. No es que esta separación no existiera antes, pero fue entonces cuando se codificó, incluso por ley, y es algo que permea hasta nuestros días.

ENFERMERÍA EN EL ISLAM

La enfermería en el mundo islámico medieval (siglos VII-XIII) alcanzó un desarrollo notable, siendo una de las actividades más avanzadas en su época. Impulsada por los principios del islam sobre la compasión, el conocimiento y el cuidado del prójimo, la enfermería se integró como parte esencial del sistema hospitalario y médico islámico. A diferencia de otras culturas de la época, el mundo islámico profesionalizó la atención sanitaria, tanto en instituciones públicas como en campañas militares, y reconoció el valor del cuidado especializado, incluidas las funciones que hoy asociamos con la enfermería.

EL CUIDADO ENFERMERO EN EL MUNDO ISLÁMICO

El islam valora el cuidado del enfermo como un acto de misericordia y virtud espiritual, inspirado en el ejemplo del profeta Mahoma, quien aconsejaba visitar y atender a los enfermos. Las prácticas de enfermería se basaban en el principio de *rahma* (compasión) y en la búsqueda del conocimiento (*'ilm*) como deber religioso. La higiene y la prevención eran centrales, debido a los preceptos islámicos sobre pureza corporal y limpieza ritual.

Las prácticas enfermeras incluían la administración de remedios, control de la dieta, limpieza de heridas, asistencia en cirugías menores y cuidado postoperatorio. Era también responsabilidad de la enfermera la supervisión del descanso del paciente, preparación de infusiones, baños medicinales y aplicación de vendajes. Según los manuales médicos como los de al-Razi o el *Canon* de Ibn Sina (Avicena), el personal encargado de los cuidados debía tener buen carácter, disciplina, conocimiento básico y respeto por el paciente.

Otro aspecto fundamental fue la fundación de hospitales públicos (bimaristanes) en ciudades como Bagdad (que llegó a contar con seis bimaristanes), Damasco, El Cairo y Córdoba, muchos de ellos con secciones separadas por sexo y enfermedad, personal médico especializado y cuidadores entrenados. Los hospitales contaban con personal de enfermería

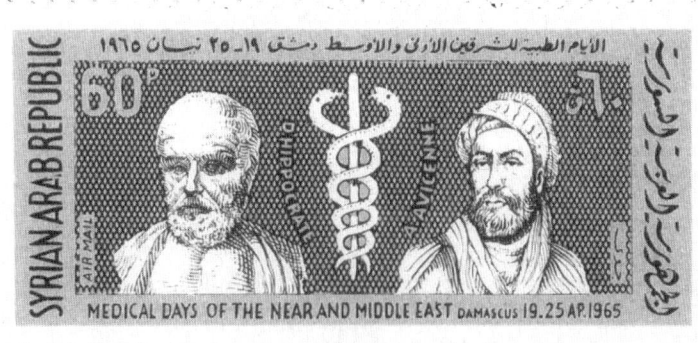

Siria, 1965. Emisión filatélica dedicada a Hipócrates (siglo v a. C.), referente de la medicina griega clásica, y Avicena, médico y filósofo del mundo islámico medieval, símbolo de la continuidad y transmisión del saber médico entre la Antigüedad y la Edad Media.

(hombres y mujeres) que se encargaban de la higiene, alimentación, observación de síntomas, administración de tratamientos y cuidado emocional. Algunos centros tenían escuelas adjuntas donde se formaba al personal médico y a quienes asistían a los pacientes, lo que incluía enseñanza tanto sobre el trato humano como sobre técnicas de cuidado. Muchos bimaristanes tenían su propia farmacia y biblioteca y eran lo que hoy llamaríamos hospitales universitarios, donde se compartía y se ampliaba el conocimiento. Cuando un paciente estaba listo para volver a casa, recibía un baño, ropa nueva y algo de dinero para facilitar su recuperación y reintegración social. Era un reconocimiento de los muchos gastos que conllevaba estar enfermo y un precursor de la planificación del alta hospitalaria.

El mundo islámico medieval integró la enfermería como una actividad ética, técnica y laboral, respaldada por hospitales bien organizados y un pensamiento médico depurado. El cuidador del enfermo, lejos de ser una figura secundaria, era reconocido como pieza clave del proceso de curación, tanto en la ciudad como en el campo de batalla. La combinación de ciencia, espiritualidad y responsabilidad social dio a la enfermería islámica un carácter avanzado y humano que influiría en Europa a través de Al-Ándalus, las traducciones de obras médicas clásicas en la Escuela de Traductores de Toledo y las cruzadas. Sin embargo, con el tiempo, los conflictos políticos y el estancamiento científico afectaron estos avances. Aun así, el modelo de los bimaristanes sentó las bases para los hospitales modernos.

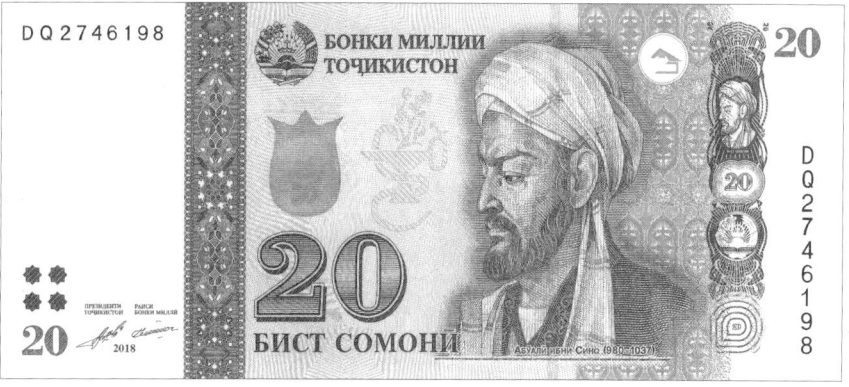

Emitido en 2018 por el Banco Nacional de Tayikistán, en el anverso de este billete de 20 somoni figura Avicena, médico, filósofo y científico persa del Siglo de Oro islámico, autor del *Canon de medicina* y una de las figuras más influyentes de la historia.

LA PRIMERA ENFERMERA MUSULMANA

A principios del siglo VII, Rufaidah bint Sa'ad (también conocida como Rufaida Al-Aslamia) se convirtió en la primera enfermera musulmana. Contemporánea de Mahoma, procedía de la tribu Bani Aslam de Medina y aprendió sus habilidades médicas de su padre, un curandero tradicional. En el año 622, Mahoma llegó a su ciudad y se denominó a sí mismo el Profeta de Alá, el único dios verdadero. Había sido expulsado de su ciudad natal, La Meca, donde la mayoría era politeísta y donde la nueva religión monoteísta de Mahoma amenazaba el statu quo. Rufaida le oyó hablar de cómo el ángel Yibril (Gabriel en la tradición judeocristiana) se le había aparecido y le había ordenado con voz firme: «¡*Iqra*'!» (¡Recita! o ¡Lee!). Mahoma, que era iletrado, respondió que no sabía leer. El ángel lo estrechó con fuerza y repitió la orden tres veces, hasta que Mahoma pronunció los primeros versos que serían reconocidos como revelación divina: «Recita en el nombre de tu Señor que creó, creó al hombre de un coágulo. Recita, que tu Señor es el más generoso, que enseñó mediante el cálamo, enseñó al hombre lo que no sabía». Rufaida se convirtió en creyente. A medida que crecía la reputación de Mahoma, también lo hacía su conflicto con los politeístas de La Meca, hasta que Mahoma se embarcó en una serie de campañas militares para someter la región a su control.

El coste humano fue terrible, como siempre ocurre en la guerra, pero especialmente cuando no hay nadie que se ocupe de los heridos. Rufaida se dio cuenta de que sus habilidades podían mitigar el sufrimiento, reclutó y entrenó a un grupo de mujeres para que viajaran con el ejército de Mahoma y prestaran primeros auxilios a los heridos y consuelo a los moribundos. Para proteger a los heridos del sol y el viento, su equipo de enfermeras montó tiendas de campaña a modo de hospitales de campaña en el desierto, mantuvieron limpias las camas y las heridas, y proporcionaron agua potable y comida a los heridos. Un relato describe cómo Rufaida consiguió extraer una flecha del brazo de uno de los compañeros más cercanos a Mahoma, algo que le impidió desangrarse hasta morir. Los cuidados que proporcionaba fueron tan esenciales para el resultado de la guerra que Mahoma ordenó que se le pagara la misma parte del botín que a uno de sus soldados.

Después de que Mahoma tomara el control de La Meca, le pidió a Rufaida que montara una tienda en los terrenos de su mezquita Nabawi en Medina para proporcionar atención primaria y educación sanitaria; era un puesto con cierta autoridad, por lo que está claro que valoraba mucho la experiencia de aquella mujer. Ella llevó a cabo una gran labor, defendió la atención preventiva y la educación sanitaria, una perspectiva claramente enfermera. El Dr. Omar Hasan Kasule, profesor de epidemiología que ha estudiado a Rufaida, escribió: «No limitó su labor de enfermería a la situación clínica. Salió a la comunidad e intentó resolver los problemas sociales que provocaban las enfermedades». No era la única. En contextos urbanos, algunas mujeres también ofrecían cuidados domiciliarios, según los criterios médicos y éticos transmitidos por la tradición islámica.

EL PRIMER RELATO DE UNA ENFERMERA Y UN ENFERMO

Por esa misma época (siglo XI), en Constantinopla, una enfermera llamada Anna Comnena, que también era historiadora, cuidaba de su padre moribundo, el emperador Alejo I. Su relato es una de las pocas narraciones en primera persona de una enfermera de la época y ofrece una visión de los cuidados domiciliarios, aunque sea una situación muy particular.

Durante la época de Anna, el imperio abarcaba todo lo que hoy es Turquía, Grecia y parte del sureste de Europa. Anna era una ávida lectora, culta, y es recordada por escribir una historia en quince volúmenes sobre el reinado de su padre, *La Alexíada*. Su obra constituye la fuente primaria más importante de la historia bizantina de finales del siglo XI y principios del XII, así como de las primeras cruzadas. Anna desempeñó un papel importante en la política de la época e intentó destronar a su hermano Juan II Comneno como emperador en favor de su marido, Nífono Brénnio el Joven. Pero también era una enfermera experta y conocedora que intentó salvar la vida de su padre.

En *La Alexíada*, Anna recuerda cómo escuchó por primera vez a sus padres hablar con preocupación sobre los síntomas que él sufría. «Y a menudo le oía hablar de ello con mi madre... "¿Qué enfermedad es esta que me ataca la respiración? Me gustaría respirar hondo y deshacerme de este mal que me preocupa el corazón"». Mientras su padre luchaba con su situación, Anna, preocupada, se hizo cargo de su cuidado. Consultó a los médicos más destacados de Constantinopla, y siguió algunos de sus consejos, pero también ignoró otros. Los médicos sangraron a su padre, pero no sirvió de nada. Probaron con pimienta como purgante y mejoró durante un día, pero luego volvió a empeorar. Solo podía respirar estando sentado y cuando se tumbaba, le faltaba el aire. Cuando finalmente se quedó dormido, Anna temió que se asfixiara. «No podía respirar libremente ni un solo instante», escribe. Su madre se sentó junto a él toda la noche, sosteniéndolo erguido en sus brazos. Ella y Anna le cambiaron las sábanas y probaron diferentes posiciones. Puede parecer extraño que Anna y su madre, miembros de la familia real, hicieran todo esto en lugar de contratar enfermeras, pero, aunque Anna aceptaba los consejos de los demás, se sentía capacitada y quería cuidar de su padre ella misma.

El abdomen del emperador se distendió, los pies se le hincharon y la lengua se le inflamó en la boca. Los médicos siguieron las instrucciones de Anna para aplicar una cauterización. No funcionó. El emperador dejó de comer. Anna preparaba ella misma la comida y hacía platos fáciles de tragar. «Todo apuntaba al final», escribe. Cuando llegó el fatal desenlace, mantuvo la mano sobre el pulso de su padre. «Lo volví a tocar y reconocí que todas sus fuerzas se estaban agotando y que el pulso en las arterias finalmente se había detenido, entonces incliné la cabeza y, exhausta y a punto de desmayarme, miré al suelo, no dije nada, pero me cubrí el rostro con las manos, di un paso atrás y lloré».

Imaginemos, a lo largo de milenios, a tantas personas como ella: enfermeras que no dejaron testimonios escritos, pero que también se quedaron al lado de una cama y sintieron cómo se desvanecía el pulso y expiraban. Anna prestó asistencia sanitaria a personas tanto dentro como fuera de su familia. Trató un tumor de su marido y escribió sobre las posibles causas; también diagnosticó fiebre y pleuresía a un duque normando.

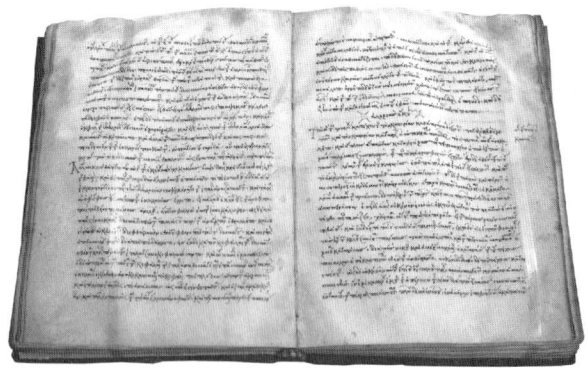

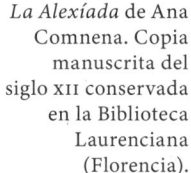

La Alexíada de Ana Comnena. Copia manuscrita del siglo XII conservada en la Biblioteca Laurenciana (Florencia).

El relato de Anna es valioso porque nos da un testimonio de primera mano sobre la enfermería en los hogares, aunque sea un hogar tan especial como el palacio imperial. Tras la muerte del padre de Anna, su hermano, Juan II, se convirtió en el nuevo emperador bizantino. Juan II, que pasaría a ser conocido como Juan el Bueno, construyó el Pantocrátor, uno de los hospitales más avanzados de la época.

El Pantocrátor tenía un sistema organizado de rondas y un plan de cuidados para cada paciente. Había cincuenta camas para pacientes hospitalizados, divididas en salas especializadas, por ejemplo, una para epilepsia, otra para problemas oculares y otra solo para mujeres. También había una clínica ambulatoria, una farmacia, baños y una panadería con un molino para moler la harina. Además del pan reciente, la comida del hospital bizantino consistía en vino y verduras cocinadas en aceite de oliva, un ejemplo de dieta mediterránea.

Unos veinte médicos titulados se turnaban en el hospital en residencias de corta duración, pero el numeroso personal de enfermería, compuesto por unos cuarenta y seis profesionales, era permanente y había superado un examen para obtener la autorización necesaria para desempeñar su trabajo. El horario de enfermería se organizaba en dos turnos de doce horas al día. Los enfermeros eran hombres que cuidaban de los hombres (*hypourgoi*) y mujeres que cuidaban de las mujeres (*hypourgisses*) y ambos sexos ganaban el mismo salario.

Theodoros Prodromos, un poeta de la corte de Juan el Bueno, sufrió un ataque de fiebre y una erupción pustulosa. Prodromos escribió a un amigo: «Dios me ha castigado con un doloroso sarpullido por todo el cuerpo... Ahora me encuentro en una situación vergonzosa, con un aspecto horrible y sufriendo una plaga». Es posible que tuviera viruela, una enfermedad a menudo mortal y común en aquella época. El poeta fue ingresado en el Pantocrátor y allí, tras consultar con los médicos, las enfermeras le proporcionaron cuidados destinados a restablecer el equilibrio humoral de su cuerpo. Las llagas de la viruela en erupción supuraban y se consideraban un ejemplo de la purga natural del cuerpo. Los tratamientos tenían como objetivo acelerar ese proceso: es posible que Prodromos fuera puesto en una sala de vapor para sudar; luego, las enfermeras lo habrían frotado con paños para limpiarle el sudor y el pus. Lo habrían bañado, masajeado y sangrado. Se sometió a la cauterización muy a su pesar, con enfermeras sujetándolo mientras un médico realizaba el procedimiento. Prodromos finalmente se recuperó lo suficiente como para salir del hospital y vivió dieciséis años más.

CRISIS SANITARIA Y DIVERSIFICACIÓN DEL CUIDADO (SIGLOS XIV-XV)

Durante los siglos XIV-XV, la enfermería medieval experimentó uno de sus momentos más dramáticos y transformadores. Este periodo estuvo profundamente marcado por epidemias devastadoras, especialmente la peste negra, que tuvo un enorme impacto demográfico, social y sanitario. La magnitud del sufrimiento y el colapso de las estructuras tradicionales obligaron a ampliar y diversificar las formas de cuidado, dando lugar a nuevas figuras, instituciones y enfoques.

La peste negra (1347-1351) diezmó entre un tercio y la mitad de la población europea. Los hospitales, monasterios y leproserías no daban abasto para atender a los enfermos. Muchos cuidadores (monjas, frailes y laicos) murieron contagiados por la proximidad con los pacientes, lo que generó una grave escasez de personal y generó la aparición de nuevos protagonistas del cuidado. Después de las grandes epidemias, la función de enfermería fue identificada y organizada en la sociedad con la aparición de la palabra francesa «enfermier» en 1398, derivada a su vez de la palabra «enfermerie», el lugar donde se atendía a los enfermos.

La diversificación de la atención al enfermo se plasma en que aparecen nuevos grupos de cuidadoras como las monjas hospitalarias de órdenes como las Hermanas del Espíritu Santo, las Canonisas de San Agustín o las Hospitalarias de San Juan de Jerusalén. Vivían en conventos vinculados a hospitales urbanos, donde atendían a mujeres, huérfanos, peregrinos o leprosos. Proporcionaban cuidado físico, espiritual y emocional. Algunas también gestionaban la administración del hospital, especialmente en contextos donde los hombres habían muerto o huido.

BEGUINAS Y BEATAS

Las beguinas (en Europa central, en particular Flandes, Alemania y Francia) y las beatas (en la península ibérica) eran mujeres laicas consagradas a una vida piadosa sin tomar votos monásticos perpetuos; tan solo hacían votos personales e informales de castidad. No eran monjas, pero a veces se las confunde con ellas. Animadas por los ideales de la *vita apostolica*, los mismos principios que llevaron a la formación de las órdenes mendicantes, las beguinas llevaban una vida de oración contemplativa y servicio activo en el mundo. Como mujeres, a las beguinas se les prohibía predicar y enseñar, pero exhortaban activamente a sus compañeros cristianos a vivir una vida de penitencia, servicio y oración.

Las beguinas nunca fueron reconocidas como una orden religiosa oficial aprobada por el Papa. No seguían una regla aprobada, no vivían en conventos y no renunciaban a sus bienes personales. De hecho, eran libres de abandonar su vocación religiosa en cualquier momento, ya que no estaba impuesta por ningún voto monástico vinculante. En muchos casos, el término «beguina» se refería a una mujer que vestía con humildad y se distinguía por llevar una vida religiosa más allá de la práctica común de los laicos. Formaban comunidades semirreligiosas que atendían a enfermos, pobres y moribundos, sobre todo en contextos urbanos. Su labor combinaba oración, trabajo manual y asistencia a los necesitados. Ejercían el cuidado en hospitales, casas de acogida o a domicilio, muchas veces sin reconocimiento oficial, pero con una gran presencia social y eran valoradas por su entrega y sus servicios, en particular durante las epidemias.

Una nueva mirada ha puesto de manifiesto el trabajo de cuidado de las mujeres mediante la identificación de herramientas que antes se pasaban por alto: oraciones curativas, indulgencias por el parto, bendiciones médicas, imágenes litúrgicas y prácticas penitenciales. Las mujeres de la Europa premoderna estaban profundamente comprometidas y tenían conocimiento sobre la salud, el cuerpo y las prácticas terapéuticas, pero su papel fundamental en la asistencia sanitaria medieval ha quedado oculto porque los estudiosos han considerado erróneamente sus actividades como religiosas en lugar de médicas.

Las fuentes para identificar el alcance de los conocimientos y las prácticas sanitarias de las mujeres medievales no se encuentran en los tratados médicos académicos. Más bien, sigue los frágiles rastros detectables en la liturgia, los milagros, la poesía, las narraciones hagiográficas, las meditaciones, los objetos sagrados y los comportamientos cotidianos que constituían el mundo, así como en los testamentos y las transacciones de tierras de los hospitales y leprosarios establecidos y atendidos por beguinas y monjas cistercienses.

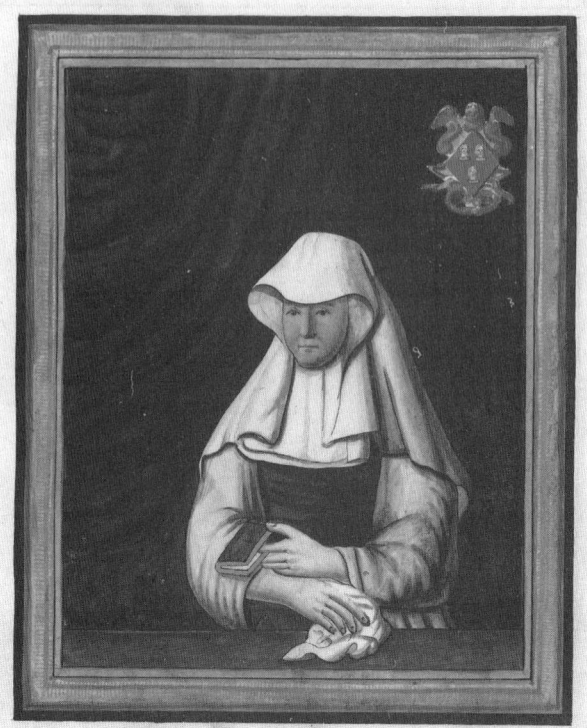

A LA MEMOIRE DE DAMME JEANNE GOETHALS
fille de *Lieven* la quelle par son courage male sauva au pe-
ril de sa vie cette *Hopital* de son infaillible destruction par
les geux au 16ᵐᵉ siecle elle et décedé SUPERIEURE de
cette *Hopital* en 1623 apres avoir donné des bienfaits à
cette utile institution

Priez Dieu pour son Ames

Página de un manuscrito del beguinaje de Sint-Aubertus (Gante), ca. 1840, que recuerda a Damme Jeanne Goethals, hija de Lieven. El texto señala que, gracias a su intervención, el hospital fue salvado de un incendio en el siglo XVI y que Jeanne Goethals ejerció como superiora de la institución hasta su muerte en 1623, tras haberla beneficiado con sus bienes.

114

Según cuenta Sara Ritchey en su libro *Acts of Care*: «Las mujeres que vivían como beguinas y monjas cistercienses en esta región ejercían de enfermeras, herbolarias, cuidadoras cotidianas y milagreras que ayudaban a los enfermos utilizando amuletos, bendiciones, reliquias, meditaciones y oraciones, además de hierbas, piedras, purgantes, flebotomía y el mantenimiento de un régimen diario».

Una de estas beguinas fue Marguerite Porete (c. 1250-1310), autora del influyente y polémico libro *El espejo de las almas simples* (*Le Miroir des âmes simples*). Aunque no fue cuidadora en el sentido clínico, su figura representa de forma patente el papel espiritual, autónomo y compasivo de las beguinas, muchas de las cuales ejercieron también funciones asistenciales, especialmente en tiempos de enfermedad o crisis social.

Marguerite vivió en el norte de Francia, probablemente en la región de Henao (hoy parte de Bélgica), donde el movimiento beguino tuvo una fuerte presencia. La autonomía de la comunidad inquietaba a la Iglesia, que veía en ellas un desafío a la autoridad masculina. En su obra, Marguerite defiende una espiritualidad del desapego, en la que el alma avanza por siete etapas hasta perderse completamente en el amor divino. El alma «anulada» (*annihilée*) ya no actúa en busca de mérito ni por seguir normas morales externas, sino por la unión total con Dios. El texto es radicalmente místico, crítico con las estructuras religiosas formales y con la autoridad clerical. Fue prohibido por la Inquisición y Marguerite fue juzgada por herejía y quemada en la hoguera.

Aunque no fue enfermera, Porete representa una dimensión fundamental del cuidado medieval femenino: su pensamiento místico giraba en torno a la entrega total al otro, desde la anulación de una misma. Su pertenencia al movimiento beguino la sitúa entre mujeres que, además de orar y escribir, cuidaban activamente a enfermos, huérfanos y marginados. Fue ejemplo de una figura femenina autónoma, culta, espiritual y comprometida con los pobres, y en la actualidad se la considera un símbolo de resistencia intelectual y de una enorme compasión.

COFRADÍAS Y HERMANDADES

El origen de las cofradías y hermandades se remonta a la Edad Media, aunque hunde sus raíces en tradiciones más antiguas de asociación comunitaria y religiosa como los *collegia* romanos o las guildas germánicas, que agrupaban a personas con intereses comunes (profesionales, comerciales o funerarios) y ofrecían apoyo mutuo en caso de enfermedad, pobreza o muerte. En esencia, eran asociaciones de fieles que se organizaban en torno a un fin espiritual, caritativo o asistencial, vinculadas casi siempre a la Iglesia católica, aunque con fuertes raíces sociales y culturales.

Los laicos organizados en cofradías y hermandades se hicieron cargo de labores antes reservadas a religiosos, como enterrar a los muertos, suministrar comida y abrigo a los contagiados, cuidar a leprosos o asistir a enfermos y moribundos. Algunas cofradías se especializaban en enfermedades concretas, como la sífilis, o en atender a poblaciones concretas, como peregrinos y viajeros, o tenían un origen gremial; panaderos, curtidores, zapateros o mercaderes formaban cofradías bajo la protección de un santo patrón, que además de cohesión espiritual aseguraba un apoyo económico y social entre sus miembros.

Estas agrupaciones actuaron como redes de cuidados mutuos cuando las instituciones formales colapsaron y, en tiempos de peste, muchas de estas cofradías adoptaron medidas organizadas de cuidado y sepultura colectiva, aun con riesgo para sus vidas. Algunas dieron origen a órdenes de caridad duraderas, como los Hermanos de San Juan de Dios, fundada en 1572, pero que era heredera de este espíritu.

CUIDADORAS INFORMALES

Un grupo que siempre ha existido en mayor o menor medida eran las cuidadoras informales, mujeres sin pertenencia a órdenes religiosas que cuidaban a familiares, vecinos o clientes en sus hogares. En zonas rurales o barrios pobres, ejercían una enfermería doméstica basada en saberes tradicionales: plantas, caldos, baños, cataplasmas, oraciones, supersticiones...

Algunas fueron curanderas o comadronas, mal vistas por sectores eclesiásticos, pero muy respetadas por su experiencia y eficacia. A veces sabemos de ellas porque aparecen en juicios denunciadas como brujas o responsables de abortos, pero en general eran invisibles en los registros oficiales, aunque fueron un pilar esencial del cuidado comunitario.

A raíz del caos que acarreaban las epidemias, las autoridades civiles (responsables municipales, reyes) comenzaron a intervenir directamente en la gestión de los cuidados, fundaron hospitales y restaron poder a las órdenes religiosas. Se promovieron reglamentos más estrictos y se estableció un control de ingresos, normas de limpieza y contratación de personal con experiencia práctica. Aparecieron hospitales más grandes, centralizados y especializados, como el Hospital Real de Santiago o el Hospital de Todos los Santos en Lisboa, pero las cuidadoras informales seguían siendo esenciales en la atención domiciliaria, pues las posibilidades de la atención hospitalaria eran limitadas.

A medida que los hospitales crecían y se laicizaban, empezó a contratarse personal asalariado: cuidadores, enfermeros, lavanderas, cocineros... Estos trabajadores debían cumplir normas de conducta estrictas (limpieza, obediencia, piedad), pero no eran religiosos. A veces eran viudas, expenitentes o marginados rehabilitados, a quienes se ofrecía alojamiento y sustento a cambio del servicio.

Las leproserías, que antes acogían a personas marginadas, se adaptaron para atender a otros enfermos contagiosos. Surgen los lazaretos, espacios de aislamiento en puertos o extramuros de las ciudades para controlar las enfermedades infecciosas. En tiempos de peste, las prácticas de enfermería incluían la ventilación, la desinfección con vinagre, el cambio frecuente de ropas y la limpieza constante. No se conocían los fundamentos científicos, pero eran prácticas demostradas por la experiencia. El personal debía proporcionar alimento, abrigo, atención básica, consuelo espiritual y compañía ante la muerte y se desarrolló un enfoque pragmático: limitar el contacto, atender de forma rápida, reducir riesgos, lo que anticipó futuras medidas sanitarias.

El trabajo de cuidado tenía una perspectiva espiritual y ética. El cuidar al enfermo y acompañar al moribundo se consideraba un acto extremo de caridad cristiana, y muchos cuidadores eran vistos como mártires. A la vez, el miedo al contagio hizo que muchas personas abandonaran a los enfermos, lo que llevó a que se valorase aún más el compromiso de quienes se quedaban a atender a los contagiados. Todo ello reforzó la imagen del cuidador como un héroe silencioso, una figura con una fuerte carga moral y religiosa.

Durante la etapa de crisis sanitaria y diversificación del cuidado en los siglos XIV y XV, surgieron o se consolidaron varias figuras cuidadoras que asumieron el rol de atender a enfermos, moribundos y pobres. Estas personas, muchas veces sin formación formal, actuaron desde la fe, la caridad o el deber cívico, y su papel fue esencial para sostener los sistemas asistenciales en tiempos de colapso. Algunas mujeres fueron designadas o se ofrecieron como cuidadoras exclusivas de enfermos de peste. Muchas morían desempeñando esa tarea, y su labor fue vista como acto de heroísmo cristiano. En algunos registros, se las llama «mujeres valientes», «hermanas del sufrimiento» o simplemente se las menciona como «las últimas que permanecieron».

Otro componente importante del cuidado eran las boticas. La popular botica de las monjas de Santa Catalina de Siena en Florencia, por ejemplo, era un lugar intrínsecamente social, donde las damas acomodadas acudían a comprar perfumes, productos de bienestar y medicinas, mientras

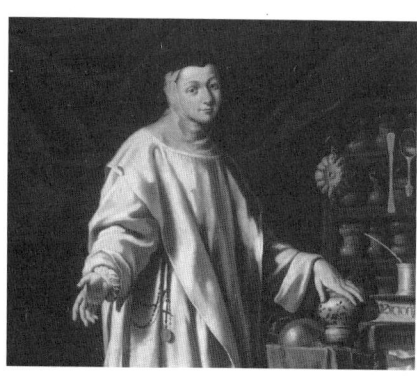

FORGOTTEN HEALERS

Women and the Pursuit of Health
in Late Renaissance Italy

SHARON T. STROCCHIA

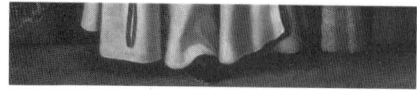

Portada de la obra *Forgotten Healers*, de Sharon T. Strocchia, editada en 2019 por Harvard University Press.

que las mujeres menos favorecidas del barrio acudían en busca de remedios urgentes. La tienda estaría perfumada por fragancias embriagadoras y llena de frascos cuidadosamente etiquetados llenos de hierbas, tinturas y destilados. Muchos conventos cultivaban hierbas y flores medicinales en sus propios jardines y huertas, pero también comerciaban con el resto del mundo para obtener la diversidad de artículos que necesitaban para sus recetas. La historiadora Sharon T. Strocchia describe vívidamente la escena en la botica de Santa Catalina en su libro *Forgotten Healers*:

> Entre los frascos y viales había destilado de acedera para la fiebre, muy solicitado porque la malaria era endémica en la Toscana en aquella época. También había esencias de violeta y rosa, mezcladas con ungüentos y aceites medicinales, y destilados de betónica, un remedio herbal para todo uso para enfermedades digestivas y respiratorias. El ruibarbo (también un pilar de la medicina china) se hervía en jarabes o destilados, para ser utilizado como laxante. Había brandis. Había jabón, que empezaba a popularizarse a medida que la gente empezaba a asociar la limpieza con la buena salud y el estatus social y otros productos, como perfumes y ungüentos, que podríamos considerar productos de bienestar. Las monjas incluso vendían caldo de pollo nutritivo para convalecientes. Y, por supuesto, su práctica de la enfermería también tenía un componente religioso. Por ejemplo, las monjas podían dar a una mujer un amuleto bendecido para que lo llevara alrededor del cuello con fines de fertilidad. En última instancia, el trabajo de enfermería de las mujeres religiosas se registraba a menudo como actos de piedad y pureza, pero no de conocimiento o formación.

La crisis sanitaria de los siglos XIV y XV sacudió los cimientos del modelo asistencial medieval y obligó a reorganizar el cuidado de los enfermos de forma más flexible y diversificada. Esta etapa trajo consigo el auge gradual de los laicos, la valorización de nuevas figuras femeninas, la intervención de los poderes civiles en la sanidad y un enfoque más sistemático de la organización del hospital. Si bien la enfermería aún no era una profesión en sentido moderno, se fortalecieron muchos de sus elementos fundamentales: vocación, responsabilidad, organización y entrega al prójimo. El mundo estaba listo para la llegada de la ciencia, la Edad Moderna y el Renacimiento.

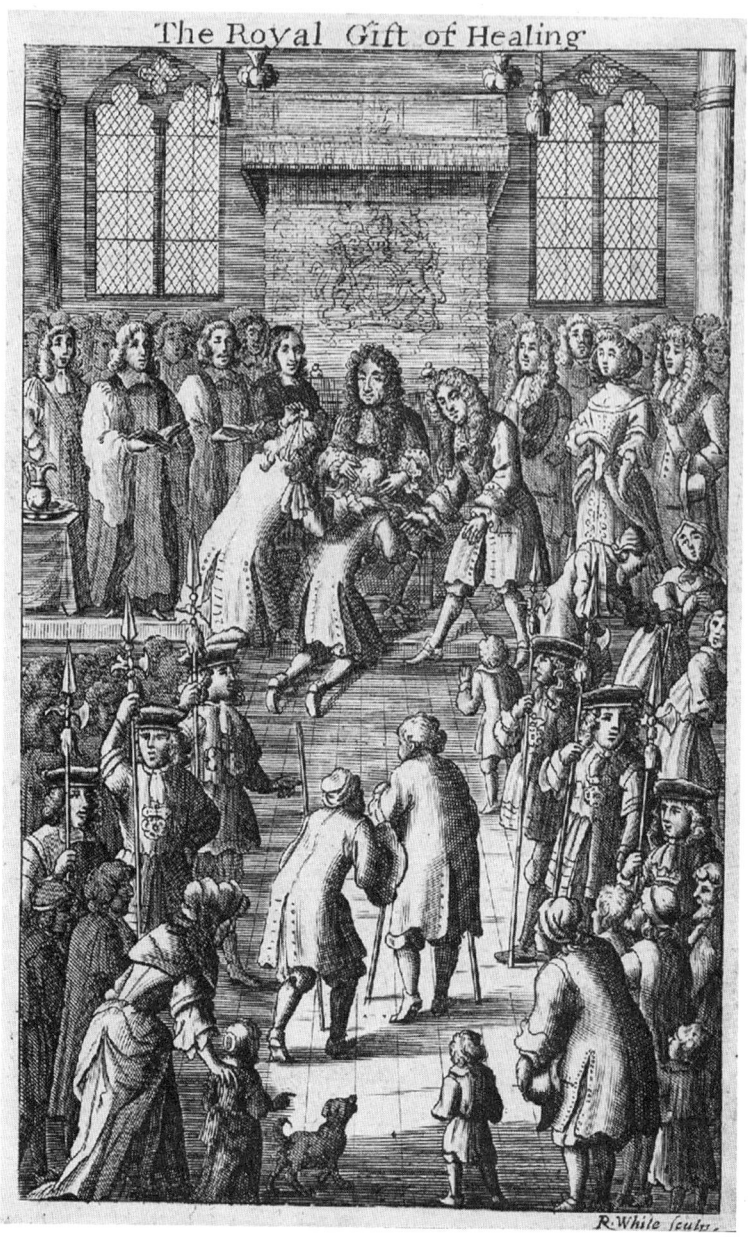

Grabado de Robert White, ca. 1680. La escena representa el rito del toque real, práctica ceremonial según la cual los reyes de Inglaterra y Francia eran considerados capaces de curar la escrófula, una forma de tuberculosis ganglionar caracterizada por la inflamación crónica de los ganglios cervicales. La enfermedad carecía de tratamiento eficaz y se interpretó durante siglos dentro de un marco religioso y simbólico. El ritual combinaba contacto físico, oraciones y distribución de medallas, y funcionaba como expresión del poder sagrado del monarca y como recurso terapéutico en un contexto de medicina limitada [Wellcome collection].

LA PERSECUCIÓN DE LA MUJER SANADORA

Entre los siglos XIV y XVIII, tuvo lugar la mayor persecución de mujeres bajo la acusación de charlatanería, brujería y hechicería. Estas mujeres se convirtieron en una figura que inspiraba miedo en el imaginario colectivo, aunque para muchos el origen de este miedo no era otro que el misterio mismo de la naturaleza femenina, que se enfrentaba a una Iglesia casi exclusivamente masculina y se interpretaba como una amenaza.

El papa Sixto IV autorizó a los Reyes Católicos a estudiar y perseguir a los herejes mediante el Tribunal del Santo Oficio o la Inquisición, que funcionó en España desde entonces hasta su fin en 1820. Debido a su carácter político-religioso, se suponía que debía restaurar los valores de la Iglesia en el orden moral y social. Sin embargo, tras las persecuciones iniciales a judíos y moriscos, el Santo Oficio centró y amplió duramente su persecución contra un gran número de mujeres. En este sentido, hubo una continuidad entre la persecución de las mujeres dedicadas al cuidado y la persecución anterior de la herejía que, con el pretexto de imponer la ortodoxia religiosa, castigaba otras formas de subversión social.

Las curanderas de esta época poseían conocimientos sobre hierbas, ungüentos y brebajes para tratar diferentes enfermedades y a diferentes grupos, niños, mujeres, hombres y ancianos, así como diferentes situaciones que alteraban el proceso de salud-enfermedad. Así, ante sus conocimientos y su amplio abanico de cuidados, surgió un temor irracional por parte de los tres grandes poderes de la época: los médicos, la Iglesia y el Estado. Las prácticas, hierbas y remedios conocidos por las mujeres se transmitían a través de canales femeninos, orales y generacionales, por lo que sus conocimientos y sus actividades escapaban al control masculino. Su capacidad para intervenir en la vida y la salud de las personas a través de las artes mágicas podía incluso causar daño a quienes confiaban en sus conocimientos o simplemente tenían relación con ellas, por lo que también hubo persecución y condenas a su entorno habitual.

Los conocimientos y prácticas de las mujeres fueron progresivamente marginados, condenados y perseguidos, ya que se identificaban con la brujería, que se asoció claramente con lo femenino, y comenzó una lenta demonización de las creencias tradicionales. La línea que separaba las prácticas curativas populares de la brujería, la superstición y la herejía era tan delgada como la que separaba a la mujer de la bruja.

La institucionalización del conocimiento médico a partir del siglo XII separó a las mujeres de la práctica regulada de la medicina y la atención sanitaria, estigmatizando sus conocimientos. Además, el paganismo y el folclore popular siguieron dos caminos de adaptación a la nueva situación sociopolítica y religiosa: la Iglesia asumió ritos paganos como la noche de San Juan y se establecieron nuevas costumbres como colocar en las puertas y ventanas ramos de flores bendecidos el Domingo de Ramos para proteger contra las maldiciones de las brujas.

Los dominicos Heinrich Kramer y Jacob Sprenger escribieron el *Malleus maleficarum* o *Martillo de las brujas*, publicado en Alemania en 1486, la obra por excelencia que desencadenó la caza de brujas. Los autores defendían fervientemente que las brujas no eran fruto de la imaginación popular, sino que, por el contrario, eran seres reales, extremadamente malvados y estrechamente vinculados con el diablo. Kramer y Sprenger lo dejaban muy claro: «Consideremos primero a las mujeres; primero, porque este tipo de perfidia se encuentra más en un sexo tan frágil que en los hombres. Y nuestra investigación será primero general, en cuanto al tipo de mujeres que se entregan a la superstición y la brujería; y después, específica, en lo que respecta a las comadronas, que superan en maldad a todas las demás».

A través de los inventarios de bienes realizados tras la muerte de las curanderas o cuando se iniciaba un proceso de fe, se ha podido verificar que estas mujeres de los siglos XV-XVIII utilizaban una gran variedad de objetos e instrumentos en el ejercicio de su profesión. Los utensilios y materias primas que utilizaban para preparar ungüentos, medicinas, perfumes y todo lo necesario para las curas se guardaban en los armarios o rincones de sus cocinas. La mayoría de los procesos analizados muestran que, una vez reunido todo el arsenal de estas cuidadoras, eran los médicos y boticarios los encargados de elaborar la lista de bienes y materiales e interpretar su uso.

Uno de estos laboratorios corresponde a Beatriz de los Ríos, cuyo inventario conservado en el Archivo Provincial de Valladolid data de 1584 y muestra una lista de objetos que nos lleva a creer que era bastante precisa en sus mediciones, además de su posible especialización en oftalmología. Estos objetos incluyen una pequeña pesa de hierro con su balanza y medidas hechas con azúcar, un frasco de cristal con agua rosa para el lavado de ojos, frascos con polvos y ungüentos, ollas y jarras, una bolsa de colores con una piedra imán, «además de un cofre en el que lleva medicinas».

Algo que se anota en los inventarios de las propiedades de estas mujeres es el número de camas, sobre todo cuando eran viudas o vivían solas. Posiblemente, los colchones y otras pertenencias estaban destinados al cuidado de los pacientes o a otras actividades, como en el caso de Francisca Hernández. Ella regentaba un local en el que, cuando llegó la justicia para arrestarla, encontraron una taberna, una pareja noble haciendo el amor, jugadores de cartas y también «personas honradas que estaban siendo ungidas en secreto contra la sífilis».

Muchas declaraciones ante la Inquisición analizaban la relación de estas mujeres con el sexo, incluyendo relaciones con demonios, bestialismo o afectar gravemente a la sexualidad masculina. La creencia de que las mujeres podían causar impotencia en los hombres estaba muy extendida. Se les atribuía la capacidad de disminuir el deseo sexual o bloquear la potencia generativa. Incluso podían llegar a lo que se conoció como robo del miembro viril para esconderlos en grandes cantidades en nidos de pájaros o cajas hasta que, bajo presión, se veían obligadas a devolverlos a sus propietarios. Nos puede parecer risible, pero este tema fue ampliamente desarrollado por la iconografía europea de la época.

En teoría, es posible observar la presencia de cuidados institucionalizados y oficiales, así como cuidados no institucionalizados arraigados en la cultura popular. La población recurría a medios naturales y sobrenaturales para mejorar, mantener o restaurar su salud física y emocional. Cuando los primeros medios fallaban, o eran física o económicamente inaccesibles, se recurría a una explicación y cura sobrenaturales. Así ocurrió en el caso de Isabel Martínez, alias «la Y», en cuyo juicio los testigos reconocen que curó a varias personas enfermas una vez que el médico no había encontrado una solución científica.

Los testimonios muestran que se trataba de conocimientos que se habían transmitido de madres a hijas y, por otro lado, llama la atención la durabilidad de los cuidados prestados por una declarante en los procesos contra Isabel Rascalbo e Isabel Martínez. Esta última permaneció en la casa de la doliente durante varios días hasta que las respectivas pacientes se recuperaron. Se decía que Isabel Rascalbo sabía lanzar y deshacer hechizos (Archivo Histórico Nacional, 1742), mientras que Isabel Martínez era capaz de adivinar el día en que una persona moriría. Ana Díaz y Agustina Álvarez fueron culpadas por el hecho de que algunas mujeres carecieran de leche y «otras cosas naturales».

En cuanto a las fuentes primarias, los inventarios de bienes y los testimonios son la única forma de acceder directamente a estas mujeres en primera persona. Sin embargo, en el caso de los testimonios, el punto de vista de las víctimas está algo sesgado si tenemos en cuenta que lo único que queda de sus voces son las confesiones escritas por los inquisidores, en muchos casos obtenidas bajo amenaza o tortura.

Los límites entre un tipo de curación «física» y otra «espiritual» nunca se definieron, pero a menudo coexistían, a veces de forma armoniosa, a veces en conflicto. Del mismo modo, la curación física y la emocional podían ir de la mano, ya que a veces el hechizo emocional había causado una dolencia física, o viceversa.

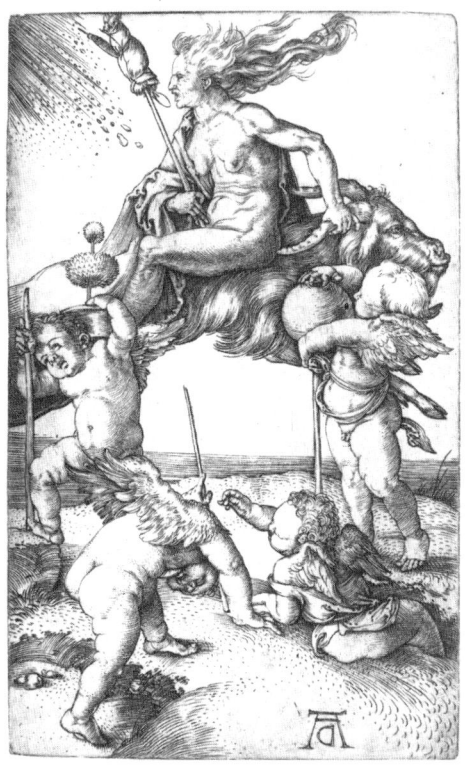

Albrecht Dürer, ca. 1500. Grabado sobre papel. La imagen muestra a una mujer desnuda cabalgando un carnero, asociado a lo demoníaco. La exageración corporal y la animalización forman parte de una iconografía que fijó visualmente a la bruja como figura desviada y peligrosa. Este repertorio gráfico contribuyó a construir una imagen cultural de la brujería en la Europa moderna, donde el cuerpo femenino, lo monstruoso y la transgresión moral aparecían estrechamente vinculados [Germanisches Nationalmuseum].

Las proveedores de salud estaban inmersos en el núcleo social al que asistían. Algunas estaban altamente capacitadas, mientras que otras, aunque lo estuvieran, combinaban su desempeño técnico con un conocimiento más popular y empírico típico del mundo rural. Estas últimas solían introducir materiales, rituales u oraciones que la Iglesia consideraba supersticiosos. En la mayoría de los casos, los elementos eran similares a los utilizados en el ámbito eclesiástico, como las ofrendas votivas, ofrecidas como promesa para obtener la curación divina, las estampas o los rezos. En las oraciones se solía invocar a los santos, pero el mero hecho de rezarles fuera del marco de la Iglesia se consideraba una invocación al diablo. Esta doble moral revela la competencia entre los poderes de la época (Estado, religión y médicos) por el dominio social, una situación que apartaba y condenaba las actividades de las curanderas.

La persecución de las mujeres era un ataque al poder que habían adquirido en la curación, la sexualidad y el control de la reproducción. Las personas que acudían a una sanadora o a una bruja buscaban alejarse del mal y alcanzar el bien, que consistía en el bienestar, la salud, el sustento, la fertilidad, etc. Incluso cuando no eran sanadoras o brujas expertas, se les pedía que curaran a sus vecinos, les dieran amuletos o pociones para el amor, les predijeran el futuro, les ayudaran.

Si nos fijamos en los determinantes sociales que se reflejan en los expedientes judiciales, vemos que estas mujeres, además de vivir generalmente en zonas rurales, solían ser solteras o viudas. Vivían en una situación de pobreza, lo que les obligaba a trabajar en algún oficio para sobrevivir. Esta combinación de situaciones colocaba a las mujeres, y en particular a las dedicadas al cuidado, en una doble situación de vulnerabilidad ante la sociedad y específicamente ante la Inquisición.

Las predecesoras de las enfermeras actuales superaron dificultades y barreras socioculturales, pero también fueron condenadas por ello. Las curanderas de la época no lograron regularizar su situación, pero actuaron como agentes de salud en una sociedad que las exigía y al mismo tiempo las condenaba por el más mínimo error, sin ningún tipo de cobertura ni apoyo; al contrario, con una red inquisitorial de «caza de brujas». La situación de estas mujeres reflejó que el cambio social no podía ir solo de la mano de las profesionales y los destinatarios, sino que requería transformaciones políticas que implicaran a toda la sociedad. Las cosas empezaron a cambiar en la Edad Moderna.

EDAD MODERNA

La historia de la enfermería durante la Edad Moderna y el Renacimiento (aproximadamente siglos XV a XVIII) representa un punto de inflexión entre la enfermería medieval, de raíz religiosa, y las primeras formas de profesionalización. Este periodo, marcado por profundas transformaciones culturales, científicas y políticas, supuso importantes cambios en la concepción del cuidado, el papel de la mujer sanadora y la aparición de nuevos modelos hospitalarios y sanitarios.

La Edad Moderna comienza con el Renacimiento y se caracteriza por: el redescubrimiento del conocimiento y las culturas clásicas; la invención de la imprenta y la popularización de los libros; el desarrollo de la ciencia y el avance tecnológico; el auge del humanismo; nuevas rutas de comercio y nuevos alimentos; grandes conflictos religiosos (Reforma protestante y Contrarreforma católica), y nuevas formas de organización estatal y centralización del poder.

Para algunos el Renacimiento resaltó las diferencias entre los ricos, que tenían los medios para estudiar y usar su inteligencia, y los pobres que no tenían conocimientos ni posesiones, algo que afectó a la organización sanitaria y a los modelos vigentes de atención a los enfermos.

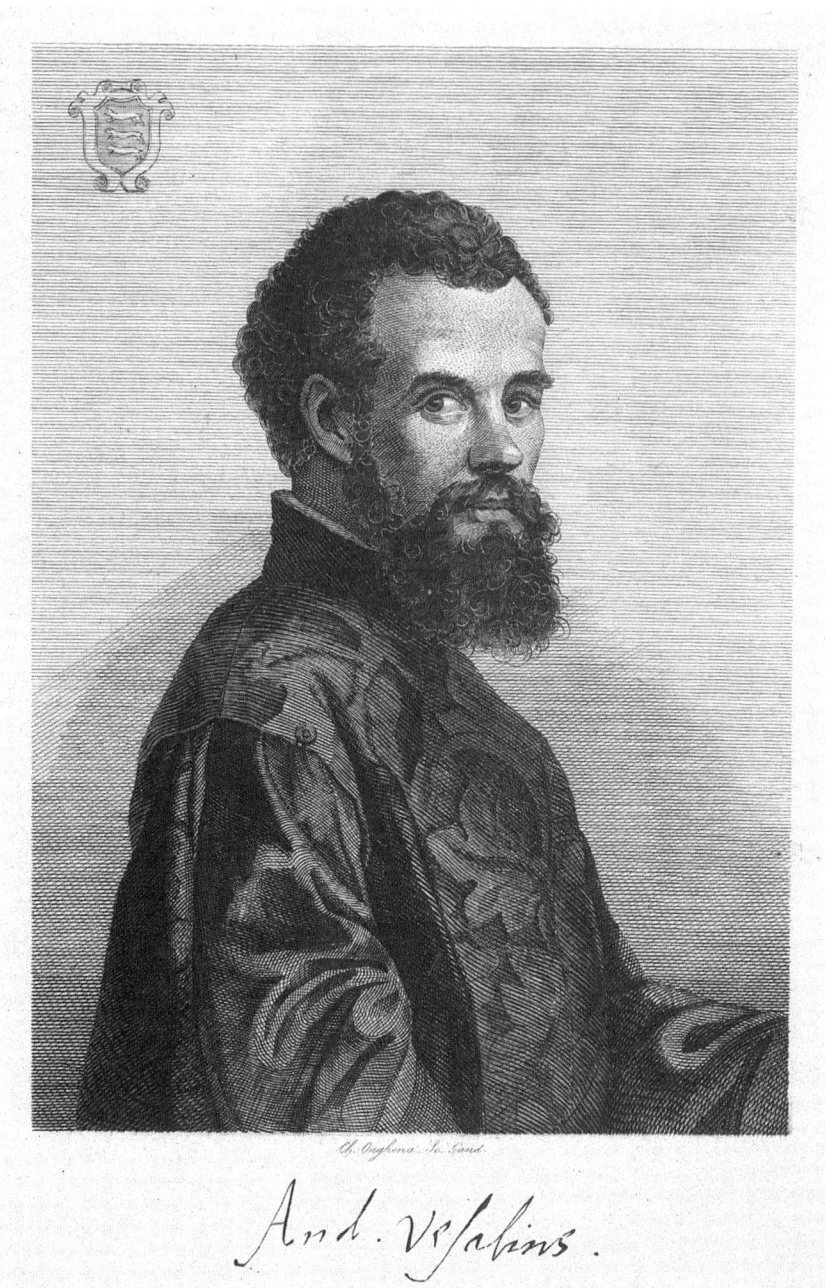

Retrato del anatomista flamenco Andreas Vesalius (1514-1564), autor de *De humani corporis fabrica*, obra fundamental para la anatomía moderna. Vesalio cuestionó la autoridad de la tradición galénica mediante la disección directa y la observación del cuerpo humano, transformando de manera decisiva el estudio anatómico y la enseñanza médica en la Europa del Renacimiento [Wellcome Collection].

RENACIMIENTO Y ENFERMERÍA

El Renacimiento es una época de avances médicos y científicos e impulsó la observación directa del cuerpo humano: se autorizan y difunden las autopsias en nuevas universidades y se impulsan los estudios anatómicos. Figuras como Andreas Vesalio (1514-1564), con su libro *De humani corporis fabrica* (1543), revolucionan el conocimiento del cuerpo humano. Esta obra inicia una visión más científica del organismo, que, aunque no influye directamente en la enfermería, modifica el concepto de enfermedad y tratamiento y también pone de manifiesto errores en los tratados de Hipócrates y Galeno, que tanta influencia habían tenido durante más de mil años, lo que genera un interés escéptico por la observación personal y la experimentación.

La difusión de la imprenta facilita que aparezcan los primeros tratados médicos impresos, que cada vez con más claridad comienzan a diferenciar la medicina académica del saber popular y religioso. Aparecen también libros dedicados al cuidado de los enfermos. Aunque estos avances eran mayoritariamente teóricos, influyeron indirectamente en las prácticas de enfermería, al promover gradualmente una visión más racional del cuerpo y la enfermedad.

Hay también un proceso de regulación y control estatal. Durante el reinado de Felipe II, se dictan normas para regular el trabajo del personal femenino que colabora con los médicos y cirujanos de cámara en el cuidado de las personas de la corte. En estas ordenanzas se establecían tanto las misiones de la enfermera palaciega como la retribución y la categoría que les correspondía en la corte. Desde palacio la situación irá permeando lentamente hasta las demás administraciones civiles y eclesiásticas.

Los hospitales se especializan mediante la separación por tipos de pacientes (pobres, contagiosos, convalecientes, locos), sexo y edad. Se establecen reglamentos internos, fichas de pacientes, normas de higiene y horarios de visita. Hay profundas reformas. En toda Europa, los hospitales pasaron de ser espacios de caridad y refugio a instituciones organizadas, reguladas, centralizadas y jerarquizadas. Ejemplos de este proceso son:

Hospital Real de Santiago de Compostela, fundado por los Reyes Católicos que donaron en 1499 un tercio de las rentas del llamado Voto de Santiago y conocido ahora como Hostal de los Reyes Católicos. Rezaba la orden de los Reyes que la ciudad necesitaba un nuevo hospital «capaz de dar cumplido y decoroso servicio a todos los devotos, enfermos y sanos que a la ciudad llegasen». En su realidad actual como parador, a veces se le describe como el hotel más antiguo del mundo. El edificio original contaba con dos claustros en torno a una gran capilla central, eje de la labor que allí se hacía, porque «quien no curaba con medicamentos, lo haría con la ayuda de la gracia divina». El suntuoso Hospital Real sería ejemplo en toda Europa, el mejor de la Cristiandad. Un edificio bien pensado, con chimeneas y fuentes, y con equipamientos como huertas, granjas, botica, enfermerías, panadería, bodega, caballerizas, mortuorio y cementerio, y con sus médicos «linguaceiros» capaces de entenderse con los huéspedes hasta en 16 idiomas. Sus dos alturas no eran solo un sistema para aprovechar el espacio y dar prestancia al edificio; también permitían a los enfermos atender la misa desde la cama.

Hôtel-Dieu de París. Fundado en el año 651, pero los primeros registros lo datan en el año 829, lo que lo convierte en el más antiguo de Francia y posiblemente el hospital más antiguo del mundo en funcionamiento continuo. El Hôtel-Dieu fue el único hospital de la ciudad hasta principios del siglo XVII y fue reorganizado con normas estrictas y supervisión estatal. Defendía

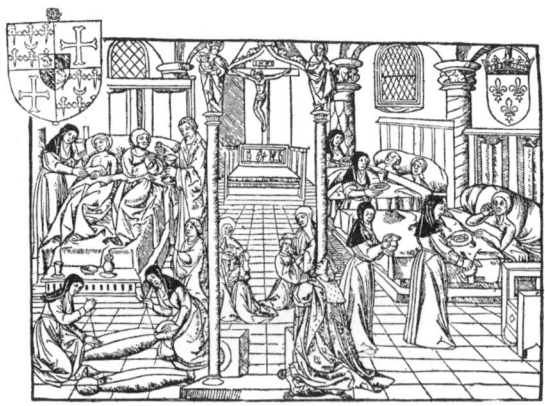

Grabado en madera que representa una sala del Hôtel-Dieu, facsímil de un original del siglo XVI. La estampa fue publicada en *Les édifices hospitaliers de C. Tollet* (1892) y muestra la disposición colectiva de los enfermos característica de los grandes hospitales europeos, donde la atención se organizaba en amplias salas comunes [Wellcome Collection].

la atención universal y el ensayista del siglo XVIII Louis Rondonneau de la Motte escribió en su *Essai Historique sur l'Hôtel-Dieu* (1787) que allí se practicaba la asistencia universal: «el ciudadano y el extranjero, el cristiano y el turco, el judío y el idólatra son todos igualmente bienvenidos». Entre los siglos XV y XVI, pasó de tener 303 camas a unas 500, pero el número de pacientes solía rondar los 700 y a menudo superaba los 1500 en épocas de conflicto bélico, hambrunas o epidemias. Se estima que el número de ingresos anuales fue de unos 25 000 durante el siglo XVI. Durante la Fronda, el número de ingresos hospitalarios era tan elevado que los doseles de las camas se utilizaban para los pacientes más válidos, lo que permitía alojar hasta catorce pacientes por cama. Episodios reiterados de peste se cobraron la vida de miles de pacientes y trabajadores hospitalarios, entre ellos diecisiete hermanas de San Agustín, la orden de monjas encargada del cuidado de los pacientes.

HOSPITAL DE LA SANTA CRUZ (Barcelona). Se creó con la finalidad de reunir en un único edificio los seis hospitales que existían en la ciudad: el hospital Desvilar (1308) y el hospital de Marcús (siglo XII), que estaban regidos por el consejo de la ciudad; el hospital Colón (siglo XII-XIII) y el hospital Vilar, regidos por el obispado y el hospital de Santa Eulalia (siglo XII) y el hospital de Santa Margarita, que dependían del capítulo catedralicio de Barcelona. La primera piedra se colocó en 1402 en presencia del rey Martín I de Aragón, y las obras se prolongaron hasta el siglo XVIII, por lo que el hospital combina elementos de estilo gótico, renacentista y barroco. El recinto se divide en tres sectores claramente diferenciados: el septentrional alberga la Casa de Convalecencia y el Colegio de Cirugía, edificios construidos en los siglos XVII y XVIII respectivamente. Frente a la situación característica de la época anterior, en la que no existía separación alguna de los pacientes, estos comenzaron a segregarse en función de criterios como el sexo, la edad o el tipo de enfermedad, con lo cual fue necesario practicar subdivisiones internas. Las largas naves longitudinales permitían crear espacios de forma relativamente sencilla mediante tabiques de madera u otros materiales, mientras que el claustro facilitaba el acceso a las distintas dependencias. En el Hospital de la Santa Cruz ya se advierte una tímida diferenciación del espacio; así, por ejemplo, la nave de poniente albergaba, en el primer piso, el departamento de los niños expósitos, y en el segundo, la enfermería de las mujeres. También se observa una progresiva especialización de los trabajadores: en 1756 había 48 tipos de empleos distintos.

Hospital Real de Todos-os-Santos (Lisboa), uno de los más avanzados de su tiempo. Fue construido entre 1492 y 1504 y quedó destruido en el terremoto de Lisboa de 1755. La construcción del hospital formaba parte de una campaña real para centralizar la asistencia sanitaria de las ciudades más importantes del reino en hospitales generales. También se fundaron grandes hospitales en Coimbra (1508), Évora (1515) y Braga (1520). El hospital fue administrado inicialmente por un *provedor* designado por el rey, pero a partir de 1564 pasó a estar gestionado por la Irmandade da Misericórdia, una importante organización benéfica religiosa portuguesa fundada en 1498 y que sigue existiendo en la actualidad.

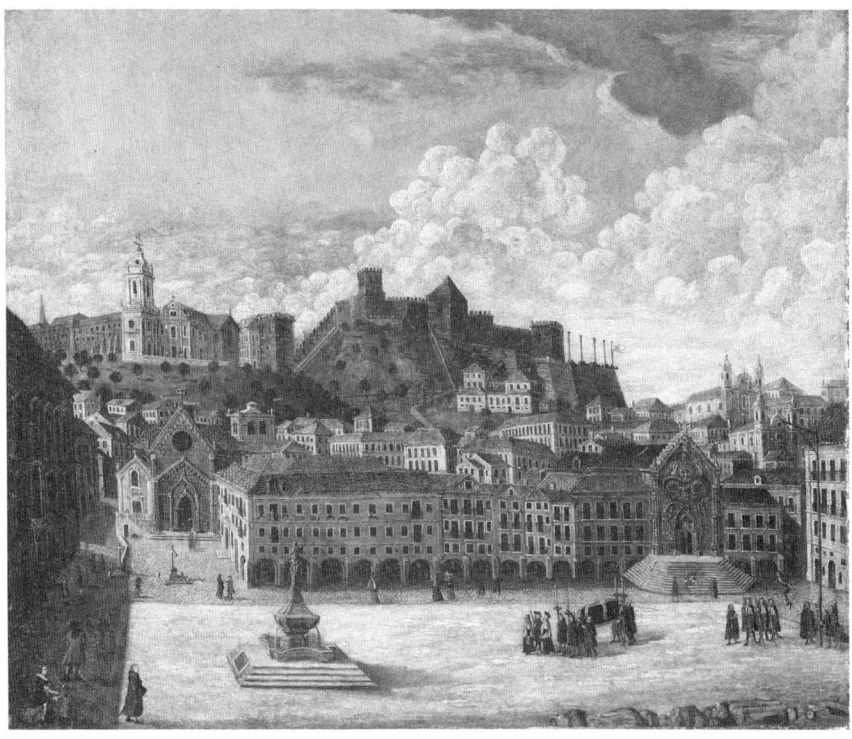

Vista de Lisboa en la primera mitad del siglo xviii, con la fachada del Hospital Real de Todos los Santos en primer plano y el castillo de San Jorge al fondo. El hospital fue una de las principales instituciones asistenciales de la ciudad hasta su destrucción en el terremoto de 1755, que transformó de forma radical el paisaje urbano y el sistema hospitalario lisboeta. [Wellcome Collection].

MUJERES Y CUIDADOS EN EL RENACIMIENTO

Los estudios recientes sobre la atención médica en el Renacimiento nos muestran una enorme variedad de mujeres que desarrollan una importante labor de cuidados con un significativo componente económico, algo que ha pasado relativamente desapercibido. Mujeres del norte de Europa al Mediterráneo se implicaron en los servicios de cuidados dentro y fuera de casa entre 1400 y 1700 y eso a pesar de la proliferación de hospitales y otras instituciones de caridad. Trabajaron como enfermeras remuneradas y no remuneradas, administradoras de hospitales y cuidadoras de la comunidad; elaboraron y comercializaron medicamentos como farmacéuticas y administradoras de fincas; y gestionaron el proceso reproductivo como comadronas cívicas y nodrizas en instituciones benéficas.

Las mujeres identificadas por sus comunidades como «profesionales expertas» testificaban en los tribunales y evaluaban el estado de salud de los esclavos domésticos en disputas contractuales. Otras mujeres trabajaban como oculistas o realizaban cirugías menores, mientras que las esposas y viudas dirigían negocios relacionados con la salud junto a sus maridos o aprendices. Las damas escribían y, en ocasiones, publicaban recopilaciones de recetas médicas, pero muchas más difundían conocimientos curativos a través de amplias redes epistolares. Las mujeres piadosas que trabajaban solas o en grupo ofrecían importantes servicios al final de la vida; no solo consolaban a los moribundos, sino que eran testigos del acto mismo de morir bien. Las formas innovadoras de ayuda a los pobres que surgieron a lo largo del siglo XVI a menudo reutilizaron los conocimientos empíricos de las mujeres sobre el cuerpo. Las ancianas de la parroquia que primero actuaron como «cuidadoras» de los enfermos pronto se convirtieron en «buscadoras» de los muertos, lo que contribuyó a mejorar los planes de salud pública al transmitir información epidemiológica a las autoridades civiles. En resumen, las mujeres del Renacimiento realizaron gran parte del trabajo cotidiano de curación y cuidado a lo largo de este período.

Parte de la dificultad para integrar estas contribuciones en una narrativa más amplia de la medicina moderna temprana se deriva de la naturaleza de las pruebas en sí. Gran parte de la documentación de las actividades médicas de las mujeres es fragmentaria y debe ser extraída a través de un trabajo minucioso en archivos locales y materiales impresos oscuros. Además, las fuentes no dicen nada sobre asuntos cotidianos de importancia. Las parteras que trabajaban sin compensación o las mujeres del vecindario que lavaban los cuerpos de los muertos han dejado pocos rastros en el registro documental.

Debido a que este tipo de trabajo corporal estaba completamente naturalizado como prácticas de cuidado femenino, solo entró en los registros históricos cuando alcanzó el nivel de intercambio económico visible. Para complicar aún más las cuestiones relativas a las pruebas, existían acuerdos de reparto colectivo del trabajo entre familiares, amigos y vecinos.

Nuestra comprensión de la interacción y los conflictos entre las curanderas y la medicina profesional como conjunto de conocimientos y prácticas sigue siendo parcial en el mejor de los casos. El enfoque habitual en los títulos oficiales y las identidades ocupacionales nos ha llevado a subestimar y menospreciar los servicios de salud que las mujeres renacentistas proporcionaban en el hogar y a la comunidad.

Al redefinir lo que constituyó el trabajo sanitario, podemos trazar un panorama más complejo de la atención en la Edad Moderna y el lugar que ocupaban las mujeres en ella. Las nuevas interpretaciones han situado a las mujeres directamente en el ámbito de la promoción de la salud y la gestión de enfermedades, desde la farmacia y la medicina doméstica hasta las estructuras emergentes de salud pública. Los términos «agentes médicos» y «agentes de salud» abarcan una gama más amplia de profesionales activos en entornos en los que rara vez se utilizaban títulos formales, y el concepto de «trabajo corporal», introducido por Mary Fissell, ha comenzado a desmantelar algunas de las «jerarquías de valor» creadas por primera vez en la Edad Moderna y reproducidas por generaciones posteriores. Esta reorientación da lugar a una descripción más precisa y dinámica de la prestación de servicios médicos en el Renacimiento, al tiempo que revela su naturaleza profundamente marcada por el género.

La búsqueda de la salud a menudo proporcionaba el trampolín para que las mujeres con manos hábiles y mentes inquisitivas experimentaran con remedios o dieran nuevos usos a los conocimientos sobre el cuerpo. En general, sus objetivos estaban orientados a los resultados. La farmacia, en particular, ofrecía un ámbito propicio para que las mujeres de la élite promovieran sus intereses experimentales y difundieran remedios patentados dentro de amplias redes epistolares. Como parte integrante de la buena gestión del hogar, la elaboración de medicamentos se convirtió en una virtud tangible de las esposas, al tiempo que proporcionaba una vía para seguir investigando y en ocasiones conseguir unos ingresos extra. La lectura de textos médicos ofrecía otra vía para la adquisición de conocimientos prácticos. Al extraer y reorganizar la información que se encontraba en los herbarios y volúmenes impresos, y luego interpolar nuevas observaciones en estos extractos, las mujeres cultas no solo consumían, sino que también producían nuevos conocimientos. Las viudas y las mujeres solteras más pobres solían tener objetivos comerciales más explícitos al elaborar y comercializar remedios en una economía informal. Del mismo modo, las innumerables mujeres que vivían en instituciones de custodia —niñas huérfanas, esposas abandonadas, prostitutas reconvertidas— desarrollaron y difundieron conocimientos sobre la curación al atender las necesidades sanitarias de otras residentes dentro de estas comunidades. Al haber crecido o envejecido en un entorno institucional, estas mujeres asumían gran parte de la responsabilidad de su propio cuidado.

El lugar clave del Renacimiento fue Italia. La Italia renacentista se distinguía de sus vecinos del norte por su alta densidad urbana, su economía fundamentada en un rico comercio, su extensa cultura impresa, su humanismo médico precoz y sus sociedades cortesanas bien desarrolladas. Las ciudades y cortes italianas del siglo XVI presumían de un alto grado de conocimientos sobre salud, gracias en parte a la popularidad de los regímenes de salud impresos en lengua vernácula que centraban la atención en la importancia de los seis «no naturales»: la dieta, el aire, el sueño, la evacuación, el ejercicio y el equilibrio emocional. Según el pensamiento médico galénico, estos factores externos ayudaban a regular el equilibrio interno de los humores que determinaban la buena salud.

Los espacios domésticos ocupaban un lugar destacado en esta creciente cultura de la prevención, lo que confería a las amas de casa importantes responsabilidades como guardianas de una vida saludable. Había una amplia variedad de curanderas y sanadoras procedentes de todos los estratos sociales: consortes principescas preocupadas por mantener sanos a sus herederos; damas de la corte que difundían prácticas médicas más allá de las fronteras políticas y lingüísticas; mujeres patricias y esposas de comerciantes que traficaban con el poder curativo de las reliquias; monjas renuentes que encontraban una salida intelectual en la medicina, la botica y el mundo natural, y sus hermanas más devotas que destacaban en la elaboración y comercialización de remedios; campesinas encargadas de cuidar a los hijos de los nobles; viudas y mujeres solteras que trabajaban en las farmacias de los conventos o huérfanas que atendían a pacientes pobres con sífilis en los hospitales. Adoptar un enfoque integrador mues-

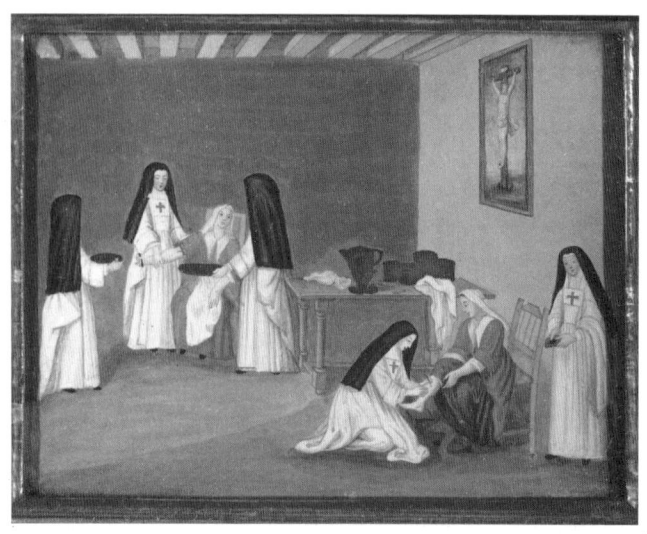

Monjas de la Abadía de Port-Royal-des-Champs atendiendo a los enfermos
[Musee et Domaine National de Versailles et de Trianon].

tra el valor y el significado que sus contemporáneos atribuían a estos diferentes servicios en un mercado sanitario plural. La medicina casera y los cuidados en el hogar siguieron siendo la primera opción para la mayoría de los europeos hasta el siglo XIX, a pesar de la proliferación de hospitales y licencias médicas a lo largo de la Edad Moderna.

En la Europa renacentista, se esperaba que las mujeres de todos los ámbitos sociales supieran cómo preparar remedios y tratar a los miembros de la familia por dolencias comunes. Algunas sanadoras atendían a una clientela más amplia como forma de complementar sus ingresos, o simplemente por caridad. Como una de las muchas opciones disponibles en un entorno médico diverso, los cuidados caseros siguieron firmemente arraigados en la jerarquía de recursos. Incluso las familias acomodadas que podían permitirse tratamientos costosos por parte de profesionales cualificados utilizaban la atención doméstica como alternativa o complemento a otras medidas terapéuticas. A diferencia de los conocimientos teóricos que reivindicaban los médicos, las sanadoras caseras acumularon un conjunto de conocimientos que en gran medida eran «transmitidos oralmente, basados en la experiencia, concretos y orientados al cuerpo» y que en gran medida han pasado desapercibidos. Esta forma de pensar permeó en mayor o menor medida al resto de países europeos.

LOS CUIDADOS SANITARIOS EN LA NOBLEZA

Las mujeres del Renacimiento tenían a su disposición una gran cantidad de información textual que fomentaba la alfabetización en materia de salud. Entre los manuscritos que circulaban ampliamente se encontraban regímenes de salud vernáculos como el *Tesoro dei poveri*, del siglo XIII, que gozó de una enorme popularidad como manual para el cuidado doméstico. Escrito en latín por Pietro Ispano (el papa Juan XXI) y traducido a numerosas lenguas vernáculas, este antiguo manual recorría el cuerpo de la cabeza a los pies, y ofrecía remedios para una impresionante variedad de problemas de salud, como fiebres, caída del cabello y problemas reproductivos.

El prestigio de esta obra queda documentado por su incorporación al libro de recetas de 1515 compilado por el hospital cívico florentino de Santa Maria Nuova. Otra información práctica sobre salud que circulaba en manuscritos alrededor de 1500 incluía numerosos herbarios, tratados sobre la peste, materiales astrológicos y calendarios que indicaban los momentos adecuados para las sangrías.

Estos materiales se complementaban con una avalancha de publicaciones médicas que salían de las imprentas ya en la década de 1470. Iban desde panfletos sencillos hasta el primer formulario cívico oficial impreso en Europa, publicado en Florencia en 1499. Eran especialmente abundantes los regímenes de salud en lengua vernácula, que se dirigían cada vez más a un público lector no especializado. Basándose en los antecedentes medievales, los regímenes de salud impresos exponían a los lectores no solo los síntomas y las curas, sino también los principios de una vida saludable en un esfuerzo preventivo y divulgador muy cercano al corazón de la enfermería.

La creciente popularidad de estos textos hacia 1550 promovió una vibrante cultura de la prevención en la Italia del Renacimiento. A pesar de la continuidad en el pensamiento médico, los manuales de salud del Renacimiento diferían de los anteriores, como el *Tesoro dei poveri*, en que adoptaban un enfoque más didáctico sobre el cuerpo y el mantenimiento de la salud. Muchos manuales de salud exitosos impresos en el siglo XVI fueron escritos por médicos, que se reinventaron a sí mismos como asesores profesionales de salud y que comercializaban información en lugar de curas. En consecuencia, los regímenes de salud del Renacimiento escritos en lengua romance ampliaron los conocimientos sobre salud del público lector y ampliaron la cultura material de la vida saludable.

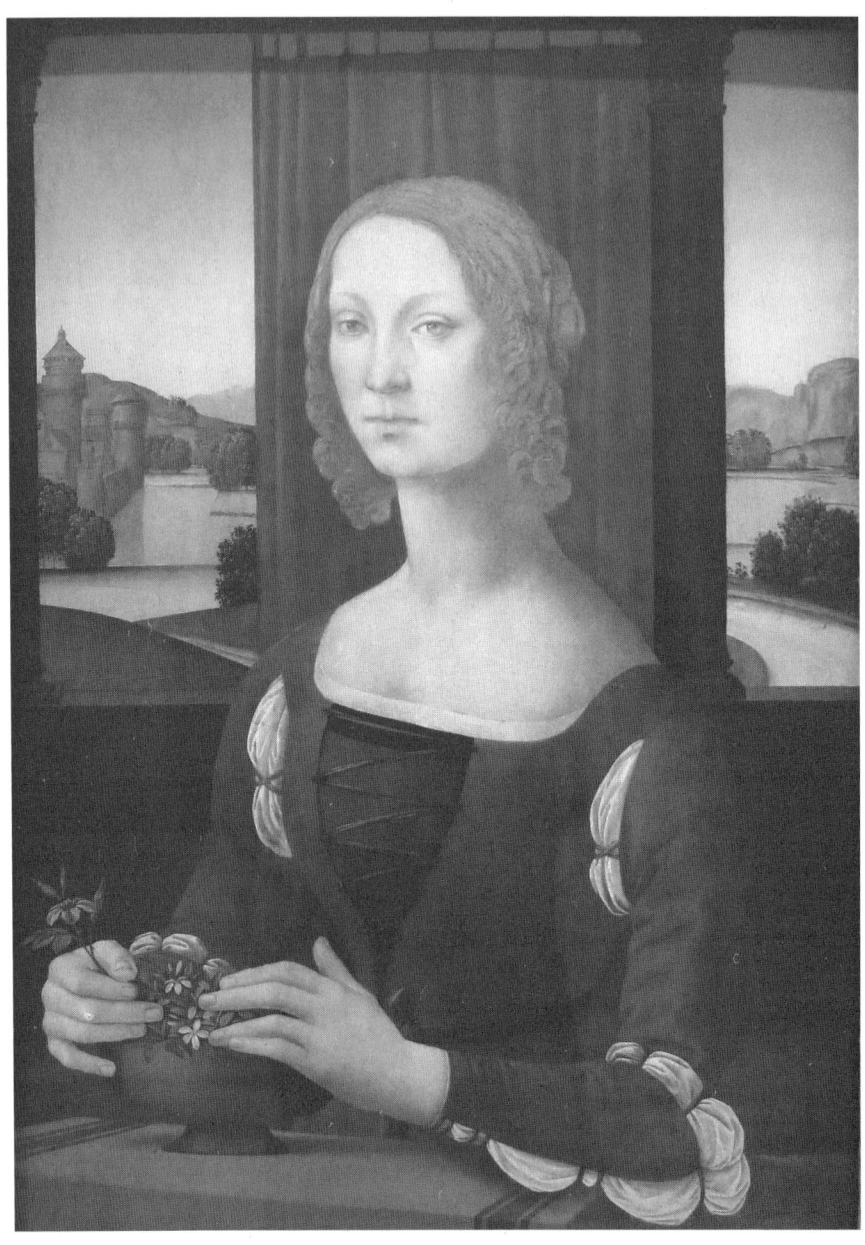

Dama dei gelsomini, de Lorenzo di Credi, ca. 1485-1490. Pintura identificada tradicionalmente con Catalina Sforza (1463-1509), señora de Ímola y condesa de Forlì, una de las figuras femeninas más destacadas de la Italia del Renacimiento. Obra conservada en la Pinacoteca Comunale di Forlì, procedente de la iglesia de San Giacomo Apostolo dei Domenicani.

La importancia de los cuidados se plasma en que era una de las ocupaciones principales de las mujeres más poderosas de la época. Catalina Sforza (1463-1509), regente de Forlì e Imola, abuela paterna de Cosme I, mantenía un gran interés por la medicina y la alquimia mientras se desplazaba entre sus residencias de Milán, Roma, Florencia y su propio dominio. Al igual que otras mujeres nobles de la Edad Moderna, utilizaba recetas y remedios como moneda de cambio dentro de una amplia red epistolar. Entre sus corresponsales médicos se encontraban parientes nobles, boticarios locales, agentes políticos y practicantes irregulares.

El enorme compendio de 454 recetas de Sforza, conocido como *Experimentos*, integraba los frutos de la experimentación práctica con secretos obtenidos de sus numerosos contactos en las cortes de toda Europa. La gran mayoría de las recetas de su colección eran de naturaleza medicinal e incluían píldoras y polvos para curar la fiebre; ungüentos para tratar la gota, los tumores, la ciática y las heridas; destilados para aliviar las infecciones y elixires para fortalecer el cuerpo. Otras recetas abordaban secretos de belleza, medicina veterinaria y la transmutación de metales. Un número considerable de ellas estaban escritas en clave o en latín para preservar mejor su secreto. A lo largo de la colección, Sforza atestiguaba la eficacia de diversos remedios señalando que habían sido probados y comprobados por ella misma, utilizando expresiones como «remedio probado», «verdaderamente probado y comprobado» o «probado y seguro».

María Salviati (1499-1543), madre de Cósimo I, ejerció una enorme influencia sobre las rutinas diarias de cuidado y los procesos críticos de toma de decisiones, lo que la llevó a interactuar frecuentemente con los médicos de la corte y otros profesionales. Nieta de Lorenzo el Magnífico, Salviati era conocida por su piedad, modestia y agudo instinto político. La correspondencia de María Salviati rebosa de conocimientos prácticos. Es evidente que estaba familiarizada con las técnicas comunes de destilación para elaborar agua de rosas y diversos tónicos saludables, mientras que su disposición a experimentar con remedios tradicionales queda patente en el remedio «secreto» que desarrolló para los parásitos intestinales. Los parásitos eran una dolencia común pero grave que podía provocar emaciación y la muerte, especialmente en los niños.

La cura de Salviati contra las lombrices debió de ser especialmente apreciada por los miembros de su familia: no solo se utilizó con frecuencia durante su vida, sino que también siguió utilizándose después de su muerte. Su prima Caterina Cibo, otra nieta de Lorenzo el Magnífico, creó un remedio para eliminar los bloqueos intestinales que más tarde se incorporó a los formularios de la corte de los Medici. Eran, por tanto, mujeres nobles que actuaban como sanadoras o curanderas e intercambiaban consejos sobre tratamientos y desarrollaban algunos medicamentos propios.

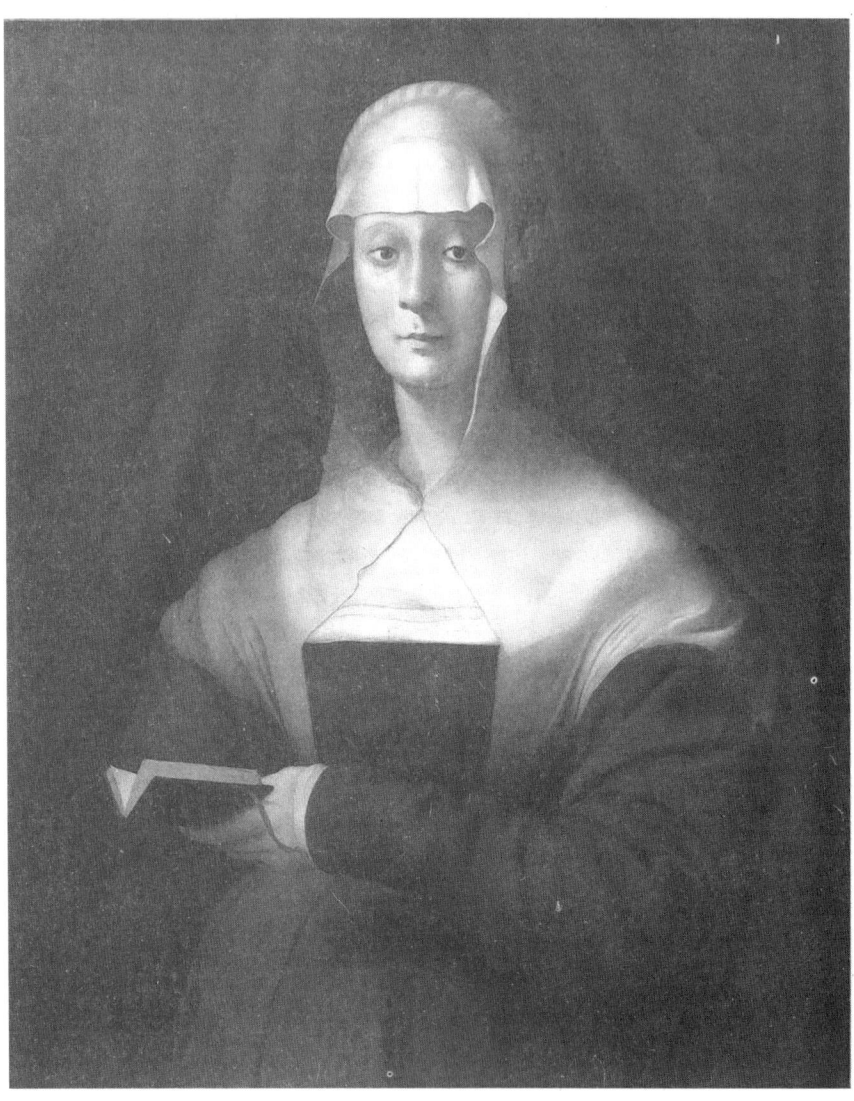

Retrato de María Salviati atribuido a Pontormo, ca. 1543-1545. María Salviati (1499-1543), miembro de la alta nobleza florentina y madre de Cosme I de Médici, aparece representada con la sobriedad y el rigor característicos del retrato cortesano del Renacimiento tardío. Obra conservada en la Galería de los Uffizi (Florencia).

LAS HERRAMIENTAS PARA CURAR

A pesar de esta familiaridad con la elaboración de medicamentos, las mujeres italianas parecen menos visibles como agentes médicos en este sentido que sus homólogas alemanas e inglesas. Algunos estudios han argumentado que los textos prescriptivos italianos desanimaban a las mujeres de la élite a ensuciarse las manos en la cocina, donde se preparaban la mayoría de los remedios medicinales. Aunque los textos populares pueden haber inhibido a las mujeres urbanas de fabricar medicamentos en grandes cantidades, las estructuras de mercado resultantes de una mayor urbanización probablemente expliquen las diferencias percibidas. En cualquier caso, es importante recordar que se trata simplemente de diferencias de grado, no de tipo. Las nobles alemanas que vivían en fincas rurales distribuían regularmente remedios caseros a los arrendatarios y a los pobres locales como parte de la gestión de la finca. Estos centros localizados, como las masías en Cataluña, permitían a las mujeres de cierto nivel con manos hábiles y mentes inquisitivas satisfacer su curiosidad intelectual al tiempo que cubrían importantes lagunas en la prestación de asistencia sanitaria local. Por el contrario, las ciudades renacentistas italianas contaban con mercados muy bien surtidos que vendían remedios traídos incluso de Asia y América. Los residentes podían elegir entre una amplia gama de vendedores, adquirir productos en sus tiendas favoritas o comprar remedios a curanderos itinerantes. Las amas de casa seguían fabricando jarabes y ungüentos en sus cocinas, pero el fácil acceso a productos ya preparados puede haber reducido el incentivo para producir grandes cantidades o ampliar la variedad de medicamentos.

El uso y de productos para la salud no solo afectaba a las mujeres nobles. El influyente manual de conducta escrito por el humanista español Juan Luis Vives recomendaba que las mujeres casadas aprendieran a tratar las dolencias comunes como parte esencial de la gestión del hogar. Dado que la compra de medicamentos y servicios podía resultar costosa, los cuidados en el hogar centrados en la prevención, la farmacia y la «física» —los pilares de la medicina doméstica— permitían conservar los recursos familiares, lo que los convertía en una opción económica para las clases medias, comerciantes y artesanos. «Dado que el cuidado de los habitantes de la casa recae sobre la mujer», escribió Vives en *La educación de una mujer cristiana* (1524), «ella tendrá a mano remedios para las dolencias comunes y casi diarias y los tendrá preparados en la despensa». De ese modo, la

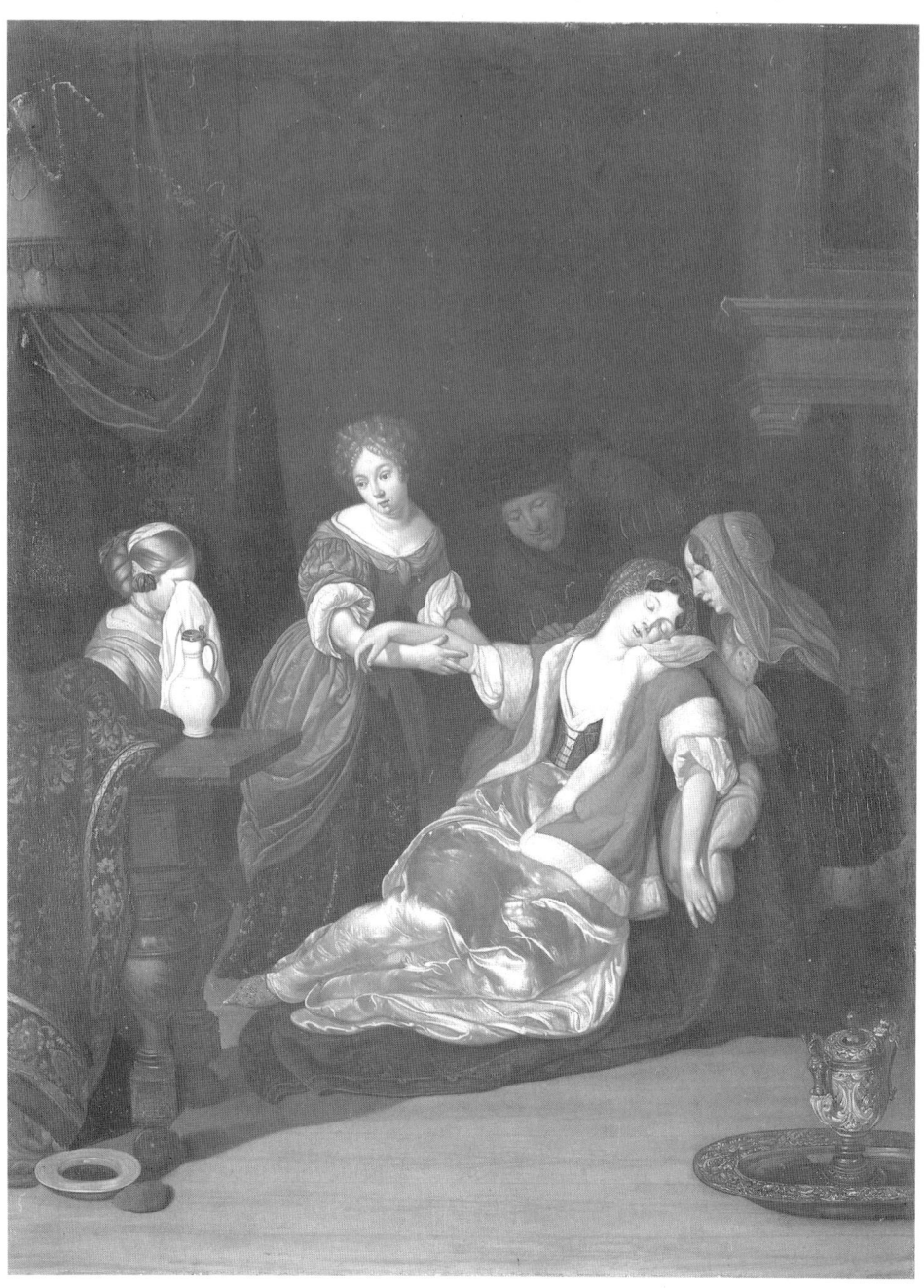

Una dama desvanecida tras una sangría, de Eglon van der Neer, siglo XVII. La escena representa a una mujer que pierde el conocimiento después de una flebotomía, práctica terapéutica ampliamente utilizada en la medicina europea de la Edad Moderna. La sangría, basada en la teoría de los humores, se aplicaba para tratar múltiples dolencias y formaba parte de la práctica médica habitual.

buena esposa «no tendrá que llamar al médico a menudo ni comprar todo en la botica». Las habilidades prácticas de curación podían adquirirse «de la experiencia de otras matronas prudentes», complementadas con la lectura de «algún manual sencillo sobre el tema». Vives también encargó a las amas de casa «la regulación de la dieta diaria», que consideraba «de suma importancia» para el mantenimiento preventivo de la salud.

Otro grupo de herramientas eran elementos sagrados que supuestamente amplificaban el poder curativo de los remedios naturales. Las monjas de principios de la Edad Moderna eran famosas por practicar «entre el cielo y la tierra» y utilizar objetos sagrados con fines terapéuticos. Trabajando en la encrucijada entre la religión, la magia y la medicina, manipulaban el poder de las reliquias, el pan bendito y la palabra sagrada, especialmente al tratar problemas relacionados con el embarazo y la infertilidad femenina. Para ello utilizaban objetos que iban desde bandejas de parto hasta dispositivos de fertilidad, lo que daba a las mujeres y a las familias un mayor control sobre los peligros inherentes al embarazo y al parto. A menudo despreciados hoy en día por supersticiosos, estos artículos formaban parte de la cultura dominante en el Renacimiento. Los amuletos y las oraciones tenían una base sólida en la medicina humoral y no eran en absoluto un último recurso. Las reliquias eran elementos de un valor excepcional precisamente por sus posibles efectos sobre la salud. Sin embargo, en su mayor parte, los materiales cuasi mágicos utilizados se asociaban con las comadronas, que solían envolver los cuerpos de las mujeres en trabajo de parto con fajas de parto con oraciones o versículos de las Escrituras inscritos, o recitaban la leyenda de Santa Margarita, patrona del parto, junto a su cama. En ocasiones, los monjes y frailes emprendedores eran criticados por explotar su acceso a lo sagrado produciendo amuletos de parto y amuletos con textos con fines lucrativos.

Un último factor importante era el intercambio de información sobre los cuidados. La correspondencia habitual solía incluir información sobre el estado de salud de los miembros de la familia. Sin embargo, cuando surgía una enfermedad, los familiares y el personal, así se ha visto en el archivo de los Medici, escribían varias cartas al día, con la hora claramente indicada, para mantener a los destinatarios al corriente de la evolución de la situación.

Estudios recientes han puesto de relieve la importancia de las cartas y las redes epistolares para las mujeres de la Edad Moderna, que solían intercambiar remedios curativos y consejos dentro de «comunidades de con-

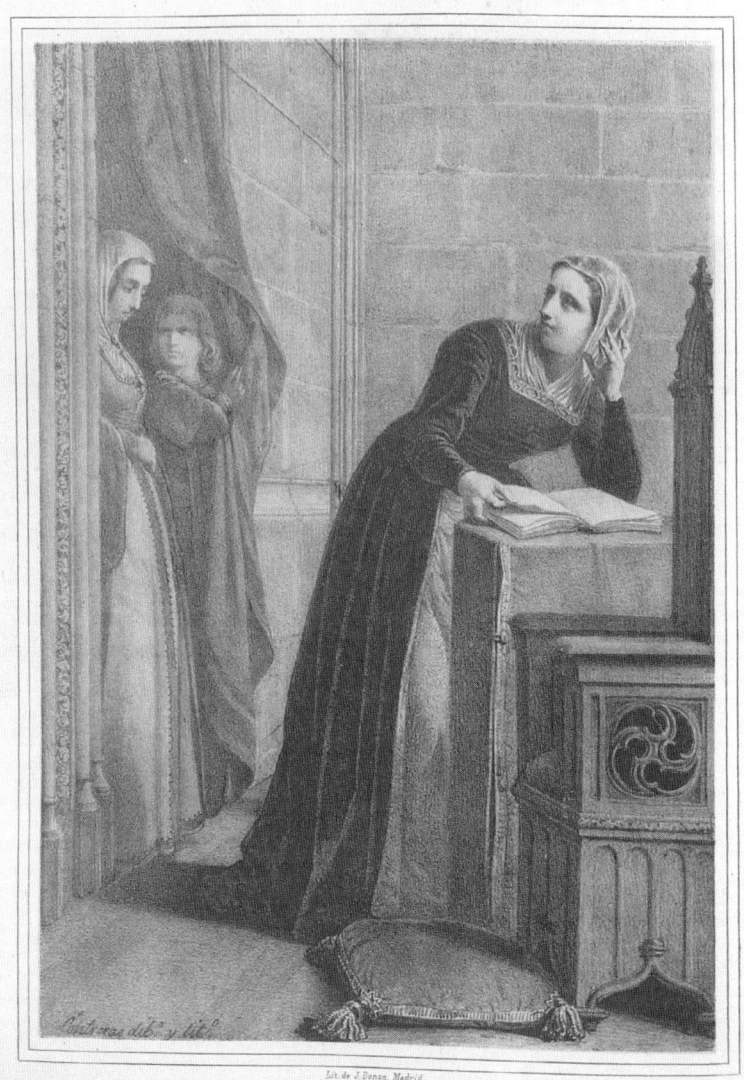

Lit. de J.Donon. Madrid.

MUJERES CÉLEBRES. | Dᴬ BEATRIZ GALINDO (LA LATINA)

fianza de personas con conocimientos». Las cartas conservadas escritas por y a las mujeres de la corte de los Medici les dan una voz excepcional como agentes sanitarios, al tiempo que arrojan nueva luz sobre la práctica cotidiana de la familia ducal. Ya sea que se trate de dolencias comunes o situaciones de crisis, su detallada correspondencia revela la importancia del conocimiento práctico de las mujeres para el establecimiento de rutinas de cuidado, así como para la toma de decisiones médicas. También la correspondencia con los médicos. Cuando el médico Dionisio Reguardati acompañó a Lodovico Sforza en su visita a Cremona en 1467, informó ¡varias veces al día! a su madre, Bianca María Visconti, sobre el estado de salud del niño.

Estas mujeres con conocimientos sobre salud ampliaron enormemente los recursos de cuidado disponibles en la sociedad, por un lado, y produjeron y difundieron una amplia gama de habilidades y conocimientos, por otro, aprovechando los cambios ligados al Renacimiento: la imprenta, las redes de transporte y comunicación, la alfabetización de las clases medias y altas, el desarrollo de procedimientos químicos y farmacéuticos.

LA FUNDACIÓN DE HOSPITALES: EL EJEMPLO DE LA LATINA

El interés por la salud y la devoción religiosa se plasmó en la fundación de hospitales. Uno de los barrios más céntricos y populares de Madrid ostenta el castizo nombre de La Latina. Mucho menos conocido por los nativos y turistas que recorren sus calles es que dicho nombre está ligado a la memoria de una mujer, Beatriz Galindo, fundadora de conventos y hospitales, apreciada y recordada por el pueblo de Madrid y por el barrio, «por ella tan amado y engrandecido», que lleva su apodo.

Galindo, llamada «la Latina», nació en Salamanca en una fecha dudosa entre 1464 y 1474. El sobrenombre de «la Latina» lo ganó por su dominio exquisito de este idioma culto y fue llamada a la Corte por Isabel la Católica, que quería mejorar su formación para estar a la altura de su marido, Fernando.

Beatriz pertenece al grupo de las llamadas *puellae doctae*, «niñas doctas», de la Corte de Isabel la Católica, donde estaban las esposas de nobles principales y sus hijas. Como era la costumbre en la época, en agradecimiento a sus servicios, los Reyes Católicos la casaron con un hombre de buena posición, en su caso con Francisco Ramírez de Madrid, destacado capitán, secretario del Consejo real, llamado «el Artillero» por su pericia en el diseño y mejora de proyectiles.

Francisco el Artillero murió en 1501, en una emboscada de los moros en la Serranía de Ronda, lo que dejó viuda a Beatriz a los treinta y seis años. Galindo es también encargada de ser tutora de los cinco hijos de los reyes, y en especial de las tres menores: Juana, que se casaría con Felipe de Flandes y sería conocida posteriormente como Juana la Loca, María y Catalina, futura esposa de Enrique VIII de Inglaterra.

Su conocimiento de la corte de los Reyes Católicos, su fama de mujer sensata y leal y quizá también un cariño personal explican la visita que le hace el emperador Carlos V, hijo de la reina Juana, en su camino hacia Madrid en noviembre de 1524.

Tras la muerte de su esposo, Beatriz comienza a combinar su servicio a la reina con el establecimiento de dos conventos: la Concepción Jerónima y la Concepción Franciscana, que impartían clases para mujeres sin recursos, y la fundación del Hospital de los Pobres, que fue conocido desde muy pronto como Hospital de La Latina. Estos gestos, generosos y eficaces al mismo tiempo, hacen que se gane el cariño de las gentes de Madrid. De estas fundaciones se ha salvado mucha documentación original que nos permite comprobar, por un lado, el apoyo de la reina a estos proyectos de su amiga y, por otro, la capacidad de gestión de Beatriz Galindo. No se limita a donar un dinero, sino que diseña y pone en pie un proyecto ambicioso que ha de mantenerse mucho más allá de su vida. Establece la normativa de los conventos y del hospital y dicta reglas claras, estrictas, solidarias, donde se indica que solo pueden ser acogidos los pobres —otras fundaciones de beneficencia terminaban al servicio de los ricos—, que no se les abandone hasta que tengan un trabajo para evitar que acaben pidiendo limosna por las calles, e incluso se preocupa de su salubridad y financia el traslado de un matadero cercano para evitar olores desagradables y riesgos de enfermedad para sus acogidos. Instruye los deberes y obligaciones del médico, capellán, despensero, boticario, enfermero sangrador y otros tantos, detallado en las Constituciones originales del Hospital, formuladas por su Fundadora (1525). Veamos algunos ejemplos de esas disposiciones:

Los patrones del hospital deberían visitarlo como mínimo, dos veces al año: al día siguiente de la Dominica de Quasimodo y la otra el día siguiente al de San Lucas. En la visita deben estar presentes todos los oficiales del hospital: rector, capellán, físico, boticario y enfermero y «sean examinados con mucha diligencia cómo hace cada uno su oficio y vean si hay necesidad de despedir a algunos y tomar otros nuevos». «Cuantos más enfermos sean curados y servidos en dicho hospital, más clemencia y aumentación de gloria merecerán oír del Salvador: lo que a estos pobres e pequeñuelos hizisteis, a mí lo hiziste.»

El médico tenía que visitar a los pacientes dos veces al día o más si fuese preciso, «una luego que salga el sol y la otra a la hora de vísperas»: «Debe preguntar al enfermo cuántas veces se ha purgado, jaropado [haber tomado jarabes] y sangrado. Si había tomado las medicinas a su tiempo y qué había comido el día anterior. Tenía que visitar la botica «para examinar las medicinas y ver cómo se gastan» y estar presente en las visitas de los patrones».

Los enfermos que acudían al Hospital de La Latina eran pobres de necesidad, no tenían medios para poder curarse y, al tener que dejar de trabajar, pasaban hambre ellos y sus familias. Se buscaba un particular tipo de enfermos:

> Don Francisco Ramírez en una cláusula de su testamento decía que: «en dicho Hospital serán curados doce pobres los cuales sean enfermos de enfermedades que se puedan curar e no reciban en el dicho Hospital enfermos de enfermedades incurables, así como son leprosos, tullidos e de las bubas, tísicos, éticos, llagados e heridos de cualquier otra enfermedad semejante, contagiosa o cargosa porque cualquiera de éstas impide que sean curados otros muchos, excepto en tiempo de pestilencia que se podrán curar aunque su enfermedad es contagiosa e cuando algún enfermo fuere sano sea despedido e recibido otro en su lugar de manera que siempre haya doce enfermos en dicho Hospital. E los dichos pobres no sean despedidos hasta que estén en disposición que puedan trabajar; porque no sean constreñidos a pedir por las puertas.

El Beaterio del Hospital se define en el capítulo VIII de las Constituciones.

Dice la Fundadora: «Quiero y es mi voluntad que en el aposentamiento que esta junto con el Hospital donde agora yo estoy, que en lo baxo del estén siempre cinco mugeres y sean personas honestas que hayan vivido y bivan honestamente, las cuales elijan los Patrones.» «E estas sean obligadas a visitar muchas veces los enfermos e consolarlos e trabajar que estén limpias las camas y la sala de los enfermos y estar con los que quisieren morir».

Las solicitudes de las mujeres que deseaban entrar al hospital como beatas iban dirigidas al Cura Rector y este las leía en la Junta. En ocasiones tenían que esperar a que se produjese una vacante, bien por despido o bien por fallecimiento. Generalmente eran viudas con rentas bajas heredadas de sus maridos o bien solteras a las que no les alcanzaba para vivir la renta de sus padres. Debían tener entre cuarenta y cinco y cincuenta años cuando entraban y no tener cargas familiares, ni hijos, para que no molestasen a los enfermos, «porque estos necesitaban que hubiese tranquilidad y silencio en el hospital para curarse». Las instrucciones entraban en un enorme detalle:

[...] cuando el enfermo [...] en articulo de muerte ha de proveer que haga testamento, sin estorbarle de hacer lo que quisiere [...] hagan barrer la sala donde están —los enfermos— e aderezar las camas, e haya almohadas muy limpias puestas en un arca para que solamente se pongan a los enfermos al tiempo de comulgar y unas sábanas muy limpias con las cuales se cubran las camas del enfermo por la veneración del Santísimo Sacramento y junto a la cama se ponga un brasero con algunos perfumes e buenos olores [...].

«[...] las mujeres que estén en mi aposentamiento, estén con el enfermo cuando se quisiere morir, de manera que se ponga grande estudio [gran empeño] en que el enfermo no muera nunca solo [...]».

Terminadas sus fundaciones benéficas, Beatriz Galindo estuvo con Isabel la Católica hasta su último viaje. Cuando la reina muere, Beatriz le presta el último servicio y acompaña al cadáver de su amiga en el largo y duro recorrido desde Medina del Campo hasta Granada, donde Isabel ha elegido ser enterrada.

Las últimas voluntades de la Latina, fechadas en 1534, que dan instrucciones para un entierro digno y sencillo, el suyo, demuestran una vez más la austeridad de su espíritu, y alerta a sus hijos y nietos de que no se quejen del dinero gastado en sus fundaciones porque ella se ha privado de todo, ha vivido en un régimen de estrecheces y sin dilapidar su herencia, para poder hacer esas obras de caridad, y pide que se la entierre:

> [...] como a un pobre de los que mueren en el hospital y que no tañan campanas algunas al volar del monasterio o parroquia donde yo muriese y que no haya hachas, y que ninguno traiga luto por mí, y el oficio sea como cuando muere una religiosa.

CONFLICTO ENTRE CIENCIA Y RELIGIÓN

El comienzo de la Edad Moderna plantea un conflicto entre ciencia y religión. Por un lado, el conocimiento del cuerpo y con él de las enfermedades cada vez es más profundo; por otro lado, existe una profunda fe que cree en las reliquias, los milagros y la intercesión divina.

Un ejemplo puede ser ilustrativo. El heredero de Felipe II, el príncipe Carlos de Austria, se golpeó la cabeza al caer por unas escaleras en Alcalá de Henares, según algunos al perseguir a una criada, y sufrió una fractura craneal que se complicó con fiebres e infecciones. Felipe II, muy preocupado, mandó llamar a los mejores médicos y cirujanos de España y de otros reinos, que recurrieron a remedios tradicionales como sangrías, cataplasmas y purgas, pero también a intervenciones quirúrgicas poco comunes para el siglo XVI. El rey solicitó la ayuda del famoso anatomista Andrés Vesalio, considerado el padre de la anatomía moderna, quien se encontraba en Madrid. Vesalio practicó una trepanación (abrir un orificio en el cráneo) para aliviar la presión intracraneal, un procedimiento muy arriesgado para la época. Durante semanas, el equipo de cirujanos y asistentes realizó curas, drenajes y aplicó vendajes; los criados y religiosos que estaban a su servicio cumplieron el papel de cuidadores constantes, ocupándose de su limpieza, alimentación y reposo, funciones que hoy consideraríamos cuidados enfermeros. De manera sorprendente, Carlos sobrevivió, aunque quedó con secuelas físicas y mentales y su carácter se volvió aún más inestable, algo que los cronistas de la época destacaron mucho.

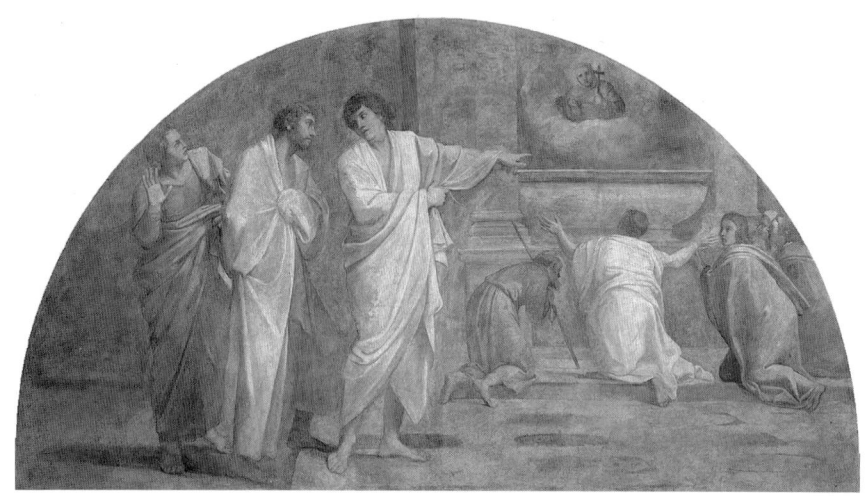

Aparición de san Diego de Alcalá sobre su sepulcro, de Annibale Carracci, finales del siglo xvɪ. Pintura que representa la manifestación milagrosa de san Diego de Alcalá (1400-1463), fraile franciscano conocido por su dedicación a los pobres y a los enfermos. La escena alude al culto desarrollado en torno a su tumba tras la muerte y a la asociación entre santidad, milagro y curación.

Pero junto a lo que podíamos llamar el «enfoque científico», el rey ordenó abrir el sepulcro de fray Diego de Alcalá (1400-1463), un fraile franciscano muy venerado, cuyo cuerpo se conservaba incorrupto en el convento de Santa María de Jesús en Alcalá. Fray Diego había peregrinado a Roma y gran número de religiosos llegados a la Ciudad Eterna cayeron enfermos, víctimas de una epidemia que azotó la ciudad, y el amplio convento de Araceli fue convertido en enfermería. Fray Diego se ocupó de la dirección del improvisado hospital, donde permaneció durante tres meses atendiendo a los enfermos, y sus biógrafos registran la curación milagrosa de muchos de los que allí ingresaron gracias a su piadosa intercesión. Esa imagen debía haber calado y, ante la complicada situación de Carlos de Austria, el cadáver del fraile fue llevado hasta la habitación del príncipe y, según unos, fue colocado sobre su cuerpo y, según otros, fue acostado a su lado, como reliquia sanadora.

Los cronistas cuentan que, tras este contacto, la fiebre del príncipe remitió de manera inesperada y mejoró notablemente su estado de salud, lo que fue interpretado como un milagro atribuido a la intercesión del santo. Este hecho contribuyó al prestigio de Diego de Alcalá y fue uno de los elementos que impulsaron su canonización por el papa Sixto V en 1588.

Otro ejemplo de ese conflicto entre ciencia y religión fue la hermana Úrsula, monja del convento benedictino de Pistoia, Italia, del que llegó a ser abadesa. Era conocida por sus visiones y sus poderes curativos místicos, una carismática mezcla de medicina y magia religiosa. Todo el mundo quería los remedios y los consejos de la hermana Úrsula. A una archiduquesa embarazada que se encontraba muy mal, le envió especias medicinales y pan bendito en un amuleto, un talismán para aliviar las molestias.

Cuando la peste se extendió por el norte de la península itálica en el verano de 1630, la abadesa Úrsula comenzó a repartir agua del pozo del convento que, según ella, había sido bendecida por San Benito y prevendría la peste. Se congregaron multitudes, lo que atrajo demasiada atención hacia Úrsula y el Santo Oficio; la Inquisición abrió una investigación. Úrsula fue declarada culpable de simular santidad, pero la idea subyacente parece ser que había reclamado demasiado poder para ser una monja. La objeción de la Iglesia no era que el agua del pozo pudiera prevenir milagrosamente la peste, sino que el milagro fuera gracias a la abadesa. Sus escritos fueron quemados y ella fue encarcelada hasta su muerte, nueve años después.

Otra enfermera de la que hemos sabido gracias a los archivos es Paula de Eguiluz. Nacida en 1592 en lo que hoy es la República Dominicana, de madre esclava y padre libre, ambos de ascendencia africana, De Eguiluz se liberó a los treinta años y comenzó a trabajar como curandera, practicante de magia amorosa afrocaribeña e intérprete de sueños y visiones. Sus servicios curativos eran muy populares y llamaban la atención. El obispado de La Habana decidió embarcarla hacia Cartagena para que allí fuera juzgada por «bruja, herbolaria y mora que no tenía temor de Dios». Fue llevada ante la Inquisición en Cartagena de Indias, donde al principio negó los cargos, pero más tarde confesó. Tendría un total de tres juicios.

La acusaron de chupar el ombligo de una criatura, poseer el don de la ubicuidad gracias a un pacto con el demonio y exhumar fragmentos de huesos de muerto en el coro de la iglesia mayor con el fin de preparar una pócima destinada a curar a su amo de fiebres. Dijo que un demonio se le apareció en forma de «hombre blanco elocuente» y fue sentenciada a llevar hábito de reconciliada, a 200 latigazos y a trabajar gratis en el hospital de Cartagena, prestando cuidados de enfermería, lo que supuso un reconocimiento tácito de su habilidad con los enfermos.

Incluso después de su condena, De Eguiluz se negó a dejar de practicar sus habilidades. Durante los ocho años de vida cartagenera, vendió sus saberes para ligar amantes y para hacerse bien querer. Esto consistía en la preparación de pócimas, baños, ungüentos y amuletos para mantener el interés de los amantes o recuperar a los maridos infieles. Sus servicios eran tan solicitados por damas blancas y mulatas libres que se hizo rica y viajaba por Cartagena en una litera vestida con suntuosas ropas doradas. Fue arrestada en repetidas ocasiones y acusada de brujería, pero aprendió a confesar y arrepentirse de manera eficaz, y tejía historias espeluznantes que superaban en imaginación a los propios demonólogos. Aunque los inquisidores continuaron encarcelándola, azotándola y condenándola, también requerían sus servicios altos dignatarios de la Iglesia como el obispo Pérez de Lazarraga. De Eguiluz dijo lo que querían oír los inquisidores, pero también incluyó su experiencia con hierbas, recetas y curaciones. Ella enfatizó el hecho de que estaba tratando de ayudar a otros, no de dañar, pero también comentó que adoraba al diablo, pues sabía que esta confesión era la única forma en que los inquisidores la dejarían tranquila. De Eguiluz representa la lucha de muchas enfermeras de color indocumentadas que eran sanadoras y que sentaron las bases de una práctica popular de la enfermería, considerada inaceptable en aquella época y también en la nuestra.

No fueron las únicas. Este tipo de persecución religiosa se extendió a muchas mujeres, y en particular a las comadronas. El *Malleus Maleficarum*, está lleno de fantasías espeluznantes sobre las formas en que las mujeres eran más susceptibles al diablo «debido a su lujuria incontrolable». Se creía que las brujas tenían pezones adicionales para amamantar a los demonios o que podían ordeñar un cuchillo o hacer desaparecer el pene de un hombre. Los demonólogos argumentaban que las comadronas eran particularmente sospechosas porque podían conseguir bebés para el diablo. El *Malleus Maleficarum* dedica un capítulo entero a las numerosas y espantosas formas en que las comadronas podían comer o sacrificar a los bebés, pero no es nada cómico. Incluso una comadrona inocente cuya paciente tuviera un resultado no deseado, como un bebé muerto al nacer o con malformaciones, corría el riesgo de ser acusada de brujería. A ello se sumaba el ser una ocupación informal y con protagonistas con perfiles muy diferentes.

ENFERMERÍA EN EL NUEVO MUNDO

Casi al mismo tiempo que se fundaba el Hospital de Nuestra Señora de la Concepción en Madrid en 1499, se fundaba el primer hospital de América, el Hospital de San Nicolás de Bari, fundado en Santo Domingo (actual República Dominicana) en el año 1503. Fue establecido por orden del gobernador Nicolás de Ovando, que le puso el nombre de su santo homónimo, y es el hospital más antiguo del continente americano. Este grandioso proyecto respondía al deseo de emular las cortes europeas y se inspiró en el Renacimiento italiano. Es probable que el modelo del Hospital de San Nicolás fuera el gran Ospedale di Santo Spirito *in Sassia* de Roma, del que hemos hablado. Ya en 1522 este edificio estaba en funcionamiento y atendía a más de sesenta personas por día. Sin embargo, el lugar fue abandonado a mediados del siglo XVIII, aunque todavía hoy se desconocen las razones. Junto con la Catedral de Santa María la Menor, fundada en 1512, y la Universidad de Santo Tomás de Aquino, fundada en 1538, constituye una de las tres primicias del Nuevo Mundo en la ciudad de Santo Domingo.

El hospital estaba destinado a atender a colonos españoles, soldados, enfermos pobres y, en ocasiones, a indígenas. Fue construido siguiendo el modelo hospitalario europeo de la época, inspirado en los principios de hospitalidad cristiana, es decir, más caritativos que médicos, y que se centraba más en el descanso y la alimentación que en los tratamientos. Incluía espacios para alojamiento, alimentación y atención básica. Aunque hoy se encuentra en ruinas, su estructura ha sido estudiada por arqueólogos y conservada como parte del patrimonio histórico dominicano.

El complejo ocupaba la mayor parte de una manzana y estaba construido en dos niveles con planta en cruz. Cada una de las esquinas tenía un patio que proporcionaba luz, ventilación y espacio abierto a las instalaciones del hospital. La estructura, en consonancia con los hospitales europeos de la época, se componía de tres naves: una central para el culto, flanqueada por dos naves laterales que albergaban a los enfermos. De este modo, los pacientes se encontraban literalmente a unos pasos de la capilla situada en su centro y esto a pesar de que el hospital era gestionado por una asociación de benefactores y no por una orden monástica.

Ya en ruinas en 1908, cuando se derrumbó parte de su fachada, el hospital presentaba una combinación de elementos góticos y renacentistas, con una considerable influencia mudéjar, típica de los edificios del siglo XVI en

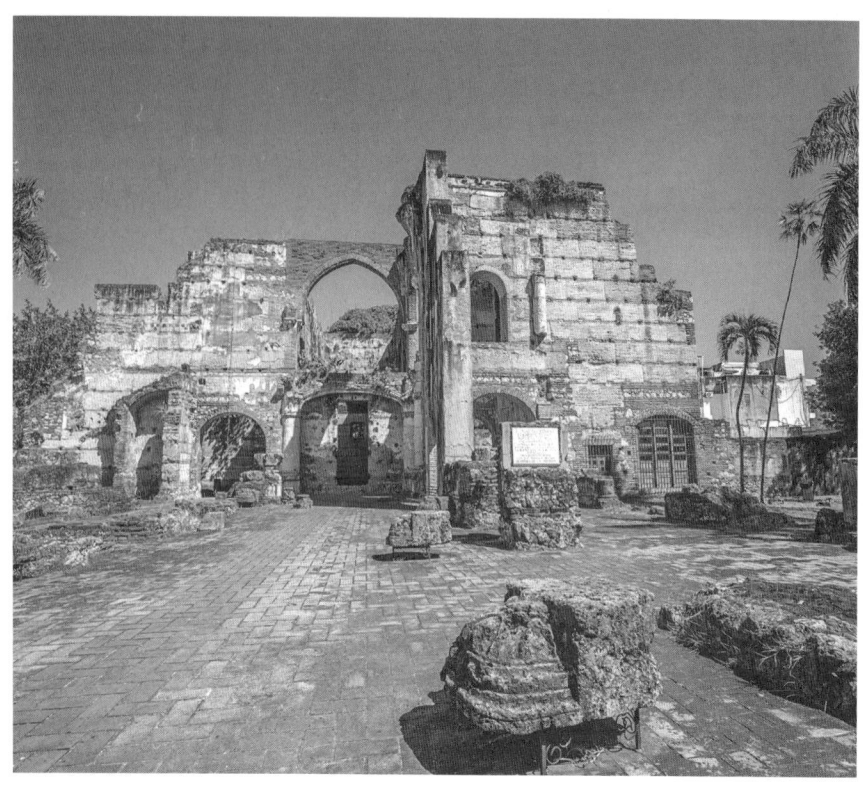

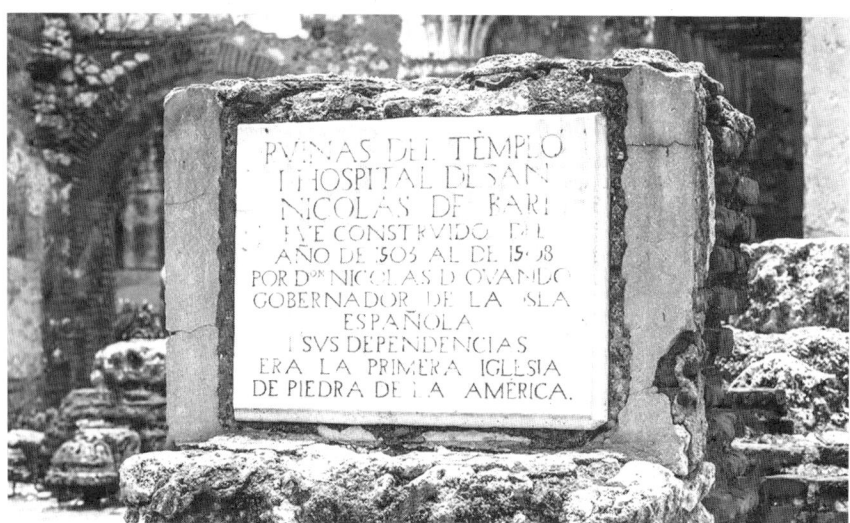

Ruinas del hospital de San Nicolás de Bari, República Dominicana [Oriole Gin].

Santo Domingo, con arcos interiores que sostenían bóvedas de crucería gótica, apuntados en el segundo piso y de cañón en la planta baja.

En el Hospital de San Nicolás de Bari había personas encargadas del cuidado de los pacientes, que incluían religiosos y religiosas, mujeres seglares —a veces viudas, pobres o esclavas—. Trabajaban como cuidadoras o sirvientas y realizaban tareas de higiene, alimentación y acompañamiento, y había enfermeros «a la manera antigua», como personas puestas «al cuidado de los cuerpos», lo que hoy llamaríamos auxiliares. Su trabajo era esencial pero no tenía un reconocimiento laboral ni académico.

Este hospital marca el inicio de la organización sanitaria en el Nuevo Mundo, y su creación refleja cómo el modelo asistencial europeo fue exportado a América desde los primeros años de la llegada de los españoles. El diseño moderno del hospital de San Nicolás de Bari sirvió de modelo para otros hospitales de América, como el Hospital de la Concepción —ahora conocido como Hospital de Jesús—, construido en México por Hernán Cortés en 1524. Cortés ordenó que el hospital se ocupara de atender al público sin distinción entre españoles, indígenas y castas y nombró primer director a fray Bartolomé de Olmedo. También dejó tierras al hospital en su testamento para apoyar su funcionamiento y lo organizó como una institución laica, lo que siglos después evitó que el hospital desapareciera, como otros, con las leyes de Reforma, que separaron en México la Iglesia y el Estado. En 1646, el hospital fue el sitio de la primera autopsia realizada en el continente americano, llevada a cabo para enseñar anatomía a los estudiantes de medicina de la Real y Pontificia Universidad de México. Tras importantes reformas, el edificio hoy en día continúa su función como hospital.

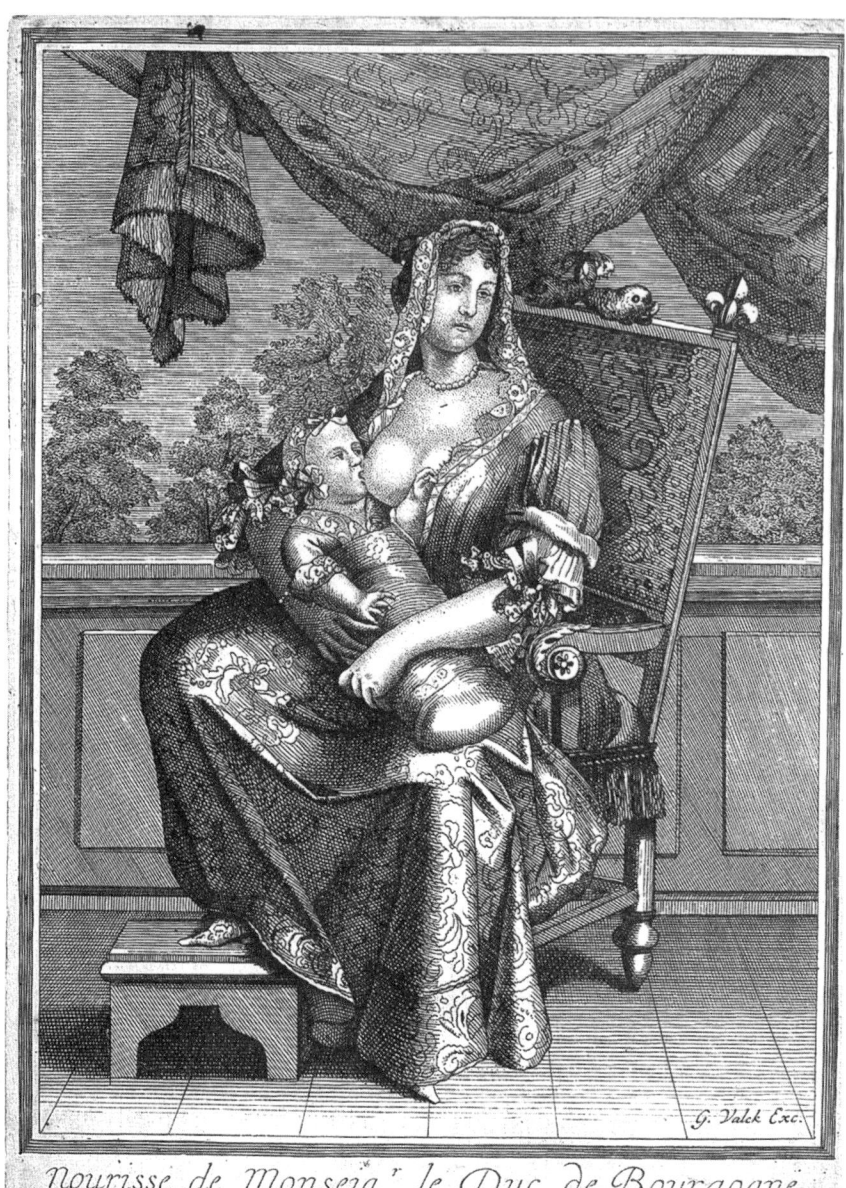

nourisse de Monseig.^r le Duc de Bourgogne.

Le Ciel nous fauorise en nous faisant present
D'vn Prince dont le nom rempli la terre et l'onde:

Petit fils de Louis, quatorziesme Regnant;
Que l'on verra vn jour le plus grand Roy du Monde.

G. Valck Exc.

Nodriza amamantando al duque de Borgoña. Grabado, siglo XVII. La escena muestra a la nodriza que amamantó al duque de Borgoña, nieto de Luis XIV, figura central de la dinastía borbónica. En la Francia del Antiguo Régimen, la lactancia de los hijos de la alta nobleza recaía con frecuencia en nodrizas, consideradas esenciales para la supervivencia y la salud del recién nacido [Wellcome Collection].

REFORMA PROTESTANTE Y SECULARIZACIÓN HOSPITALARIA (SIGLO XVI)

Mientras que en España y los virreinatos se fundaban nuevos hospitales, los reformadores protestantes, liderados por Martín Lutero, rechazaron la idea de que los hombres ricos pudieran obtener la gracia de Dios a través de buenas obras y donaciones a instituciones benéficas y cuestionaron los fundamentos del catolicismo y el poder del Papa. Los protestantes promovían el libre albedrío y una experiencia religiosa directa que reforzaba la individualidad de la persona. También rechazaron la idea católica de que los pacientes pobres ganaban la gracia y la salvación a través del sufrimiento.

Una de las medidas de la Reforma Protestante fue la supresión de las órdenes religiosas y la disolución de conventos y monasterios. Los reformadores —especialmente Martín Lutero, Ulrico Zuinglio y más tarde Juan Calvino— veían la vida monástica como contraria al Evangelio, porque, según ellos, fomentaba una idea de salvación basada en obras, votos y rituales, en lugar de en la fe en Cristo. Esta decisión causó en las regiones protestantes el cierre de conventos y abadías y la mayoría de los hospitales, y envió a los religiosos a sus hogares, habitualmente en contra de su voluntad. Por otro lado, los funcionarios municipales reconocieron el valor público de los hospitales, y algunos continuaron funcionando en tierras protestantes, pero sin monjes ni monjas y bajo el control de los gobiernos locales. Se reclutaron mujeres de diferentes procedencias con objeto de cubrir las necesidades de cuidados. A muchas se les asignaron tareas de enfermería como alternativa a servir sentencias de cárcel. Se ha denominado la Era Oscura de la Enfermería, pues las condiciones de trabajo enfermero, el bienestar de los pacientes y el estatus de la enfermera se hundieron hasta un grado indescriptible de degradación.

La situación variaba en los distintos países y las distintas ciudades. Después de un apasionado ruego de la Ciudad de Londres sobre la gobernanza de los hospitales, Eduardo VI, heredero de Enrique VIII, ordenó la promulgación de cartas de funcionamiento para los hospitales existentes y la fundación de dos nuevos, bajo el control no religioso de funcionarios municipales. Los hospitales se especializaron: St. Thomas y St. Bart se encargaban de los enfermos pobres, Bethlehem, luego conocido como Bedlam, de los locos, el Hospital de Cristo de los huérfanos y Bridewell para «mujeres descarriadas», pero terminó convertido en prisión.

Las mujeres que se hacían cargo de los pacientes, algunas de ellas antiguas monjas, formaban parte de un nuevo sistema que prestaba servicios médicos esenciales a personas ajenas a su familia. Eran empleadas por parroquias y hospitales, así como por familias privadas, y proporcionaban cuidados de enfermería, así como algunos servicios médicos, farmacéuticos y quirúrgicos sencillos. No era un trabajo reconocido y se veía como algo que hacías si no podías hacer ninguna otra cosa; eran despreciadas y consideradas como criadas de bajo nivel.

En 1865, el Dr. J. B. Russel del Hospital Municipal de Glasgow describía la enfermería como «el último recurso ante la adversidad de una mujer. Viudas desaliñadas, esposas fugitivas, criadas fuera de lugar, y mujeres en bancarrota de fama o fortuna por la razón que fuera, retrocedían para ser enfermeras de hospitales». La propia Florence Nightingale escribía en una carta fechada en 1867 que las mujeres que elegían la enfermería eran «demasiado viejas, demasiado débiles, demasiado borrachas, demasiado sucias, demasiado estúpidas o demasiado malas para hacer cualquier otra cosa».

Entre 1500 y 1800, la Europa protestante contó con algunos hospitales destacados, pero no existía un sistema regular de enfermería. El debilitamiento del papel público de la mujer hizo que las profesionales del cuidado se limitaran a ayudar a sus vecinos y familiares de forma no remunerada y sin reconocimiento alguno. La enfermería quedó bajo control municipal o privado y perdió el vínculo con las órdenes religiosas en Centroeuropa. En respuesta, la Contrarreforma católica reforzó la atención hospitalaria como obra de misericordia y surgieron nuevas congregaciones caritativas (como las Ursulinas o las Hijas de la Caridad) centradas en la educación y el cuidado corporal y espiritual.

Aunque aún no existían escuelas de enfermería formales, se empezaron a escribir manuales prácticos de cuidados, muchos dirigidos a mujeres. Algunos hospitales empezaron a exigir normas de conducta y limpieza personal y a observar criterios de selección del personal donde se valoraba la piedad, la obediencia y la fortaleza. No obstante, la formación seguía siendo empírica y moral, no científica.

La enfermería seguía siendo considerada una actividad servil y femenina, no una profesión reconocida. Era un trabajo caótico e impredecible con momentos de crisis seguidos por largas horas de monotonía. Tenía también un componente íntimo, de contacto directo, pues había que limpiar el sudor, la sangre, el vómito, la orina y las heces mientras algunos pacientes se apagaban y otros respondían a los tratamientos o al reposo.

Las enfermeras debían saber preparar cataplasmas y administrar enemas. También aportaban su experiencia y buen juicio, habilidades intangibles que a menudo se consideraban simplemente sentido común, pero también destacaban algunas por sus dotes de observación y su discriminación cuidadosa de la evolución del enfermo. Sabían leer los síntomas de un paciente y también cuándo detener un tratamiento que había tenido el efecto deseado, pero sería contraproducente seguir con él. Muchas cuidadoras eran invisibles y apenas aparecen en la historia escrita, aunque fueron esenciales para el funcionamiento de hospitales, los cuidados del hogar y la atención comunitaria. En los países católicos, por su parte, el cuidado de los enfermos seguía en manos de órdenes religiosas, complementada con mujeres pobres o viudas sin alternativa económica.

Hasta el siglo XIX, las tareas de cuidados como bañar, mover en la cama, alimentar, limpiar, administrar medicaciones y preparar alimentos apropiados tenían lugar principalmente en casa. Un hospital era la solución de los menesterosos, aunque en general no se admitía a nadie con enfermedades graves o contagiosas. Si estabas enfermo, el hospital era un sitio muy poco recomendable. El hogar, independientemente de la clase social, la raza o cualquier otro aspecto, era el lugar mejor, más seguro y confortable para recibir atención relacionada con la salud, así como para nacer y morir.

La enfermera debía tener un control de sus emociones. Había que eliminar el miedo al contagio y los sentimientos de asco relacionados con un contacto corporal. También implicaba tolerar la frustración con los altibajos de los pacientes y todo ello sucedía en el microcosmos del hogar, donde podía haber una mezcla de resentimientos, afectos, conflictos e intereses.

Por último, la enfermera mediaba entre los espacios públicos y los privados, entre el paciente y la familia y el médico. Tenía que atender la limpieza y ventilación de la habitación del paciente, pero también el cambio de sábanas o los recipientes para las necesidades; debía controlar que el caos se mantuviera a raya y tenía que encargarse de que una persona, no necesariamente ella, sino quizá un amigo o un sirviente, asumiera el liderazgo para que todo se hiciera como se debía, cuando se debía y esa consistencia se mantuviera todos los días. Tenía también que atender las normas sociales, asegurar la paz y la tranquilidad, evitar cualquier comentario molesto, gestionar la intimidad, no dejar que se cuchicheara fuera de la habitación y evitar la entrada en la habitación de cualquier persona que pudiera molestar al enfermo. Era una lista de tareas interminable para una situación caótica. En ese ambiente, una serie de personas empezó a dedicarse a cuidar a los pacientes.

LAS ÓRDENES HOSPITALARIAS

En el siglo XVI, en el contexto de una Europa marcada por conflictos sociales, religiosos y sanitarios, surgen varias órdenes dedicadas al cuidado de los enfermos y marginados. Fue una época de expansión imperial y crecimiento demográfico, pero la mayoría de la población vivía en condiciones precarias y hubo una sucesión de crisis económicas, epidemias generalizadas y desgarros sociales como la expulsión de los moriscos, musulmanes convertidos a la fuerza al cristianismo que seguían bajo sospecha de herejía y de ser una posible quinta columna de los piratas berberiscos y el imperio otomano. Estas circunstancias crearon un clima de incertidumbre y fomentaron una renovada búsqueda de consuelo espiritual y atención al sufrimiento humano.

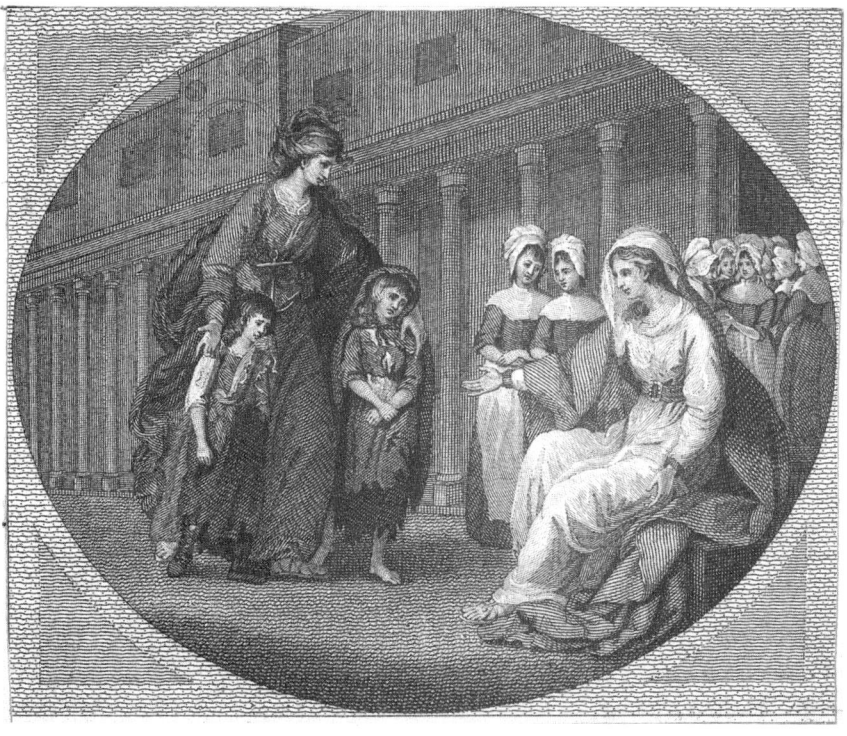

Asilo para niñas huérfanas regido por monjas, grabado de 1758 [Wellcome Collection].

Hermanos de San Juan de Dios

La congregación tuvo su origen en la figura de Juan de Dios (1495-1550), un hombre que, tras una vida errática y compleja, desarrolló una vocación asistencial centrada en la atención a personas en situación de vulnerabilidad, especialmente personas con trastornos mentales y físicos. Fue el iniciador del hospital moderno y es patrón de los enfermos, los enfermeros, los hospitales y los bomberos, y copatrón de la ciudad de Granada.

Portugal y España disputan el origen del santo. Para los portugueses su nombre era João Duarte Cidade y nació en Montemor-o-Novo, en la provincia de Évora. Para los españoles, nació en el pueblo de Casarrubios del Monte (Toledo). Está claro que pasó parte de la infancia en Portugal y a los 27 años se alistó en el ejército de Carlos I y combatió contra los franceses y los turcos. Tras regresar a Portugal, pasó a Andalucía y, estando por Gibraltar, decidió embarcar hacia África. En el barco, encontró al caballero Almeyda, su mujer y sus cuatro hijas que marchaban desterrados a Ceuta, castigados por el rey de Portugal. El padre contrató a Juan de Dios como sirviente, pero pronto cayeron todos enfermos y gastaron el poco dinero que traían, con lo que se vieron en la necesidad de pedir socorro a su empleado. Este, en un ejercicio de caridad y generosidad, se puso a trabajar en la reconstrucción de las murallas de la ciudad y utilizó su salario para que todos pudieran comer. Más tarde volvió a Gibraltar, donde se hizo vendedor ambulante de libros y estampas, y de ahí se trasladó definitivamente a Granada en 1538, donde abrió una pequeña librería en la Puerta de Elvira. La librería le permitió entrar en contacto con la literatura devocional y religiosa.

Tras oír un sermón predicado por san Juan de Ávila en la ermita de los Mártires, tuvo lugar su conversión. Las palabras del santo manchego le conmovieron de tal manera que comenzó a destruir los libros que vendía; vagó desnudo por la ciudad; los niños lo apedreaban y todos se burlaban de él. Su comportamiento era el de un loco y, como tal, fue ingresado en el Hospital Real. Allí trató con los enfermos y mendigos y fue ordenando sus ideas y su espíritu mediante la reflexión. Tras este cambio, peregrinó al santuario de la Virgen de Guadalupe en Extremadura, donde maduró su propósito y a los pies de la Virgen prometió entregarse a los pobres, a los enfermos y a todos los desfavorecidos del mundo.

A su vuelta a Granada, comenzó a consolidar un modelo asistencial que combinaba atención médica rudimentaria con acompañamiento físico y emocional. Lo que distinguió a esta iniciativa de otras formas de caridad fue su enfoque permanente en la asistencia integral del paciente, sin distinción de condición social, y la institucionalización de esa atención a través de hospitales estructurados y gestionados por una comunidad religiosa.

Los Hermanos Hospitalarios de San Juan de Dios, como se los conoce desde entonces, desarrollaron una organización asistencial basada en la vida comunitaria, el trabajo directo y el voto religioso. Su expansión fue rápida, y en pocas décadas la orden se había establecido en varias regiones de Europa y América Latina. En un momento en que la medicina era aún precaria y el conocimiento científico limitado, su labor se centraba en la higiene, la alimentación, el apoyo emocional y, cuando era posible, en tratamientos empíricos. En particular, su contribución al ámbito de la salud mental fue significativa. A diferencia del trato comúnmente aplicado a los enfermos psiquiátricos en esa época —encierro, castigo o abandono—, los hermanos de San Juan de Dios ofrecían cuidados básicos, asistencia continua y una aproximación más humana, aunque sin los fundamentos científicos que caracterizarían a la psiquiatría siglos más tarde. Otro aspecto clave que tenía la orden era la esperanzadora concepción de la muerte como transición a la vida eterna. Estas prácticas se codificaron en reglamentos detallados relativos al acompañamiento de los moribundos, la administración de los sacramentos, el cuidado del cuerpo del difunto y la ofrenda de sufragios. Este legado histórico de atención ética y espiritual puede enriquecer las reflexiones actuales sobre la muerte, la práctica de la enfermería y el papel de las instituciones en la protección de la dignidad humana al final de la vida.

A medida que la medicina avanzó, la orden se adaptó progresivamente a las nuevas exigencias científicas y técnicas. Desde el siglo XIX, los Hermanos Hospitalarios comenzaron a incorporar personal sanitario, a colaborar con médicos y a modernizar sus centros. Este proceso de profesionalización permitió que sus instituciones siguieran operando dentro de los sistemas de salud contemporáneos; mantenían su identidad religiosa, pero integraban procedimientos médicos basados en la evidencia.

En la actualidad, la Orden Hospitalaria de San Juan de Dios opera en decenas de países con hospitales, clínicas y centros especializados, especialmente en salud mental, cuidados paliativos, atención a personas con discapacidad y aquellos en riesgo de exclusión social. Aunque su origen fue religioso, su funcionamiento moderno se basa en una estructura técnico-administrativa alineada con las normativas sanitarias de cada país. Su enfoque sigue siendo asistencial y humanitario, pero orientado por estándares científicos y profesionales.

La historia de los Hermanos Hospitalarios constituye un ejemplo de transición entre las formas tradicionales de cuidado y los modelos asistenciales contemporáneos. Su relevancia histórica radica en haber introducido una perspectiva centrada en la dignidad del paciente, en contextos donde el valor de la vida humana era frecuentemente secundario frente a las limitaciones prácticas o los prejuicios sociales.

Los camilos

Camillus de Lellis, M.I., (1550-1614) fue un sacerdote católico italiano que fundó los camilianos o camilos, una orden religiosa dedicada al cuidado de los enfermos. De Lellis es santo patrón de los enfermos, los hospitales, las enfermeras y los médicos. También se invoca su ayuda contra el juego, por haber sufrido esa adicción.

De padre militar, de 1568 a 1574 sirvió como soldado en las tropas venecianas y españolas que luchaban contra los turcos. Tras años de servicio, su regimiento fue disuelto en 1575 y De Lellis ingresó en el Hospital de San Giacomo degli Incurabili de Roma para recibir tratamiento, pero fue expulsado del centro debido a su actitud conflictiva. Tras perder todas sus posesiones en el juego, De Lellis comenzó a trabajar en la construcción del convento capuchino de Manfredonia; sin embargo, le atormentaba constantemente una herida en la pierna que se había hecho en campaña y que no se curaba. A pesar de su carácter agresivo y su adicción a las apuestas, el guardián del convento vio el lado bueno de su personalidad y trató continuamente de ayudarle y sacar adelante todo su potencial. Finalmente, las exhortaciones del fraile penetraron en su corazón y en 1575 experimentó una conversión religiosa. A continuación, ingresó en el noviciado de los frailes capuchinos; sin embargo, la herida de la pierna seguía atormentándole y los médicos le declararon incurable, por lo que se le denegó la admisión en la Orden.

Se trasladó entonces a Roma, donde regresó a San Giacomo y se convirtió en cuidador en el hospital para pagar su estancia. Con el tiempo llegó a ser superintendente y fue consciente de la escasa atención que el personal del hospital prestaba a los allí ingresados. Esto le llevó a invitar a un grupo de hombres piadosos a expresar su fe a través del cuidado de los enfermos. Finalmente, sintió la llamada a fundar una comunidad religiosa con este fin y a buscar las Órdenes Sagradas para llevar a cabo esta tarea. Felipe Neri, su confesor, le dio su aprobación para esta empresa, y un rico donante le proporcionó el dinero necesario para emprender sus estudios en el seminario y poder acceder al sacerdocio, aunque sus compañeros se burlaban de él por su avanzada edad.

De Lellis fundó la Orden de Clérigos Regulares Ministros de los Enfermos (abreviada M.I.), más conocida como los camilianos o camilos. Su experiencia militar le llevó a crear también un grupo de trabajadores sanitarios que asistían a los soldados en el campo de batalla. La gran cruz roja que lucen en la sotana sigue siendo hoy en día el símbolo de la congregación. En 1585, sus amigos alquilaron una gran casa para el grupo, donde les enseñó los fundamentos de la asistencia sanitaria y se convirtió en cierta manera en una escuela de enfermería.

La preocupación de De Lellis por el trato adecuado de los pacientes se extendía hasta el final de sus vidas. Se había dado cuenta de los numerosos casos de personas que eran enterradas vivas, debido a la prisa, y ordenó a los hermanos de su orden que esperaran quince minutos junto al difunto después del momento en que el paciente pareciera haber exhalado su último aliento, para evitarlo.

En 1588 fue invitado a Nápoles, donde fundó una nueva casa con doce compañeros. Se prohibió la entrada al puerto a varias galeras que tenían la peste a bordo y los Servidores de los Enfermos (que era el nombre que habían adoptado) subieron a bordo y los atendieron, aunque dos de ellos murieron a causa del contagio. Varios cientos murieron a lo largo de los años en distintas epidemias.

El papa Gregorio XIV elevó la congregación al rango de orden, en 1591. En ese momento sumaron a los de pobreza, abstinencia y castidad un cuarto voto religioso exclusivo de su Orden: «servir a los enfermos, incluso con peligro para la propia vida». De Lellis fue beatificado por el papa Benedicto XIV en el año 1742 y canonizado por él cuatro años más tarde, en 1746. En 1930, el papa Pío XI lo nombró copatrón, junto con San Juan de Dios, de las enfermeras y las asociaciones de enfermería.

La Congregación de los Siervos de los Enfermos de San Camilo, las Hijas de San Camilo, los Institutos Seculares de los Misioneros de Cristo Enfermo Nuestra Esperanza, las Hermanas Camilianas y la Familia Laica Camiliana nacieron más tarde del carisma y la espiritualidad de De Lellis.

Las Hijas de la Caridad

Las Hijas de la Caridad es una orden femenina hospitalaria fundada en 1633 por San Vicente de Paúl (1581-1660), un sacerdote francés comprometido con los pobres, y Santa Luisa de Marillac (1591-1660), una viuda noble que dedicó su vida al servicio social. Esta orden tendrá una importancia clave en la historia de la enfermería.

Francia vivía una época de grandes tribulaciones, con epidemias, una pobreza extrema y guerras. El propio Vicente de Paúl fue capturado por piratas berberiscos y vendido como esclavo en Túnez, donde pasó dos años en cautiverio. La atención hospitalaria era precaria y muchas órdenes religiosas se centraban en la oración y la vida contemplativa más que en los cuidados y la atención a los necesitados.

Un grupo de damas empezó a trabajar con Vicente de Paúl en la atención a los enfermos, con lo que se inició una caridad organizada. Tres meses después, estas mujeres fundaron la Cofradía de la Caridad y De Paúl les otorgó,

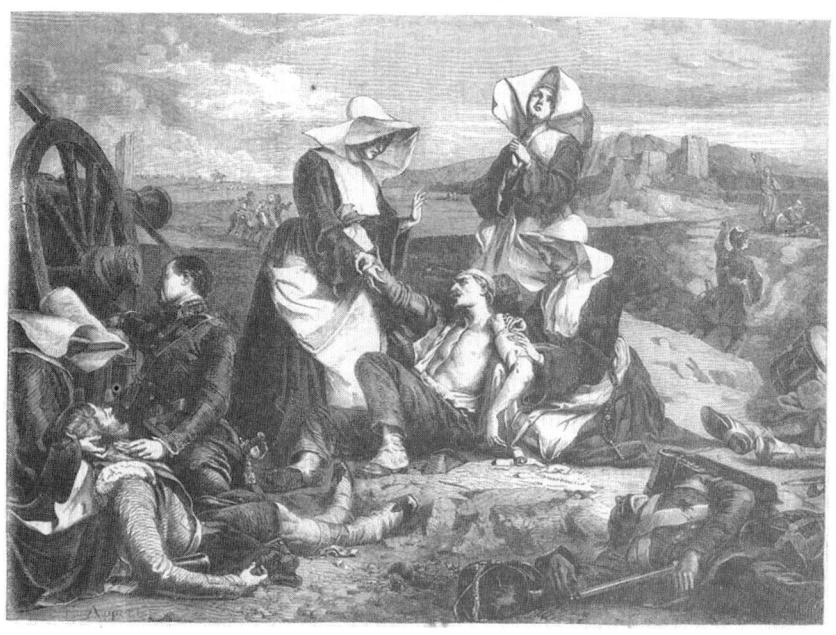

Hermanas de la Caridad ofrecen cuidados corporales y
espirituales a los heridos en la guerra de Crimea.

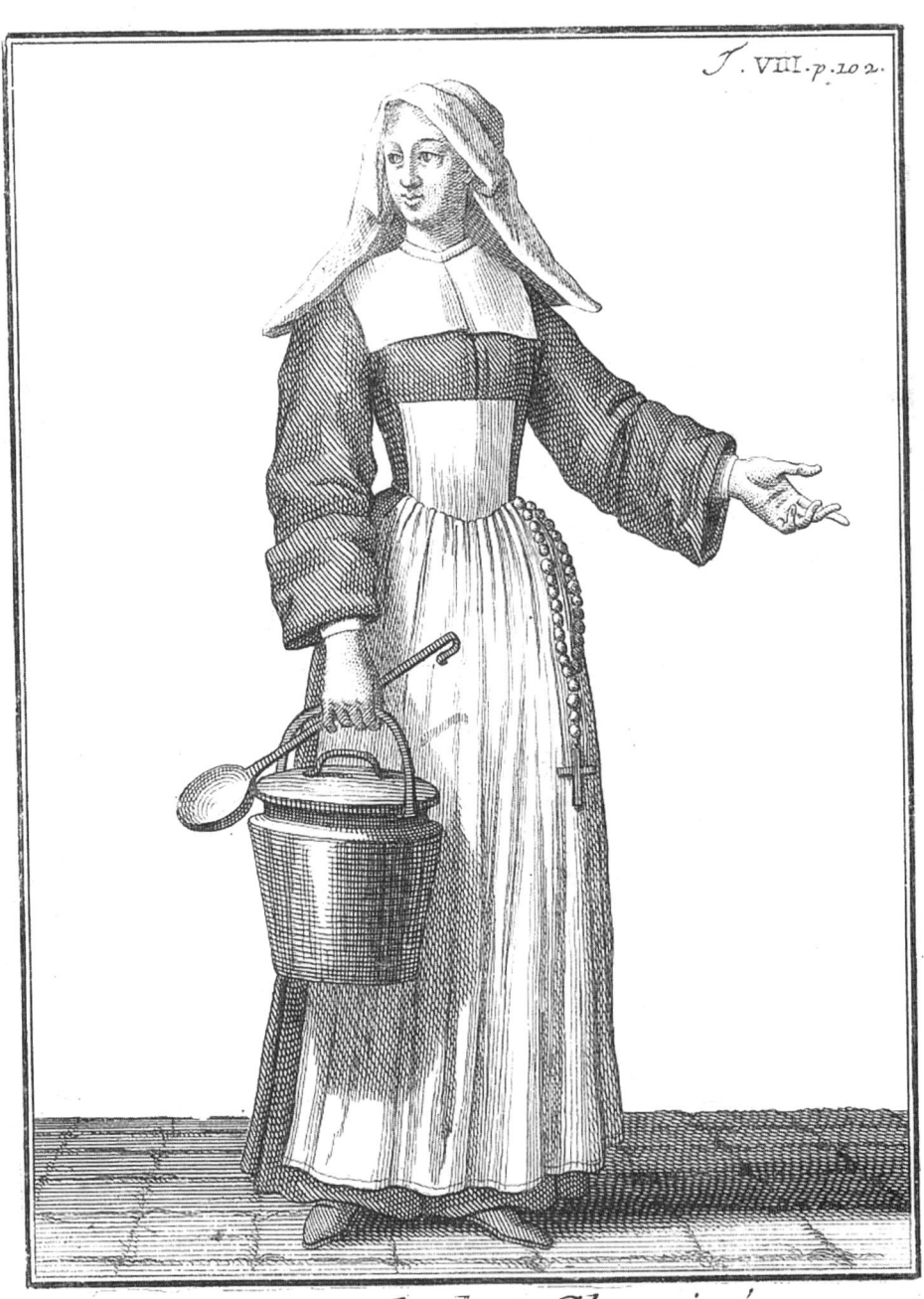

Soeur de la Charité.

de Poilly F.

Hermana de la Caridad portando una olla de sopa y un cucharón,
instrumentos habituales de la asistencia alimentaria a los enfermos.
Copia conservada en la colección de la Universidad DePaul.

con la autorización del obispo de Lyon, unos estatutos. De esta manera, se creó una cofradía a la que cualquier mujer, casada, viuda o soltera, podía unirse con el previo consentimiento del marido o padre. No tenían votos y Vicente de Paúl, excelente organizador, estableció las directrices para el desarrollo de su actividad. Así, por ejemplo, por orden de la presidenta de las Damas de la Caridad debían atender las necesidades primordiales de los enfermos, como preparar el alimento y dárselo, ocuparse del aseo personal, visitarlos, arreglar las habitaciones, sostener la moral y consolidar la fe, contribuir con su presencia y su sostén a aliviar la pena de los que lloran a sus muertos y solidarizarse con ellos en todo lo posible. Sin embargo, el sistema no funcionaba con fluidez. Muchas de las Damas de la Caridad, a pesar de tener la mejor voluntad, no podían cumplir en toda su amplitud el plan de San Vicente. En muchos casos, el temor a la infección, la oposición del padre o del marido o los compromisos sociales hicieron que se vieran impedidas para realizar personalmente las visitas y enviaban a sus criadas para ocuparse de los enfermos. Vicente observó que en provincias la atención a los enfermos se realizaba mejor que en la capital y trasladó a algunas jóvenes aldeanas para trabajar con las Damas de la Caridad, con muy buenos resultados. Este fue el embrión de las Hijas de la Caridad.

La Compañía de las Hijas de la Caridad se constituyó como una congregación religiosa no enclaustrada, lo que les permitía salir a las calles a atender a los necesitados; no permanecerían en un convento, sino que cuidarían a los pobres en sus hogares. Una de las fundadoras lo contaba así: «No tendrán monasterios, salvo la casa de los enfermos; no tendrán celdas, salvo una habitación alquilada; no tendrán claustros, salvo las calles de la ciudad y las salas del hospital; no tendrán rejas, salvo la obediencia, y como barreras del convento, solo el temor de Dios; como velo, sembrarán semillas de virtud allá donde vayan».

Las Hijas de la Caridad introdujeron una nueva imagen de la enfermera: piadosa, activa, disciplinada y móvil. Revolucionaron la enfermería de su época, pues estaban presentes en hospitales, domicilios, orfanatos y escuelas y estaban organizadas en torno a la obediencia, la humildad y el servicio físico y espiritual al enfermo. Las Hijas de la Caridad rompieron el modelo de cuidados asociado a los monasterios y también se dedicaron a la enseñanza y la atención a las parturientas. Algunos de sus principios siguen en vigor dentro de la atención primaria, como que la familia es la unidad de servicio y que es necesario revisar periódicamente su situación en un enfoque global.

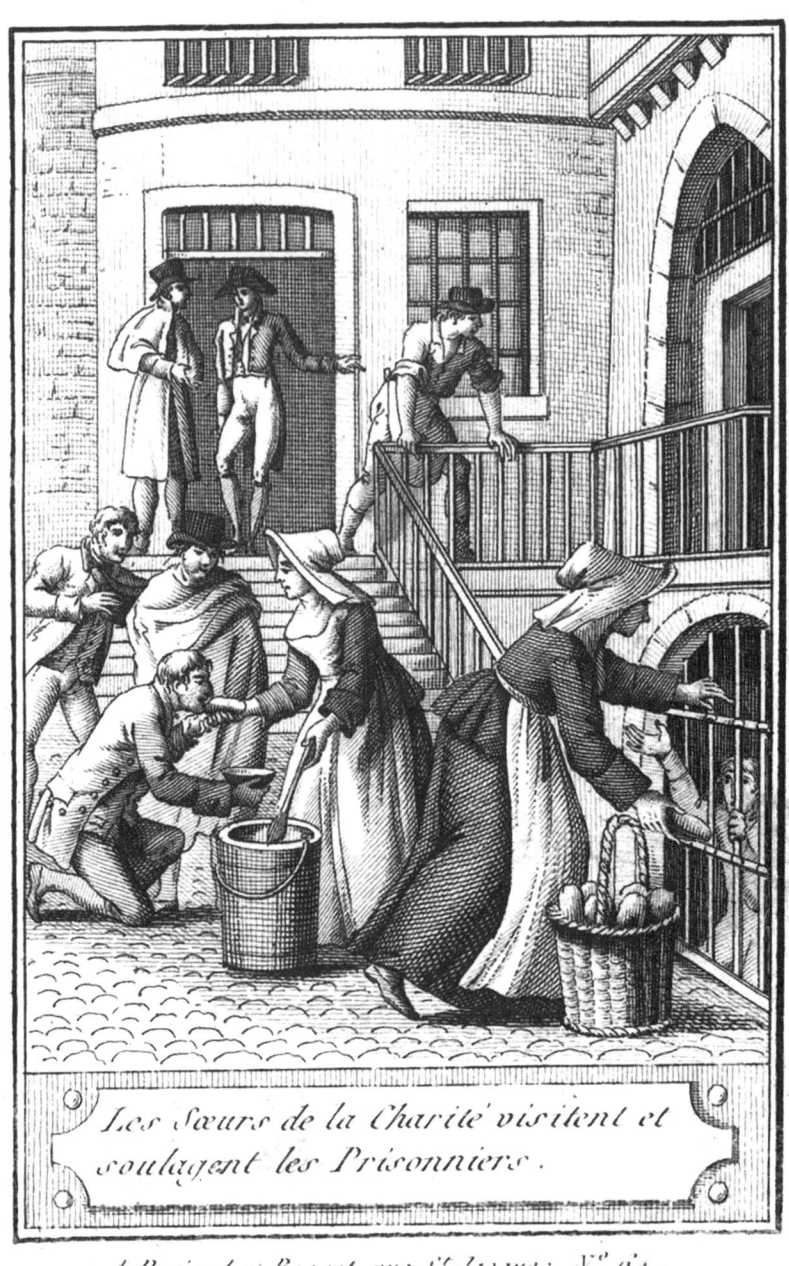

Les Sœurs de la Charité visitent et soulagent les Prisonniers.

A Paris chez Basset, rue St Jacques, Nº 64.

Hermanas de la Caridad visitando a presos.
Copia conservada en la colección de la Universidad DePaul.

Su influencia se extendía a toda la sociedad; capacitaban a mujeres locales en cuidados básicos y trabajaban también en hospitales, donde mejoraban la higiene y organización e implementaban avances como los registros de pacientes o las dietas especiales. Ayudaban también a distintos tipos de marginados, incluyendo niños abandonados, prisioneros y víctimas de guerra. Por esta labor tuvieron una fuerte expansión e influencia mundial. En el siglo XVIII, ya estaban en casi toda Europa, y llegaron también a América, África y Asia en misiones médicas y sociales como parte del desarrollo de los imperios coloniales. Durante la Revolución Francesa (1789), fueron perseguidas, pero sobrevivieron en la clandestinidad.

Su enfoque práctico influyó en Florence Nightingale y la enfermería profesional del siglo XIX. Muchas de sus técnicas se enseñaron en los hospitales católicos que dieron lugar a las primeras escuelas de enfermería. Los médicos las admiraban y, por ejemplo, valoraban su eficacia en los cuidados posoperatorios. Este modelo se expandió por toda Europa e influyó en la futura profesionalización de la enfermería.

Las Hijas de la Caridad no solo fueron «monjas enfermeras», sino las primeras en organizar la enfermería como un servicio sistemático y compasivo. Entre los motivos de su éxito se incluye una organización centralizada: las Hermanas trabajaban en hospitales de distintas localidades, pero la dirección se llevaba desde una casa madre situada fuera de esas ciudades. Esto les proporcionaba autonomía frente a la intromisión de los obispos locales y una gran flexibilidad en el manejo de los recursos, al poder trasladar personas, medios y dinero de una ciudad a otra.

La enfermería era solo una parte del servicio que prestaban. También atendían a inmigrantes, dirigían orfanatos, residencias de ancianos y hospitales especializados, y enseñaban en diferentes tipos de escuelas. Eran mujeres sencillas, pero con habilidades especializadas y con una gran importancia de la religión en sus vidas, algo fundamental para comprenderlas. Hoy siguen activas en más de 90 países, con hospitales, orfanatos y centros para pobres. En 2020, muchas trabajaron en primera línea durante la pandemia de COVID-19.

Otras congregaciones implicadas en los cuidados

LOS LAZARISTAS. La Orden Militar y Hospitalaria de San Lázaro de Jerusalén es una orden de caballería, que se dedicaba a la asistencia a los peregrinos que acudían a visitar los Santos Lugares, principalmente a los enfermos leprosos. Tras el establecimiento del Reino Cruzado de Jerusalén en el 1099 los monjes de San Lázaro ofrecieron sus servicios a los nuevos dirigentes. Los lazaristas acogían a cualquier caballero de otra orden que contrajera la lepra y era bien recibido entre ellos, siempre que respetara su regla. Aunque al principio fue una orden puramente dedicada a los enfermos, en el siglo XIII contaba también con combatientes armados, lo que dio lugar a la aparición de dos categorías de caballeros: los guerreros y los hospitalarios, dirigidos por un gran maestre. A partir del año 1115 formaron una comunidad independiente entre las órdenes orientales, y adoptaron la regla de San Agustín. La orden se extinguió en 1830 y su emblema fue adoptado por la Asociación de Enfermeras Alemanas.

LOS ANTONIANOS. Los Hermanos Hospitalarios de San Antonio, también conocidos como Orden de San Antonio, Orden de San Antón o Antonianos, fueron una congregación católica fundada hacia 1095, con el propósito de cuidar de aquellos que sufrían de ergotismo, una enfermedad muy común por entonces causada por la contaminación de la harina con el cornezuelo del centeno, un hongo rico en alcaloides y que provoca el llamado fuego de San Antón.

Aunque la figura santa de referencia es el anacoreta de los siglos III-IV, San Antonio Abad, la fecha de la llegada de sus reliquias a Europa desde Bizancio (hacia 1070) y la aparición de una epidemia (1085-1095) llamada entonces «*ignis sacer*» (fuego sagrado) marca el inicio de su labor. La congregación fue fundada hacia 1095 por Gastón de Valloire, un noble del Delfinado (en el Reino de Arlés, uno de los tres reinos del Sacro Imperio Romano Germánico), y por su hijo Girondo, en agradecimiento por la cura milagrosa de este último, que padecía ergotismo y fue sanado gracias a las reliquias de San Antón (o quizá por dejar de comer pan contaminado). La congregación religiosa formada por laicos fue confirmada por el papa Urbano II en el año 1095.

Debido al éxito de la comunidad, posteriormente se abrieron más hospitales en el Reino de Arlés, y después en Francia, España, Italia, Flandes y Alemania. La congregación creció aún más durante el siglo XIV, durante el cual los Hermanos Hospitalarios también cuidaron de los que sufrían de peste negra, y en su cénit, en el siglo XV, poseían cerca de 370 hospitales y encomiendas con más de 10 000 monjes. La congregación también tuvo entre sus miembros a un número de eruditos y de prelados distinguidos y entre sus privilegios estaba el de cuidar a los enfermos de la casa papal.

La congregación fue canónicamente unida a la Orden de Malta en 1777 por el papa Pío VI y fue extinguida por una bula papal del mismo papa fechada el 24 de agosto de 1787. Perdió sus últimos monasterios durante la Revolución francesa (1789).

Los alexianos. Celitas o alexianos es el nombre de una congregación de religiosos hospitalarios, que hoy tienen casas en Alemania y en los Estados Unidos. Se conocen como Congregación de los Hermanos Alexianos (en latín: *Congregatio Fratrum Cellitarum seu Alexianorum*), abreviada C.F.A., y forman una congregación religiosa católica de derecho pontificio para hombres. Su fundador se llamaba Meccio y por esta razón se conocen en Italia bajo el nombre de medaños. Siguen la regla de San Agustín. Su instituto fue aprobado por Pío II, hacia el año 1460, aunque existían hacía ya más de un siglo, pues se encargaron de cuidar a los enfermos de la peste negra.

Los alexianos remontan su origen a principios del siglo XII, a los *beghards*, los homólogos masculinos de las beguinas. En la época de la peste, algunos laicos se unieron bajo la guía de un hombre llamado Tobías para socorrer a los afectados por la plaga sin tomar ningún voto ni adoptar el monacato. Estos laicos vivían en pequeñas habitaciones o celdas (del latín «cella», una palabra que dio origen a su antiguo nombre de «Cellites»). Clemente VI concedió indulgencias a todos aquellos que prestasen a los apestados auxilios espirituales o temporales. Entre sus actividades estaba también atender a los dementes y enterrar a los muertos.

Finalmente, la Iglesia católica vio la utilidad de los hermanos y los invitó a ser reconocidos formalmente como grupo religioso, otorgándoles posteriormente el estatus pontificio. Los hermanos estaban asociados a una capilla dedicada a Alejo de Roma, que había prestado servicio durante muchos años en un hospital de Edesa, en Siria, y comenzaron a ser llamados los Hermanos de la Capilla de San Alejo, nombre que evolucionó hasta convertirse en el de hermanos alexianos, su nombre actual.

Los obregones. Los obregones eran los religiosos de la Mínima Congregación de los Hermanos Enfermeros Pobres. Fue una organización católica dedicada a la asistencia en hospitales fundada en España en el siglo XVI por Bernardino de Obregón y que desapareció tras la desamortización, a mediados del siglo XIX.

Bernardino de Obregón nació en el monasterio de las Huelgas, en Burgos, en 1540. Al quedar huérfano, fue tutelado por su tío, chantre de la catedral de Sigüenza, y al fallecer este, por el obispo de Sigüenza, Fernando Niño de Guevara, que le inició en los estudios religiosos. Posteriormente se alistó en el ejército y participó en las campañas militares de Flandes, Italia y Francia. Asistió a la toma de San Quintín y a resultas del valor demostrado en campaña, Felipe II le nombró caballero de la Orden de Santiago.

En 1566, en la calle de Postas de Madrid, un barrendero le ensució su uniforme y Obregón, indignado, le abofeteó. La humilde actitud del barrendero, que le pidió perdón a pesar de la agresión, conmovió tanto su ánimo que decidió dejar su cargo y entregarse al cuidado de los enfermos en el hospital de la corte, que entonces se encontraba junto a la Puerta del Sol. Entró en la Orden Tercera de San Francisco de Paula, llamada de los mínimos. Con el tiempo, varias personas siguieron su ejemplo y se encargaron del cuidado de los enfermos. Por ello, en 1568 fundó una congregación, que tomó el nombre de Mínima Congregación de los Hermanos Enfermeros Pobres y en 1569 fue aprobada por el nuncio del papa, Decio Carafa.

En 1579 Bernardino de Obregón fundó el hospital de Santa Ana, que contó con el apoyo de Felipe II, quien en 1587 les encargó la gestión del Hospital general de Madrid. Mientras, la congregación se iba extendiendo por otras ciudades de España: Burgos, Guadalajara, Murcia, Nájera, Toledo, Sevilla, Medina del Campo, Belmonte, Cuenca, Alcalá de Henares y otras. Felipe II nombró a Bernardino su limosnero secreto y visitador general de todos los hospitales de Madrid. La congregación también se extendió por Portugal, Bélgica y América. Bernardino atendió a Felipe II en su última enfermedad y él mismo falleció de peste negra el 6 de agosto de 1599. Bernardino de Obregón escribió la obra *Instrucción de enfermos y consuelo a los afligidos enfermeros y verdadera práctica de cómo se han de aplicar los remedios que se enseñan a los médicos*, publicada en Madrid en 1607.

Las Hijas del Espíritu Santo. Las Hijas del Espíritu Santo o las Hermanas Blancas (en francés: *Filles du Saint-Esprit*) son una institución religiosa católica romana de mujeres fundada en Francia en 1706. Las hermanas religiosas de esta institución se dedican al servicio de los pobres y necesitados. La casa madre de la congregación se encuentra en Saint-Brieuc, Bretaña, Francia y los miembros de la congregación utilizan las iniciales postnominales D.H.S. o F.S.E.

La congregación fue fundada en la localidad de Plérin, en Bretaña, el 8 de diciembre de 1706, por Marie Balavenne (1666-1743), viuda de un capitán de puerto, y Renée Burel. Ambos procedían de familias modestas de la cercana ciudad portuaria de Légué, sintieron la llamada a comprometerse a vivir juntos y dedicarse al servicio de los pobres, los enfermos y los niños, principalmente a través de la educación de las niñas pobres.

El objetivo principal inicial de su servicio era la educación de los niños, pero a medida que otras mujeres se unieron a la pareja en su trabajo, la creciente comunidad pronto emprendió todo tipo de obras caritativas, sirviendo principalmente en pequeñas comunidades dispersas por las parroquias rurales de la región.

Las miembros de la congregación se hicieron conocidas como las «hermanas blancas» por el color de su hábito religioso, que consistía en una túnica blanca con un velo blanco almidonado y una gran capa blanca con un borde negro en la capucha, que era el estilo de vestimenta local en Plérin. Las hermanas proporcionaban cuidados integrales a los enfermos pobres de las fincas de sus mecenas, actuando no solo como enfermeras, sino que también asumían funciones más amplias como médicas, cirujanas y boticarias.

La congregación creció rápidamente y se extendió por el noroeste de Francia. Con 75 miembros que vivían en 19 comunidades, fue suprimida durante la Revolución Francesa, cuando muchas de las Hijas abandonaron el país para salvar sus vidas, pero la mayoría de las comunidades se restablecieron cuando se volvió a permitir la práctica de la fe católica en 1801 mediante el concordato firmado entre Napoleón y la Santa Sede. La congregación duplicó su tamaño a lo largo del siglo XIX.

Con el inicio en 1902 de las leyes que limitaban el papel de la Iglesia católica y de las comunidades religiosas, especialmente en la educación, que culminaron en la ley francesa de 1905 sobre la separación de las Iglesias y el Estado, muchas de las hermanas abandonaron Francia, y partieron hacia Inglaterra, Bélgica y Estados Unidos. aunque conservaban su casa madre en Saint-Brieuc y varias otras casas en Francia. Las Hijas del Espíritu Santo prestan servicio actualmente en trece países. Según el Anuario Pontificio de 2007, en ese momento contaban con 1372 hermanas en 264 comunidades de todo el mundo.

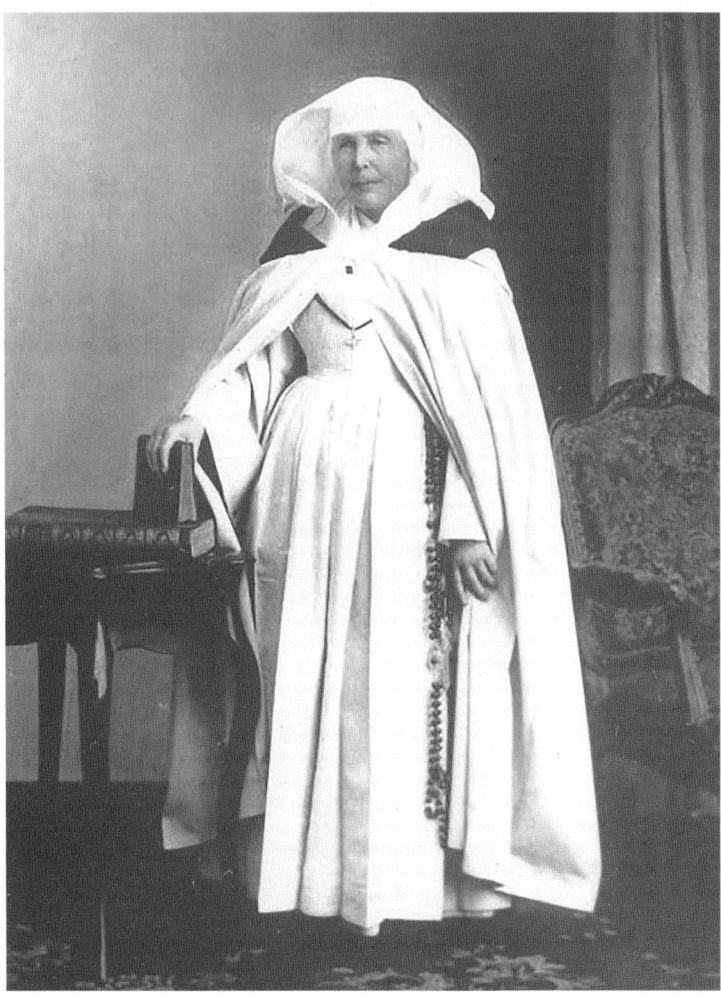

La religiosa retratada pertenece a la congregación de las Hijas del Espíritu Santo, fundada en Bretaña en 1706 y conocida también como las Hermanas Blancas por su hábito. Dedicadas a la enseñanza de los pobres y a la creación de hospitales y orfanatos, la comunidad experimentó un fuerte crecimiento en el siglo xix. Tras la legislación anticlerical y la separación de Iglesia y Estado en Francia a comienzos del siglo xx, muchas de sus casas fueron clausuradas, lo que impulsó su expansión internacional. En 1905 se establecieron en Hartford (Connecticut) y, pocos años después, contaban con numerosas casas en Estados Unidos. Hoy la congregación mantiene presencia en varios países.

Los betlemitas. La Orden de los Hermanos Betlemitas, cuyo nombre oficial es Orden de Hermanos de Belén (o Bethlehem), es una orden religiosa católica masculina, de vida apostólica y de derecho pontificio, fundada en 1653 en Guatemala por el misionero tinerfeño Pedro de San José de Betancur, el hermano Pedro, con el fin de servir a los pobres. Tiene la particularidad de ser la primera orden religiosa fundada en tierras americanas y la última orden religiosa de la Iglesia católica.

En 1674, llegaron a la Nueva España los primeros frailes betlemitas y veinte años después contaban, junto a su convento de la calle Tacuba, con un hospital de menesterosos, donde además de atender enfermos, enseñaban a los niños y alimentaban a los pobres. La orden fue suprimida en 1820, en la época de la independencia de las repúblicas americanas, cuando contaban solo en la Nueva España con más de 20 hospitales y una decena de escuelas. En 1861 la madre Encarnación Rosal (1820-1886) restauró la rama femenina de la orden y en 1984 el papa Juan Pablo II autorizó la puesta en marcha de la rama masculina. En 2015, el instituto contaba con diecisiete religiosos y dos comunidades, una en San Cristóbal de La Laguna (España) y la otra en Antigua Guatemala (Guatemala).

MODERNIZACIÓN HOSPITALARIA EN EUROPA

En el siglo XVII, el hospital deja de ser simplemente un lugar de caridad y se convierte en una institución organizada, dependiente en muchos casos del estado o del poder municipal y con una estructura jerarquizada que centraliza y ordena la atención a diferentes tipos de enfermos, pobres y marginados. Los hospitales eran espacios sociales referentes, lo que explica su tamaño y su diseño monumental. La mayoría tenían capillas integradas, lo que ejemplificaba la unión entre salud física y atención espiritual. El hospital adopta unos espacios funcionales diferenciados con una estructura amplia y diáfana, buena iluminación y ventilación, con camas alineadas y una gran sala común que facilitará las rondas de los médicos. Paulatinamente se profundiza en la separación de pacientes por tipo de enfermedad, edad o estado, aunque rudimentariamente.

Los nuevos centros desarrollan una atención estructurada con la presencia de religiosas, laicas o enfermeras, que atendían a los pacientes de forma continua. Además, se implementan turnos, normas de higiene, reglamentos internos y control administrativo. El hospital deja de ser solo un lugar de refugio y caridad: pasa a tener funciones médicas y de tratamiento. Muchas de estas instituciones mantenían un carácter religioso y asistencial y seguían bajo la dirección o influencia de órdenes religiosas, que aportaban disciplina, cuidado y espiritualidad al servicio sanitario.

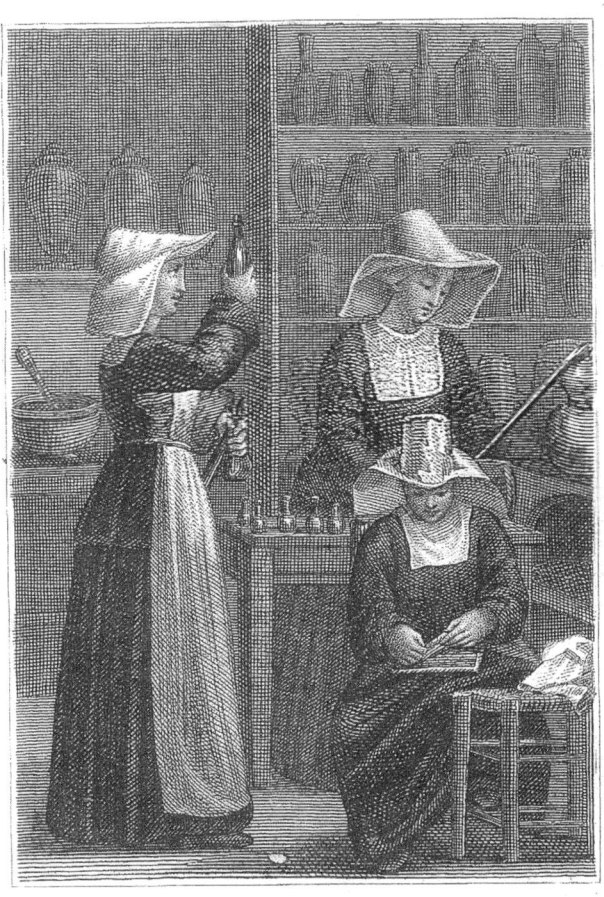

Hermanas de la Caridad en el interior de un laboratorio de farmacia.
Copia conservada en la colección de la Universidad DePaul.

REGULACIÓN DE LOS CUIDADOS EN HOSPITALES (SIGLOS XVII-XVIII)

En muchos hospitales urbanos, se impone un código de conducta para las enfermeras (limpieza, silencio y moralidad), la supervisión por parte de religiosas o médicos y el entrenamiento empírico en las tareas de cuidado. El perfil típico de la enfermera en esta época es una mujer viuda, pobre o sin dote. Estas cuidadoras eran mujeres laicas o religiosas, especialmente de congregaciones activas como las Hijas de la Caridad, pero en algunos países, también participaron terciarias franciscanas o dominicas, que vivían en comunidad, pero no bajo clausura. Estas mujeres no tenían aún formación científica, pero sí una educación moral y práctica basada en la obediencia, la limpieza, la humildad y la piedad.

La regulación implicaba profundos cambios. A medida que los hospitales crecían en tamaño y complejidad, se hizo necesario establecer normas para organizar el trabajo de estas mujeres. Existía un código de conducta personal, en el que se les exigía mantener limpieza corporal y de uniforme, tener un comportamiento en el que se promovía el silencio, la modestia y la obediencia, y en algunos hospitales se prohibía el matrimonio o tener contacto con hombres. También se detallaban funciones específicas como administrar alimentos, cambiar ropa de cama, bañar a los pacientes, aplicar ungüentos y limpiar heridas. Era común también colaborar en partos y en el cuidado de niños expósitos o enfermos terminales. En contextos protestantes, se creó una figura laica regulada por autoridades municipales, muchas veces con menor formación religiosa pero igual disciplina funcional.

Con respecto al funcionamiento diario, se establecieron horarios estrictos, con divisiones entre turnos diurnos y nocturnos. Las cuidadoras debían rendir cuentas a superiores (religiosas, médicos o gobernadores del hospital) y podían ser amonestadas o expulsadas por incumplimiento de sus deberes. En muchos casos, estos reglamentos internos se ponían por escrito y eran constantemente revisados y mejorados. A veces se establecía una jerarquía interna con enfermeras mayores, intermedias y aprendices y, en algunos hospitales españoles, la dote de ingreso, al igual que para ingresar en un convento, garantizaba derecho a formación y a un trabajo permanente.

Las características y regulaciones aplicables a este personal fueron recogidas en distintos libros. En 1679, *Der unterrichtete Kranckenwärter (La enfermera instruida*), un libro de texto sobre enfermería, se publicó en Kiel, escrito por el médico Georg Detharding. Mencionó el oficio de enfermera, mencionó los criterios de selección y esbozó los principios de la enfermería. En su opinión, las mujeres debían ejercer esta profesión y también exigió que las enfermeras estuvieran estrictamente subordinadas a las órdenes del médico. Otra obra escrita por Detharding trata sobre el examen de las futuras parteras, entonces conocidas como «enfermeras asalariadas».

Esta regulación fue clave para sentar las bases de la enfermería moderna, profesionalizar el cuidado como un rol social estructurado y reconocer a las mujeres como figuras centrales en la organización sanitaria urbana.

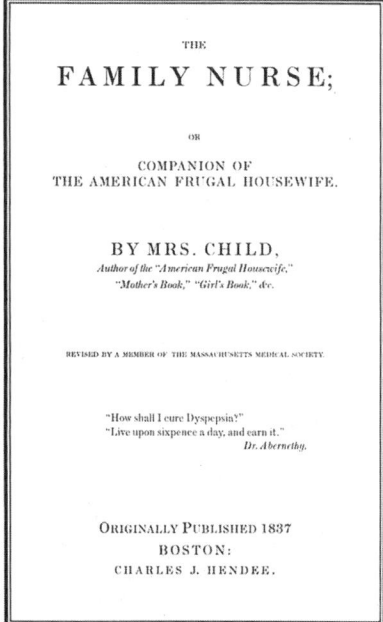

Portada de *The Family Nurse*, de Lydia Child, 1837.

PUBLICACIÓN DE MANUALES DE CUIDADOS (SIGLOS XVII-XVIII)

La publicación de manuales de cuidados durante los siglos XVII y XVIII fue un hito en la historia de la enfermería, ya que ayudó a sistematizar y difundir conocimientos prácticos sobre el cuidado de los enfermos, especialmente en el ámbito doméstico. Estaban dirigidos a mujeres, y reflejan una transición entre el saber tradicional transmitido oralmente y una forma escrita, accesible y cada vez más científica del conocimiento sanitario.

El aumento del alfabetismo en las clases medias, la difusión de la imprenta y el interés ilustrado por la salud impulsaron la publicación de textos dirigidos a amas de casa, cuidadoras, comadronas y religiosas. Muchos manuales mezclaban remedios caseros, consejos médicos, recetas de herboristería, pautas de higiene, alimentación y apoyo espiritual. La circulación de estas obras fomentó una forma temprana de formación no institucional para las cuidadoras. Algunos títulos son los siguientes:

The English Housewife (1615) (Gervase Markham, 1615). Es un manual inglés dirigido a mujeres de clase media, que incluye secciones sobre cuidado de enfermos, preparación de alimentos terapéuticos y gestión del hogar. Es uno de los primeros textos en considerar a la mujer como gestora integral de la salud doméstica.

The Angelical Conjunction (John Halle, 1654). Uno de los primeros manuales en inglés para enfermeras, con técnicas de curación tradicionales.

El Médico en su Casa (siglo XVIII). Obras anónimas españolas o traducciones del francés. Son manuales de medicina casera destinados a poblaciones rurales o a quienes no podían pagar un médico. Describían síntomas comunes y cómo tratarlos con remedios sencillos y a menudo tenían un tono moralizante o religioso y recomendaban oraciones junto a los tratamientos.

The Family Nurse. (Lydia Child, 1837). Fue un complemento a su popular *The Frugal Housewife*. Child aseguraba a sus lectoras que sus sugerencias para el cuidado de los enfermos habían sido revisadas y aprobadas por un eminente médico, pero su autoridad se basaba también en su propia experiencia, el consejo de sus parientes de edad y de aquellas mujeres que ella consideraba enfermeras juiciosas.

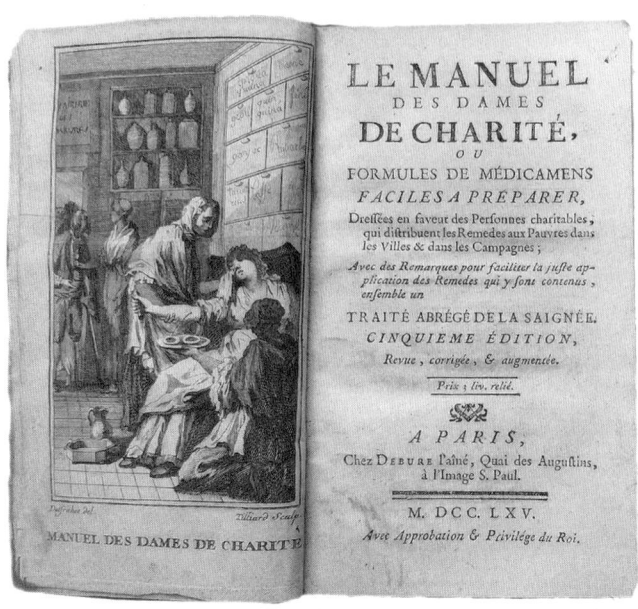

Manuels de charité o *Instructions aux sœurs hospitalières* (Francia). Son manuales internos para congregaciones como las Hijas de la Caridad, que incluyen instrucciones sobre el trato a los enfermos, limpieza, comportamiento piadoso y técnica básica de cuidado. Estas obras configuran una sistematización temprana del saber enfermero práctico y reflejan cómo las mujeres eran vistas como cuidadoras naturales del cuerpo y el alma, tanto en casa como en los hospitales.

Estos manuales funcionaban como herramientas de transmisión del saber tradicional, con una base de experiencia empírica y una aplicabilidad directa. Las cuidadoras podían leer, copiar o aprender estos textos para mejorar su actuación. Estos libros ayudaron a estandarizar el cuidado informal y permitieron la autonomía de mujeres cuidadoras sin acceso a formación académica. Promovieron conocimientos básicos de herboristería, dietas, cuidados higiénicos y asistencia espiritual y ayudaron a difundir saberes de enfermería informal entre mujeres no religiosas, con lo que conectaron el saber doméstico con la medicina incipiente. Estos manuales anticiparon, en parte, la formación estructurada de enfermería que se produciría en el siglo XIX.

ENFERMEROS REFERENTES DEL SIGLO XVII

ANDRÉS FERNÁNDEZ (Palos de la Frontera, Huelva, mediados del siglo XVI - enero de 1625). Fue enfermero y perteneció a la Mínima Congregación de los Enfermeros Pobres, los obregones. Fue dos veces hermano mayor de la congregación, trabajó en hospitales de Portugal y en Villaviciosa, organizó y fijó las constituciones y la regla de su orden utilizando las notas del fundador y recopiló y redactó un corpus con los conocimientos requeridos por todo buen enfermero en dos manuales: uno de cuidados de enfermería (*Instrucción de enfermeros*, 1617: con una segunda edición mucho más extensa en 1625, reimpresa dos veces más), y otro dirigido a ayudar al bien morir (en la línea de las *artes moriendi* publicadas desde la Baja Edad Media).

SIMÓN LÓPEZ fue un enfermero español del siglo XVII. En su obra *Directorio de enfermeros* (1668), no solo describe técnicas y procedimientos para el cuidado, sino que también enfatiza la importancia de considerar la esfera psicológica y social del paciente, además de la biológica, lo que refleja una visión holística del cuidado. Atendió hospitales importantes de Castilla y León, seguramente los de Valladolid y Salamanca, habida cuenta de que en esas ciudades pidió las aprobaciones de su libro. Se conoce muy poco sobre él, salvo lo que se deduce de su propio libro: era hombre culto y dominaba los clásicos en latín y castellano y los principales autores de su época; en su única obra cita a unos cincuenta con erudición.

Escribió en su *Directorio*: «Con la práctica de saber aplicar las Medicinas que ordenan los Médicos, con el mejor arte, y Método que hay en ella. Según los Doctores Anatomistas, que enseñan y señalan, las partes de nuestro cuerpo, donde se han de hacer. Dedicado a todos los que con Caridad, desean hacer este oficio metódicamente».

La obra, que quedó inédita por la censura, es de 1668; se divide en ocho tratados y 150 capítulos y se conserva en la Biblioteca Histórica de la Universidad de Salamanca. Está escrita en un castellano límpido, claro, preciso y castizo, que no excluye los refranes: «...Sobre lo qual traen una sentencia los Médicos, diziendo: Fiebres otoñales, largas o mortales» o «Y de aquí emanó el adagio bulgar que dize: Agua buena, sin color, olor, ni sabor y que la bea el sol» ni, en determinadas situaciones, un lenguaje humorístico que esconde cierto sentido crítico: «En ensuciándose todo esto, se le mudará otro tanto, y deste modo hasta que se acabe la fluxión o el enfermo [en caso de diarrea]»; «E bisto muchas beces la ignorancia que en esto tienen algunos, que por racón de su oficio debrían saberlo, que me pareció abrirles los ojos (y aquí no con cáusticos) con raçones...».

El *Directorio de Enfermeros* y el manual realizado por la Mínima Congregación de los Hermanos Enfermeros Pobres, *Instrucción de Enfermeros*, constituyen las obras clásicas sobre la enfermería del siglo XVII español, nuestro siglo de oro.

AUGE DEL CONTROL ESTATAL SOBRE HOSPITALES (FINALES DEL SIGLO XVIII)

La Ilustración y la razón de Estado modificaron la organización del sistema sanitario e impulsaron el control de los gobiernos sobre los hospitales. El hospital dejó de ser un espacio exclusivamente religioso o caritativo y se transformó progresivamente en un instrumento de política pública. Se produjo un proceso de secularización, reorganización administrativa y racionalización del espacio y del cuidado. La salud pública se promovió como un asunto de interés colectivo y no solo individual o religioso. El impulso administrativo buscó datos, estadísticas, normas útiles y ejemplos de eficiencia institucional.

Hubo críticas al modelo tradicional y los reformadores ilustrados denunciaron la ineficiencia, insalubridad y falta de profesionalización en muchos hospitales administrados por la Iglesia. Se consideró que muchos centros no cumplían adecuadamente con su función sanitaria, mientras que la población era un recurso básico en la economía y el poder de los países. Las políticas ilustradas valoraron la salud como base del trabajo, la prosperidad y la fuerza militar. Por tanto, cuidar a los pacientes pasó a ser también una cuestión de economía política y poderío de las naciones.

Una figura clave de este proceso fue el médico Johann Peter Frank, autor de *System einer vollständigen medicinischen Polizey* (*Un sistema completo de política médica*), que defendió que la salud pública era un asunto de interés nacional. Era un tratado exhaustivo de nueve volúmenes sobre todos los aspectos de la higiene y la salud pública, que se publicó por primera vez en 1779 y se continuó editando hasta 1827, seis años después de la muerte de Frank. Su metodología para la salud pública abordaba temas como el saneamiento público, los problemas de suministro de agua, la higiene sexual, el bienestar materno infantil, la seguridad alimentaria y la prostitución, por nombrar algunos.

Destacó la importancia de llevar registros estadísticos precisos en los hospitales. Según se dice, el sistema de recopilación de registros de Frank fue utilizado por el obstetra Ignaz Semmelweiss (1818-1865) para demostrar la correlación entre la sepsis puerperal y las prácticas obstétricas insalubres.

Los cambios en los sistemas sanitarios son multifactoriales:

— Reformas administrativas: Inspecciones y censos hospitalarios. Se elaboran informes sobre número de camas, gastos, mortalidad, calidad del aire, etc.
— Reformas arquitectónicas: se aplican principios higienistas, como ventilación cruzada, separación de salas, eliminación de sótanos.
— Centralización y organización: se crean juntas de beneficencia, consejos médicos y supervisores estatales.
— Mayor control social: los hospitales dejan de ser meros lugares de caridad para convertirse en espacios de control médico y disciplinario, especialmente para las clases trabajadoras y los marginados.
— Secularización: aunque muchas órdenes religiosas seguirán desempeñando funciones de cuidado, los hospitales empiezan a contratar personal no religioso, especialmente mujeres viudas, pobres o sin familia, que ofrecían servicios a cambio de comida y alojamiento. Se crean hospitales civiles.
— Formación: se inician formas rudimentarias de entrenamiento práctico, aunque aún sin bases científicas. Primeros pasos hacia la profesionalización del personal, incluyendo cuidadoras y médicos.

Para la enfermería significó dos cambios importantes:

— Profesionalización incipiente: Aunque la enfermería aún no estaba formalizada como carrera, el control estatal introdujo normas de higiene y organización del personal, sentando las bases para su futura regulación.
— Cambio gradual en el perfil de las cuidadoras: Las órdenes religiosas perdieron influencia y mujeres laicas comenzaron a participar más en el cuidado hospitalario, aunque bajo supervisión médica.

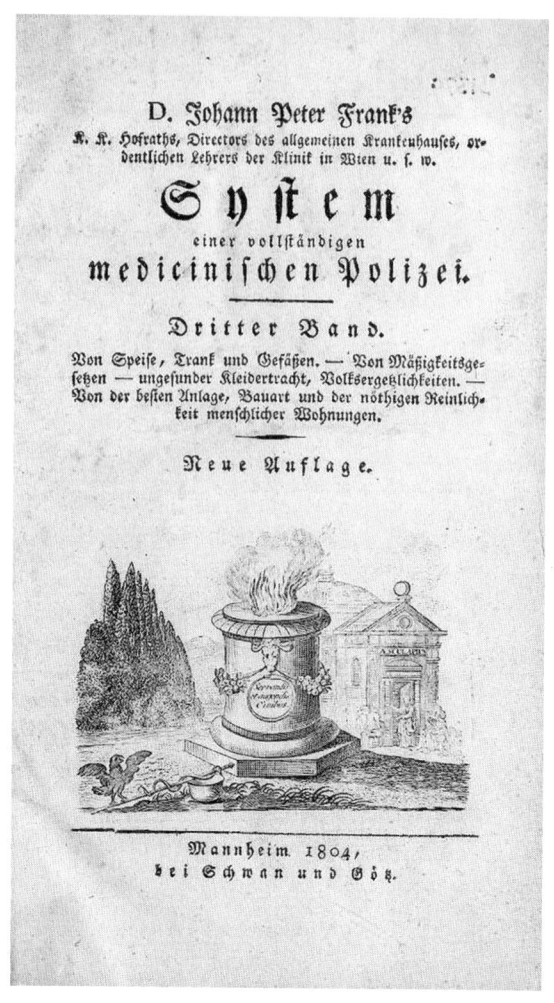

System einer vollständigen medicinischen Polizey (Un sistema completo de política médica), de Johann Peter Frank, 1804.

Ejemplos de estos cambios en varios países europeos son: En Francia, durante la Revolución, muchos hospitales fueron secularizados y puestos bajo el control del Estado; en España, Carlos III impulsó reformas en la beneficencia y apostó por la modernización de los hospitales, y en Austria, bajo José II, se reorganizó la red hospitalaria siguiendo una lógica racional e ilustrada. Los Habsburgo comenzaron a ver los hospitales como instrumentos para fortalecer la economía y el orden social.

LAS ENFERMERAS ESCLAVAS

La Antigüedad es un periodo esclavista por excelencia, y la península ibérica no fue la excepción. La esclavitud fue una práctica habitual en los diferentes reinos de la península ibérica durante la Edad Media. Durante la Edad Moderna continuó existiendo en la península, pero alcanzó especial prominencia en las posesiones coloniales de España. La esclavitud indígena fue abolida de forma parcial con las Leyes de Burgos en 1512, y en 1766 el sultán de Marruecos compró la libertad de las personas musulmanas esclavizadas en Sevilla, Cádiz y Barcelona. Formalmente se abolió en 1837 todo tipo de esclavitud en la península ibérica, siendo Rosalía Gómez (1801-1874) una de las últimas esclavas registradas. Cuba y Puerto Rico quedaron expresamente exentas de cumplir esta norma abolicionista. La exención relativa a Puerto Rico fue derogada por la I República en 1873, y la de Cuba en 1886, si bien desde 1880 ya no se permitía la tenencia de nuevos esclavos.

La esclavitud en lo que hoy son los Estados Unidos comenzó a inicios del siglo XVII. El episodio considerado como inicio simbólico de esta lacra de la Humanidad ocurrió en 1619, cuando un barco con unos veinte africanos esclavizados llegó a la colonia de Virginia, concretamente a Point Comfort (actual Fort Monroe). Estos africanos habían sido capturados por traficantes portugueses y luego apresados por corsarios ingleses, que los llevaron a la colonia y los intercambiaron por provisiones.

Aunque en un principio algunos fueron tratados como sirvientes por contrato («*indentured servants*»), con el tiempo las leyes coloniales fueron transformando su estatus hacia una esclavitud hereditaria y racializada. A partir de la segunda mitad del siglo XVII, varias colonias, como Virginia y Maryland, promulgaron leyes que establecían que los hijos de mujeres esclavizadas nacían también esclavos, lo que consolidó el sistema esclavista.

La esclavitud se expandió en los siglos siguientes, ligada al cultivo del tabaco, el algodón, el arroz y el azúcar. Para 1860, antes de la guerra civil, había cerca de cuatro millones de esclavos en Estados Unidos. Algunas de estas personas practicaban libremente la enfermería en sus propias comunidades y servían también como mano de obra tanto en comunidades negras como blancas. De hecho, proporcionaban la mayor parte de la atención sanitaria en los estados esclavistas. Las comadronas asistían en los partos de bebés de todas las razas; las esclavas mayores que ya no podían trabajar en el campo a menudo eran obligadas a trabajar como enfermeras, cuidando a otros esclavos o bien, se podía ordenar a una mujer esclava que cuidara al hijo enfermo de una familia blanca, aunque si este moría, corría el riesgo de que se la acusara de envenenarlo.

Las enfermeras y comadronas esclavas también prestaban cuidados. Las mujeres mayores solían ser respetadas por sus conocimientos sobre salud y sabían cómo utilizar la farmacopea del mundo natural: empapaban agujas de pino en agua muy caliente y utilizaban el vapor para curar la tos, recetaban raíz de algodón como anticonceptivo, administraban tés y tinturas, utilizaban hierbas y raíces para la fiebre y las infecciones y ayudaban a dar a luz a las parturientas y lavaban a los muertos.

No era un mundo agradable; las mujeres esclavas tenían que realizar una doble tarea por motivos de género: en el campo o en la casa como mano de obra esclava y en sus propias comunidades. Algunas pudieron progresar gracias a su excelente labor; un ejemplo es Jane Minor (c. 1792-1858) o Jinsey Snow. Minor fue manumitida en 1825 por su trabajo durante una epidemia de fiebre y es uno de los pocos casos de esclavas dedicadas a la enfermería de los que tenemos constancia documental. En la escritura de manumisión, su dueño Benjamin May señala que liberó a Minor «por varios actos de extraordinario mérito en el cuidado de enfermos, con riesgo inminente para su propia salud y seguridad, ejerciendo una paciencia y atención sin precedentes al velar por los enfermos de varias personas de este pueblo, así como por mi convicción de que en el futuro seguirá... realizando actos similares...». Como mujer libre, abrió un hospital en Petersburg, Virginia, donde trabajó durante más de treinta años. Más de treinta años después de su manumisión, los periódicos de San Petersburgo publicaron informes sobre las operaciones realizadas por médicos en «el hospital de la conocida enfermera Jinsey Snow». Con el dinero que ganó prestando cuidados, compró la libertad de dieciséis esclavos, entre ellos madres con hijos y al menos otra enfermera.

ENFERMERAS REFERENTES DEL SIGLO XVIII

Thérèse Rastit muere por su dedicación durante la peste de Marsella. Viuda de Antoine Eydin, nacida en 1691, fallece el 29 de noviembre de 1720. Esta mujer, que se había dedicado a aliviar a los desdichados, murió en la flor de la vida, víctima de la cruel enfermedad que contrajo mientras atendía y consolaba a los pobres apestados. Se conserva esta mención a su trabajo: «El 16 de septiembre, la peste se declara con una violencia horrible, pronto cada familia cuenta con un enfermo; apenas contagiado, el apestado sucumbe, la mortalidad se vuelve aterradora. En Cassis también se vio esta dedicación [...] Una joven viuda, Thérèse Rastit, iba de casa en casa, llevando remedios a unos, dinero a otros y consuelo a todos».

Charlotte Browne formó parte como matrona del ejército colonial inglés que llegó a los Estados Unidos al mando de Edward Braddock. Se dice que era la mujer mejor pagada y más respetada del ejército. Supervisaba a enfermeras, lavanderas y cocineras. En 1754, como matrona del Hospital General para la expedición Braddock, Charlotte dejó a sus hijos para navegar con la flota que transportaba a los regimientos británicos 44 y 48 desde Inglaterra a Virginia y que participarían en la llamada guerra francoindia. En junio de 1755, Browne se dirigió por tierra a Fort Cumberland. Cuando el grupo se acercaba a Oldtown, Maryland, escribió en su diario: «Marchamos, pero es imposible describir lo mal que estaban las carreteras. Caminé todo lo que pude. Los pobres caballos ya no prestaban atención al latigazo ni al redoble del tambor, y en cuanto a Black (el caballo de Charlotte), no podía seguir adelante. Dos de los carromatos se averiaron».

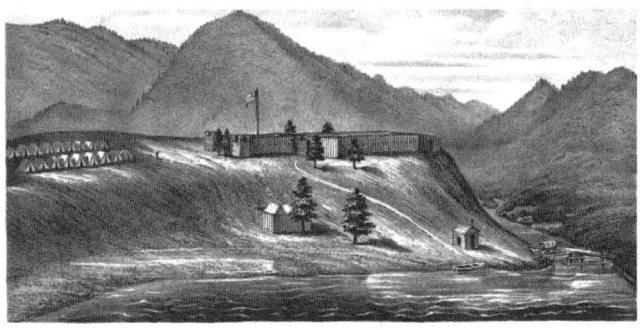

Fort Cumberland, 1755.

Sobre Fort Cumberland escribió: «El lugar más desolado que he visto nunca: el fuerte no tiene suministro de agua y está abarrotado de esposas de los soldados y familias locales que buscan protección contra los ataques de los indios».

Tras la derrota y muerte de Braddock en la batalla de Monongahela, los enfermos, heridos y moribundos regresaron al fuerte el 15 de julio. Según describe Benjamin Franklin en su autobiografía, sus últimas palabras fueron: «¿Quién lo iba a pensar?» —en alusión al haber sido derrotado por indios... y franceses. Charlotte Browne se encargó de la atención médica a los heridos. Más tarde, viajó con los soldados en retirada a Frederick, Maryland, luego a Filadelfia, Pensilvania, y finalmente a Albany, Nueva York. En cada parada, Browne tenía que encontrar alojamiento y buscar muebles básicos para ella y sus enfermeras. Browne se enfrentó a preguntas sobre su reputación. En Albany, por ejemplo, algunas mujeres asumieron que era la amante de Braddock. Fue aceptada en la sociedad local cuando la hija de un oficial que la había conocido a mediados de la década de 1740 respondió por ella. Terminó su diario en agosto de 1757, demasiado abrumada por el trabajo como para seguir escribiendo.

Charlotte Bristowe Browne es la única enfermera que aparece como persona en los registros de Fort Cumberland y de la guerra franco-india. Las mujeres y sus profesiones son en su mayoría fantasmas en la historia colonial. Por ejemplo, *Allegany County. A History* menciona a Craik y Mercer «entre los médicos» adscritos al ejército de Braddock, pero no menciona a ninguna mujer, incluidas las enfermeras.

Los primeros escritos de enfermería sobre sus pacientes están fechados en 1780 y se deben a las enfermeras del Hospital de la Salpêtrière de París en el seno del equipo de Jean-Baptiste Pussin, «gobernador de los enfermos».

JAMES DERHAM nació esclavo en Filadelfia en 1762. De niño, Derham fue transferido al Dr. John Kearsley Jr., con quien aprendió nociones básicas de medicina. De Kearsley, Derham aprendió a curar las enfermedades de la garganta, así como el trato con los pacientes. Tras la muerte del Dr. Kearsley, Derham, que entonces tenía quince años, pasó por varios esclavistas diferentes trabajando como enfermero antes de establecerse finalmente con el Dr. George West, cirujano de un regimiento británico durante la Guerra de Independencia de los Estados Unidos. Finalmente, fue transferido de nuevo, esta vez al médico Robert Dove, de Nueva Orleans. Como asistente en la consulta de Dove, Derham y su amo se hicieron amigos, y Dove finalmente le concedió la libertad. Con la ayuda económica de Dove, Derham abrió una consulta en Nueva Orleans. En 1789, se calcula que su consulta ingresaba unos 3000 dólares al año (unos 79 179 dólares en 2024). En 1788, Derham y el Dr. Benjamin Rush se conocieron en Filadelfia y mantuvieron correspondencia durante doce años. La última carta de Derham a Rush, en 1802, es el último registro de su existencia. Se cree que, después de que las autoridades españolas, que gobernaron la Luisiana hasta 1803, restringieran a Derham el tratamiento de enfermedades de garganta en 1801, este abandonó su consulta en Nueva Orleans.

* * *

La Edad Moderna marcó el paso de una enfermería puramente caritativa y religiosa a una enfermería más organizada, estructurada e institucionalizada, aunque aún sin base científica ni reconocimiento profesional. Este período sentó las bases para los sistemas nacionales de salud de los siglos XIX y XX. La intervención estatal permitió mejoras en infraestructura y formación, pero también generó tensiones entre la beneficencia tradicional y la medicalización institucional. Esta época marca el inicio del hospital moderno como espacio técnico, laico y normado, que pasa de ser un asilo de beneficencia a un centro de salud estructurado y controlado. Este proceso gradual de cambio cristalizaría en el siglo XIX con figuras como Florence Nightingale.

EDAD CONTEMPORÁNEA

La historia de la enfermería en la Edad Contemporánea (desde finales del siglo XVIII hasta la actualidad) marca el tránsito de una actividad caritativa, intuitiva y subordinada a una profesión científica, organizada y reconocida económica y socialmente. Este proceso no fue lineal ni homogéneo, pero sí estuvo determinado por grandes transformaciones sociales, sanitarias y educativas.

EL IMPULSO DE LA CIENCIA

Aunque hay avances científicos desde el Renacimiento, el progreso llegó realmente a finales del siglo XVIII y en el siglo XIX. La medicina aún estaba influida por las ideas antiguas, como la teoría de los humores de Hipócrates y con prácticas absurdas o contraproducentes, como las sangrías o las sanguijuelas. Sin embargo, todo comenzó a cambiar con avances en ámbitos como la anatomía patológica, impulsada por médicos como Marie François Xavier Bichat, quien demostró que las enfermedades afectaban en ocasiones a tejidos específicos, no solo a órganos completos.

En 1796, Edward Jenner plantea la vacuna contra la viruela, un descubrimiento que cambiaría la historia de la humanidad. Jenner observó que las ordeñadoras que contraían la viruela bovina (una versión leve de viruela que afectaba a las vacas) nunca enfermaban de viruela humana. Intrigado, decidió probar con un experimento arriesgado: tomó pus de una pústula de viruela bovina de una ordeñadora llamada Sarah Nelmes e

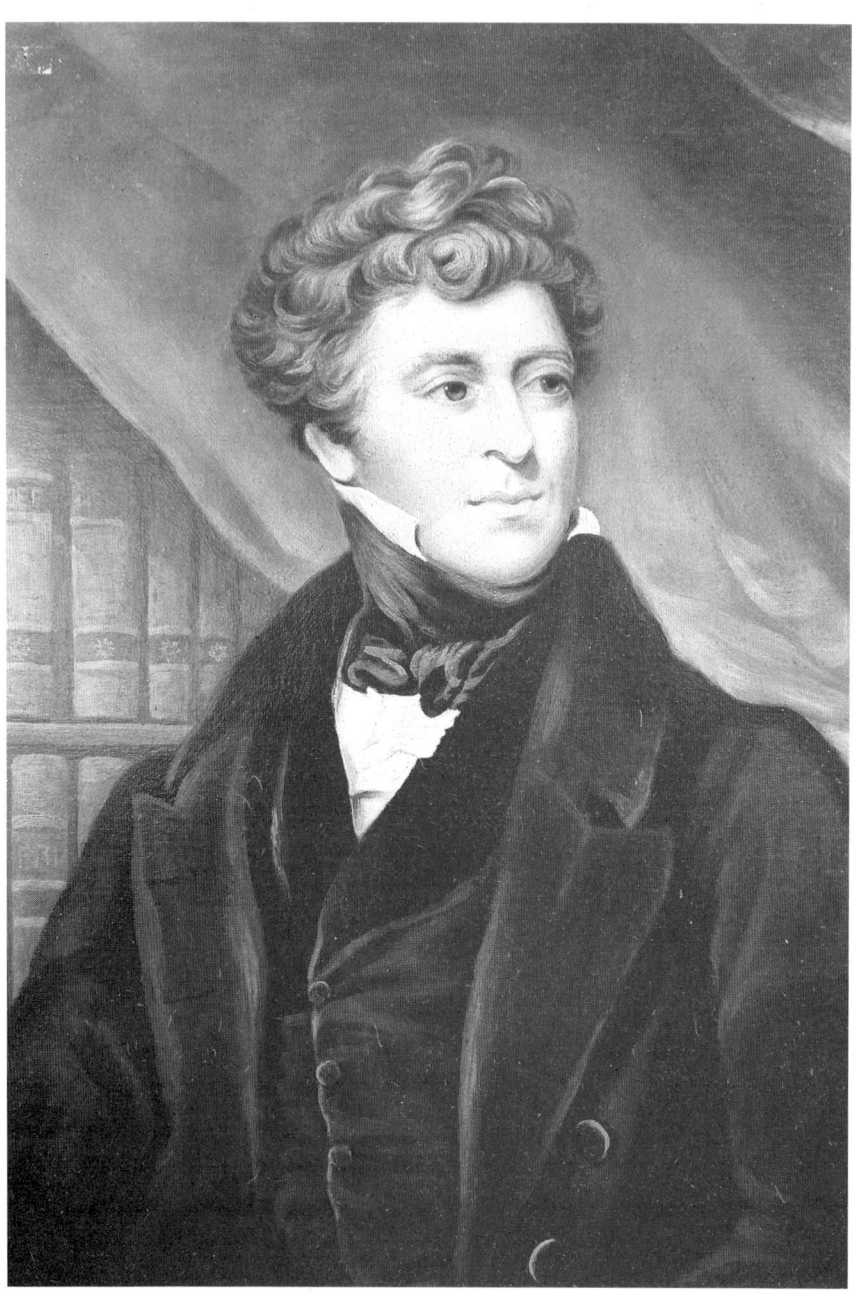

James Blundell (1790-1878). Médico británico y pionero de la transfusión de sangre entre humanos. Frente a los intentos fallidos de los siglos XVII y XVIII, basados en sangre animal y asociados a resultados mortales, Blundell defendió el uso exclusivo de sangre humana. Desde su práctica en obstetricia, aplicó la transfusión para tratar hemorragias posparto, reintroduciendo una técnica abandonada por peligrosa y sentando las bases de la transfusión moderna [Wellcome Historical Medical Museum].

inoculó este material en el brazo de un niño sano de 8 años, James Phipps. Semanas después expuso al niño a la viruela humana y pudo comprobar que no enfermaba, estaba inmunizado. Ese experimento, que ahora sería un delito, fue el primer paso para acabar con la enfermedad que más seres humanos ha matado a lo largo de la historia.

Hubo también avances tecnológicos: René Laennec inventó el estetoscopio en 1816. Ese instrumento que cuelga del cuello de médicos y enfermeras es mucho más que un ícono de la profesión sanitaria: es una herramienta que revolucionó el diagnóstico clínico y cambió para siempre la forma de examinar a los pacientes. Parece que el origen del nuevo instrumento es un acto de discreción; Laennec necesitaba auscultar el corazón de una joven, pero el método de la época (apoyar el oído directamente sobre el pecho) era poco práctico y considerado inapropiado. Laennec enrolló un cuaderno de papel en forma de tubo y lo colocó sobre el pecho de la mujer. Para su sorpresa, los sonidos cardíacos se escuchaban con mayor claridad. Así nació el primer estetoscopio, que desde entonces es esencial en emergencias, consultas rutinarias y seguimiento de enfermedades crónicas.

James Blundell (1790-1878) fue un pionero en la práctica de transfusiones de sangre entre humanos, un procedimiento que, en su época, estaba plagado de riesgos y escepticismo. Antes de Blundell, los intentos de transfusión (desde el siglo XVII) usaban sangre animal (de ovejas o perros), lo que generaba reacciones mortales por incompatibilidad. La comunidad médica había abandonado la práctica por considerarla peligrosa hasta que Blundell la retomó con un enfoque revolucionario: poner a los humanos solo sangre humana.

Blundell, especializado en obstetricia, buscaba salvar a mujeres con hemorragias posparto. En 1818 diseñó un primer sistema de transfusión con jeringas de marfil y tubos de plata para transferir sangre y un método para evitar coágulos (aunque aún no se conocían los grupos sanguíneos, que fueron descubiertos por Karl Landsteiner en 1900). En 1829, realizó la primera transfusión exitosa documentada: un paciente con cáncer de estómago recibió sangre de su esposa y, aunque solo sobrevivió dos días, el experimento demostró que el procedimiento era posible. De las diez transfusiones registradas, cinco pacientes sobrevivieron, un logro asombroso para la época.

Otro cambio radical fue el descubrimiento de la anestesia. Antes del siglo XIX, las cirugías eran brutales y dolorosas, limitadas mayoritariamente a amputaciones rápidas realizadas en pacientes conscientes. Pero

THE LANCET.

Vol. II.]   LONDON, SATURDAY, JUNE 13.   **[1828-9.**

OBSERVATIONS
ON
TRANSFUSION OF BLOOD.

By Dr. Blundell.

With a Description of his Gravitator.

States of the body really requiring the infusion of blood into the veins are probably rare; yet we sometimes meet with cases in which the patient must die unless such operation can be performed; and still more frequently with cases which seem to require a supply of blood, in order to prevent the ill health which usually arises from large losses of the vital fluid, even when they do not prove fatal.

In the present state of our knowledge respecting the operation, although it has not been clearly shown to have proved fatal in any one instance, yet not to mention possible, though unknown risks, inflammation of the arm has certainly been produced by it on one or two occasions; and therefore it seems right, as the operation now stands, to confine transfusion to the first class of cases only, namely, those in which there seems to be no hope for the patient, unless blood can be thrown into the veins.

The object of the Gravitator is, to give help in this last extremity, by transmitting the blood in a regulated stream from one individual to another, with as little exposure as may be to air, cold, and inanimate surface; ordinary venesection being the only operation performed on the person who emits the blood; and the insertion of a small tube into the vein usually laid open in bleeding, being all the operation which it is necessary to execute on the person who receives it.

The following plate represents the whole apparatus connected for use and in action:—

* The instrument is manufactured by Messrs. Maw, 55, Aldermanbury.

Tab. 1.

Y

El *gravitator* de Blundell. *The Lancet*, 13 de junio de 1829. Artículo firmado por James Blundell en el que se describe su dispositivo para la transfusión de sangre humana, conocido como *Blundell's gravitator*. El instrumento permitía administrar sangre por gravedad, reduciendo la manipulación y los riesgos en un procedimiento todavía experimental, especialmente aplicado al tratamiento de hemorragias posparto.

en 1844, Horace Wells utilizó el óxido nitroso como anestésico y en 1846, William Morton presentó el uso del éter como anestésico en una operación pública. Poco después, el cloroformo, popularizado por James Young Simpson, permitió cirugías más largas y complejas. Por primera vez, los pacientes podían ser operados sin un sufrimiento atroz y los cirujanos podían operar con calma y cuidado.

También fue importante el médico húngaro Ignaz Semmelweis (1818-1865), que descubrió en el siglo XIX que la higiene de manos podía reducir drásticamente la fiebre puerperal, una infección mortal que mataba a miles de mujeres tras el parto. En su trabajo en el Hospital General de Viena, notó que las muertes eran mucho mayores en la sala atendida por médicos (que hacían autopsias) que en el pabellón de las mujeres de clase humilde, que solo eran atendidas por las comadronas (que no manipulaban cadáveres). Dice mucho sobre la higiene de unos y otras. Semmelweis propuso el lavado de manos obligatorio en 1847 y las muertes descendieron del 18 % a casi el 0 %. A pesar de los resultados, la comunidad médica ridiculizó su teoría de los «gérmenes invisibles», lo despidieron, lo tacharon de loco y murió en un manicomio. Solo años después, con la difusión de los trabajos de Pasteur y Lister, se reconoció su genialidad. Hoy, Semmelweis es recordado como el padre del control de las infecciones y su legado salva millones de vidas cada año.

A finales del siglo XIX y principios del XX se produjeron múltiples avances médicos y científicos. En 1884, Robert Koch identificó los pasos para establecer la causalidad entre un organismo y una enfermedad mientras estudiaba la tuberculosis. Utilizando el método de Koch, se identificaron los microorganismos causantes de la malaria, la fiebre tifoidea, el tétanos, la tuberculosis y la difteria. El virus eludió el estudio porque era tan pequeño que atravesaba los filtros de porcelana que atrapaban las bacterias, pero se sospechaba su presencia. Se descubrió que el mosquito era el vector de la fiebre amarilla en Cuba y se identificó el Salvarsán como tratamiento para la sífilis. Pronto se identificaron los grupos sanguíneos, se introdujeron mejoras en la cirugía y la atención materno-infantil y se aisló la hormona tiroidea.

Uno de los avances más trascendentales fue la teoría microbiana de la enfermedad, defendida por Louis Pasteur. Hasta entonces, muchas infecciones se atribuían a «miasmas» o desequilibrios corporales. Los miasmas eran aires corruptos o vapores pestilentes que emanaban de aguas estancadas, cloacas, cadáveres o materia en descomposición. Pasteur demostró que no había miasmas, sino microorganismos que eran los que causaban las enfermedades; ello llevó a la esterilización del instrumental quirúrgico y al desarrollo de nuevas vacunas, como la de la rabia.

Inspirado por Pasteur, Joseph Lister introdujo el uso de antisépticos (como el ácido carbólico) en las cirugías, lo que redujo drásticamente las infecciones posoperatorias. Sus métodos, aunque fueron inicialmente recibidos con rechazo, salvaron incontables vidas y transformaron los hospitales, antes considerados «casas de la muerte», en lugares de esperanza.

El siglo XIX también vio el surgimiento de la epidemiología moderna, con figuras como John Snow, quien asoció el agua contaminada de una fuente con el origen del cólera en Londres (1854). Durante la epidemia de cólera en el barrio de Soho, Snow investigó metódicamente los casos y trazó un mapa marcando cada muerte. Descubrió que la mayoría ocurría cerca de la bomba de agua de Broad Street, donde la gente consumía agua contaminada con aguas fecales. Logró que retiraran la manivela de la bomba y el brote se frenó. Sus métodos inspiraron el saneamiento urbano (alcantarillados, agua potable) y sus investigaciones marcaron el inicio de la salud pública y las políticas sanitarias.

El siglo XIX fue una época de transformaciones radicales en la medicina, un período en el que la ciencia dejó atrás viejos dogmas y supersticiones para abrazar el método experimental y el rigor científico. El siglo XIX fue testigo de una auténtica revolución médica; cada avance significó un paso hacia una medicina más efectiva y compasiva, e influyó directa, inmediata y profundamente sobre la enfermería. Estos progresos no solo alargaron la esperanza de vida, sino que transformaron la manera en que la humanidad entendía la enfermedad y el cuidado. Fue una centuria de descubrimientos asombrosos, de pioneros que desafiaron lo establecido y sentaron las bases de la medicina moderna.

EL SISTEMA SANITARIO QUE NO EXISTÍA

A pesar de los avances que acabamos de mencionar, si pudiéramos ver el sistema sanitario de hace dos siglos, lo primero que notaríamos es que no había nada sistemático ni muy organizado. Las universidades daban clase de medicina, pero las teorías más absurdas circulaban libremente y competían en posición de igualdad con los conocimientos científicos. Charlatanes y curanderos ejercían con libertad y atendían a una parte importante de la población. Los colegios de médicos, de cirujanos y de farmacéuticos intentaban ordenar las profesiones sanitarias y se encargaban de aprobar a los nuevos miembros de sus gremios y de proteger los privilegios de aquellos a los que habían admitido en el pasado, pero su fuerza era limitada y los controles prácticamente inexistentes. Además, los trabajadores sanitarios eran escasos y en general atendían en las ciudades y pueblos principales. En el resto, en las zonas rurales, los cuidados médicos los proporcionaban miembros de la familia, en general mujeres, que atendían a su entorno con remedios caseros, hierbas y, en el mejor de los casos, consejos sacados de la experiencia o de algún libro de cuidados. Ellas eran las que ayudaban en los partos, las que atendían a los pacientes, las que proporcionaban los principales cuidados sin una distinción clara entre las labores domésticas y el cuidado del enfermo, las que trataban a los niños enfermos y las que preparaban a los muertos.

Los hospitales nos resultarían más familiares. En realidad, muchos de esos enormes edificios siguen aún en uso en las principales ciudades de Europa, aunque en España muchos se han convertido en consejerías autonómicas. Las salas eran habitaciones grandes; los pabellones, con entre quince y treinta camas a cada lado para facilitar la visita del médico. Sin embargo, con nuestros criterios actuales, es mucho más dudoso cuántos de aquellos pacientes deberían estar en un hospital. Los datos indican que la mortalidad no alcanzaba el 10 % de las admisiones, un éxito que se conseguía en gran medida rechazando a las personas con enfermedades graves o contagiosas. El paciente típico necesitaba un tratamiento quirúrgico sencillo para atender una fractura, una fístula, una úlcera o una quemadura. Por esto, el ambiente se parecía más a una casa de convalecencia que a la idea que tenemos ahora de un hospital. Los pacientes podían entrar y salir a su antojo, siempre que no volvieran borrachos. Se esperaba que colaborasen con las tareas domésticas, tales como alimentar a los animales de la granja, llevar agua y servir las comidas. Era más probable que los pacientes fuesen muy pobres que muy enfermos. Las personas admitidas en el Guy's Hospital de Londres en 1788 se esperaba que ingresaran: «...con un cambio de ropa interior, medias, pañoleta, calcetines y pañuelo y pagar a la hermana dos chelines y nueve peniques por dos toallas, una olla de hojalata, un cuchillo, una cuchara, un plato de loza y cinco pares de sábanas».

En uno de los países más desarrollados de la época, Inglaterra, había una cama de hospital por cada 5000 habitantes. Es un número difícil de valorar; el número total de camas hospitalarias del National Health System británico se ha reducido a más de la mitad en los últimos 30 años, pasando de unas 299 000 en 1987/88 a 141 000 en 2019/20, mientras que el número de pacientes tratados ha aumentado significativamente. ¿Y dónde estaban entonces los enfermos? En general, en sus casas y con los cuidados que se podían permitir.

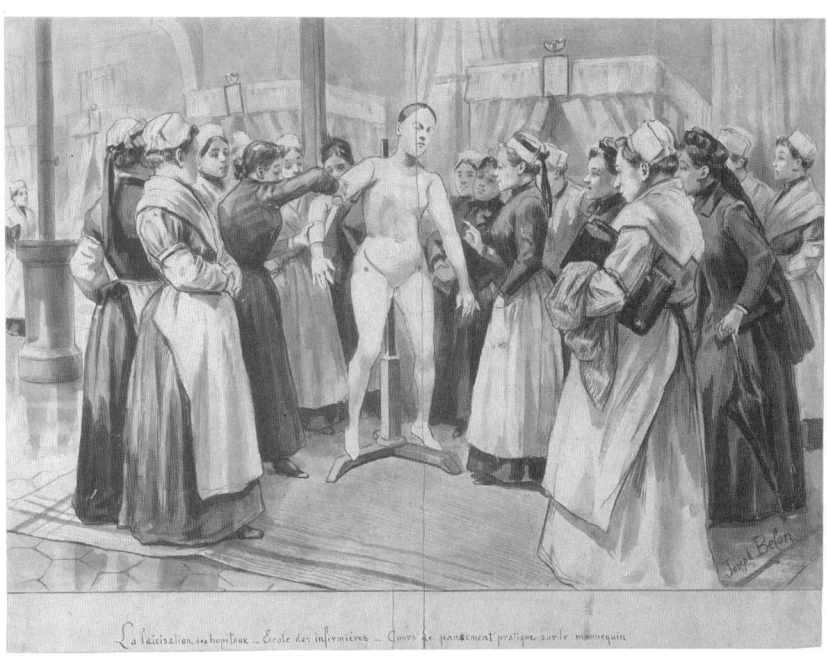

Laicización de los hospitales: formación práctica de enfermeras. Dibujo de José Belon (1861-1927), ca. 1900. La escena muestra un curso práctico de vendajes sobre maniquí en una escuela de enfermería, en el contexto de la progresiva secularización de los hospitales franceses y de la profesionalización de la formación enfermera a finales del siglo XIX y comienzos del XX [Colección Wellcome].

En Francia, al igual que había pasado en Inglaterra en el siglo XVI, el nuevo régimen nacido en la Revolución se vio obligado a reconocer que la supresión de los sistemas basados en la iglesia dejaba un vacío en el ámbito de los cuidados que debía ser cubierto por sus equivalentes seculares si no querían perder el apoyo de las clases populares. Los revolucionarios reabrieron los hospitales que fueron puestos bajo la administración del Estado como parte de un plan general para expandir los servicios de los cuidados y la salud a los más desfavorecidos. Esta política continuó tras la restauración de la monarquía y para 1822 los hospitales de París cuidaban a unos 15 000 pacientes, que era aproximadamente cinco veces los de todos los hospitales de Inglaterra y Gales. Los médicos tenían acceso por primera vez a un gran número de pacientes pobres que no tenían poder ni recursos para oponerse a una medicina mucho más intervencionista. La mortalidad aumentó y se desarrolló una medicina más experimental y arriesgada, fuera de las normas de la moral católica. Un ejemplo es la disponibilidad de cadáveres para las clases de anatomía. Mientras que en Inglaterra los profesores de medicina solo disponían de los criminales ejecutados, su contraparte francesa tenía el derecho a hacer la autopsia de todas las personas que hubieran fallecido bajo su cuidado, a menos que los familiares pudieran pagar un funeral inmediato. En el Hôpital des Cliniques, los dos primeros estudiantes que llegaran a clase podían ayudar en un parto, mientras cualquier otro podía sentarse y observar. Con una media de dos partos al día, la práctica de asistir partos se podía adquirir de forma rápida. En las primeras décadas del siglo XIX, los futuros médicos ingleses se trasladaron en masa para aprender ese nuevo estilo de medicina que se enseñaba en los grandes hospitales franceses. Solo en el año 1828 y solo en París había doscientos estudiantes ingleses aprendiendo anatomía.

Las enfermeras como tal no existían. Al comienzo del siglo XIX no era una ocupación reconocida y cualquiera se podía autodenominar «enfermera». En el Reino Unido, el primer registro, el General Nursing Council Register, entró en vigor en 1923, pero incluso después era difícil establecer los límites entre el trabajo de enfermería y el que no lo es, y entre aquellas partes que solo podía hacer una enfermera, aquellas que podían realizar otros miembros de una profesión distinta y aquellas que podía hacer cualquiera. Hay quien dice que hay que diferenciar entre el «trabajo de enfermería» y el «trabajo hecho por enfermeras», pero al final esos cuidados podían ser especializados o no, apropiados o no, pero eran parte clave de la vida cotidiana.

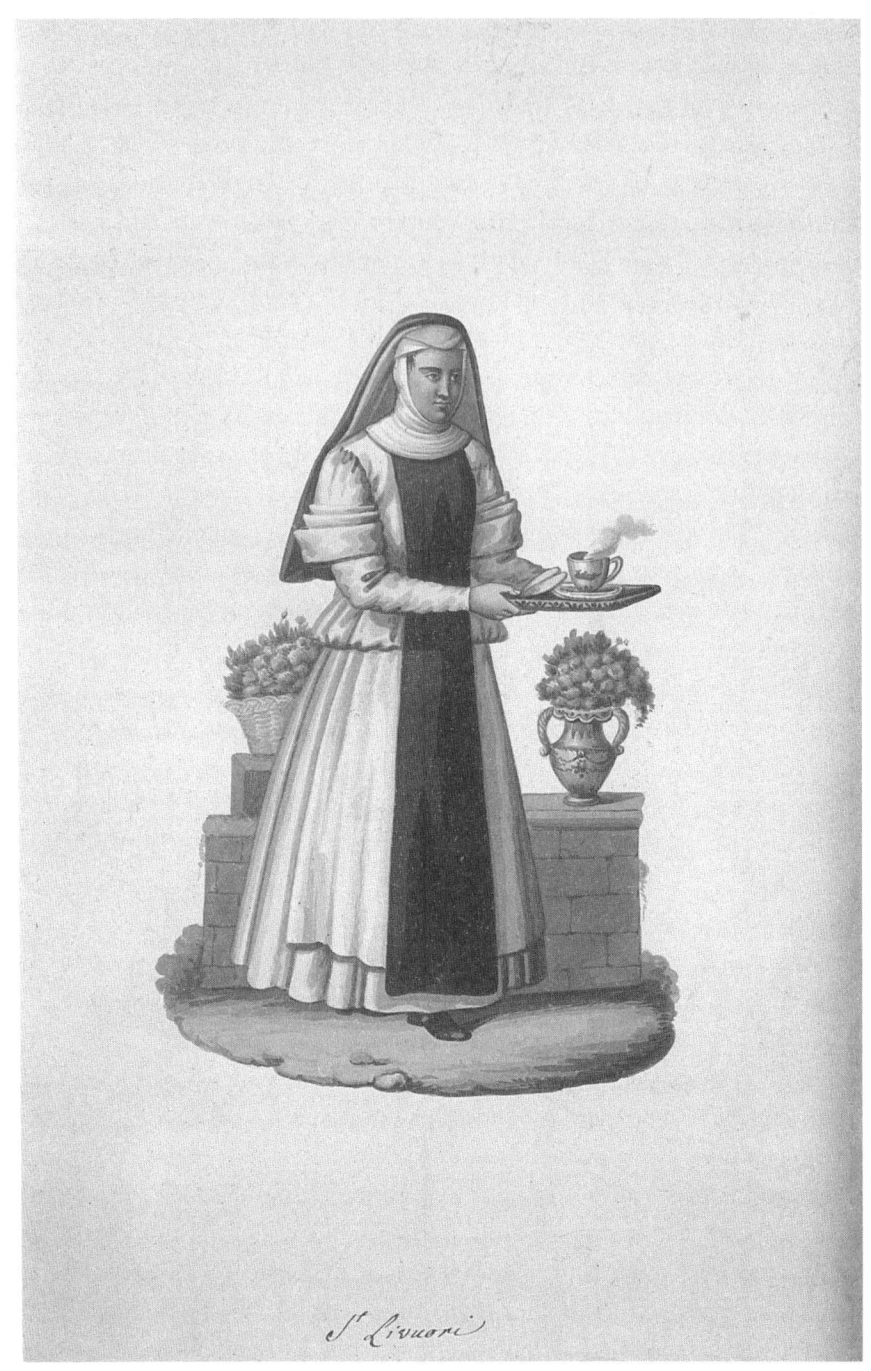

Religiosa portando una bandeja con alimento y bebida caliente, vestida con el hábito de su orden, en una escena de atención cotidiana a los enfermos [Wellcome Collection].

Las mujeres cuidaban de los enfermos, pero si no existía esa opción, podías permitírtelo y preferías dedicar tu tiempo a otras tareas más agradables, estaba la posibilidad de contratar a alguien para que cuidase a tu familiar. De esta manera, poco a poco, con sueldo y un nivel de conocimientos básicos en crecimiento paulatino, la actividad de enfermería se fue profesionalizando. La palabra «profesión» no hace referencia tanto a la actividad como a los aspectos que la rodean: un jugador profesional de fútbol hace lo mismo que un muchacho que juega en el patio del colegio, pero el primero tiene un salario y un prestigio, una profesión; el segundo no. Había mujeres que cuidaban de forma gratuita y otras que cobraban un sueldo por hacerlo. La diferencia entre ambos tipos de cuidados se fue agrandando.

En ese comienzo del siglo XIX los cuidados de enfermería eran llevados a cabo por varios grupos de personas: el primero y más abundante eran los miembros de la familia del paciente, y le cuidaban en casa. Había luego dos grupos de ayudantes pagados, personas que ayudaban en general en la casa y otras, en ámbitos socioeconómicos superiores, que se encargaban específicamente del cuidado de los enfermos. Ambos grupos eran independientes, con un estatuto laboral bajo y corresponderían, salvando todas las diferencias, a lo que ahora sería una enfermera y un auxiliar de enfermería. En los hospitales había una diferencia similar.

No quiere decir que las personas no estuvieran bien atendidas. Las normas de la Manchester Infirmary decretaban «que las enfermeras y sirvientas obedecieran a la matrona [la enfermera jefe] como a su ama y que tratasen con ternura a los pacientes y con urbanidad y respeto a los extraños». Algunas de estas enfermerías promocionaban la formación que impartían; así, la Enfermería de Salisbury destacaba la utilidad que tenía para «una mujer joven y respetable el aprender a cuidar a los enfermos». Otros establecimientos usaban otros estímulos para atraer candidatas. Así, en la casa taller de Strand, en la década de 1860, las enfermeras de los pobres tenían derecho a un vaso de ginebra diario por encargarse de «colocar a los difuntos y otras actividades repulsivas». Estas enfermeras solían ser mujeres mayores con pocas posibilidades de empleo fuera de esas instituciones, mientras que las más jóvenes y con más posibilidades abandonaban lo más rápidamente posible aquellos centros en busca de mejores horizontes laborales. En el Strand, 14 de las 18 enfermeras tenían más de sesenta años y las otras cuatro, más de setenta. De ellas, solo ocho podían leer los nombres de las medicinas y dos temblaban y tosían todo el día y eran incapaces de levantar a un paciente. Pero había otros establecimientos con mejores plan-

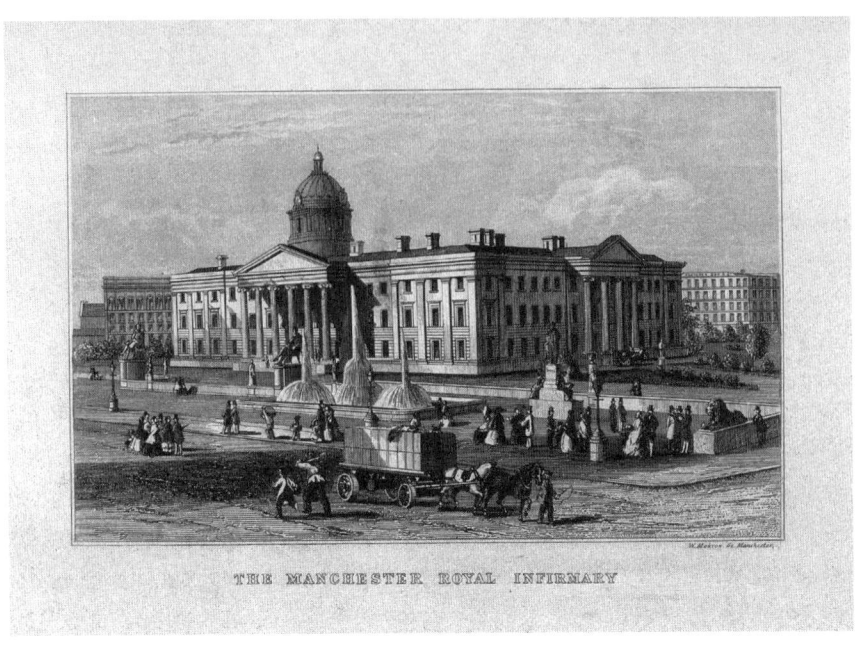

Fachada del Manchester Royal Infirmary, por W. Morton,
ca. 1853-1857 [Wellcome Collection].

tillas. La comisión Lancet, que fue crucial para afrontar una reforma de las instituciones de cuidado de los enfermos, indicaba que las enfermeras de pobres de Islington tenían «buena conducta, eran celosas de su trabajo y estaban bien gestionadas». Sin embargo, la mayoría de las enfermeras de la época eran viudas o mujeres abandonadas por su marido, relativamente pobres, y prestaban servicios a otras familias pobres. Los registros en épocas de epidemia muestran que había listados de estas trabajadoras para que la gente en necesidad pudiese acudir a ellas y contratarlas.

Las actividades de estas enfermeras incluían ayudar en los partos, tratar a los enfermos, preparar a los muertos y, en algunos casos, realizar abortos. Algunas de ellas es probable que adquiriesen una reputación en el tratamiento de mujeres y niños, dos sectores de la población que tuvieron poco interés para los médicos hasta entrado el siglo xx. También parece probable que muchas de ellas no trabajasen como enfermeras a tiempo completo, sino que lo combinasen con otras actividades como lavandería o limpieza. Estas mujeres sin especialización fueron competencia de matronas y enfermeras tituladas hasta bien entradas las décadas de 1930 y 1940, en que se establecieron colegios, registros y habilitaciones profesionales.

En la segunda mitad del siglo XIX, la enfermería pasó a ser la ocupación ideal de las mujeres de clase media. En ese momento coexistían dos sistemas relativamente independientes: las órdenes religiosas basadas en el concepto cristiano del amor al prójimo y las trabajadoras pagadas para atender al enfermo, como un tipo de cuidadoras especializadas. Dentro de este sistema había a su vez dos niveles: mujeres pobres que proporcionaban apoyo a familias pobres y las enfermeras privadas, que tenían un mayor nivel de conocimientos y servían a las clases medias y altas.

Los profundos cambios socioeconómicos asociados al siglo XIX cambiaron ese sistema. En primer lugar, la industrialización alteró profundamente los cuidados domésticos que se podían obtener en el hogar y los gobiernos tuvieron que buscar un sistema para atender a la población en necesidad, con el establecimiento de dispensarios, sanatorios y hospitales. Segundo, el rápido desarrollo de la sanidad implicaba que los médicos necesitaban un equipo asistencial que llevara a cabo sus directrices en el diagnóstico y los tratamientos, con maestría técnica y un comportamiento sumiso. Tercero, el nacimiento del estado del bienestar hizo que la administración pública fuera reemplazando progresivamente a la caridad religiosa en la atención a los desfavorecidos. Era necesaria una atención

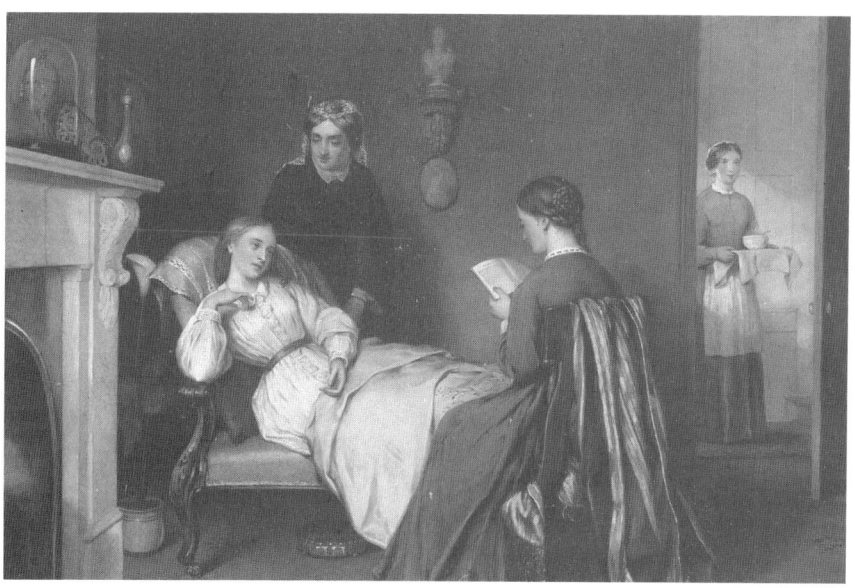

Grabado de Robert Humphrey Giles, 1802-1881. Una niña lee a una paciente en recuperación mientras una enfermera le acerca la medicación [Wellcome Collection].

NORTHANGER ABBEY:

AND

PERSUASION.

BY THE AUTHOR OF " PRIDE AND PREJUDICE,"
" MANSFIELD-PARK," &c.

WITH A BIOGRAPHICAL NOTICE OF THE
AUTHOR.

IN FOUR VOLUMES.

VOL. I.

LONDON:

JOHN MURRAY, ALBEMARLE-STREET.

1818.

Primera edición de *Northanger Abbey* y *Persuasion*.
Jane Austen, 1818. Ejemplar conservado en la Lilly Library, Indiana University.

planificada y general, con unos recursos adecuados; no podía dejarse al arbitrio de los donantes y mecenas. Cuarto, la lucha por la emancipación de la mujer fue canalizada y se abrió el acceso hacia profesiones femeninas, fundamentalmente enseñanza y enfermería, pero las mujeres fueron también encontrando nuevos nichos laborales como telefonistas, bibliotecarias y secretarias. Quinto, con el desarrollo de las guerras coloniales y con la influencia de Florence Nightingale, el cuidado de los soldados heridos se transformó en una contribución fundamental al esfuerzo patriótico y un deber nacional de primera importancia. Los soldados ponían su vida en riesgo por la patria y la patria debía recompensar ese sacrificio. Finalmente, la sociedad victoriana estableció unos nuevos principios morales que regulaban el comportamiento específico de cada género: la mujer era la cuidadora por excelencia.

La enfermera se convirtió en un personaje con mayor prestigio. Jane Austen en su novela *Persuasion* (1818) tiene uno de ellos: la enfermera Rooke. De ella se dice:

> Todo corazón está abierto, sabes, cuando acabas de escapar de un dolor grave o estás recuperando la bendición de la salud y la enfermera Rooke comprende cuidadosamente cuando hablar. Ella es una mujer sagaz, inteligente y sensata, llámalo cotilleo si quieres, pero cuando la enfermera Rooke dispone de media hora, tiene siempre algo que contar que es entretenido y útil, algo que hace que uno conozca mejor a su propia especie. Anne... contestó: «Lo puedo creer con facilidad. Las mujeres de esa clase tienen grandes oportunidades y si son inteligentes puede merecer mucho la pena escucharlas».

La enfermera Rooke parece indiscreta para los estándares modernos, pero su comportamiento refleja probablemente las dificultades para ganarse la vida con este oficio. Cotillear con alguien como la Sra. Smith podría ser una forma de enterarse de quién estaba enfermo entre sus conocidos y conseguir recomendaciones para ofrecer sus servicios a sus amigas y conocidas.

La descripción de este proceso muestra la importancia de la sensibilidad de las enfermeras para entretener a sus pacientes, de insuflar nuevos ánimos además de tratar sus necesidades físicas en una época donde las personas encargadas de los cuidados sanitarios tenían poco más que ofrecer. Era, sin duda, bien valorada por la Sra. Smith.

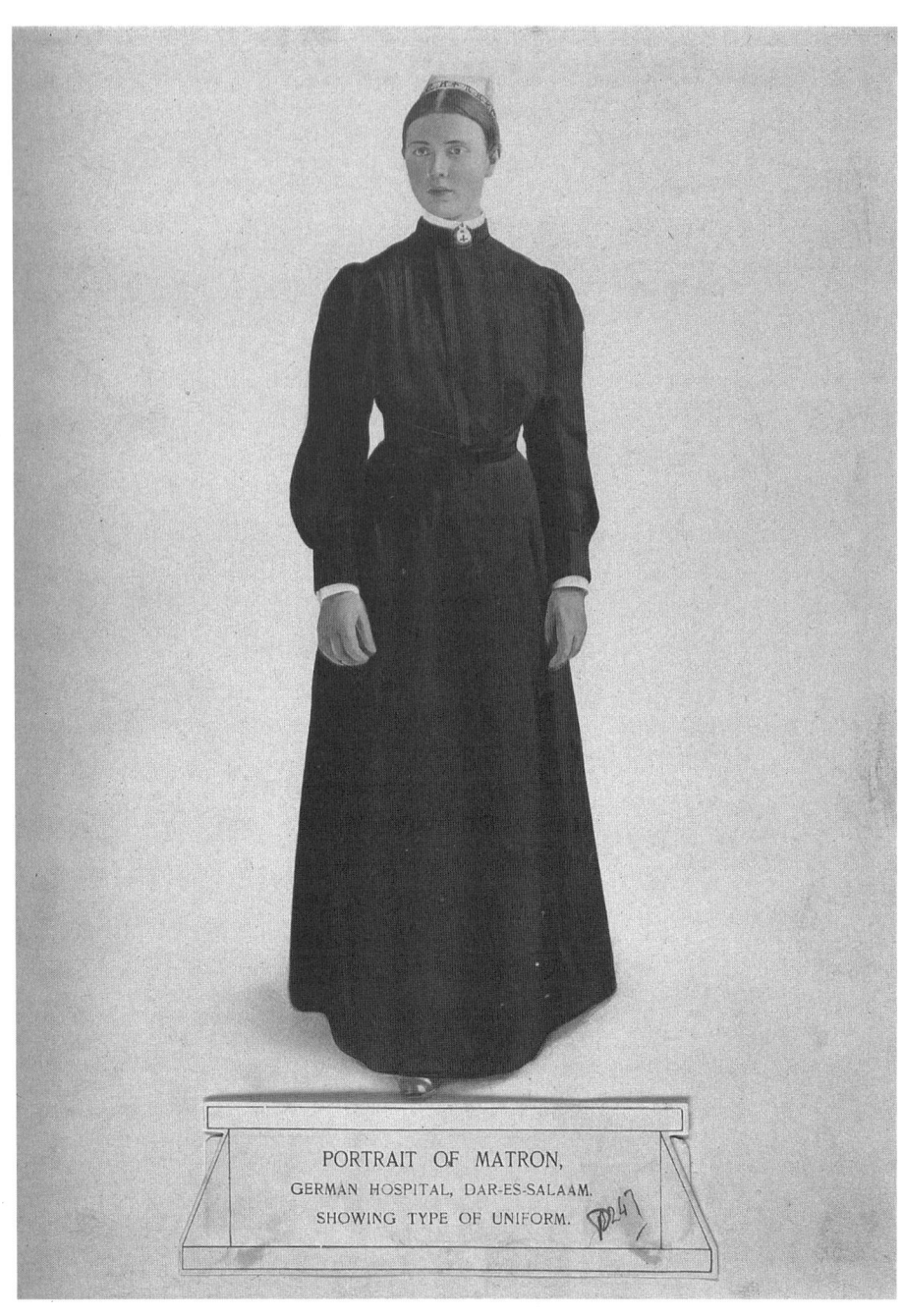

PORTRAIT OF MATRON,
GERMAN HOSPITAL, DAR-ES-SALAAM.
SHOWING TYPE OF UNIFORM.

Retrato de una matrona del Hospital Alemán de Dar es-Salaam [Wellcome Collection].

Estas mujeres tenían sus paralelos en los hospitales. Aunque había cierta promoción interna, las matronas y hermanas solían ser reclutadas de niveles sociales más altos que las enfermeras normales. Las hermanas del hospital de San Bartolomé, en los 1850, eran descritas como «viudas en circunstancias reducidas» y «personas que habían vivido en un rango respetable de la vida». Su estatus queda más claro en esta memoria del Guy's Hospital:

Parece haber sido la costumbre en todas las épocas para cada pabellón tener el beneficio de supervisión por una hermana, que además del cuidado de los enfermos, se encargaría de los almacenes del pabellón y sería el medio de comunicación entre los pacientes y el cuerpo médico. La práctica era seleccionar para este oficio mujeres respetables, que, antes de su nombramiento hubieran tenido experiencia en el trabajo, siendo sirvientas de alto nivel en familias privadas o habían tenido experiencia en cuidar enfermos a domicilio y no era infrecuente que el puesto fuese cubierto por una de las enfermeras ordinarias cuya promoción se debía a sus años de servicio y su presumible adecuación al puesto.

La enfermera jefe era el puesto administrativo superior en la mayoría de los hospitales. En el Reino Unido y otros países de la Commonwealth y antiguas colonias, este puesto se conocía y conoce como matrona y se trataba de una profesional experimentada y valorada. Este anuncio buscaba cubrir una vacante en la Leeds General Infirmary en 1852:

Se requiere que las candidatas para este puesto estén libres de tener que cuidar una familia, sean de edad mediana, activas, y de buen talante, cualificadas para llevar las cuentas de los gastos y otras materias de la casa; es necesario que sean prudentes, sobrias y discretas y con una disposición humana, y al mismo tiempo que tengan firmeza para gobernar la casa, es deseable también que tengan experiencia en la gestión de una familia y en los deberes de un pabellón para enfermos.

El informe de 1866, *Workhouse Infirmaries Report*, describía su trabajo:

Los deberes de la matrona son variados y múltiples. Ella supervisa todo el trabajo interno del establecimiento, la limpieza, las sábanas, la comida, las cocinas, la distribución de los alimentos, las despensas, etc., y para llevar a cabo estos deberes tienen que hacer lo que una persona activa pueda. Pero en muchos establecimientos se cuenta con que supervisará los cuidados, las camas y otras cuestiones relacionadas con los enfermos.

Hoy en día en Inglaterra las matronas «tienen autoridad sobre los presupuestos, el catering y la limpieza, además de estar a cargo de enfermeras y médicos» y «tienen la facultad de retener los pagos a los servicios de catering y limpieza si consideran que no están prestando el mejor servicio al sistema nacional de salud». Históricamente, la matrona supervisaba el hospital en su conjunto, pero hoy en día se encarga habitualmente de supervisar dos o tres salas del hospital.

El proceso de reorganización se extendió a lo largo del siglo XIX. Aparecieron nuevas herramientas como estetoscopios, termómetros y relojes de bolsillo para medir el pulso, y este nuevo conocimiento tuvo repercusiones en la división de tareas a la hora del cuidado de los pacientes. En sus fases iniciales, el nuevo estilo de practicar la medicina se había centrado en identificar la enfermedad (diagnóstico) y en establecer su curso (pronóstico). La mejor clasificación de las enfermedades impulsó un esfuerzo para una búsqueda racional de los mejores tratamientos.

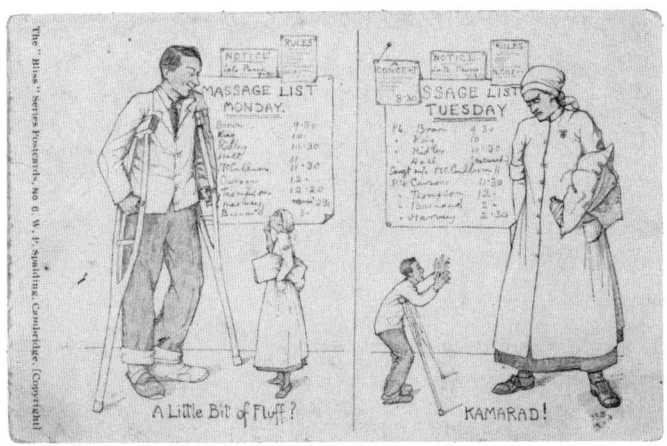

Postal humorística sobre el masaje terapéutico. Cambridge, 1916 (W. P. Spalding). La viñeta contrapone dos escenas consecutivas: el lunes, un paciente confiado observa con condescendencia a una enfermera diminuta antes de la sesión de masaje; el martes, la escala se invierte y es el paciente quien aparece reducido y atemorizado ante una enfermera dominante. La imagen juega con la inversión de roles y con la percepción ambivalente de las terapias físicas [Wellcome Collection].

El problema es que la nueva medicina exigía tener más y más datos sobre el progreso de la enfermedad y cada médico veía un alto número de pacientes, así que había que conseguir ayuda y la solución estaba cerca: aprovechar a los estudiantes. El problema es que eran transitorios y cuando tenían un manejo mínimo, se iban. La otra solución estaba también cerca: encargar nuevas tareas a las enfermeras.

Los médicos empezaron, al principio de una forma azarosa y poco sistemática, a mejorar la educación, las condiciones laborales y el estatus social de la plantilla de enfermeras. Detalles sutiles confirmaban ese cambio. En el Royal Cornwall Infirmary de Truro, el cirujano del establecimiento y no la matrona era el que nombraba las enfermeras en torno a 1830 y el que concedía los permisos para ausentarse del hospital. En 1835, el Royal Devon & Exeter Hospital nombró su primera enfermera de operaciones, para ayudar en el quirófano y atender a los pacientes quirúrgicos. Las enfermeras de pabellón se fueron diferenciando gradualmente de los sirvientes. El comité de enfermería de la Salisbury Infirmary recomendó en 1856 que «en el futuro los pabellones sean limpiados por personas encargadas de ese propósito y las enfermeras se mantengan diferenciadas en todo de las sirvientes del establecimiento».

Las hermanas se reclutaron en mayor número de manera que, como aprendices de enfermeras, pudieran aprender sus tareas antes de encargarse de su propio pabellón. Se mejoró su alojamiento, se les incluyeron las comidas y se les subió el sueldo. Pero también había aspectos oscuros:

— La subordinación absoluta de la enfermera al médico, donde la enfermería solo tiene razón de ser en función de su colaboración con la medicina.
— Una profesión con un marcado componente de género, una profesión femenina.
— Una responsabilidad exagerada con tareas sin límites ni horarios, más cercana a un sacerdocio que a una profesión.
— Una cierta hostilidad a la lucha de clases. Las enfermeras, que cada vez provenían en mayor número de la clase media, no se veían asociadas a las demandas del movimiento obrero, que entraba en conflicto con la visión que ellas mismas tenían de sí mismas como profesionales especializadas y de una clase superior.

Las costuras del sistema estaban a punto de estallar.

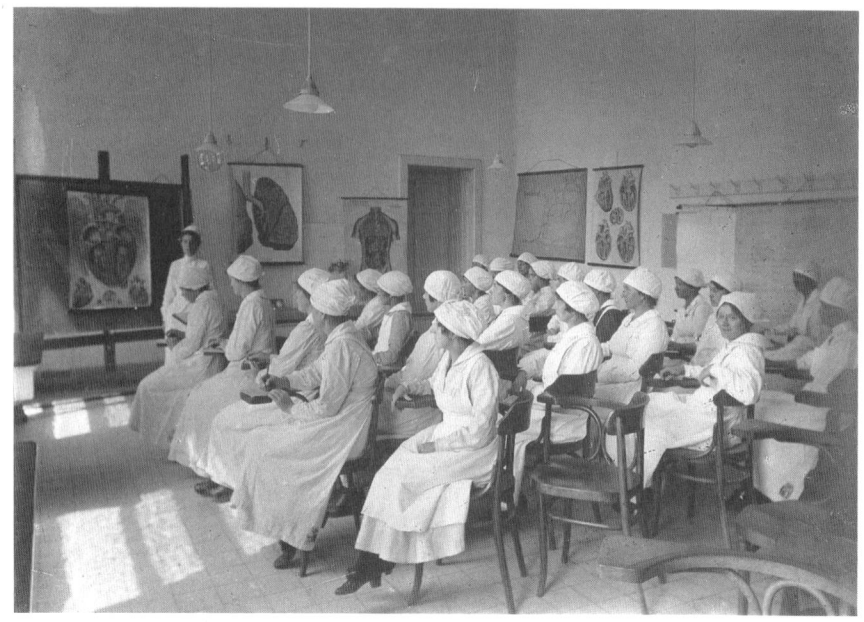

Hospital Infantil Universitario de Viena. Fotografía, 1921. Enfermeras tomando notas en un aula durante una sesión formativa, testimonio de la profesionalización de la enfermería en el periodo de entreguerras [Wellcome Collection].

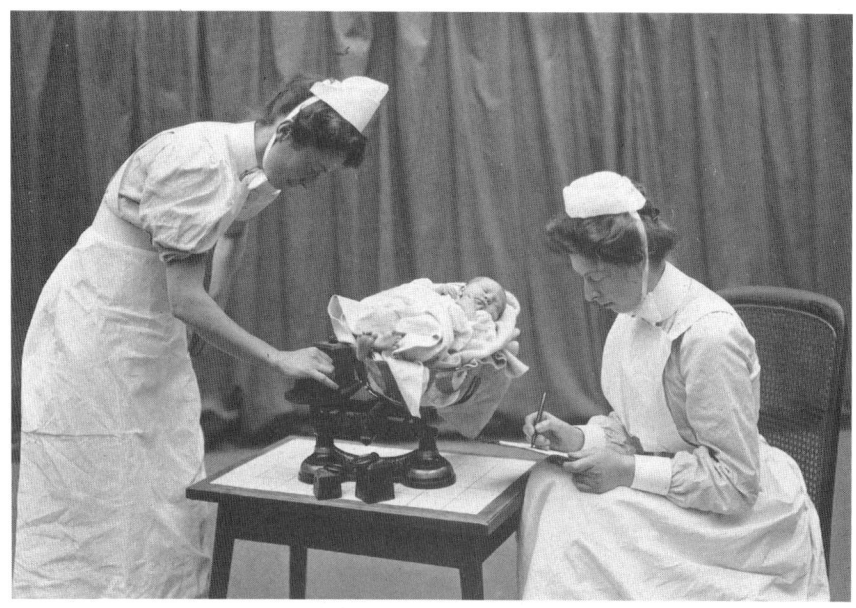

General Lying-In Hospital, York Road (Lambeth). Fotografía, ca. 1906. Enfermeras pesando a un recién nacido como parte del control rutinario del desarrollo infantil [Wellcome Collection].

LA REVOLUCIÓN INDUSTRIAL Y LA REVOLUCIÓN HOSPITALARIA

La Revolución Industrial, que avanzaba silenciosa e irresistiblemente, también alteró las comunidades de enfermeras, ya que sacudió los cimientos del hogar, alejó la riqueza de los conventos, construyó las ciudades industriales y empujó a miles de mujeres a un mundo nuevo en el que tenían que mantenerse a sí mismas y, a menudo, también a otras personas que dependían de ellas. Las órdenes religiosas, que se habían adaptado tan armoniosamente a las condiciones sociales de una época diferente, vieron cómo su supremacía se desvanecía y eran gradualmente sustituidas por personal laico. Los hospitales iniciaron una profunda transformación. Algunos de los cambios que se extienden por los grandes hospitales europeos son los siguientes:

— Medicalización del hospital como consecuencia de los avances científico-técnicos.
— Función asistencial del hospital relegando el concepto de asilo de anteriores épocas.
— Incorporación del médico prestigioso, un referente, una eminencia que atrae pacientes incluso de otros continentes.
— Inicio de la investigación y de la docencia hospitalaria.
— Introducción de medidas higiénicas y de confort como calefacción, sistemas de limpieza y sistemas de agua sanitaria.
— Instalación de servicios centrales como lavanderías, cocinas, etc.
— Incorporación de salas de autopsia.
— Dotación de quirófanos y laboratorios de análisis clínicos.
— Generalización de medidas de asepsia y antisepsia, como el lavado de manos, el uso de guantes y la esterilización por vapor.
— Iniciación de técnicas instrumentales nuevas.
— Administración de transfusiones sanguíneas, aunque con muchas dificultades por el desconocimiento de los grupos sanguíneos, que no fueron descubiertos hasta el comienzo del siglo XX.

A continuación, surgieron las primeras grandes escuelas para enfermeras siguiendo el modelo inglés. En Alemania, Victoria House en Berlín y la Asociación de Enfermería de la ciudad de Hamburgo. La primera fue creada por la emperatriz Federica, una mujer de ideas avanzadas. Fraulein

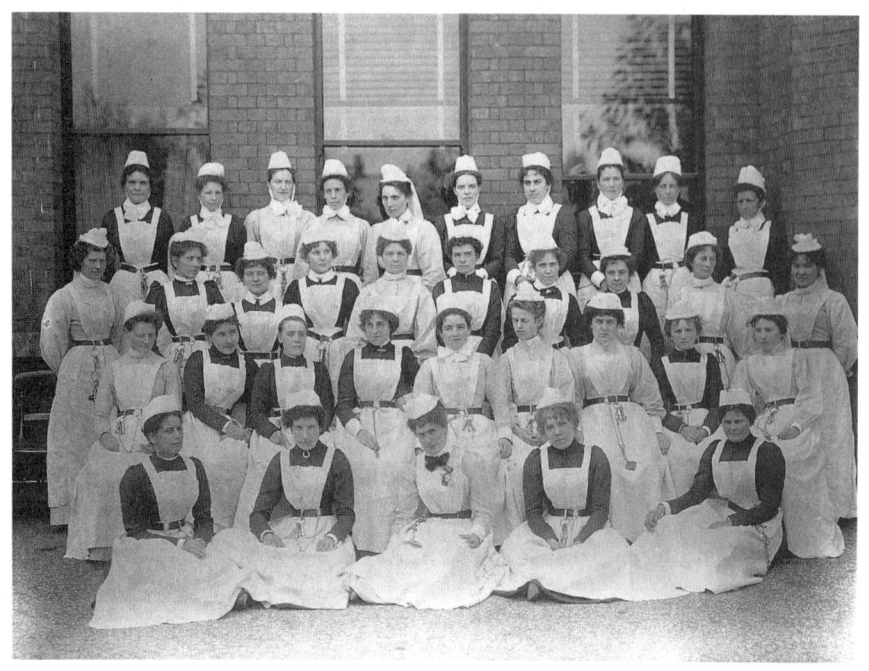

Fotografía de la London & County Photographic Co., ca. 1893.
Treinta y cuatro enfermeras retratadas en el hospital psiquiátrico
de Claybury, Woodford (Essex) [Wellcome Collection].

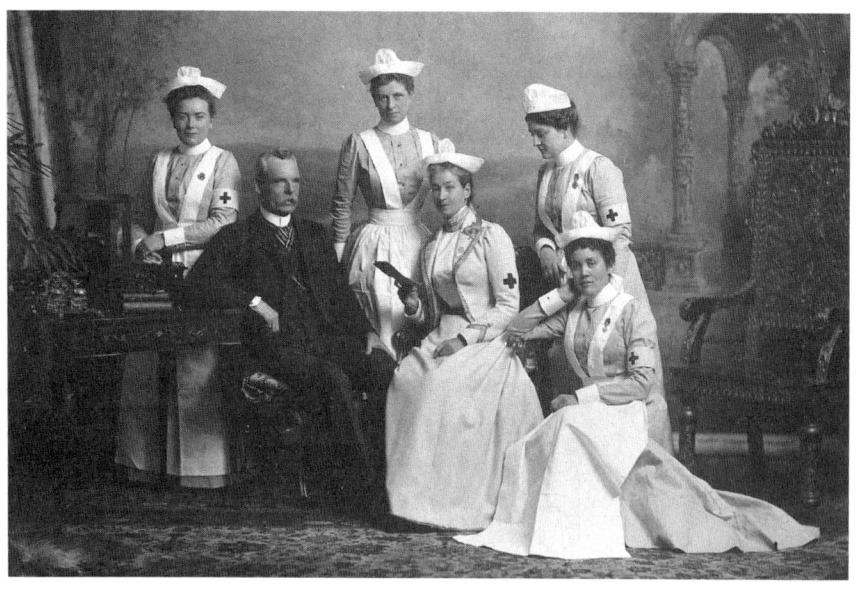

Un médico con cinco enfermeras de la Cruz Roja (Lafayette, ca. 1900-1909),
escena que refleja la jerarquía del trabajo hospitalario [Wellcome Collection].

Louise Fuhrmann, la primera directora de la casa, en un relato que escribió en 1893, dijo que la emperatriz tenía dos objetivos en mente: uno era preparar a las enfermeras para el cuidado de los pacientes en sus propios hogares, de modo que pudieran recibir allí la misma atención especializada que en los hospitales, y el otro era ofrecer a las jóvenes educadas una vocación honorable y bendita, libre de todas las restricciones de la «confesionalidad». Esto significaba simplemente que las alumnas no debían estar limitadas a una sola fe religiosa, sino que debían ser aceptadas sin referencia a su credo.

Victoria House era un ejemplo de funcionamiento, un centro alemán de formación de enfermeras que imitaba los modelos británicos. Había un consejo de administración y se construyó una casa agradable y atractiva para las alumnas. La formación duraba un año, pero las jóvenes firmaban un contrato de tres años y, tras este periodo, eran libres de abandonar la asociación o permanecer a su servicio durante toda la vida. Si elegían lo segundo, se les prestaba apoyo en caso de enfermedad y vejez, en un plan similar al de las órdenes religiosas, aunque el nivel de vida era más holgado y se permitía un grado mucho mayor de libertad personal. A los sesenta años, si seguían al servicio de la asociación, las enfermeras recibían una pensión.

Victoria House, en su día, se consideraba extremadamente avanzada; atraía a un tipo de mujeres de alto nivel, que disfrutaban de las ventajas de su buena posición. Sin embargo, las alumnas estaban muy sobrecargadas de trabajo durante su formación, debido a los contratos entre la escuela de enfermería y los hospitales de la ciudad donde completaban su formación. Es un sistema que formaba, pero también explotaba a cada nueva generación y que en cierta manera recuerda a los sistemas de internos residentes actuales.

La misma organización y los mismos defectos continuaron en las asociaciones de la Cruz Roja, que, tras la guerra de 1870, experimentaron un notable crecimiento y crearon entre treinta y cuarenta casas madre para la formación de enfermeras. En una generación, estas instituciones reunieron bajo sus techos a más de tres mil enfermeras que fueron impulsando la laicidad dentro de la profesión enfermera, ya que la Cruz Roja competía con las órdenes religiosas por las aspirantes más deseables; se eliminaron los requerimientos religiosos y se fomentó una atmósfera intelectual de mayor libertad gracias a la dedicación al servicio nacional y al estímulo de las relaciones internacionales.

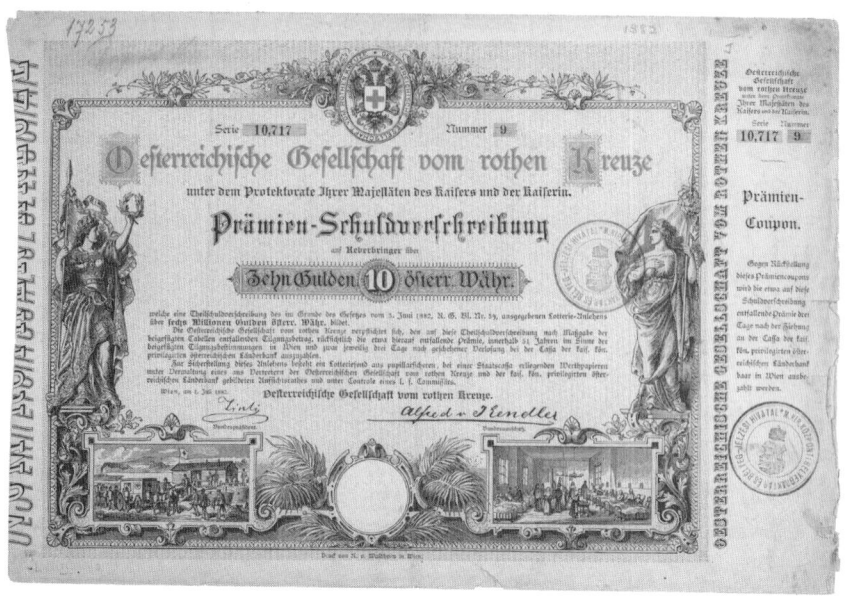

Billete de lotería en favor de la Cruz Roja Austriaca. Austria, 1882. El billete muestra ambulancias tiradas por caballos y enfermeras atendiendo a heridos y enfermos en una sala hospitalaria, como parte de una iniciativa benéfica destinada a financiar la asistencia sanitaria y humanitaria [Wellcome Collection].

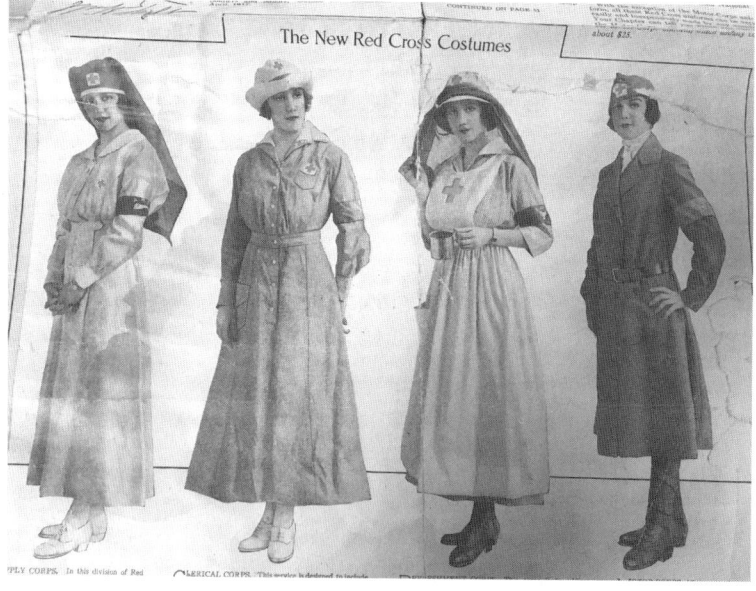

Recorte de prensa con los uniformes de los cuerpos auxiliares de la Cruz Roja estadounidense de principios de siglo xx. De izquierda a derecha: Cuerpo de Suministros, Cuerpo Clerical, Cuerpo de Refrigerios y Cuerpo Motorizado [Wellcome Collection].

Los ideales de la Cruz Roja se basaban en principios heroicos: el amor a la patria, el servicio a la patria e incluso, más allá de eso, a la humanidad, ya que no se conocían fronteras para el socorro ofrecido a los heridos o a los afectados por calamidades. Pero las casas madre de la Cruz Roja, al igual que las órdenes religiosas, tenían que asumir una carga significativa por la necesidad de mantener a un gran número de trabajadoras en su vejez o invalidez. Las enfermeras eran, por así decirlo, las herramientas de la caridad, ya que recibían alojamiento, comida, ropa, dinero para gastos personales y provisiones para la vejez, y a cambio, quedaban vinculadas a la Casa Madre de por vida. La competencia entre las instituciones dedicadas a la enfermería a menudo adquiría un carácter despiadado, y muchas hermanas de la Cruz Roja tenían un exceso de trabajo, estaban mal formadas y eran, en una palabra, exprimidas. La formación impartida nunca superaba los seis meses, y la enseñanza solía supeditarse por completo a las exigencias y necesidades de los hospitales. No siempre era así; había algunos hospitales de la Cruz Roja excelentes, que atraían a un grupo admirable y talentoso de mujeres y se preocupaban por su formación y calidad de vida, pero no era algo generalizado.

La enfermería se consideraba una actividad cualificada para las mujeres que deseaban vivir en libertad y buscaban formación y reconocimiento, en contraposición a la visión conservadora de que el cuidado debía ser monopolizado por organismos religiosos o dejado en manos de personas ignorantes. Agnes Karll, la fundadora y primera presidenta de la asociación alemana de enfermeras, defendió enérgicamente este nuevo perfil:

> Las mujeres poco desarrolladas y tímidas harán mejor en permanecer en las órdenes de diaconisas o de la Cruz Roja, donde nunca tienen que pensar por sí mismas, pero es inútil cegarse ante las condiciones rápidamente cambiantes de hoy en día;... innumerables mujeres que están deseosas de dedicarse a algún tipo de servicio a sus semejantes encuentran demasiado limitadas las órdenes de las diaconisas y las hermanas de la Cruz Roja... Por encima de todo, deseamos preservar en nuestra organización la libertad personal y el autogobierno sobre una base racional.

Dejó también claro el deseo de las enfermeras de recibir tres años de formación. La situación estaba cambiando y había personas que definirían un nuevo modelo de enfermera.

ENFERMERAS REFERENTES DEL SIGLO XIX

Isabel Zendal

En los albores del siglo XIX, cuando el mundo aún no comprendía del todo el poder de la vacunación ni la necesidad de una enfermería organizada, una mujer gallega llamada Isabel Zendal asumió una misión que marcaría para siempre la historia del cuidado sanitario. Su nombre fue durante décadas una nota al margen en los relatos oficiales, pero su papel fue fundamental en una de las expediciones médicas más ambiciosas de todos los tiempos: la Real Expedición Filantrópica de la Vacuna, encabezada por el médico Francisco Javier Balmis en 1803.

La viruela era uno de los grandes azotes de la humanidad. El mismo rey Carlos IV había perdido a una de sus hijas por la enfermedad. Edward Jenner, un médico rural inglés, había encontrado una solución: la viruela de las vacas, es decir, la viruela vacuna, generaba en las personas una infección mucho más leve, pero que generaba una protección, una inmunidad.

Balmis se enteró de los experimentos de Jenner y propuso al rey llevar la vacuna al otro lado del Atlántico, a las colonias americanas y asiáticas del Imperio Español, pero surgió un problema logístico enorme: ¿cómo trasladar una vacuna viva y atravesar el Atlántico? Llevar vacas con viruela desde España a América tenía un coste formidable; los pobres sistemas de conservación intentados, meter pústulas entre dos cristales, lacrarlos

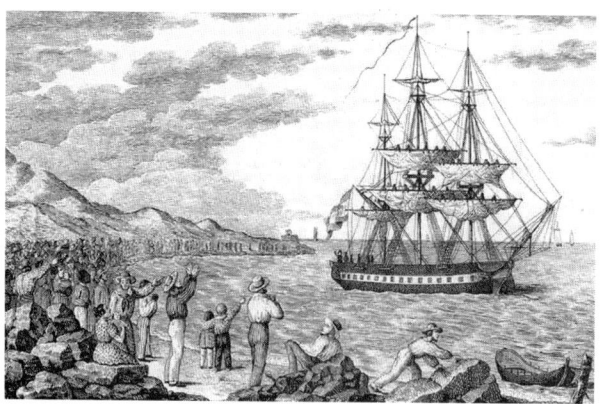

Grabado de Francisco Pérez con el María Pita partiendo
del puerto [Wikimedia Commons].

y envolverlos en un paño negro y sumergir pústulas en manteca, no funcionaban. La solución planteada fue establecer un contagio sucesivo, llevar a bordo del barco a 22 niños (con menos posibilidades, por tanto, de haber estado expuestos a la viruela), entre los cuales se iría transmitiendo la vacuna, mediante inoculaciones sucesivas de dos en dos (por si uno de los niños moría, que no se rompiera la cadena). Isabel Zendal fue elegida para acompañarlos como enfermera, cuidadora y madre sustituta, en un viaje que duraría años y cruzaría océanos.

Zendal nació en La Abrela (Coruña) hacia 1773. Con veinte años, comenzó a trabajar en el Hospital de la Caridad de La Coruña, fundado por Teresa Herrera, primero como ayudante y después como rectora. El 31 de julio de 1793 nació su hijo, Benito Vélez, e Isabel lo crió como madre soltera. A pesar de ser una mujer analfabeta y pobre, su cercanía con el dolor infantil, su experiencia en el cuidado de menores y su capacidad de liderazgo llamaron la atención de los organizadores de la expedición. En una época en la que la enfermería no existía como profesión formal, Isabel ya ejercía un cuidado atento, sistemático y comprometido, sin reconocimiento ni título, pero con una profunda vocación. El 14 de octubre de 1803 se publicó el decreto por el que se incorporaba a Isabel Zendal Gómez a la expedición:

> Conformandose el Rey con la propuesta de Vm. y del Director de la expedicion destinada à propagar en Yndias la inoculacion de la vacuna, permite S.M. que la Rectora de la Casa de Expositos de esa ciudad sea comprehendida en la misma expedicion en clase de Enfermera, con el sueldo y aiuda de costa señalada a los Enfermeros, para que cuide durante la navegacion de la asistencia y asio de los Niños que haian de embarcarse y cese la repugnancia que se experimenta en algunos Padres de fiar sus hijos al cuidado de aquellos, sin el alivio de una Muger de providad.

Su papel fue mucho más que asistencial. Durante la travesía en el barco María Pita, Zendal no solo cuidó de los niños física y emocionalmente, sino que también aseguró que el delicado proceso de inoculación se realizara correctamente; mantuvo activa la vacuna que iba pasando de brazo en brazo. Su vigilancia constante y su fortaleza emocional evitaron contagios, deserciones y muertes. Cuando llegaron a América, los niños estaban sanos y la vacuna estaba activa. Isabel había cumplido con éxito una misión sanitaria que cambió el rumbo de la salud pública mundial.

La expedición salió del puerto de A Coruña el 30 de noviembre de 1803 y llegó a Veracruz el 24 de julio de 1804, de donde se extendieron a diferentes regiones, atravesando cordilleras, selvas y ríos. Pero España tenía también posesiones en Asia, las Filipinas y la expedición se dividió en partes: unos viajaron hacia el norte, otros hacia el sur, otros cruzarían el Pacífico. Hacían falta nuevos niños, pero surgió un problema: los niños españoles no habían sido bien tratados y los padres mexicanos no querían prestar a sus hijos. Balmis lo explica así:

> A mi arribo a esta capital (...), mandó el virrey colocar los veinte y un niños galleguitos en el hospicio de pobres confundiéndolos en la miseria y asquerosidad de los mendigos, y ocupando los de mayor edad en concurrir alumbrando en los entierros. Y como este hecho escandalizó a todo el reino, me hubiera sido imposible llevar la vacuna a Filipinas por falta de niños, cuyos padres se resistían a prestarme sus hijos alegando, que si a los gachupines los había puesto el virrey en el hospicio, qué podían esperar ellos. En este estado, no me quedó otro recurso (...) que dar cuenta a s.m. y al mismo tiempo exhortar a los ayuntamientos, curas e intendentes del reino y al ilustrísimo señor obispo de Guadalajara para que asegurasen a los padres, prestasen sus hijos, afirmando por mi parte que verían cumplidas las reales promesas de s.m.

Para cruzar el Pacífico, se necesitaron 26 niños. Salieron del puerto de Acapulco el 8 de febrero de 1805 y llegaron a Manila, capital del archipiélago filipino, el 16 de abril de 1805. Los niños vacuníferos mexicanos no se quedaron en Filipinas; al terminar la labor vacunal en el archipiélago, volvieron con sus familias. Isabel Zendal se instaló definitivamente en México.

En aquel entonces, su trabajo no fue reconocido con el mismo énfasis que el de los médicos varones. Durante mucho tiempo, su nombre fue eclipsado por los líderes (hombres y médicos) de la expedición. Sin embargo, hoy Isabel Zendal es considerada la primera enfermera en misión internacional y la primera profesional sanitaria en participar activamente en una campaña global de vacunación, una protagonista clave en un viaje que el naturalista Alexander von Humboldt definió como «el más memorable en los anales de la historia». El legado de Zendal ha sido reivindicado por la historia de la enfermería como símbolo de entrega, valentía y capacidad profesional, en tiempos en que el cuidado aún no se reconocía como ciencia.

Isabel Zendal encarna, desde los márgenes de su época, la esencia misma de la enfermería: cuidar en condiciones extremas, atender de manera constante y humana, proteger la vida con pocos recursos y sostener la salud pública cuando aún no tenía nombre. Su memoria es hoy un faro que ilumina no solo el pasado, sino también el futuro de la profesión.

Elizabeth Fry

Elizabeth Fry (1780-1845), a veces conocida como Betsy Fry, fue una reformadora penitenciaria, reformadora social, filántropa y cuáquera inglesa. Fue una de las principales impulsoras de una nueva legislación para mejorar el trato a los presos, especialmente a las reclusas, por lo que se la ha denominado «el ángel de las prisiones». Desempeñó un papel fundamental en la Ley de Prisiones de 1823, que imponía la segregación por sexos en las cárceles y la presencia de guardias femeninas para proteger a las reclusas de la explotación sexual y las violaciones.

Fry visitó la prisión de Newgate en 1813. Las condiciones que allí encontró la horrorizaron. La prisión estaba abarrotada de mujeres y niños, algunas de las cuales ni siquiera habían sido juzgadas. Las presas cocinaban y lavaban su propia ropa en las pequeñas celdas en las que dormían sobre paja. Newgate era también la última parada para muchas antes de ser deportadas a Australia, en barcos que Fry describió —en 1814, veinte años antes de la abolición de la esclavitud— como poco mejores que los barcos negreros. Al día siguiente regresó con comida y ropa para algunas presas.

Fry financió una escuela en la prisión para los niños que estaban encarcelados con sus madres. En lugar de intentar imponer disciplina a las mujeres, sugirió unas normas y luego pidió a las reclusas que las votaran. En 1817, ayudó a fundar la Asociación para la Reforma de las Prisioneras de Newgate, que proporcionaba materiales a las mujeres para que aprendieran a coser con objeto de que, cuando en el futuro salieran de prisión, pudieran encontrar un empleo como costureras y ganar dinero por sí mismas. También promovió la idea de la rehabilitación en lugar del castigo.

En 1835 prestó declaración ante una comisión especial de la Cámara de los Lores y dijo que, a pesar de la Ley de Prisiones, «en muchos casos, las condiciones de las prisiones de Inglaterra y Gales son deprimentes... pueden considerarse verdaderas escuelas del delito» y que algunas seguían sin ofrecer «instrucción, empleo, clasificación [de los reclusos]... y caen en un

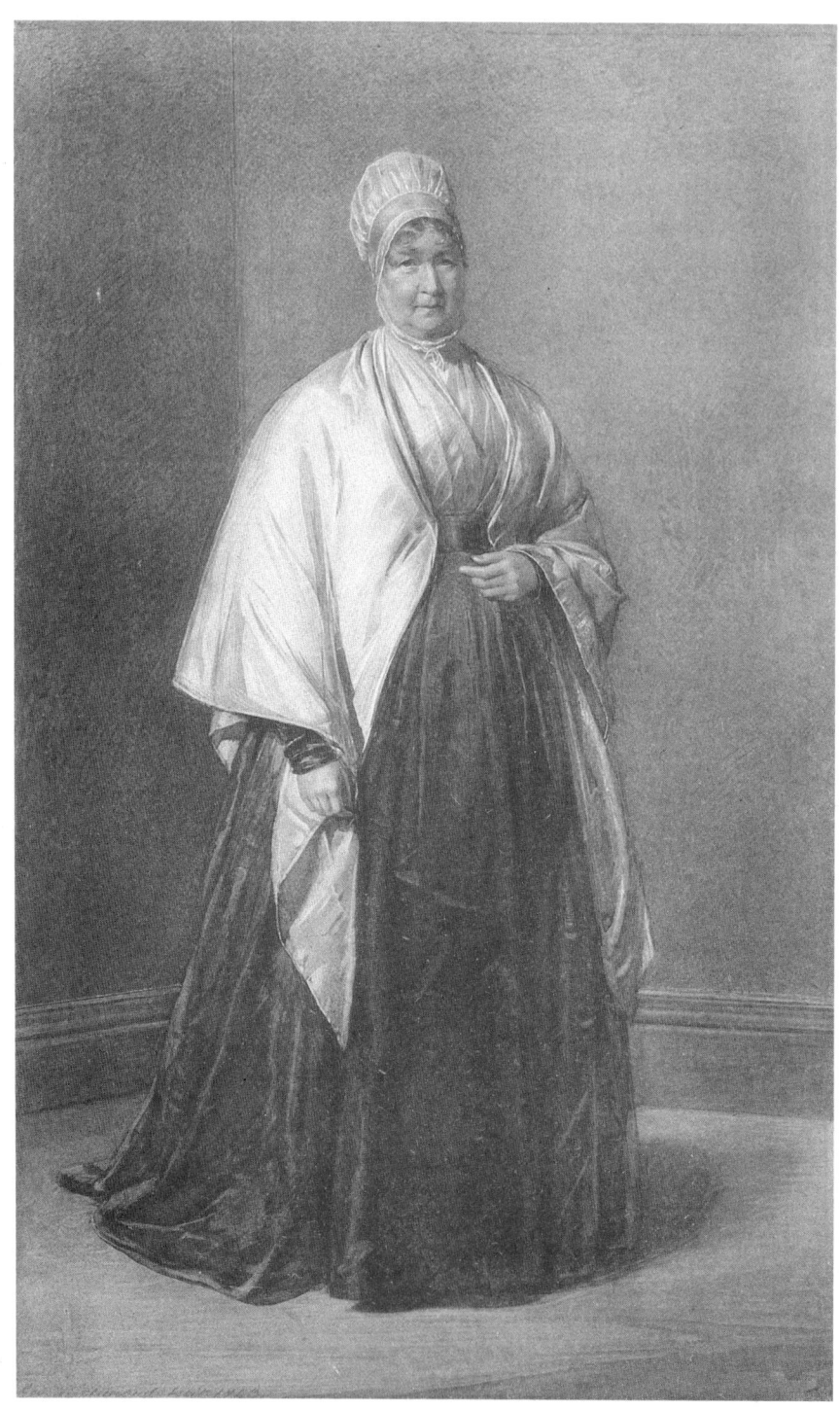

Elizabeth Fry [Wikimedia Commons].

estado moral muy bajo y deplorable... No diría que todas se encuentran en esa situación, pero me temo que muchas sí». La visión reformista de Fry sobre las prisiones y sus ideas influirían sobre las personas que en las décadas siguientes cambiarían la enfermería y los hospitales.

En 1840, Fry abrió una escuela de formación para enfermeras en el Guy's Hospital, conocida como «The Institution of Nursing Sisters» (La Institución de las Hermanas Enfermeras). Su programa inspiró a Florence Nightingale, quien llevó a un equipo de enfermeras de Fry para ayudar a los soldados heridos en la guerra de Crimea. Eliza Mackenzie, que viajó a Therapia para trabajar como superintendente de enfermeras para el Almirantazgo durante la guerra de Crimea, también se llevó a tres enfermeras de Fry. Su programa de formación de enfermeras también inspiró a Theodor Fliedner, que la visitó en Londres.

Theodor Fliedner

Fliedner (1800-1864) era un pastor luterano alemán que fue el renovador de las diaconisas luteranas. En muchas ciudades no había hospitales, pero había una demanda social que crecía con el desarrollo económico. Siguiendo en cierta medida el modelo del diaconado de la Iglesia cristiana primitiva, al que incorporó ideas aprendidas de Fry y los menonitas y aplicando sus propias ideas, Fliedner desarrolló un plan por el cual las mujeres jóvenes cuidaban a los enfermos necesitados. Para ello, creó la Kaiserswerther Diakonie, un instituto donde las mujeres podían aprender tanto teología como habilidades de enfermería. Los requisitos de ingreso en la comunidad de las diaconisas eran tener al menos 18 años, una carta de presentación de un ministro de la Iglesia que hiciera constar la fortaleza moral de la aspirante y otra de un médico certificando su buena salud. No era necesario realizar votos religiosos, solamente la promesa de trabajar por Cristo, y no percibían salario. Vivían en comunidad en la denominada Casa Madre y se responsabilizaban, además de la atención a enfermos en hospitales, de las labores domésticas como lavar la ropa, realizar la limpieza, y encargarse de la cocina, el jardín y la huerta.

El 13 de octubre de 1836, Fliedner inauguró el hospital y el centro de formación de diaconisas, que hacían votos de cuidar de los pobres y enfermos a su cargo, pero podían dejar su trabajo y volver a la vida exterior si así lo deseaban. Entre 1836 y 1847, Fliedner también abrió una escuela infantil y

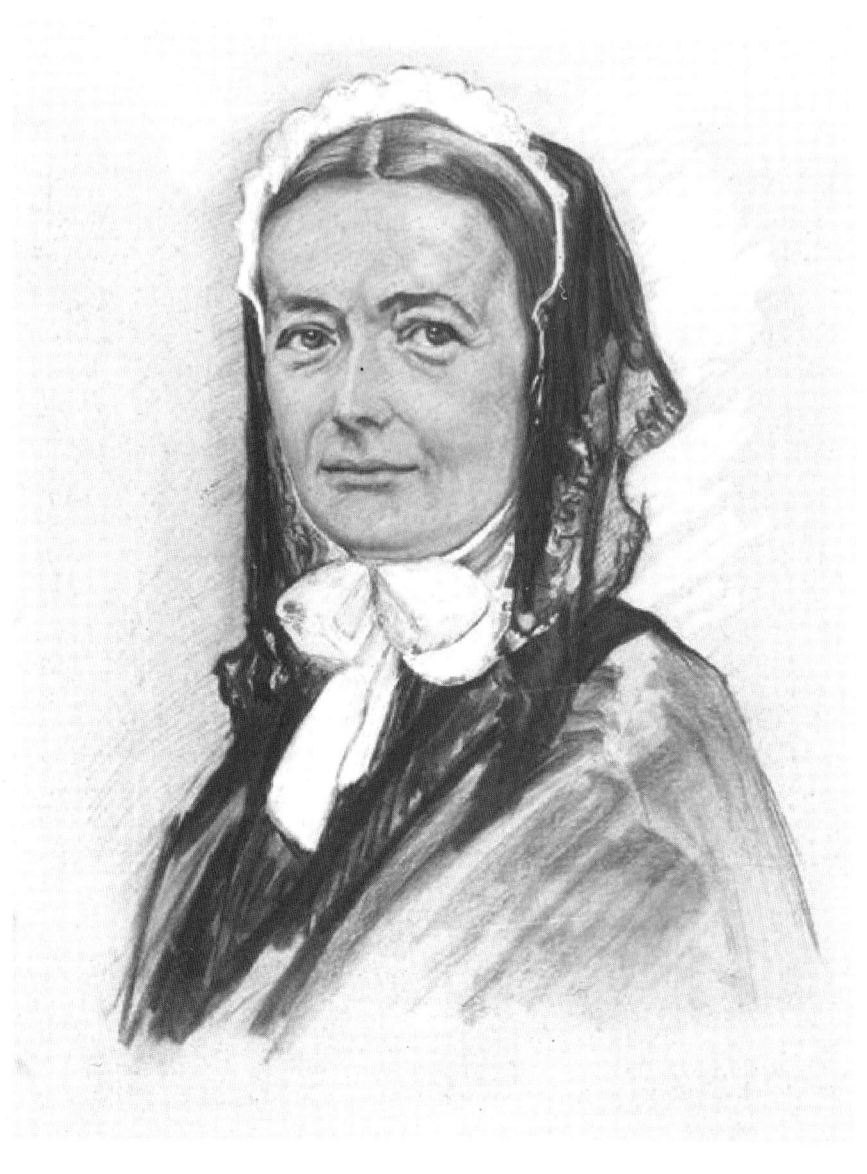

Friederike Fliedner, Jefa de la Casa Madre de las Diaconisas de Kaiserswerth (1800-1842). Dibujo de Hans Junke [Fundación Flyedner Kaiserswerth].

otra para sus maestros, un orfanato para niñas y un asilo para mujeres. Se convirtió en un modelo de éxito y, en medio siglo, había más de 5000 diaconisas en Europa.

Fliedner estableció un programa formativo de tres años de duración en que se enseñaba una parte teórica, impartida por médicos, que incluía aspectos de ética, doctrina religiosa y farmacología, exigiéndoles realizar los exámenes estatales para farmacéuticos. Para la formación práctica, realizaban atención domiciliaria y rotaciones por los servicios clínicos hospitalarios: salas de hombres, mujeres y niños; enfermedades infecciosas, convalecientes y salas de diaconisas enfermas e incluía un período de prueba. También practicaban la asistencia a los enfermos en sus casas, la enfermería domiciliaria.

Gertrud Reichardt fue la primera diaconisa nombrada por la nueva escuela y Florence Nightingale se formó allí durante unos meses en 1850. Una de las escuelas profesionales asociadas a Kaiserswerth recibió más tarde su nombre en su honor. Otra alumna destacada fue la sueca Maria Cederschiöld, pionera de la enfermería en su país.

Tras la muerte de su esposa Friederike en 1842, Theodor Fliedner encontró una nueva compañera de vida (y una importante colaboradora) en Caroline Bertheau. Abrieron institutos para el diaconado en 1844 en Dortmund y en 1847 en Berlín con el apoyo del rey Federico Guillermo IV de Prusia y su esposa, la reina Isabel. La atención de Fliedner se centró en este aspecto del ministerio y, en 1849, renunció a su pastorado y se dedicó por completo al diaconado, lo que incluyó una mayor actividad en el extranjero y la fundación de «casas madre» en Europa Central y Oriental, y hasta en Jerusalén.

El modelo de las diaconisas se exportó a otro país con una gran población protestante: Estados Unidos. William Passavant llevó en 1849 a las primeras cuatro diaconisas a Pittsburgh, tras visitar Kaiserswerth. Trabajaron en la enfermería de Pittsburgh (ahora Passavant Hospital) y entre 1880 y 1915 se abrieron 62 escuelas de formación en Estados Unidos. Sin embargo, el reclutamiento se hizo cada vez más difícil después de 1910, ya que las mujeres preferían las escuelas de enfermería o los planes de estudios de trabajo social que ofrecían las universidades estatales.

*   *   *

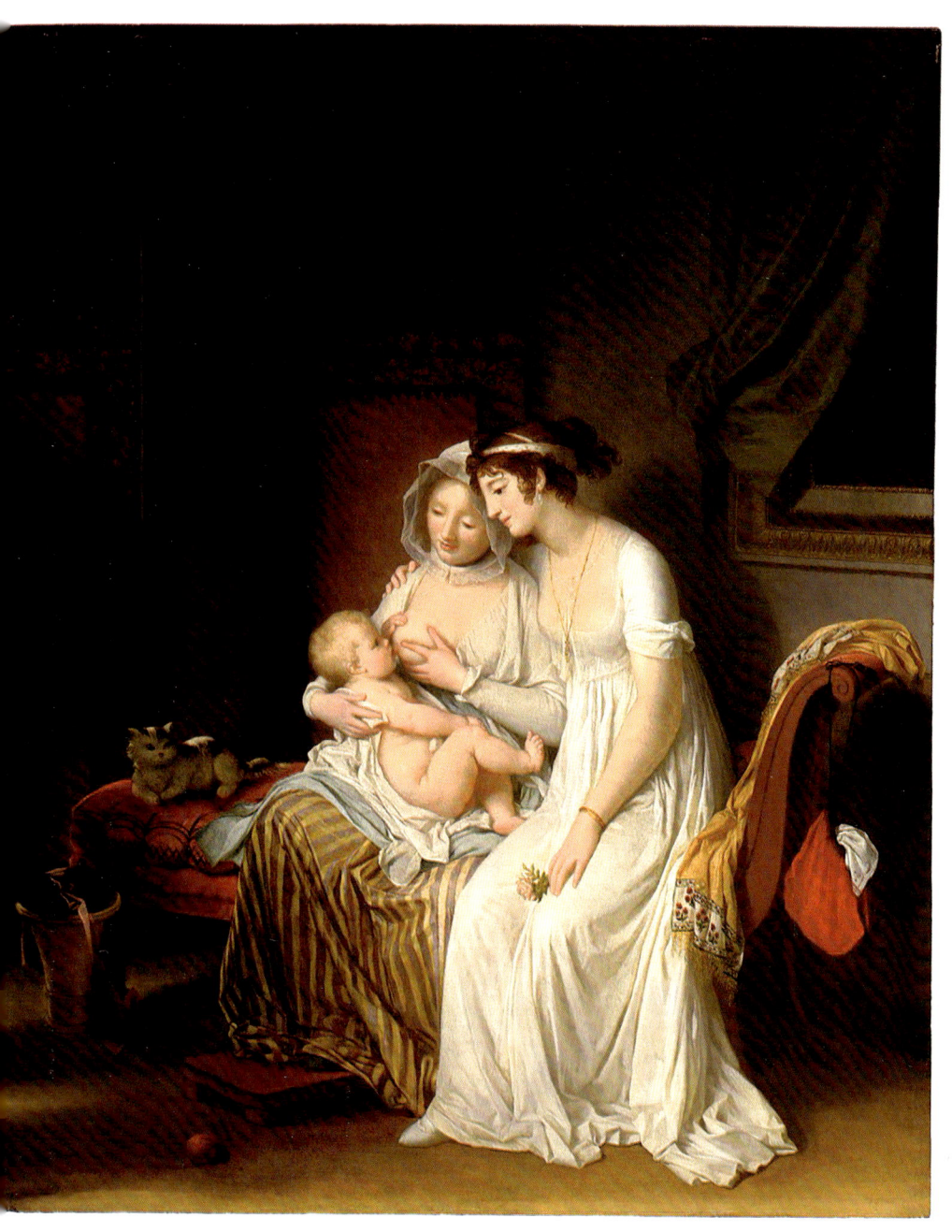

The Wet Nurse, c. 1802, Marguerite Gerard.

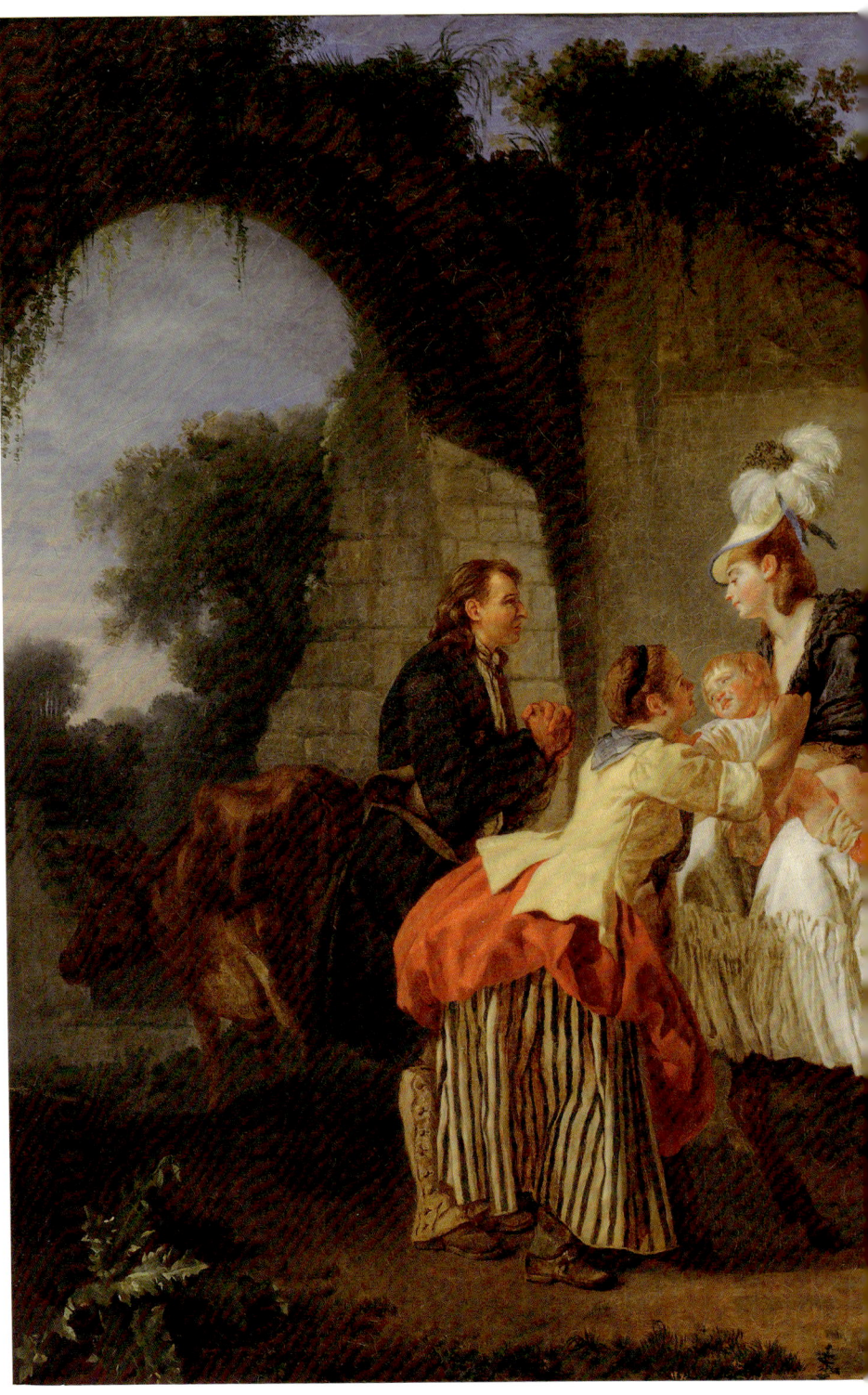

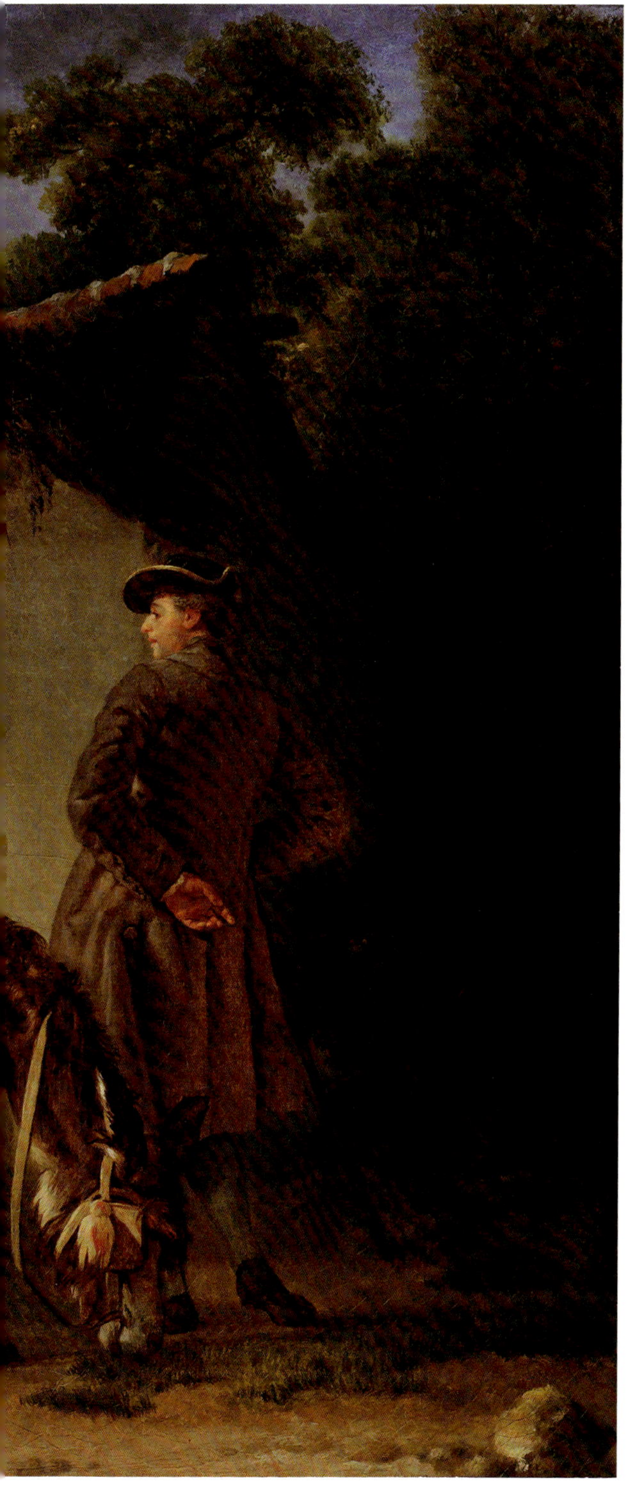

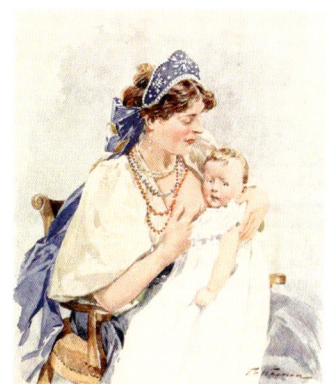

Una nodriza rusa,
Frédéric de Haenen, c. 1913.

Despedida de la nodriza,
Étienne Aubry (1745-1781),
c. 1776-1777. Óleo sobre
lienzo. En la escena, una
madre elegantemente vestida
recupera a su hijo de la mujer
que lo ha amamantado desde
la primera infancia. En la
Francia del siglo XVIII, las
familias acomodadas recurrían
con frecuencia a nodrizas
asalariadas, preferentemente
jóvenes procedentes del
medio rural, como sugiere
el entorno campestre del
cuadro. El gesto del niño y su
expresión contenida remiten
al vínculo afectivo que podía
establecerse entre nodriza y
lactante [Clark Art Institute].

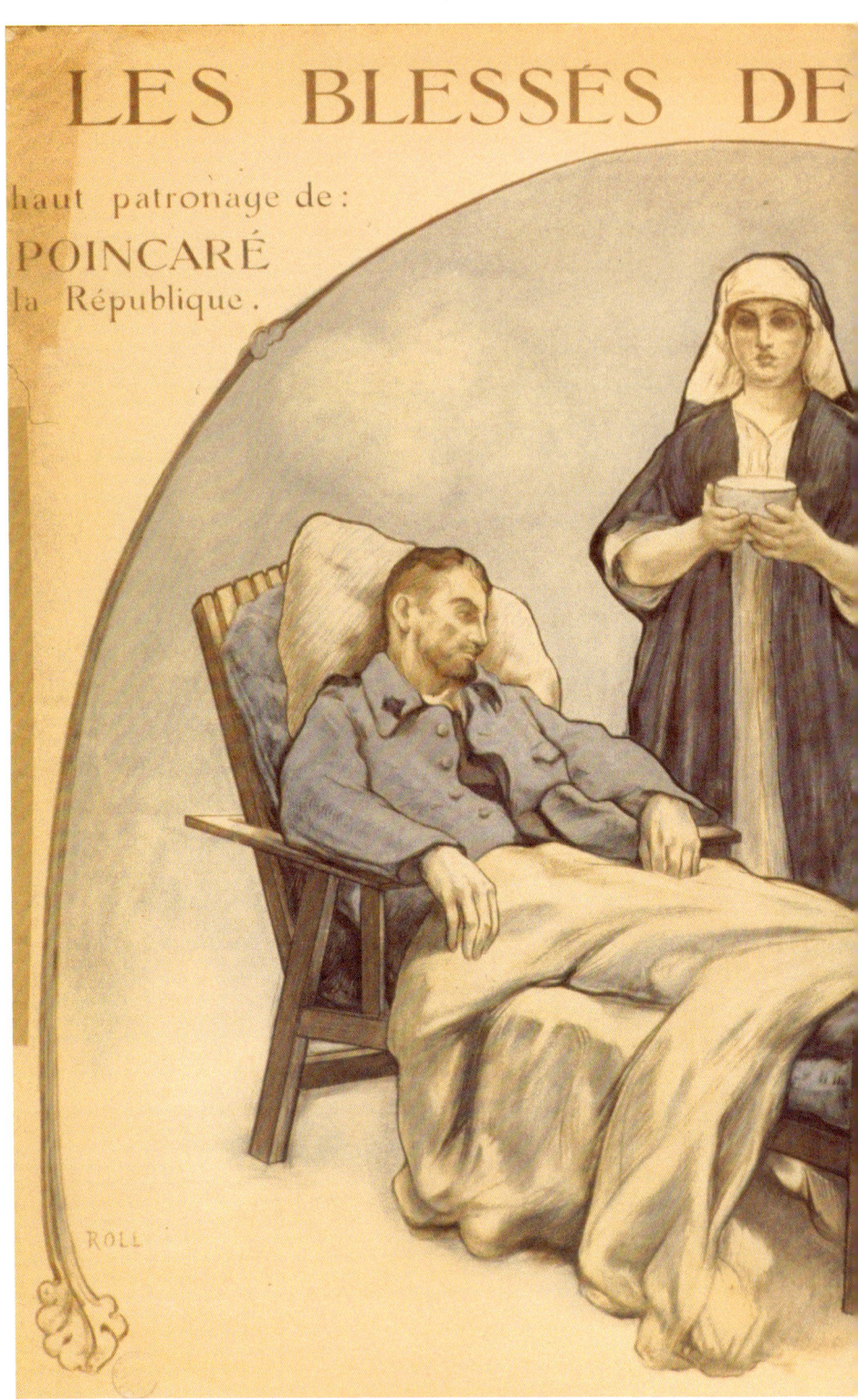

Les blessés de la tuberculose: Comité Central d'Assistance aux Militaires Tuberculeux. Obra de Auguste Roll, 1917. Publicado en París por I. Lapina. La escena muestra a una enfermera

TUBERCULOSE

COMITÉ CENTRAL D'ASSISTANCE AUX MILITAIRES TUBERCULEUX

— • —

Envoyez vos souscriptions
à
MM: Mallet Frères
37 rue d'Anjou . Paris
ou à votre
COMITÉ DÉPARTEMENTAL

L. LAPINA . IMP. PARIS

llevando alimento a un soldado tuberculoso recostado, imagen de la asistencia sanitaria organizada para militares afectados por tuberculosis durante la Primera Guerra Mundial.

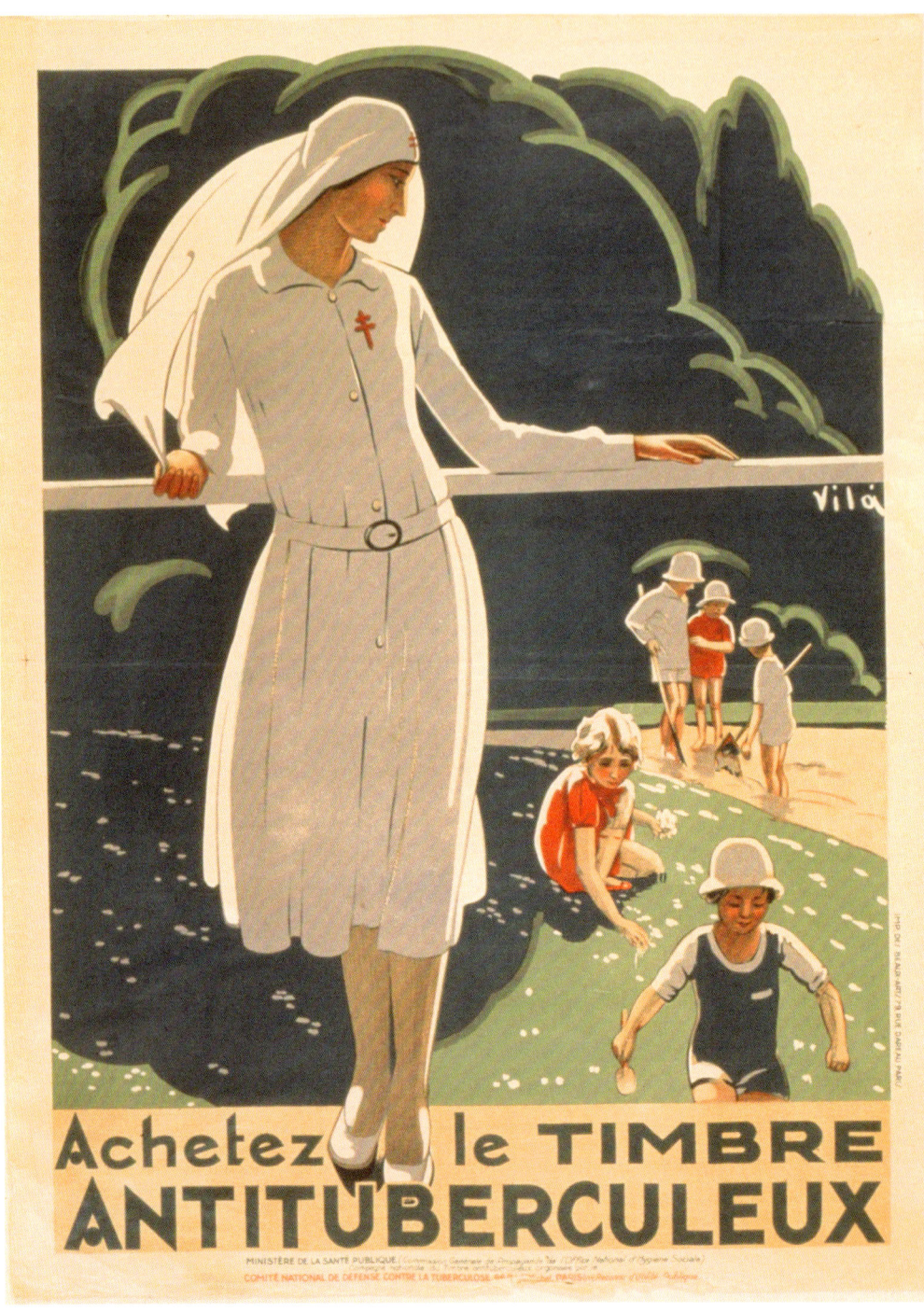

Achetez le timbre antituberculeux. Cartel de Vilá, 1917. Publicado en París por la Imprimerie des Beaux-Arts. La imagen muestra a una enfermera observando a niños jugando al aire libre, como parte de las campañas de recaudación y concienciación contra la tuberculosis en la Francia de la Primera Guerra Mundial.

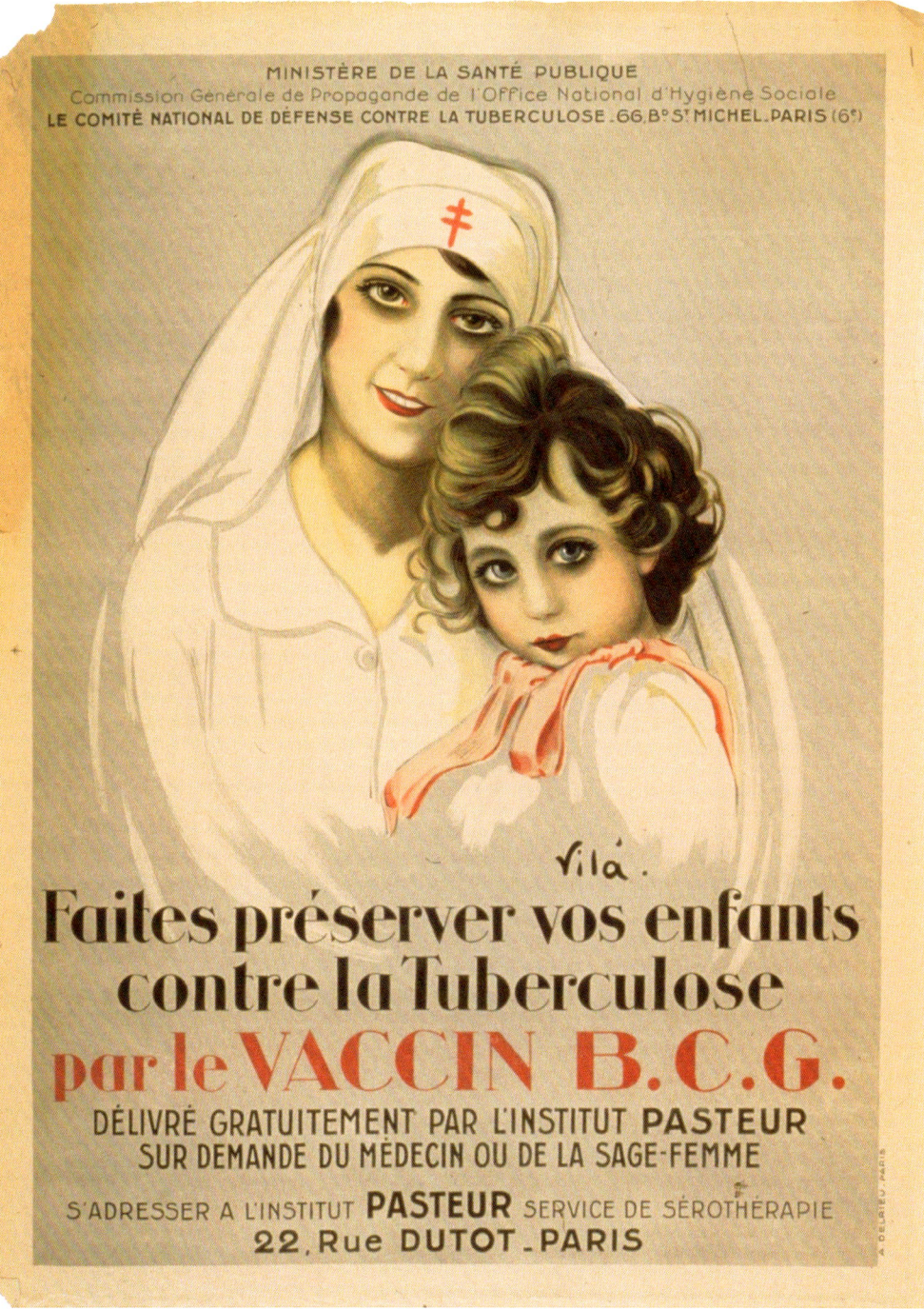

Faites préserver vos enfants contre la tuberculose par le vaccin B.C.G. (Bacilo de Calmette-Guérin) Cartel de Vilá, c. 1926. Publicado en París por A. Delrieu. Una enfermera sostiene a un niño para promover la vacunación con BCG, en el marco de las campañas sanitarias impulsadas en Francia tras la creación de la Commission Générale de Propagande.

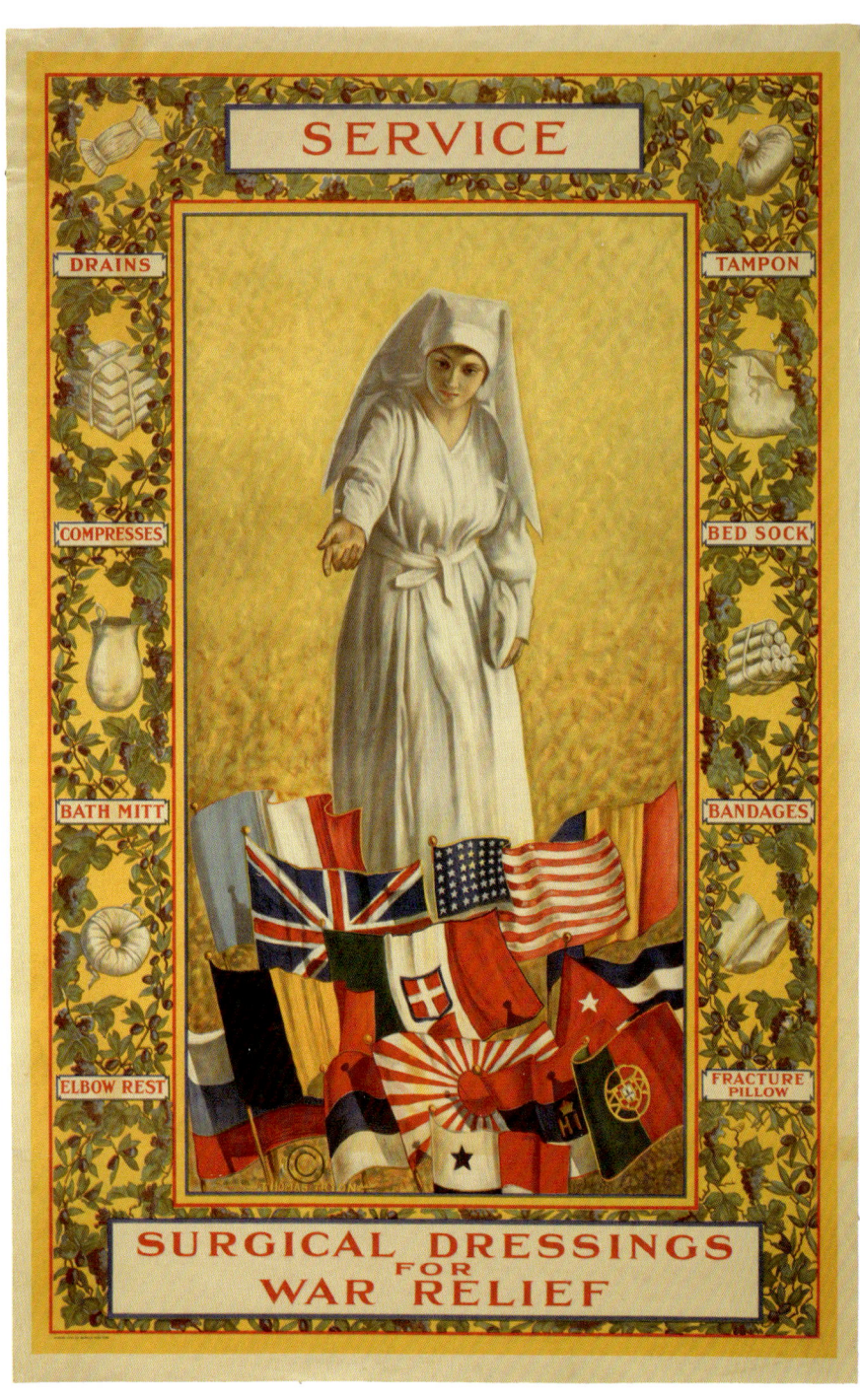

Service. Surgical dressings for war relief. Cartel de Thomas Tryon, ca. 1917. Publicado en
Buffalo por Niagara Litho. Co. La imagen presenta a una enfermera sobre las banderas de
los Aliados, promoviendo la confección y el suministro de vendajes quirúrgicos como forma
de apoyo civil al esfuerzo sanitario durante la Primera Guerra Mundial.

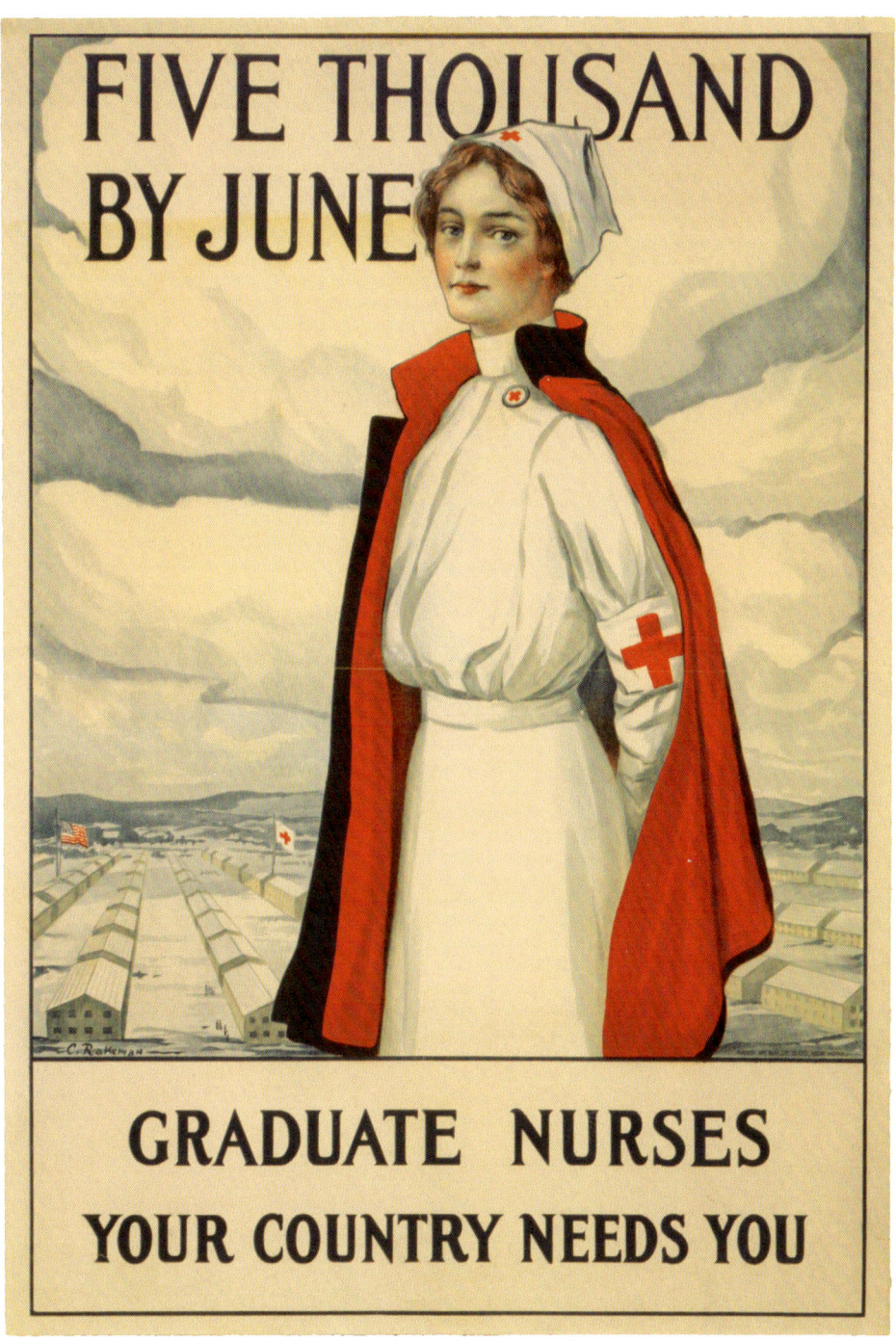

Five thousand by June. Graduate nurses. Your country needs you. Cartel de reclutamiento de la Cruz Roja, obra de Carl Rakeman, ca. 1917. Publicado en Nueva York por Rand McNally & Co. La imagen muestra a una enfermera ante unos barracones, apelando a la incorporación urgente de personal titulado durante la Primera Guerra Mundial.

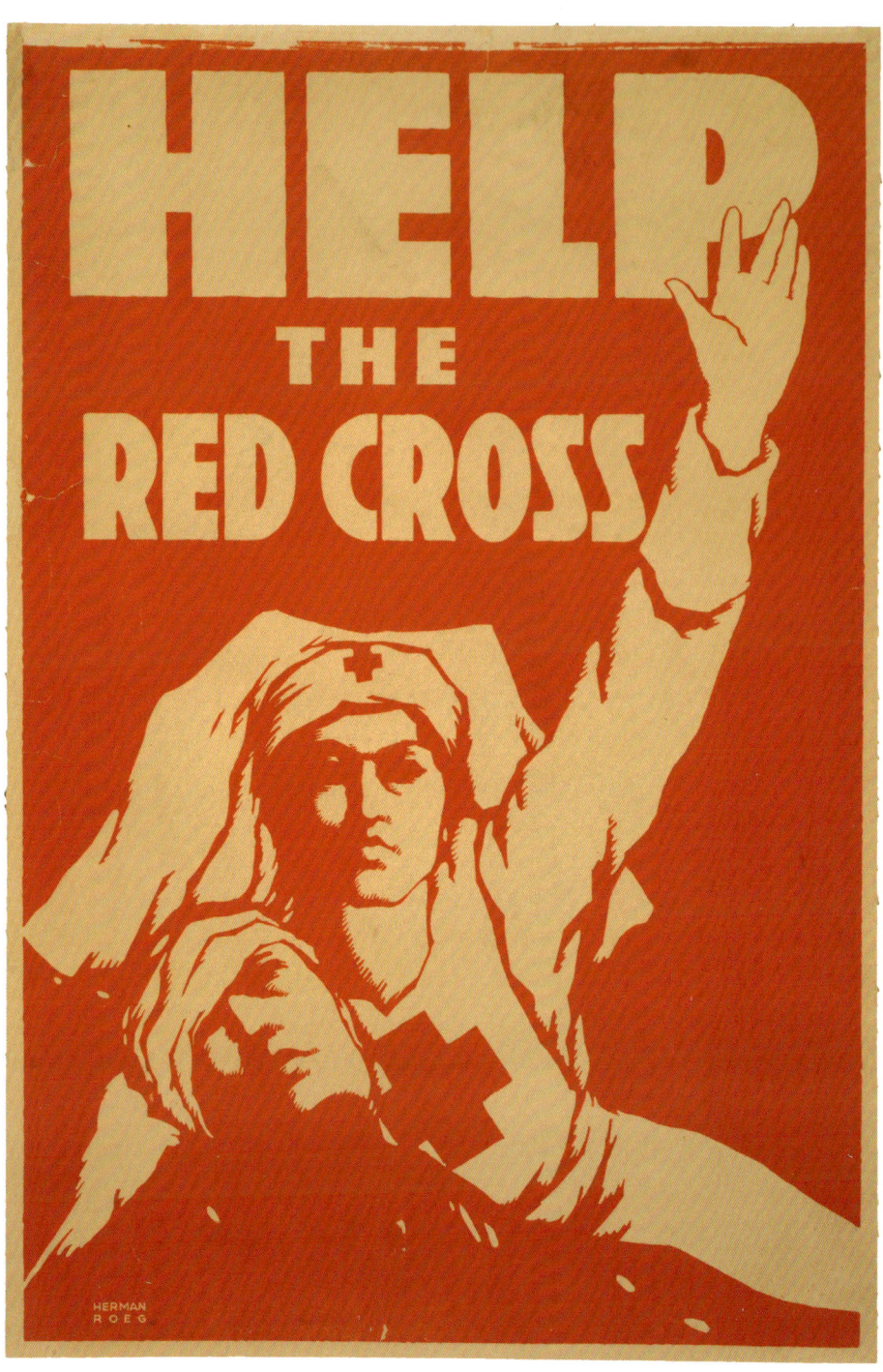

Help the Red Cross. Cartel de Herman Roeg, 1918. Una enfermera de la Cruz Roja sostiene a un soldado herido mientras pide auxilio, apelando al apoyo civil durante la Primera Guerra Mundial.

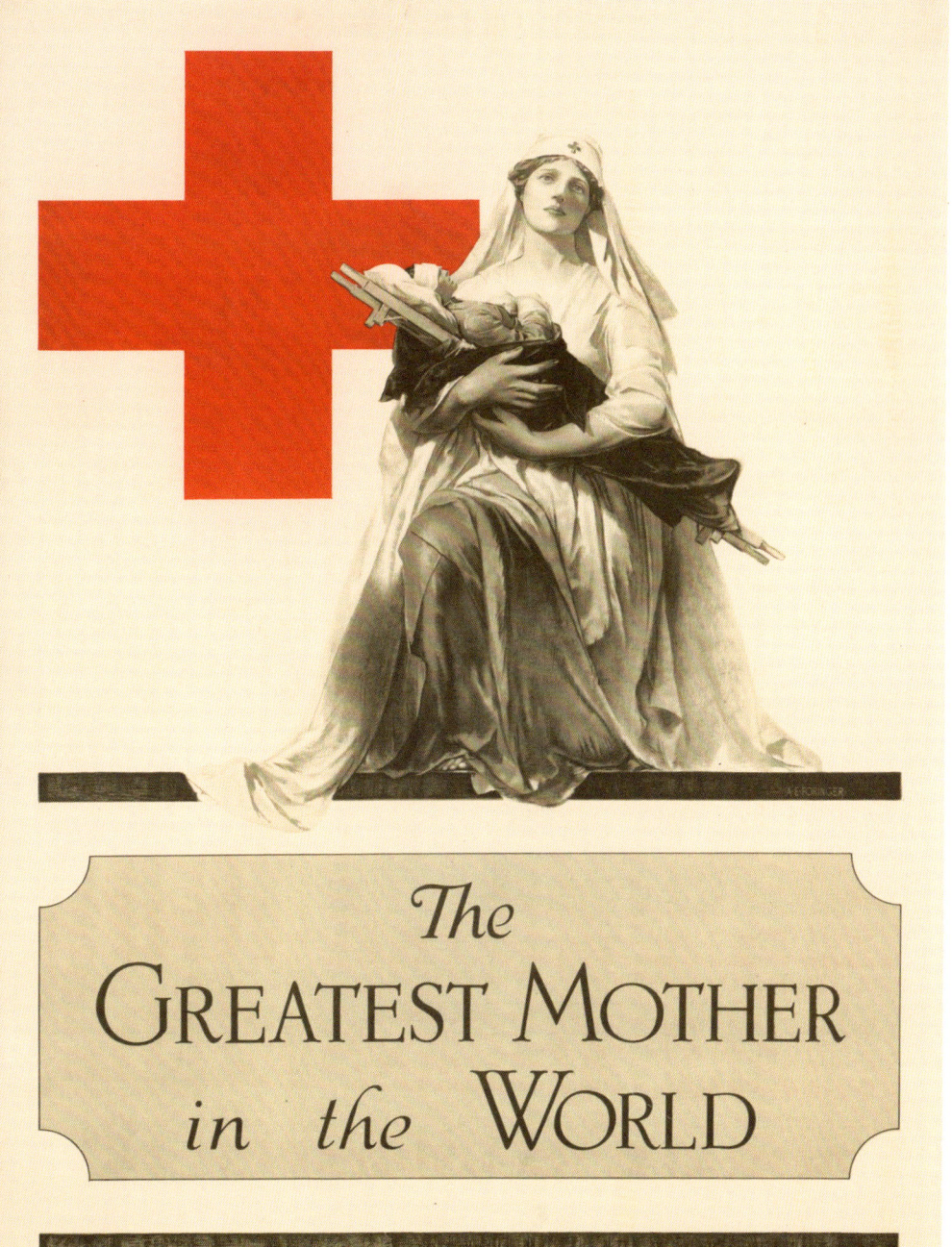

The Greatest Mother in the World. Cartel de Alonzo Earl Foringer, ca. 1917. Una enfermera, personificación de la Cruz Roja, sostiene a un soldado estadounidense herido en una camilla, en una imagen que identifica el cuidado enfermero con la figura materna durante la Primera Guerra Mundial.

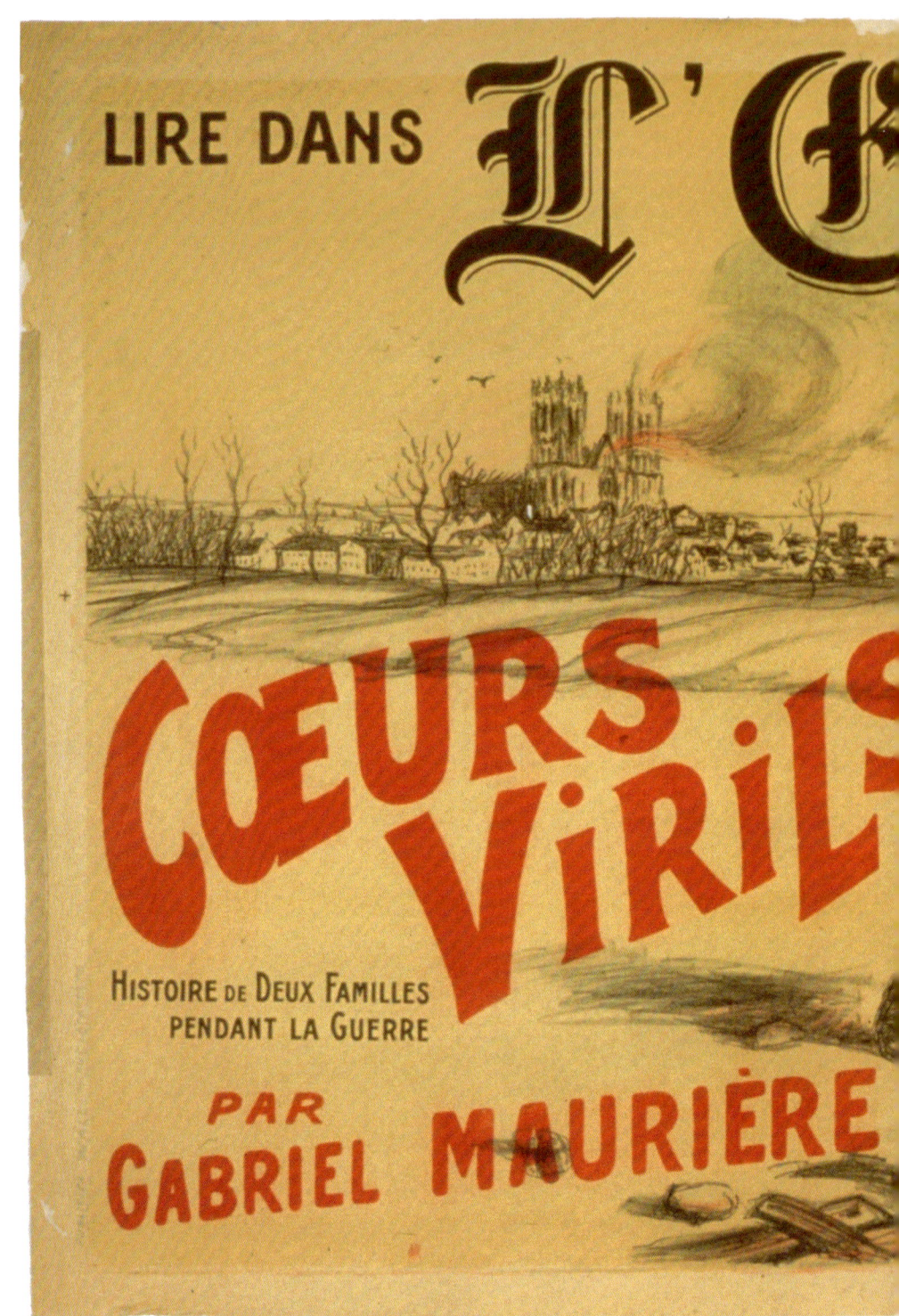

Lire dans L'Événement. Cœurs virils... Cartel de Gabriel Mauriére, 1914. Publicado en Paris por Publicité Wall. Una enfermera apela a un soldado francés herido mientras arde

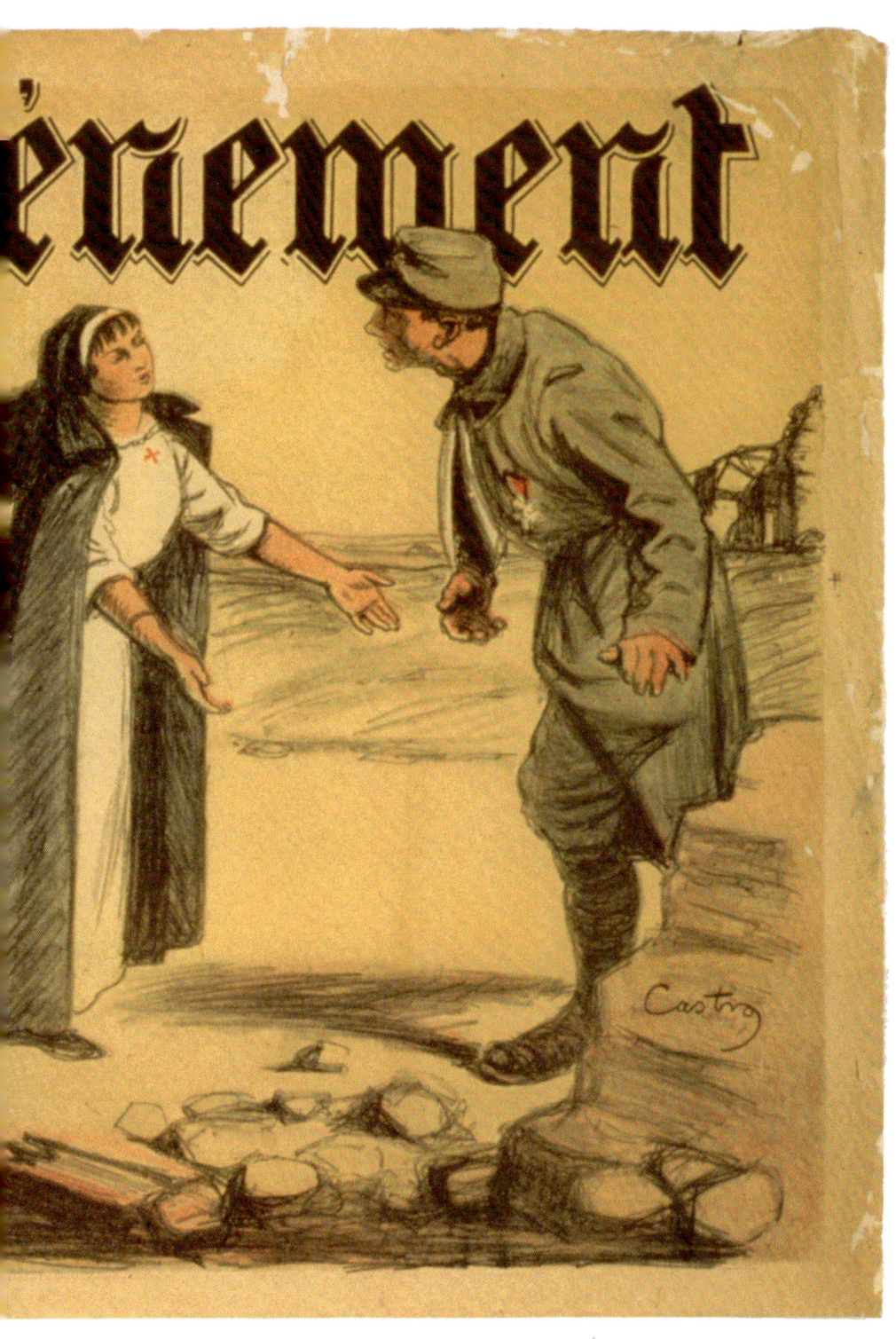

la Catedral de Reims, imagen emblemática de la propaganda de los primeros meses de la Primera Guerra Mundial.

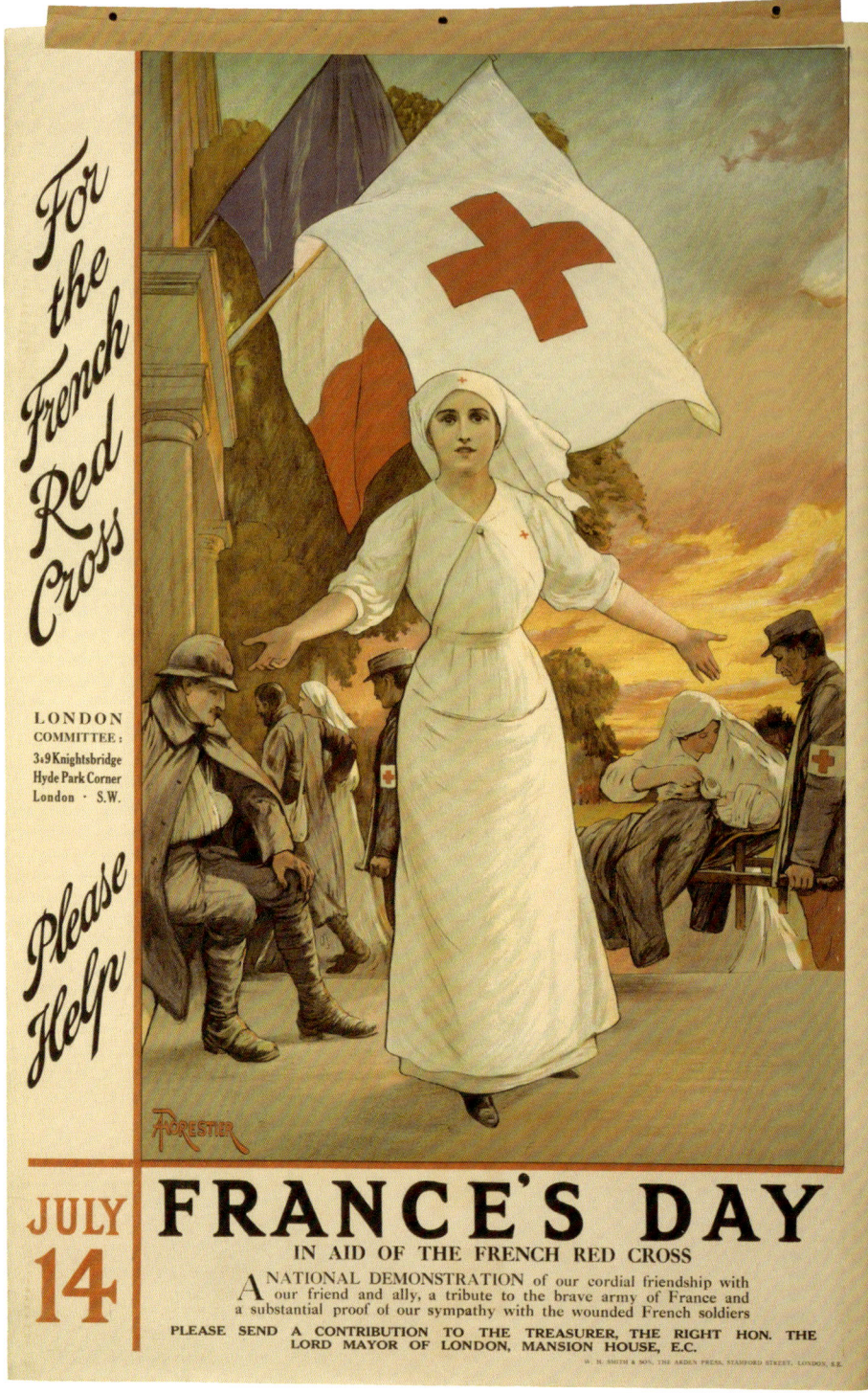

For the French Red Cross. Please help. July 14. Cartel de Amédée Forestier, 1915. Bajo las banderas de Francia y de la Cruz Roja Francesa, una enfermera aparece con los brazos extendidos mientras otros atienden a soldados heridos. Vincula la ayuda humanitaria con la movilización patriótica durante la Primera Guerra Mundial.

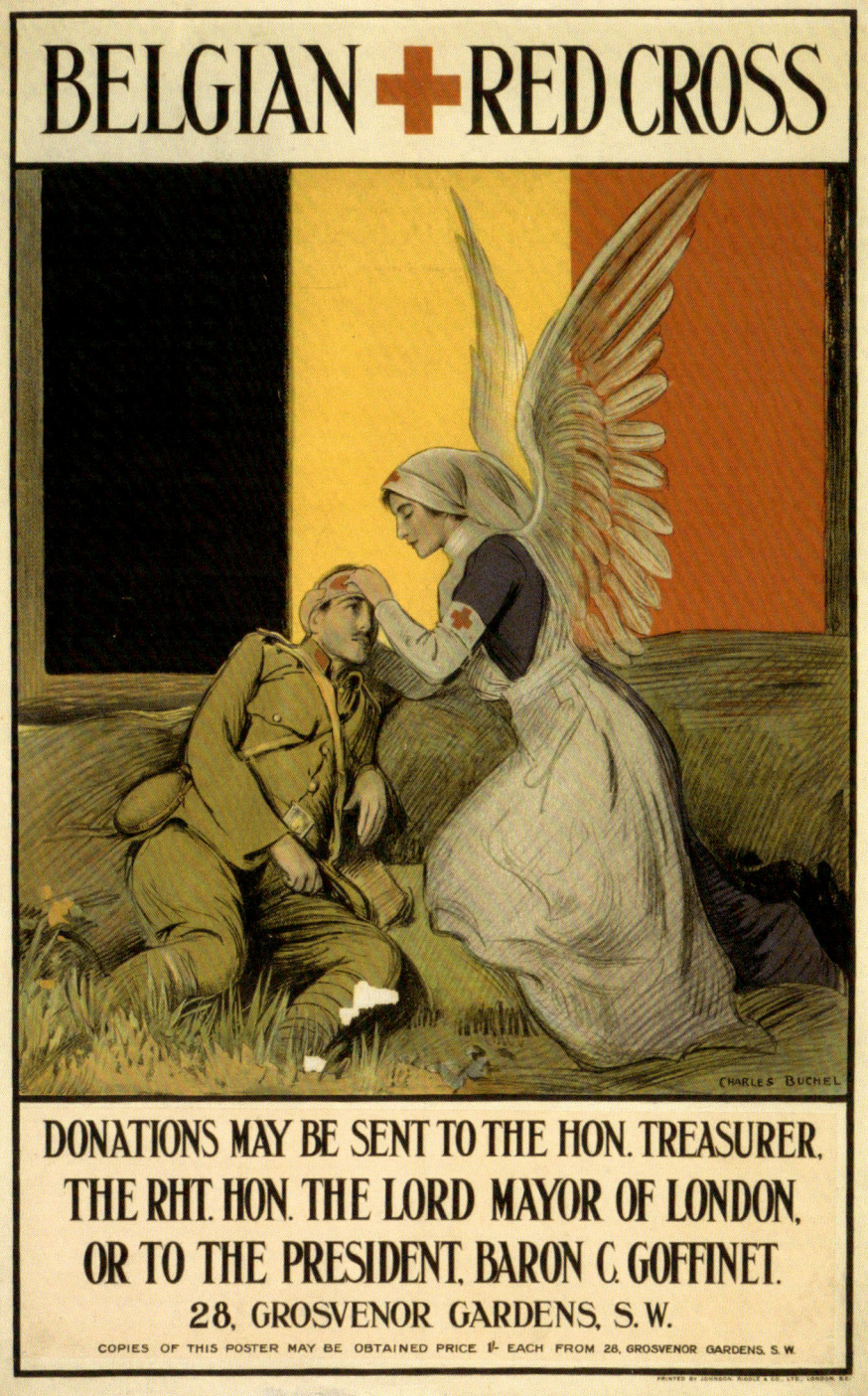

Belgian Red Cross. Cartel de Charles A. Buchel, 1915, impreso por Johnson, Riddle & Co., Ltd. (Londres). La imagen muestra a una enfermera de la Cruz Roja Belga con alas de ángel atendiendo a un soldado herido, sobre el fondo de la bandera belga, en una composición de fuerte carga simbólica propia de la propaganda durante la Primera Guerra Mundial.

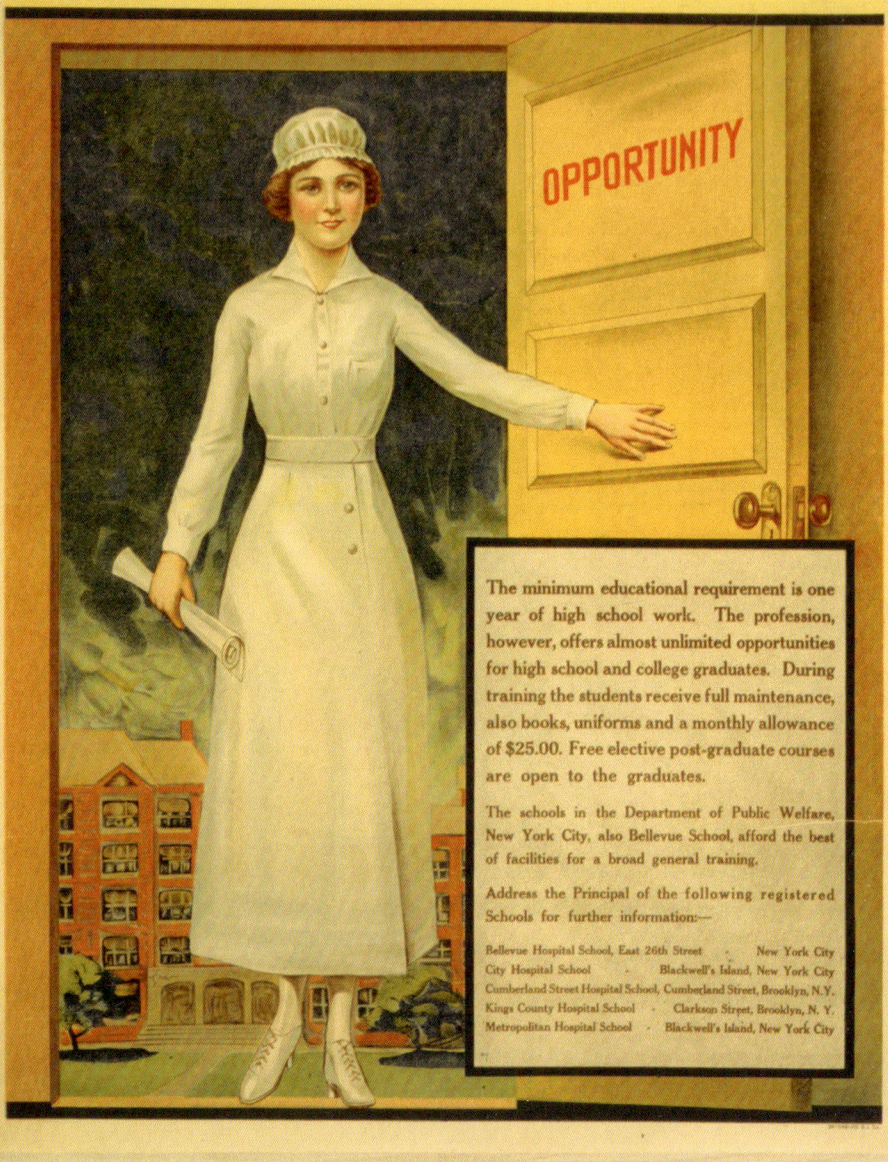

Be a trained nurse. Cartel de reclutamiento, 1917-1918. Una joven abre una puerta rotulada «*Opportunity*», apelando a la formación en enfermería como vía de servicio y promoción profesional.

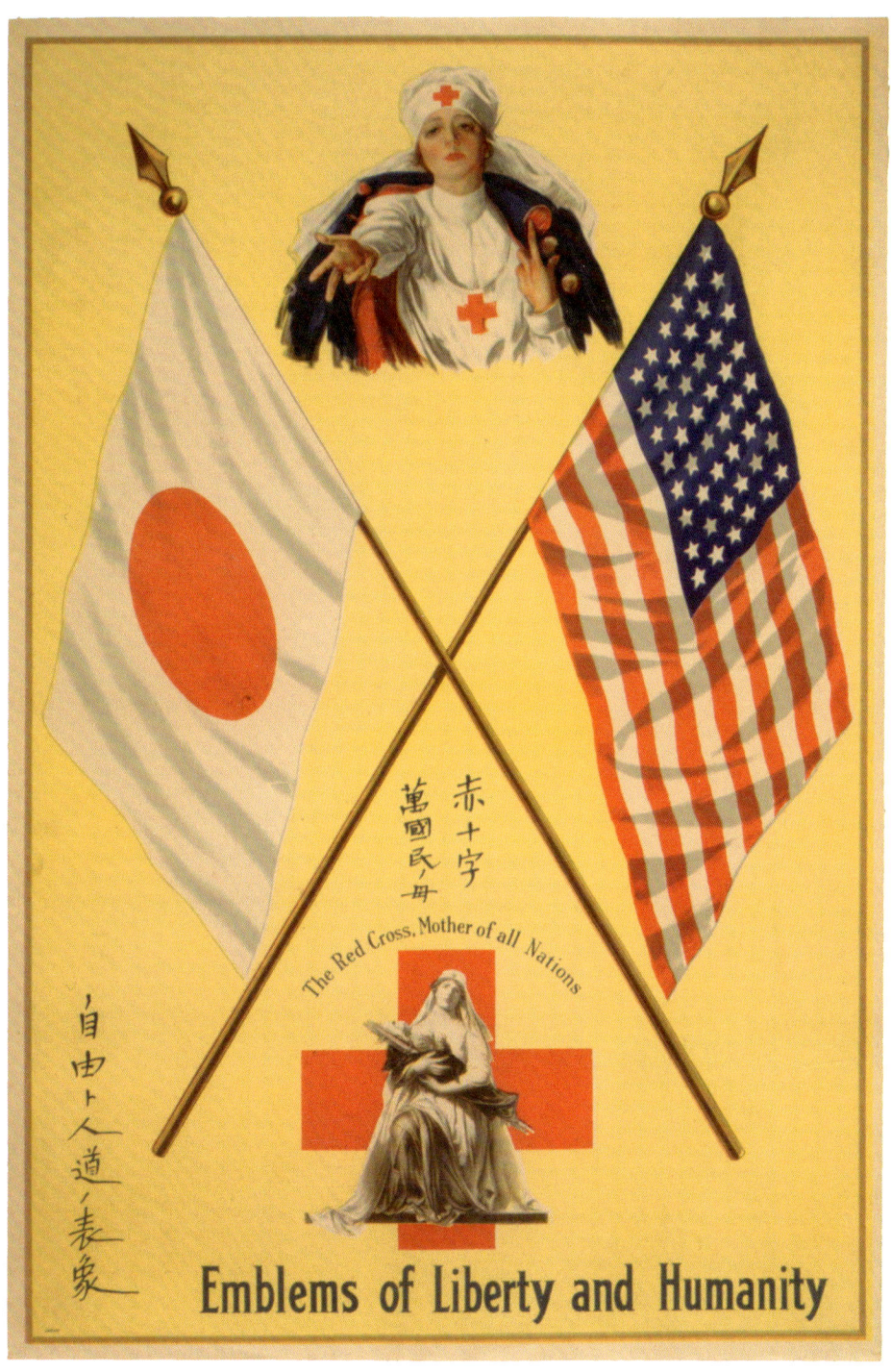

赤十字
萬國民ノ母

The Red Cross, Mother of all Nations

自由ト人道ノ表象

Emblems of Liberty and Humanity

Emblems of liberty and humanity. The Red Cross, mother of all nations.
Cartel, ca. 1914–1918. Dos enfermeras aparecen entre las banderas de Japón y
Estados Unidos, en una alegoría humanitaria de alcance internacional.

ГЕРОЙСКІЙ ПОДВИГЪ С[

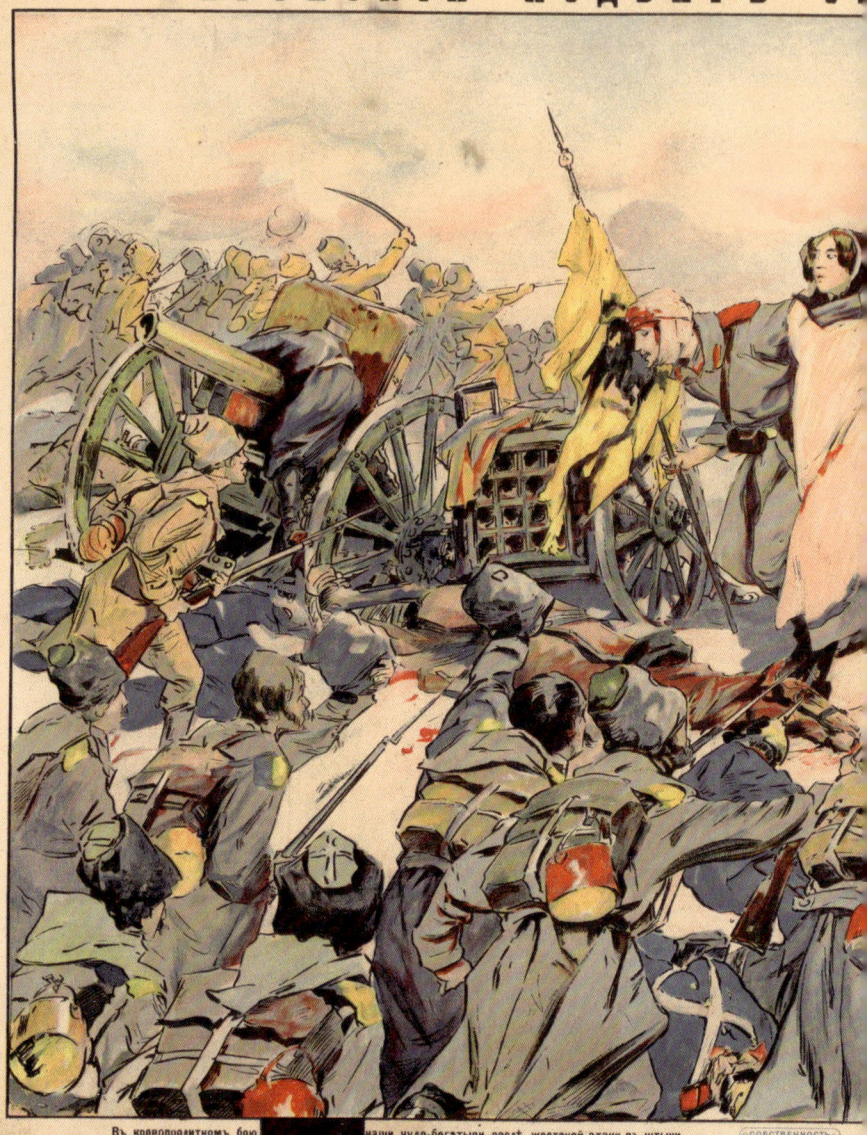

Въ кровопролитномъ бою [██████████] наши чудо-богатыри, послѣ жестокой атаки въ штыки, взяли германскую батарею, несмотря на упорное сопротивленіе нѣмцевъ, которые послѣ того стали наступать густыми колоннами, стремясь взять обратно эту батарею, но были вновь опрокинуты.

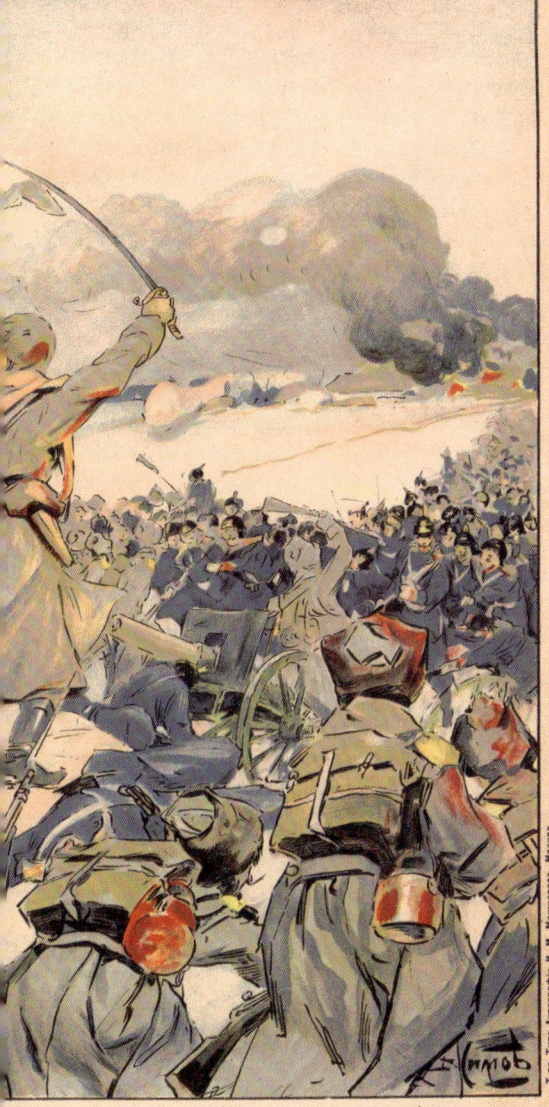

МИЛОСЕРДІЯ.

работаютъ въ самомъ пылу сраженія, а одна изъ сестеръ милосердія тутъ сдѣлала перевязку раненому, который взялъ непріятельское знамя, и вывела благоговѣйно обнажили головы, глядя на такой геройскій подвигъ сестры.

Т-во Типо-Литографіи И. М. Машистова, Москва.

№ 39 с.

Героический подвиг сестры милосердия (Una hazaña heroica de una enfermera). Lubok ruso de la Primera Guerra Mundial, 1914-1915. La estampa muestra a una enfermera auxiliando a un soldado ruso herido en pleno campo de batalla y conduciéndolo a retaguardia tras vendarlo, gesto que la leyenda celebra como ejemplo de valor. Perteneciente a la tradición del *lubok* —grabados populares de narrativa clara y colorido intenso—, la obra fue impresa en Moscú por el entorno editorial de Ivan Sytin, figura clave de la cultura impresa popular. Durante la guerra, estos *lubki* informaron sobre el frente, reforzaron la moral y funcionaron como propaganda, integrando el cuidado sanitario en el relato heroico del conflicto.

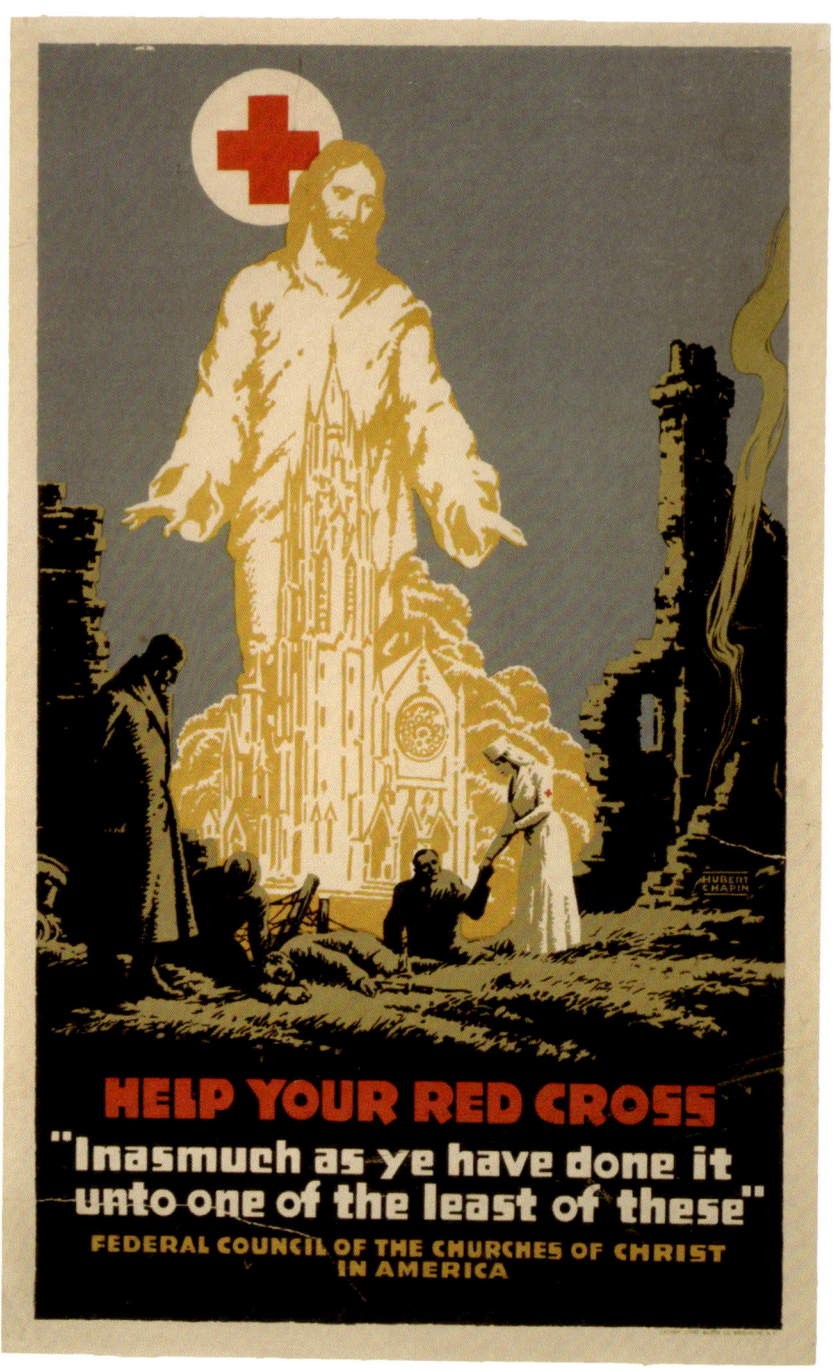

Help your Red Cross. «*Inasmuch as ye have done it unto one of the least of these*» (lo que hayáis hecho en favor del más pequeño de mis hermanos...). Cartel de Hubert Chapin, 1917, impreso por Latham Litho & Printing Co. (Brooklyn, Nueva York). La composición sitúa a Cristo, la cruz roja y una catedral sobre un paisaje de ruinas y heridos, mientras una enfermera de la Cruz Roja presta auxilio.

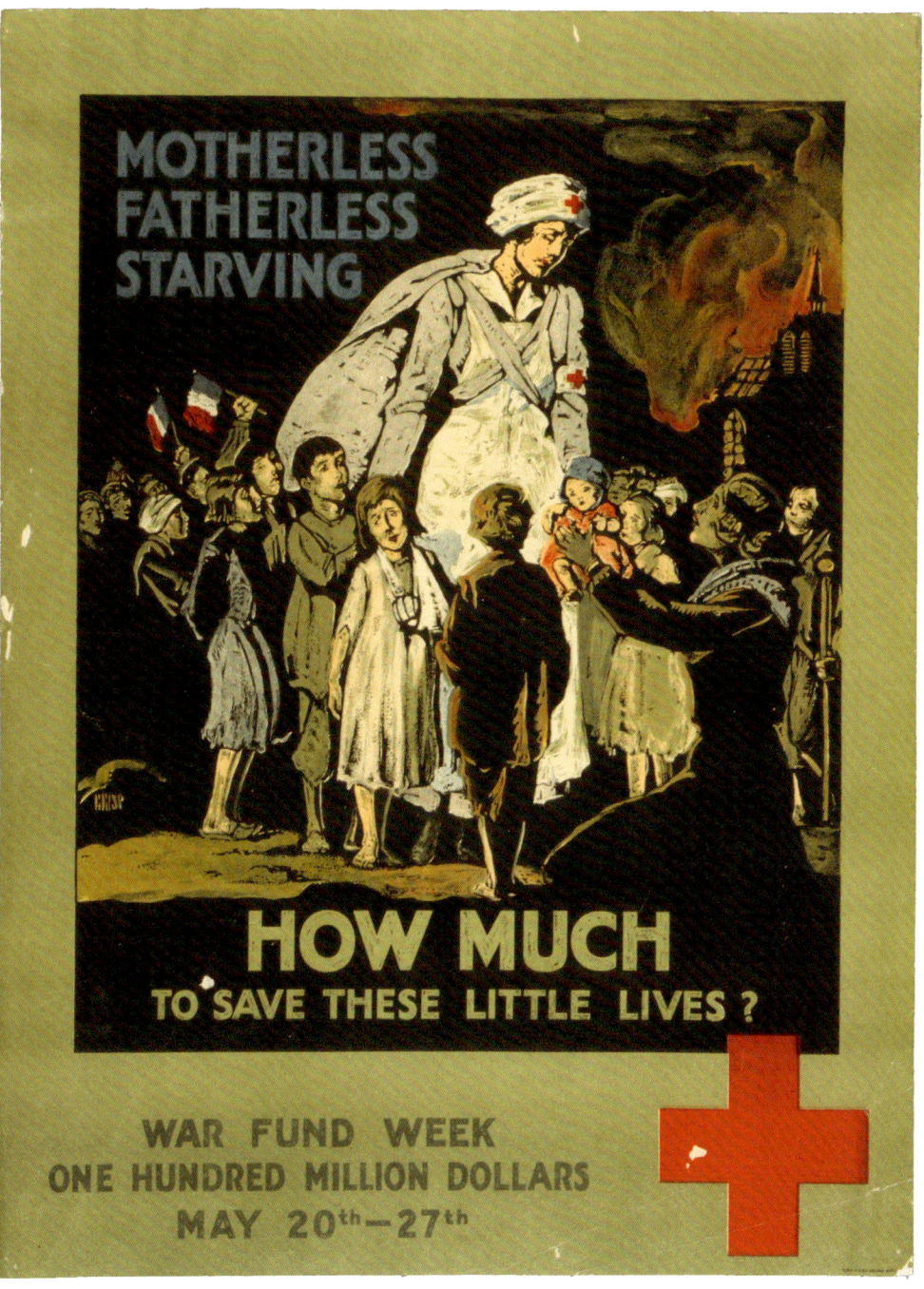

Motherless, fatherless, starving. How much to save these little lives? Cartel de Crisp, 1918. Una enfermera de la Cruz Roja aparece rodeada de niños —algunos con banderas francesas— mientras una mujer le entrega un bebé. La imagen llama a contribuir a la *War Fund Week* (20-27 de mayo) y a la recaudación de fondos para la infancia afectada por la guerra.

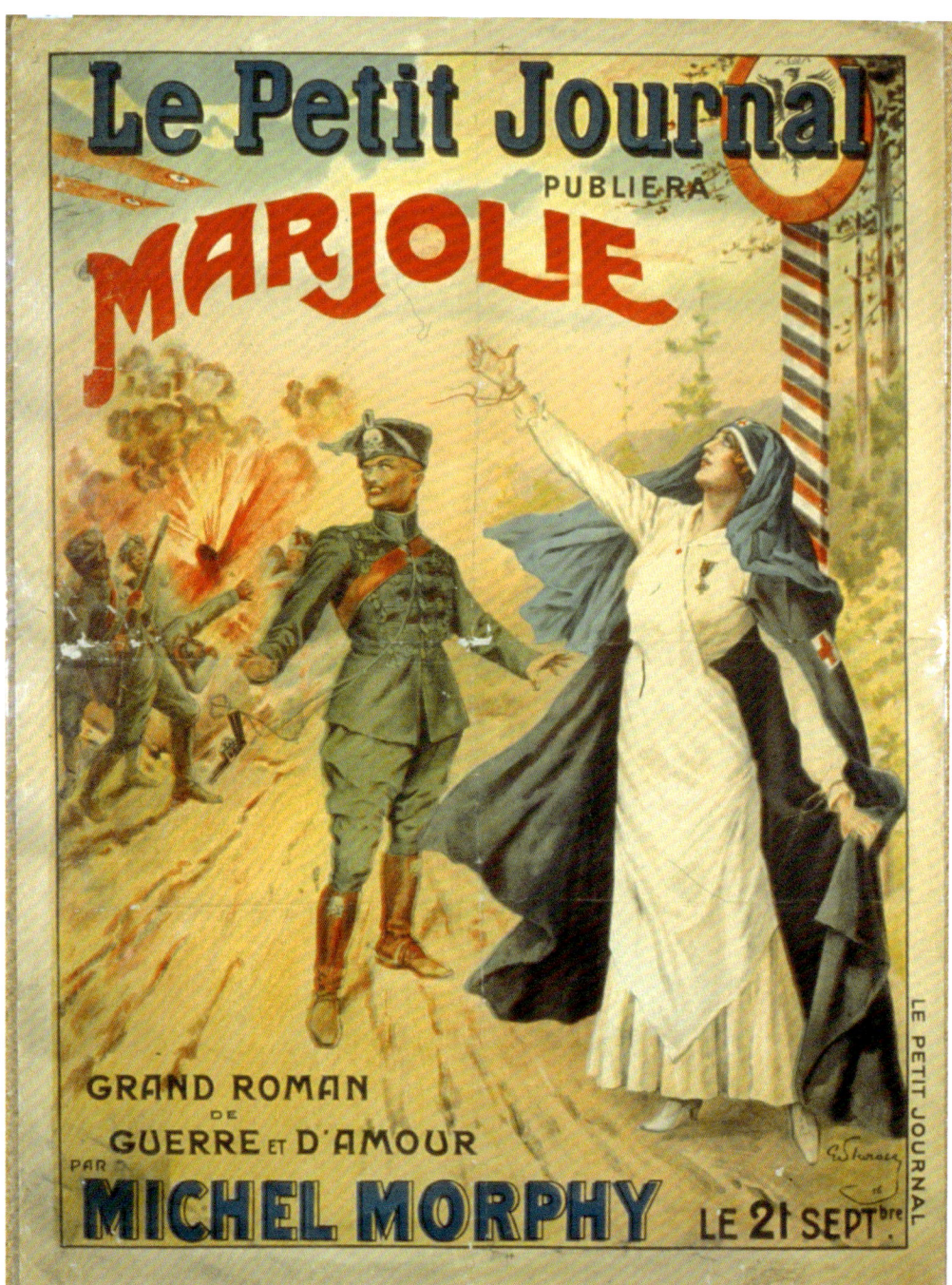

Enfermeras en la ficción. *Le Petit Journal publicará Marjolie...* Cartel de G. Starace, 1916.
Anuncio editorial en el que una enfermera aparece rompiendo sus ataduras frente a un
oficial con el uniforme de los Húsares de la Calavera, identificado con Guillermo de Prusia.

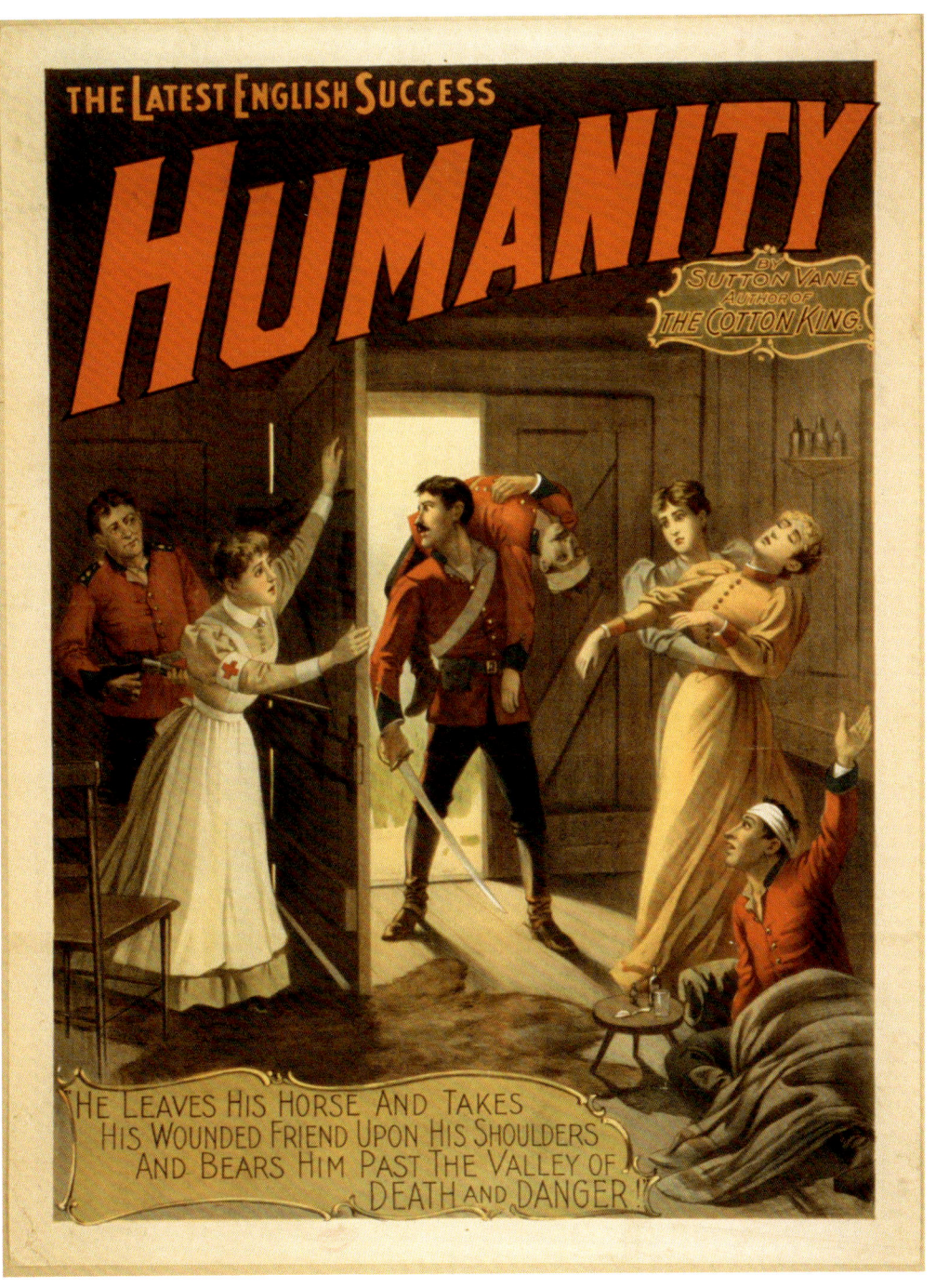

Enfermeras en la ficción. *Humanity, the latest English success.*
Cartel teatral de Sutton Vane, ca. 1894, impreso por Strobridge
Lithographing Company (Cincinnati / Nueva York).

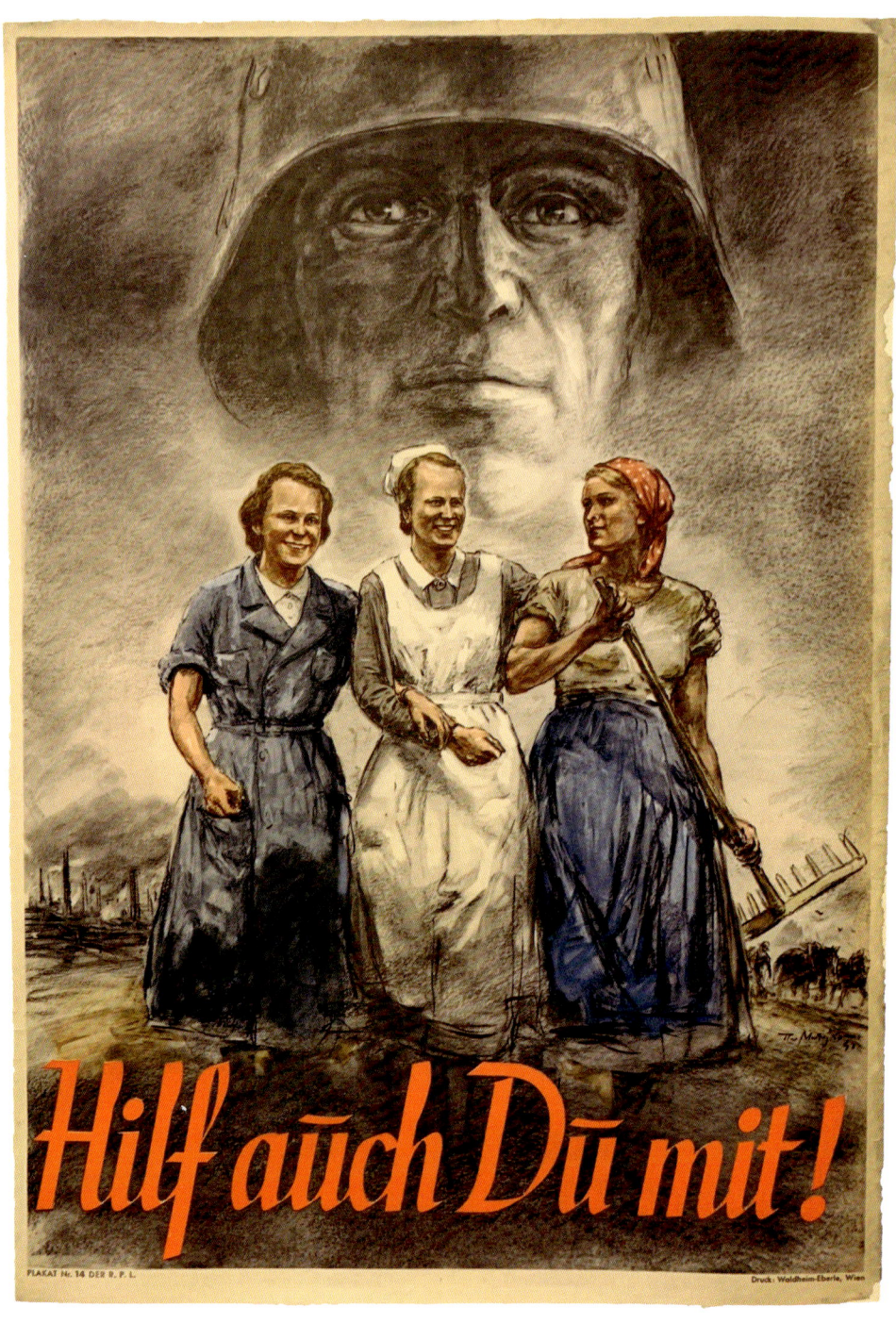

Hilf auch du mit! (¡Ayuda tú también!). Cartel de Theo Matejko, impreso por Waldheim-Eberle, Alemania nazi. La imagen muestra a una obrera, una enfermera y una campesina. Formas de servicio al combatiente y al Estado.

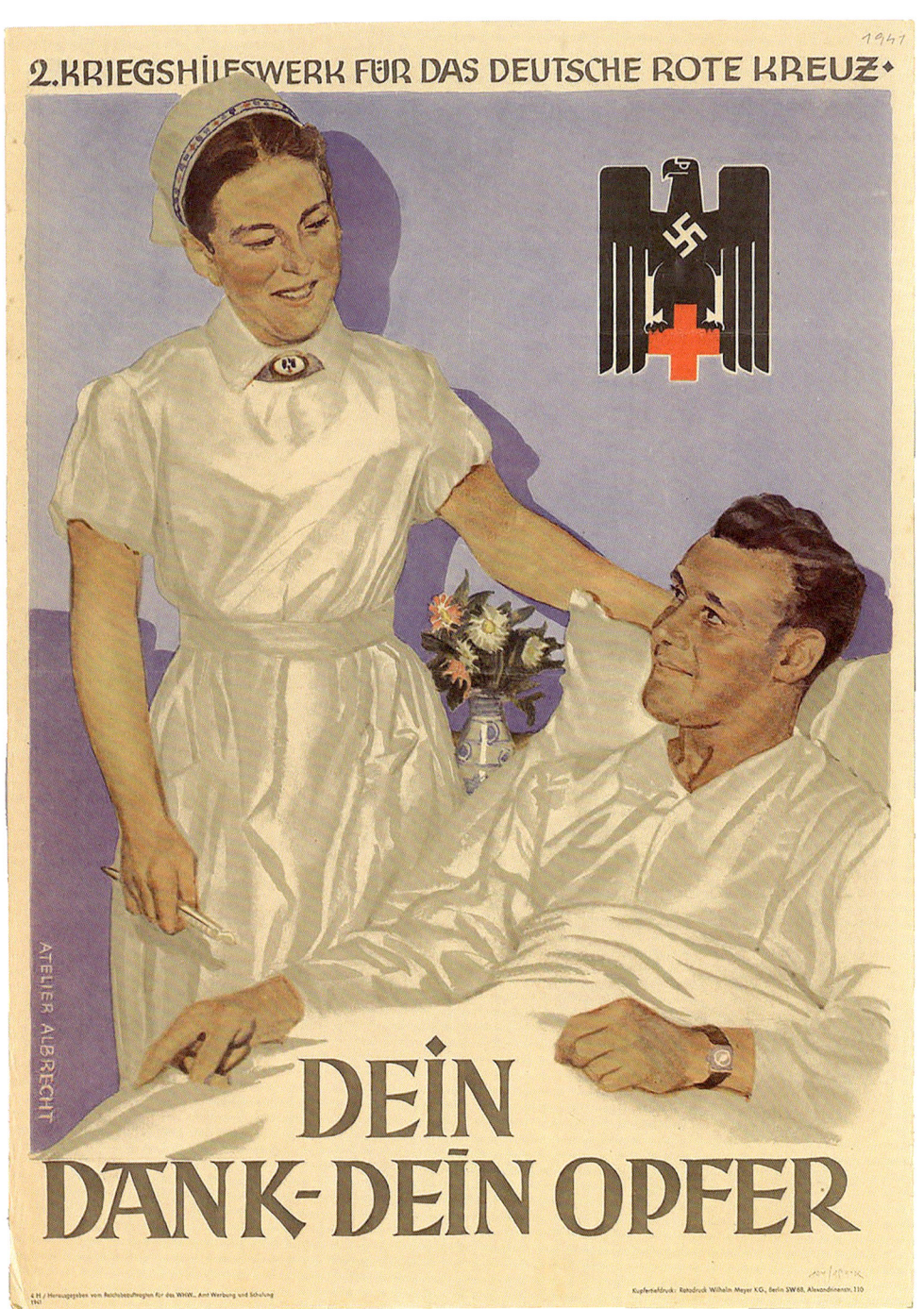

Dein Dank. Dein Opfer! 2. Kriegshilfswerk für das Deutsche Rote Kreuz.
Cartel de propaganda, Alemania, 1939-1945. Llamamiento al apoyo del
Deutsches Rotes Kreuz durante la Segunda Guerra Mundial.

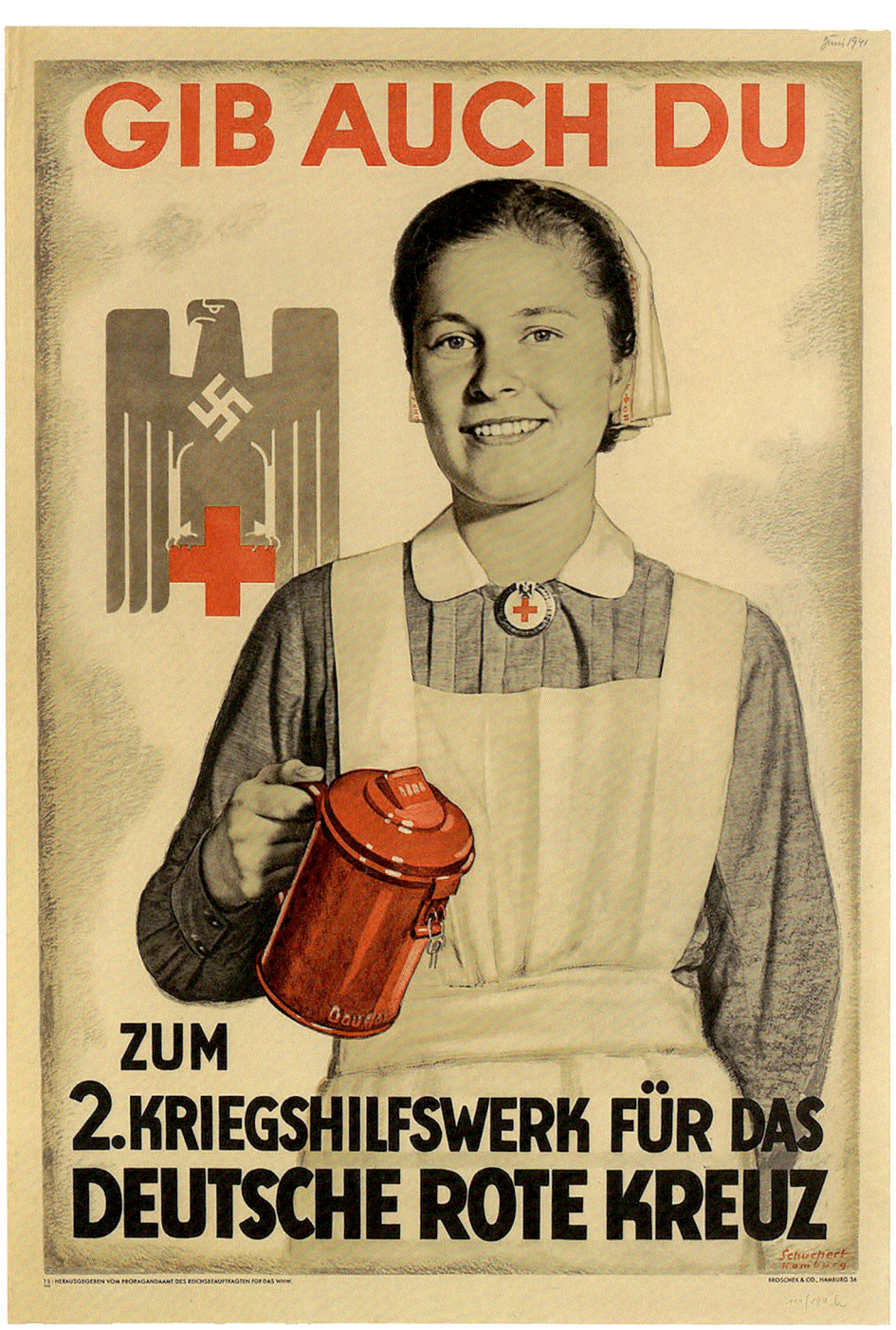

Gib auch Du zum 2. Kriegshilfswerk für das Deutsche Rote Kreuz.
Cartel de propaganda, Alemania, 1939-1945. Llamamiento a contribuir al segundo fondo
de ayuda de guerra del *Deutsches Rotes Kreuz* durante la Segunda Guerra Mundial.

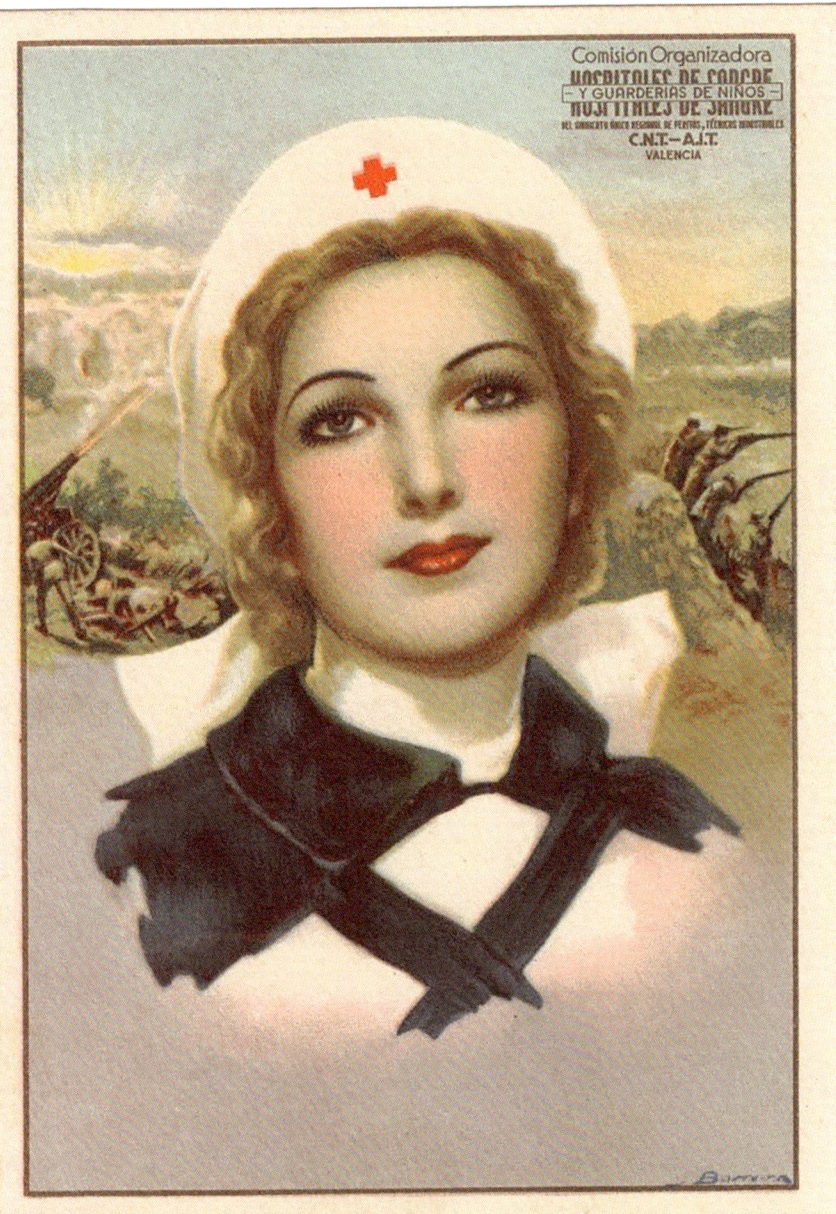

AYUDA A LOS HOSPITALES DE SANGRE SUSCRIBIENDOTE,
ADQUIRIENDO NUMEROS PARA ESTA RIFA POPULAR.
SELLOS Y TARJETAS POSTALES

Llamamiento para colaborar mediante suscripción y la adquisición de números de una
rifa popular, así como de sellos y tarjetas postales, destinado a financiar la atención a
heridos y el sostenimiento de hospitales durante un contexto de emergencia bélica.

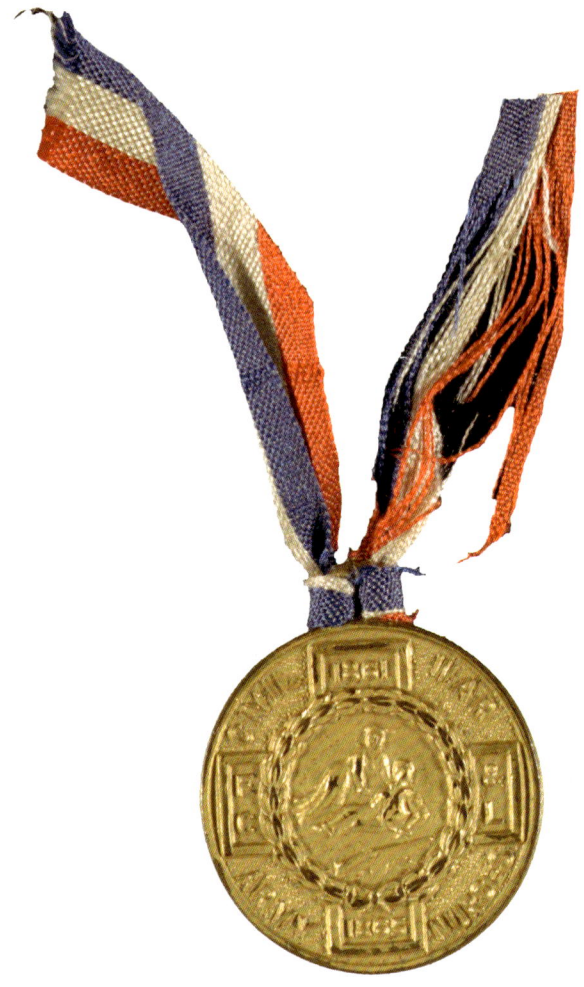

Medalla de enfermera del Ejército de la guerra civil estadounidense.
Concedida a Sarah Bishop, enfermera del Union Hotel and Academy Hospitals
(Winchester, Virginia) y de un hospital militar en Strasburg, Virginia.

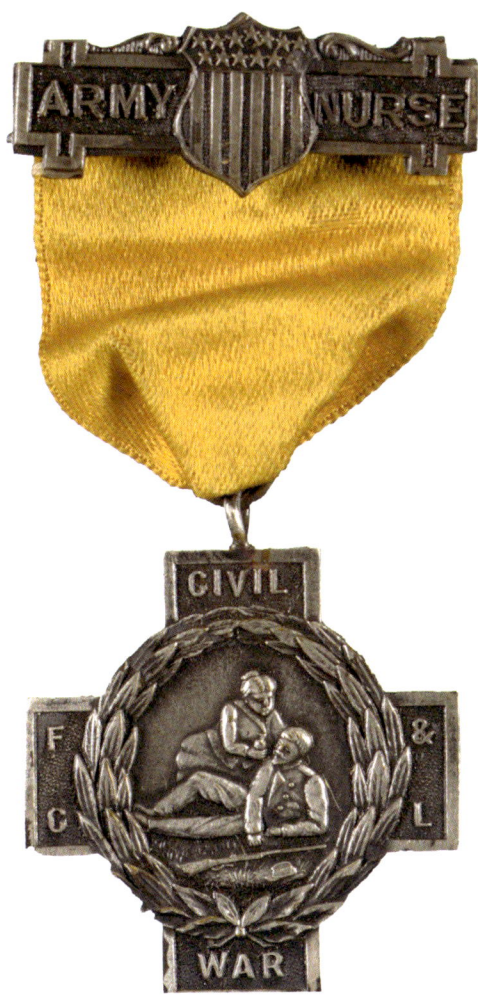

Medalla de enfermera del Ejército de la guerra civil estadounidense. Fabricada por Whitehead & Hoag Co. Concedida a Sarah Bishop, enfermera del Union Hotel and Academy Hospitals (Winchester, Virginia) y de un hospital militar en Strasburg, Virginia.

WORK · S

CENTAUR

and so
AVENGE T

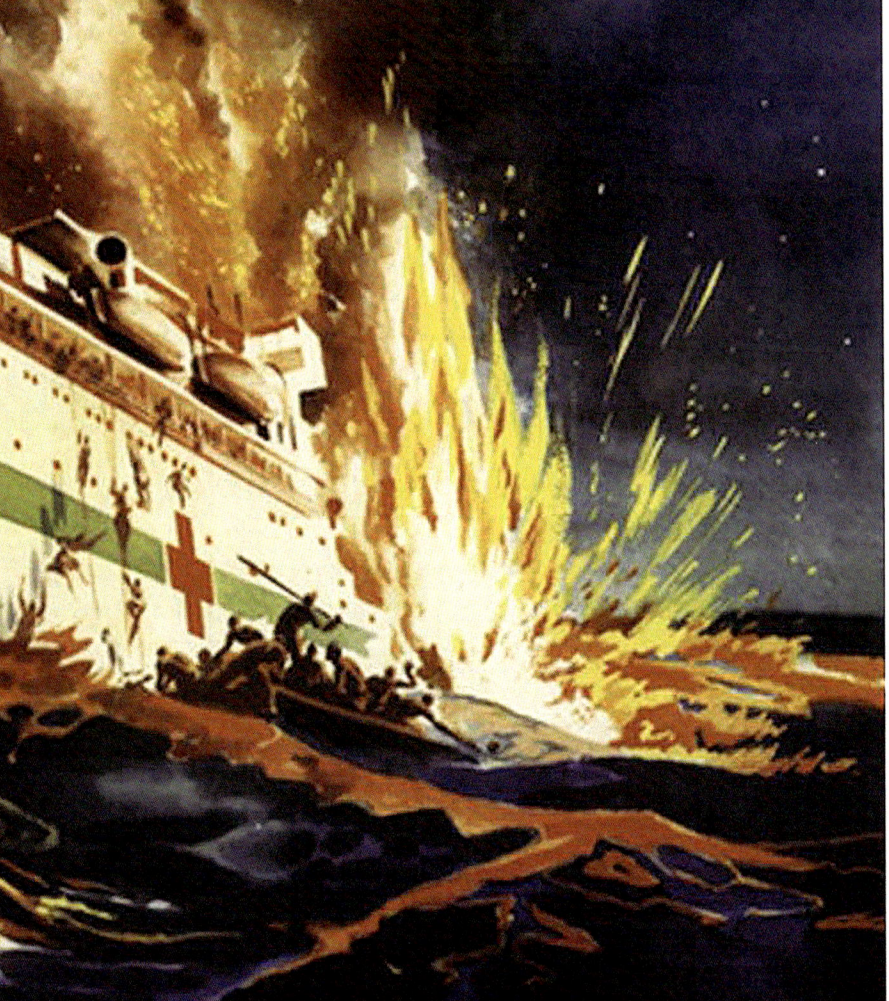

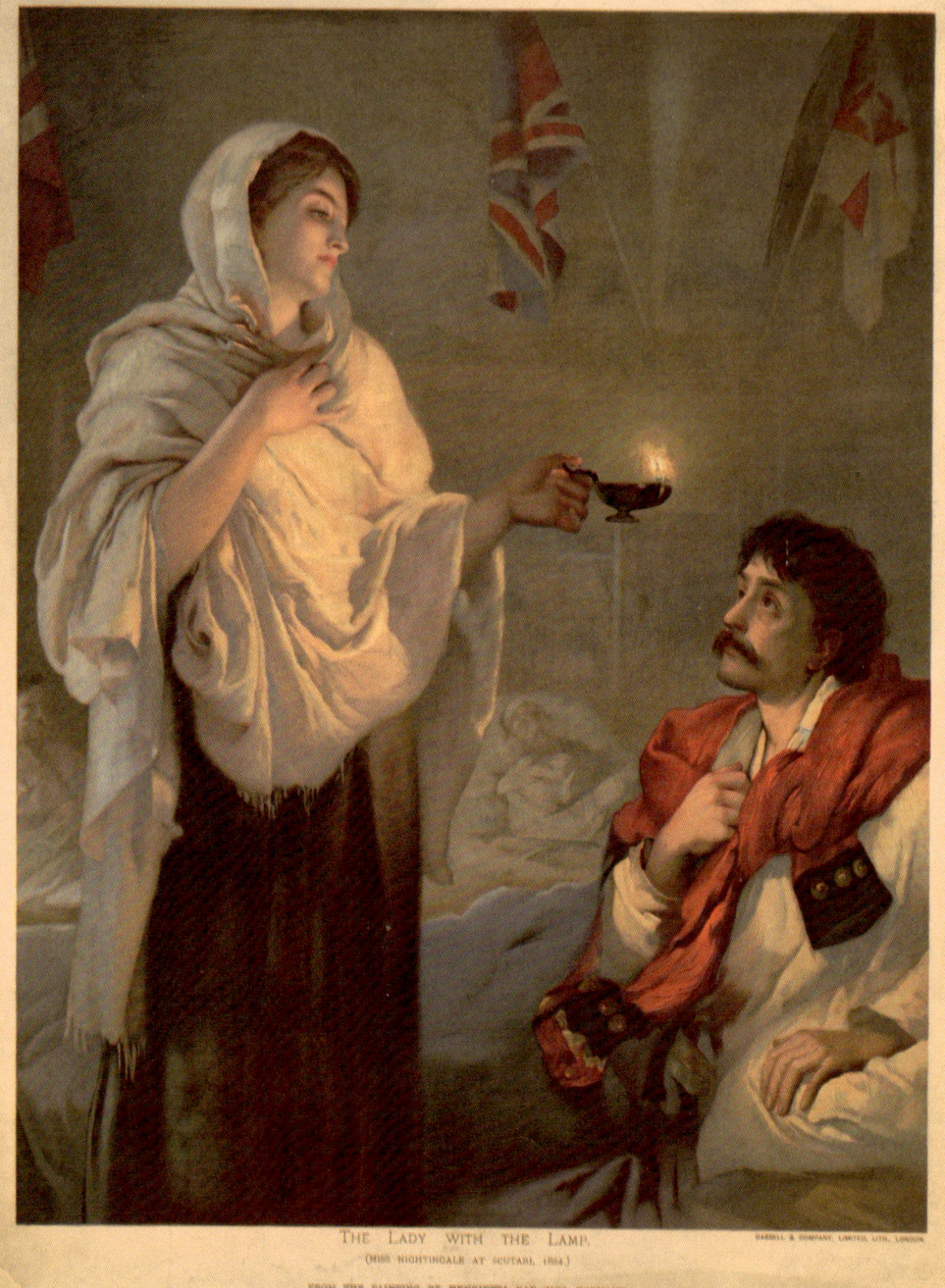

THE LADY WITH THE LAMP.
(MISS NIGHTINGALE AT SCUTARI, 1854.)

CASSELL & COMPANY, LIMITED, LITH, LONDON.

FROM THE PAINTING BY HENRIETTA RAE (MRS. NORMAND).

The Lady with the Lamp (Miss Nightingale at Scutari, 1854). Estampa basada en la pintura de Henrietta Rae (Mrs. Normand), publicada en Londres hacia 1881 y difundida posteriormente como lámina conmemorativa (Yule Tide, 1891). La imagen consolida la iconografía de Florence Nightingale durante la Guerra de Crimea, convertida ya en figura moral y símbolo del cuidado nocturno, la vigilancia constante y la reforma de la enfermería moderna.

La importancia de las enfermeras fue calando en la sociedad. En 1869, el gran científico Virchow dio una conferencia ante una asociación de mujeres en Berlín, en la que declaró que la enfermería debía organizarse siguiendo principios estrictamente laicos, con fines puramente humanitarios, e instó a adoptar las siguientes propuestas:

1. Las salas masculinas debían ser atendidas por mujeres.
2. Todos los hospitales grandes debían tener una escuela de formación de enfermeras.
3. Las localidades pequeñas debían tener comités de formación.
4. Las enfermeras debían unirse en organizaciones.
5. Los institutos especiales debían impartir enseñanza preparatoria en higiene, dietética, etc.

Estas propuestas, en cierta medida revolucionarias de un médico que defendió siempre una medicina social, anticipaban a la gran figura de la enfermería: Florence Nightingale.

Florence Nightingale

Nightingale es parte de un movimiento social, pero también es un referente especial, un personaje único que se convirtió en el emblema de la nueva enfermera. Probablemente la enfermera más célebre de todos los tiempos, se hizo famosa por reinventar esta actividad y convertirla en una disciplina científica y en una nueva profesión pensada desde el comienzo para las mujeres. Su obra inspiró al fundador de la Cruz Roja y marcó un antes y un después en el papel de la enfermería dentro del sistema sanitario. Pero Nightingale fue mucho más que eso: sus sistemáticas y rigurosas investigaciones le permitieron analizar cómo mejorar la supervivencia y bienestar de los pacientes hospitalizados e impulsó el conocimiento sobre administración y gestión sanitaria que creó en muchos aspectos el concepto moderno de hospital. Experta en estadística, reinventó y mejoró los diagramas de sectores que vemos todos los días en los medios de comunicación. Fue también escritora y publicó distintos libros para mejorar los cuidados de enfermería, la formación de las enfermeras y la organización de los hospitales. En su cumpleaños, el 12 de mayo, se celebra el Día Internacional de la Enfermería y el juramento de Nightingale es recitado y asumido por miles de nuevas enfermeras en todo el mundo. Dice así:

Juro solemnemente ante Dios y en presencia de esta asamblea llevar una vida digna y ejercer mi profesión honradamente.

Me abstendré de todo cuanto sea nocivo o dañino, y no tomaré ni suministraré cualquier substancia o producto que sea perjudicial para la salud.

Haré todo lo que esté a mi alcance para elevar el nivel de la enfermería y consideraré confidencial toda información que me sea revelada en el ejercicio de mi profesión, así como todos los asuntos familiares de mis pacientes.

Seré una fiel asistente de los médicos y dedicaré mi vida al bienestar de las personas confiadas a mi cuidado.

Florence era la segunda hija de William Edward Nightingale y Frances Smith, una familia con buena situación económica, excelente formación académica, ideas reformistas y compromiso social. Su abuelo materno, William Smith, fue un político de muy larga trayectoria, recordado por su defensa de los disidentes en materia religiosa y muy implicado en la lucha contra la esclavitud. Su padre, William Nightingale, era un caballero con un interés profundo en los viajes, la educación y la política liberal. Aunque no tuvo éxito en sus ambiciones parlamentarias, tenía una amplia red de amigos entre los reformadores ingleses y de otros países europeos. Fanny Nightingale era el alma de un salón de políticos e intelectuales con un compromiso con los desfavorecidos. Los valores de este ambiente progresista y de clase alta se reflejaron en una educación avanzada y de calidad para las hermanas Nightingale.

La educación de Florence y de Parthenope, su hermana mayor, que como ella llevaba el nombre de la ciudad donde había nacido —Florence había nacido en Florencia, capital del gran ducado de Toscana, y Parthenope en Nápoles, ciudad situada a metros de la antigua Partenópolis— en un viaje que duró tres años, fue supervisada por su padre, que había estudiado en la Universidad de Cambridge. Su progenitor tenía una mentalidad muy moderna sobre la educación de la mujer y puso en marcha un programa académico humanista que incluía las lenguas clásicas, historia, filosofía, música, matemáticas y lenguas modernas. De adolescente, Florence empezó a debatirse entre sus ganas de hacer cosas y la vida social amena y un tanto vacua, propia de la clase acomodada a la que pertenecía. Parthenope, que fue duramente criticada por su hermana Florence como vana y superficial, es posible que disfrutara más de la vida en sociedad,

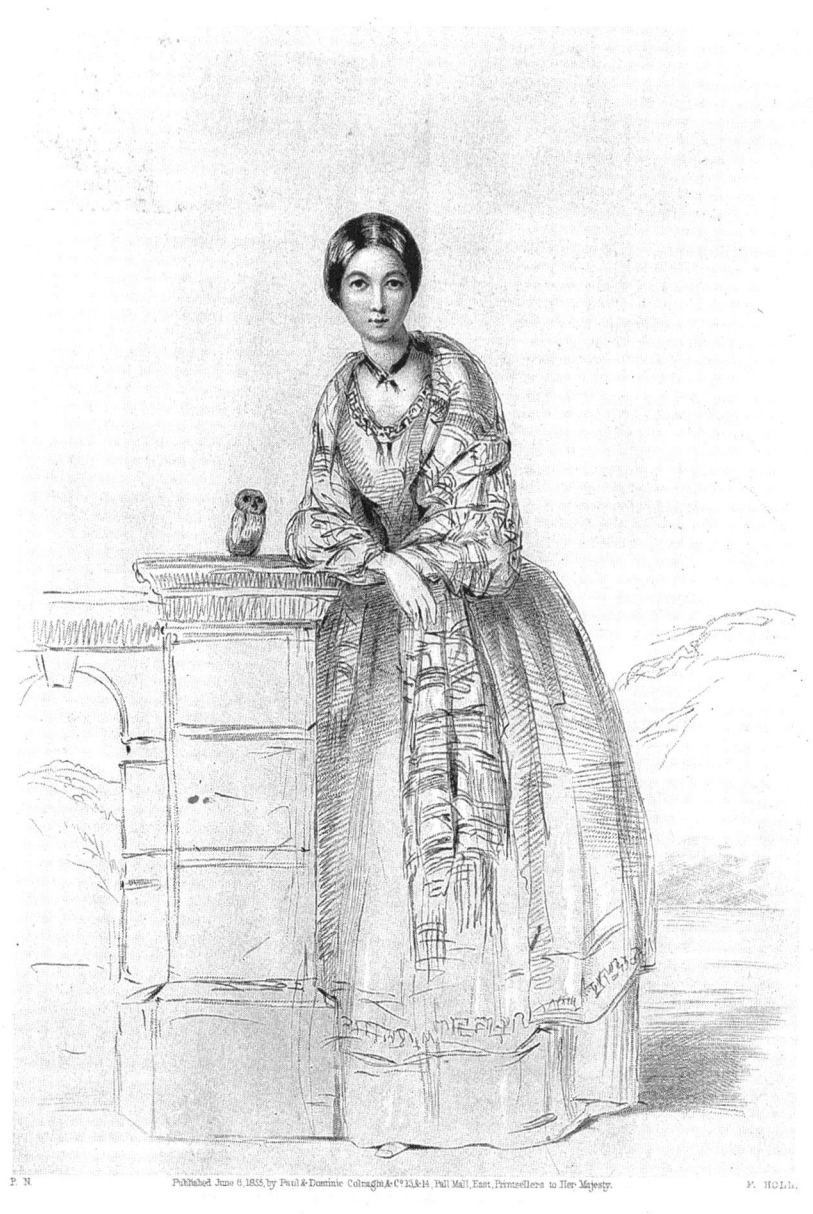

MISS FLORENCE NIGHTINGALE.

Florence Nightingale. Grabado al punteado de F. Holl, 1855, a partir de un retrato de Parthenope Nightingale [Wellcome Collection].

pero escribió cinco novelas, ensayos sobre la reforma agraria y la historia de la familia de su esposo.

Muchos sacerdotes y religiosas consideran que han recibido una llamada divina, un mensaje sentido en su interior que fue el determinante de su vocación, de su profesión, de su vida. Florence Nightingale creyó que Dios le pedía, le ordenaba, que se convirtiera en enfermera. Sintió esa llamada divina hacia la enfermería cuando tenía diecisiete años. Aguantó siete años más, y en 1844, a los veinticuatro, comunicó a su familia que iba a seguir esa vocación. Tuvo una fuerte oposición de su madre y su hermana mayor, pero manifestó la firmeza de su convicción y su rechazo al destino tradicional de una joven de su clase: convertirse en esposa y madre. Nightingale fue cortejada por Richard Monckton Milnes, político y poeta, pero lo rechazó pensando en que un compromiso sentimental interferiría en sus planes y en su compromiso con la enfermería.

Nightingale comentaba así esa etapa: «Lo primero que recuerdo, y también lo último, es que quería trabajar como enfermera o, al menos, quería trabajar en la enseñanza, pero en la enseñanza de los delincuentes más que en la de los jóvenes. Sin embargo, no había recibido la educación necesaria para ello».

Convencida de su vocación, Florence recibió desengaños y alegrías. Por un lado, su intento de aprender a tratar a los enfermos trabajando en la Clínica Salisbury, que dirigía un médico amigo de la familia, fue rechazado por la oposición de sus padres, que pensaban que aquel trabajo no era adecuado para una dama de su posición. Según la propia Florence, «para ellos era como si hubiese decidido ser ayudante de cocina», y llegó a pensar que solo una viuda o una mujer que hubiese caído en la pobreza tendría la oportunidad de trabajar. Por otro lado, otro médico, Samuel Gridley Howe, precursor de la educación para ciegos, supo valorar su talento y la animó a perseverar, al tiempo que le insistía en la importancia de seguir su vocación.

En 1847 hizo un gran viaje por Europa y el norte de África. En Roma conoció a Sidney Herbert, que se encontraba en Italia de luna de miel y con el que inició una larga amistad. Herbert, futuro secretario de Estado de la Guerra —algo así como ministro de Defensa—, le apoyó en su labor en la guerra de Crimea, y ella fue un apoyo constante en la carrera política de él.

Tras la estancia en Roma, Nightingale continuó su viaje por Grecia y Egipto. Ese viaje fue parte de su experiencia mística, reforzó su interés por la literatura y fomentó su sensibilidad y su espiritualidad. En Tebas escribió en su diario que había sido «llamada a Dios», y una semana más tarde, cerca de El Cairo, anotó en el mismo diario: «Dios me llamó en la mañana y me preguntó si haría el bien en su nombre, sin buscar reputación». Todo indica que debió contestarle que sí.

En 1850, de vuelta hacia Inglaterra, pasó unos meses en Kaiserswerth-am-Rhein, cerca de Düsseldorf, en la comunidad de Fliedner. Allí, a los treinta años, «la edad a la que Jesucristo comenzó su misión», Florence recibió cuatro meses de formación práctica como enfermera que serían fundamentales para su trabajo posterior. El pastor Fliedner la animó a que escribiera su experiencia para que la conocieran las jóvenes inglesas. Ese fue su primer libro y en él comentaba su preocupación sobre la formación que recibían las mujeres: «Aunque desde el punto de vista intelectual se ha dado un paso adelante, desde el punto de vista práctico no se ha progresado. La mujer está en desequilibrio. Su educación para la acción no va al mismo ritmo que su enriquecimiento intelectual».

Su relación con personas que compartían sus ideales se desarrolló en los siguientes años. Forjó una fuerte amistad con Mary Stanley, que ayudó a reclutar el primer contingente de enfermeras que marcharon para Crimea. A este grupo se sumó un grupo de monjas reclutado por Henry Manning, un pastor anglicano que se convirtió al catolicismo y que luego sería obispo de Westminster y cardenal de la Iglesia católica. Él también se encargó de organizar una estancia de Florence con una orden católica de enfermeras en París.

Estas experiencias generaron una respuesta agridulce. Por un lado, admiraba la fuerza moral de las hermanas. Eran campesinas cuya fe estructuraba sus vidas de tal manera que se neutralizaba la sospecha moral con la que los pobres eran considerados por las clases altas. Por otro lado, a Nightingale no le convencía la prioridad dada a la obra de Dios frente a la limpieza; los cuidados eran insuficientes a menos que llevasen aparejado un interés y una preocupación por las condiciones sanitarias del paciente y su bienestar. De ese modo, Florence Nightingale inició su formación como enfermera y también su actividad como escritora. Durante los siguientes años, completó esa capacitación en otros hospitales europeos. Trabajadora y brillante, leía informes, estudios y análisis oficiales, sistematizaba esa información y tenía cada vez más claro cuál era el diseño ideal para un hospital, tanto el propio edificio como la gestión de personal y los procesos y tratamientos que había que llevar a cabo.

En Florence Nightingale, las creencias religiosas y la formación científica estaban íntimamente entrelazadas. Según ella, la enfermedad contagiosa, los miasmas, como se decía en esa época donde los microbios todavía no eran bien conocidos, eran una creación de Dios destinada a que el hombre usara la observación para entender la causa de la enfermedad, al tiempo que utilizaba su inteligencia, su capacidad de planificación y organización, y la calidad en los cuidados para sanar al enfermo y evitar la reaparición de los síntomas. De este modo, ella y sus compañeras, a la par que se encargaban de la higiene en el hospital, progresaban espiritualmente. Según su forma de ver el mundo, a Dios se llegaba mediante el aprendizaje de unos principios básicos de enfermería diseñados con el doble propósito de cuidar al paciente y cultivar el alma.

En agosto de 1853 asumió el puesto de superintendente del instituto para el cuidado de damas enfermas Institute for the Care of Sick Gentlewomen en Londres. La aceptación de este cargo no fue por necesidades económicas, pues su padre le había cedido unas rentas que le proporcionaron una situación desahogada y le permitieron dedicarse al desarrollo de su vocación sin agobios económicos. Aquel cargo directivo le permitió demostrar su capacidad para la gestión y la mejora de las organizaciones.

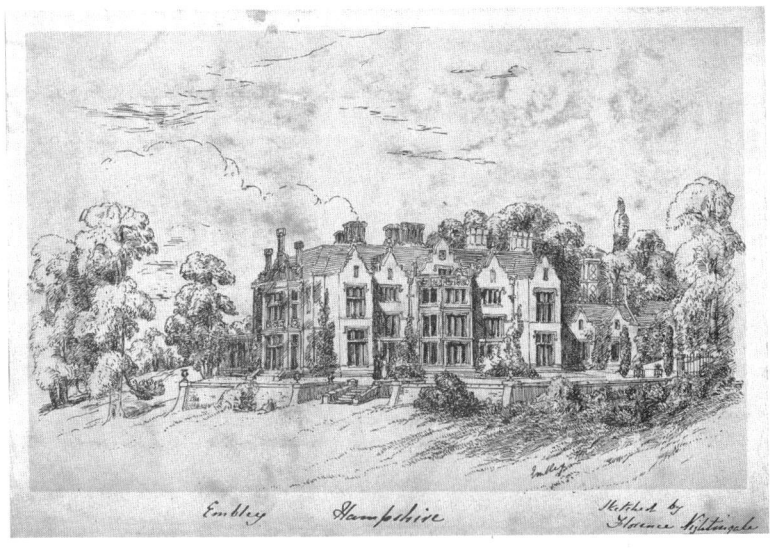

Embley Park, Hampshire, residencia de la familia de Florence Nightingale. Litografía a partir de un dibujo de Frances Parthenope Nightingale [Wellcome Collection].

El punto de inflexión en la vida y obra de Nightingale fue la guerra de Crimea. Fue el primer conflicto bélico moderno, en el sentido de que tuvo cobertura de la prensa, que desplazó corresponsales y fotógrafos. Ellos llevaron a Inglaterra noticias terribles sobre las condiciones de los soldados heridos, la pérdida de vidas entre los hombres que estaban luchando contra los rusos. Las crónicas comentaban las atrocidades de las batallas, la ineptitud de los mandos, la mezcla de masacres, sufrimiento y actos de valor tan común en todas las guerras. Sorprendentemente, a pesar de los grandes avances científicos registrados en las décadas precedentes, las condiciones de los hospitales de campaña británicos no eran mejores de lo que habían sido cuarenta años antes, durante las guerras contra los ejércitos de Bonaparte. La mayoría de aquellos muchachos que daban la vida por su país en Balaclava o en Inkerman no morían por culpa de los proyectiles rusos, sino por las malas condiciones de salubridad, la alimentación deficiente y la falta de higiene. El desastre sanitario se convirtió en un tema recurrente. Herbert, su viejo amigo de Roma y responsable de la política bélica, decidió atajar ese tema que se escapaba de sus manos y tomó la decisión de designar a una mujer por primera vez en la historia para una función específica en la estructura militar: salvar la vida a los heridos.

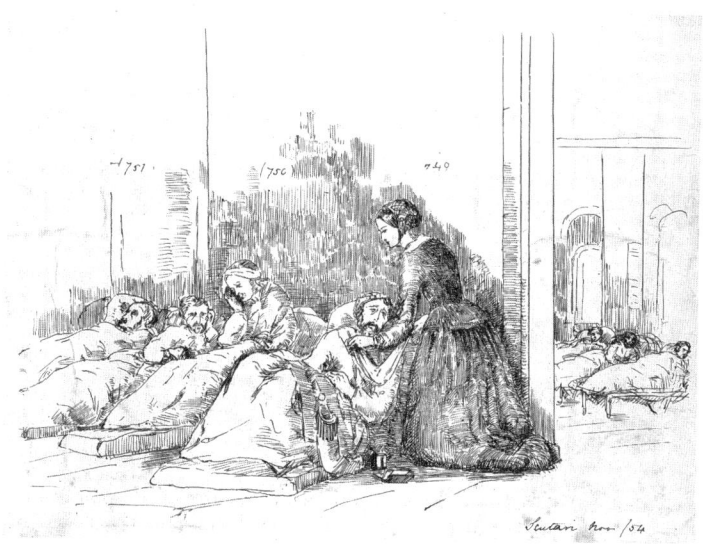

Nightingale en una ilustración de 1854 [Wellcome Collection].

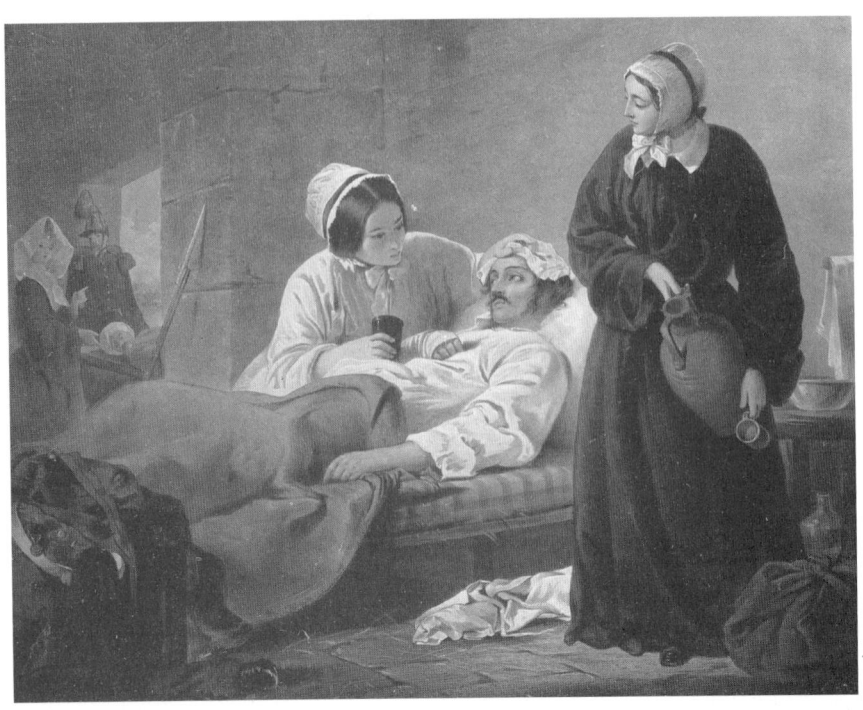

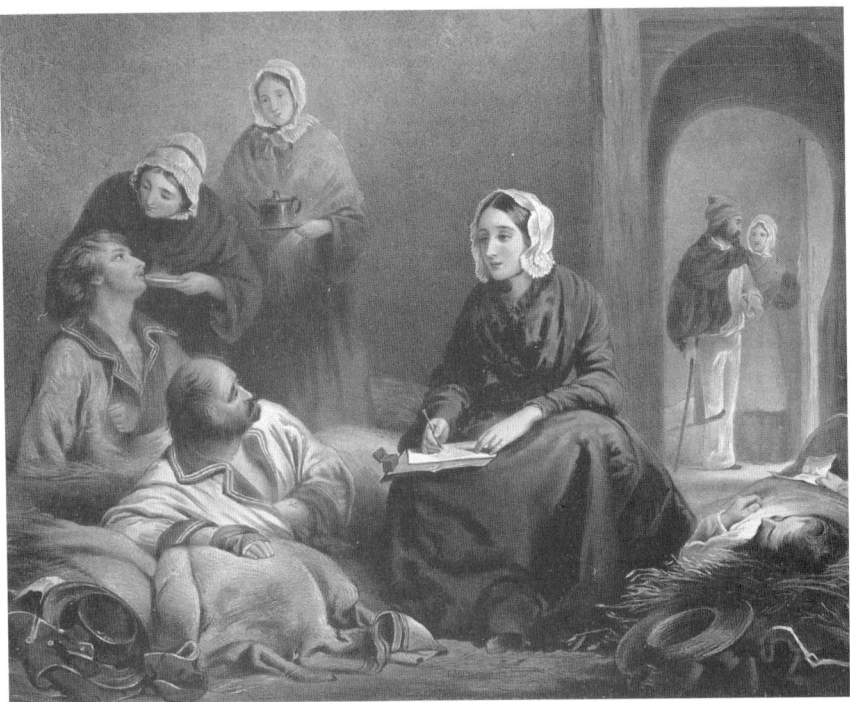

Litografías sobre la experiencia de Florence Nightingale
durante la guerra [Wellcome Collection].

A pesar de estar totalmente desbordados, los médicos militares británicos no querían enfermeras, a quienes consideraban borrachas y despiadadas, como Sairey Gamp, el personaje de Dickens. La enfermera Gamp es disoluta, descuidada y, por lo general, alcohólica. En sus largos y divagantes discursos, se refiere constantemente a su amiga, la señora Harris, como apoyo a sus prácticas cuestionables. Sin embargo, queda claro que dicha persona no existe más que en su imaginación. Se convirtió en un estereotipo de las enfermeras sin formación e incompetentes de principios de la época victoriana. A los médicos no les tranquilizaba especialmente la clase social de Nightingale, ya que les parecía una abominación que una dama se mezclara con el trabajo sucio de los hombres, sobre todo en una zona de guerra, pero los altos responsables políticos estaban convencidos de que, con sus habilidades, su porte distinguido y su educación, si alguien podía llevar a cabo un plan de enfermería socialmente aceptable entre los oficiales británicos, esa era Nightingale.

Nightingale y otras treinta y ocho enfermeras voluntarias emprendieron el viaje al Mediterráneo oriental, llegaron a las fronteras del Imperio otomano, y establecieron un hospital de campaña en Scutari, lejos del frente. Herbert no las debía de tener todas consigo; Nightingale era una enfermera dedicada y con las ideas claras, pero poco habituada a formar parte de una estructura jerarquizada como era el ejército, con mandos poco acostumbrados a admitir la participación de una mujer.

La situación que encontró el grupo de enfermeras al llegar a la zona de conflicto era dantesca. Los heridos estaban prácticamente abandonados, rodeados de un personal negligente y de la indiferencia de sus jefes y oficiales. No había prácticamente medicinas, la higiene era nula y se producían continuamente focos de infección que diezmaban las salas de los hospitales, una mortandad terrible. Más tarde, se refirió a las condiciones que encontró en Scutari como «el infierno en la tierra». Los soldados eran trasladados desde el frente a través del mar Negro hasta el hospital. Muchos ya se encontraban en mal estado cuando llegaban, y las condiciones del recinto eran miserables: cubos desbordados de desechos humanos, ropa de cama y vendajes sucios, tuberías de desagüe obstruidas y, debajo, alcantarillas gigantes sin drenaje y animales muertos sin enterrar. Los heridos estaban cubiertos de piojos; las infecciones, la gangrena y todo tipo de parásitos proliferaban. La teoría de los gérmenes aún no se comprendía ni se aceptaba de forma generalizada; Nightingale trabajaba con la teoría del miasma, según la cual las enfermedades se propagaban a través del aire sucio y los malos olores. La teoría no era correcta, pero tenía algo de verdad: el estado del hospital era un problema de salud grave y los malos olores eran una señal de alarma de esa situación. Organizó a sus enfermeras para que limpiaran la ropa de cama, abrieran las ventanas, fregaran los suelos y las paredes, cambiaran los vendajes y las sábanas con la mayor frecuencia posible y limpiaran los desagües. El primer verano tras su llegada murieron más de cuatro mil soldados en el hospital.

Estaban descuidados los aspectos sanitarios, pero había más: no había cocina, los heridos no comían nunca caliente, no había ventilación, las letrinas estaban atascadas y rebosaban. El número de soldados que morían de tifus, cólera o disentería era diez veces mayor que el de los que morían de las heridas sufridas en los campos de batalla. Nightingale se enfrentó a las autoridades militares, los avasalló con iniciativas e importunó con quejas a los distintos servicios implicados en el cuidado de los enfermos. Su carácter, el apoyo político del que disponía y su facilidad para captar la opinión pública hicieron que muchas de sus propuestas se plasmaran en nuevas ordenanzas para el ejército, quizá no con entusiasmo, pero sí con rapidez. Además, no solo se implicó en los cuidados sanitarios, sino en todo aquello que pudiese mejorar el bienestar del paciente: puso en marcha una lavandería, organizó juegos y bibliotecas para los soldados convalecientes, estableció un sistema para que los heridos pudieran enviar dinero de sus pagas a sus familias, consiguió ropa de cama y prendas de vestir para los heridos y mejoró considerablemente la calidad y cantidad de las comidas. Internamente, y para favorecer su aceptación en aquel universo masculino, Nightingale estableció con contundencia el papel subordinado de las enfermeras a los médicos, algo que ha sido criticado años después.

Al principio, no fue suficiente y la tasa de mortalidad siguió aumentando. Unos meses más tarde, el Gobierno británico envió una comisión sanitaria para drenar las alcantarillas situadas bajo los hospitales y retirar los animales muertos que contaminaban el suministro de agua. A raíz de ello, la mortalidad pasó de alrededor del 40 % a aproximadamente el 2 %. Uno de los logros más duraderos de Nightingale en materia de salud pública fue su uso original de las estadísticas para demostrar cómo estas medidas sanitarias redujeron el número de infecciones y muertes: los datos hablaban y ella los hizo claros y accesibles. Sus escritos sobre la importancia de la ventilación volvieron a adquirir relevancia durante la pandemia de COVID-19.

Nightingale sabía que la habían contratado para liderar un experimento político y que algunos de los mandos del ejército británico se alegrarían de verla fracasar. Algunos oficiales la consideraban inquietantemente poco femenina: por ejemplo, asistía a operaciones quirúrgicas realizadas en hombres desnudos, algo que era comentado con escándalo. La mera presencia de ella y su grupo de enfermeras se consideraba una subversión del orden establecido en múltiples sentidos: las mujeres no debían trabajar, y mucho menos en una zona de guerra. Las damas no debían mezclarse con las mujeres de clase trabajadora, que constituían la mayoría de las enfermeras de los hospitales y que se consideraban moralmente sospechosas. Las enfermeras monjas también eran reacias a asociarse con las enfermeras laicas y en general no estaban contentas con recibir órdenes de Nightingale. Nightingale estaba lidiando con las inquietudes victorianas en torno a la decencia, la jerarquía y el trabajo de las mujeres fuera del hogar, todo ello en nombre del Gobierno británico y en una zona de guerra.

Florence Nightingale consiguió llevar en paralelo dos facetas que no son fáciles de compaginar. Por un lado, demostró su capacidad organizativa, su inteligencia para generar estructuras eficaces y gestionarlas adecuadamente. Con ello se ganó el respaldo del gobierno británico y de las autoridades militares. Por otro lado, asombró por su calidad humana; le llamaban «la dama de la lámpara» porque cada noche hacía una última ronda, recorría llevando un quinqué los seis kilómetros de pasillos de los pabellones hospitalarios y visitaba ese duermevela de los pacientes. Uno de ellos contó a la prensa que, cada vez que pasaba al lado de su cama, besaba su sombra. Henry Wadsworth Longfellow recogió esa imagen de la dama en sus paseos nocturnos en su poema «Santa Filomena», escrito poco después de la guerra de Crimea, en homenaje a Nightingale. Con ese carácter humano y esa dedicación a los más débiles, se ganó al gran público, y fue la victoriana más famosa de Inglaterra, solo por detrás de la propia reina Victoria.

En su «debe» estaba el que era una firme partidaria del colonialismo británico, aun sabiendo la muerte y la destrucción que dejaba a su paso. En segundo lugar, concebía la enfermería como algo distinto de la medicina, con una cadena de mando exclusivamente femenina, pero seguía manteniendo que las enfermeras estaban al servicio de los médicos, que eran los que ocupaban la cima de la jerarquía. Ella, una enfermera supervisora de clase alta, recibía órdenes de ellos que trasladaba sin discusión. Las enfermeras de clase media ocupaban el siguiente escalón en la jerarquía y las auxiliares de enfermería de clase trabajadora estaban en la base. No podía,

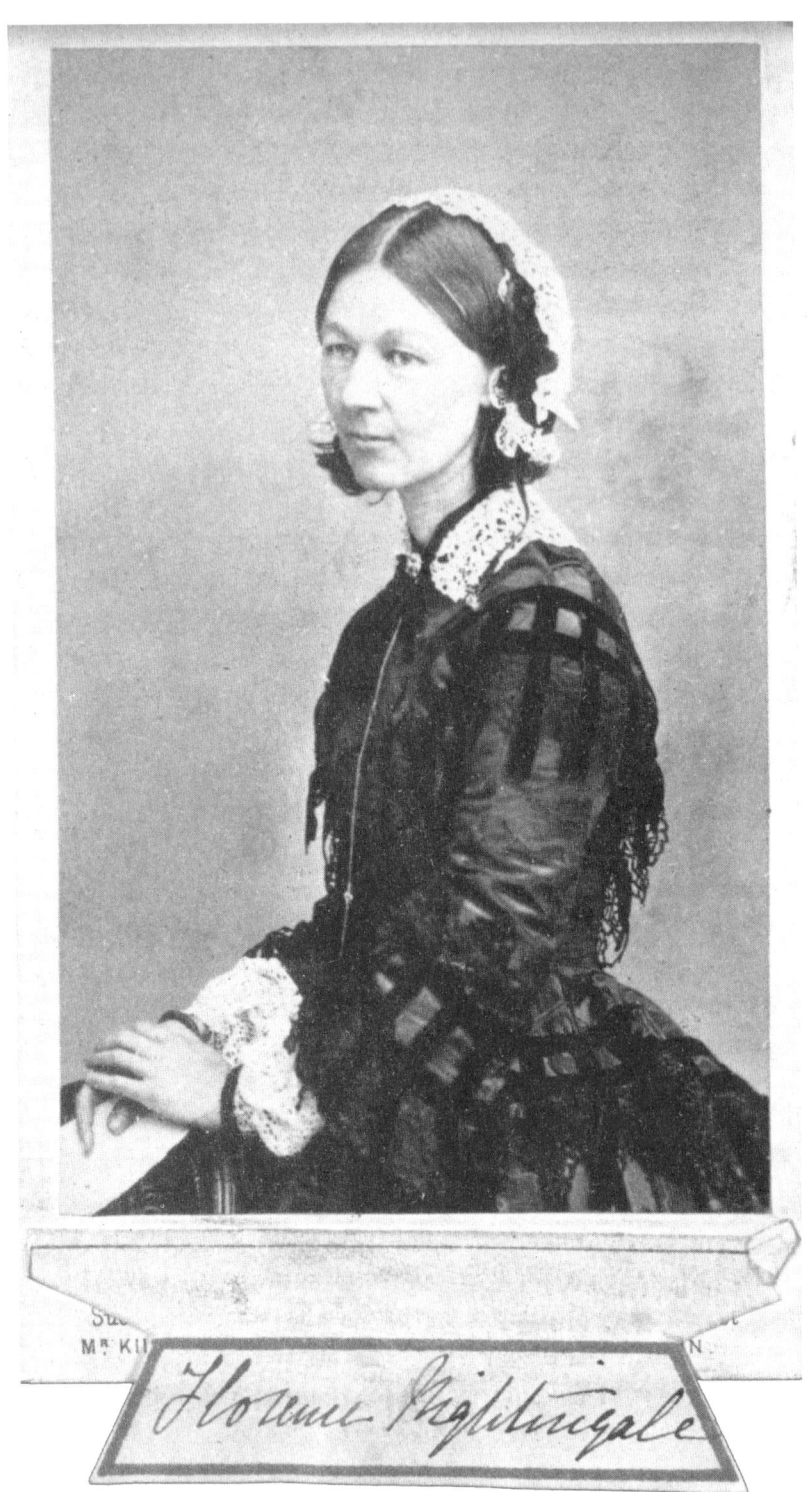

ni quería, usurpar la autoridad médica masculina en el hospital, y adoptó una postura de obediencia total hasta donde le fue posible. Si un médico no había ordenado agua para un moribundo, Nightingale no le daba agua. Si un paciente ansiaba un dulce o una galleta, y no lo había ordenado un médico, Nightingale se negaba a dársela. La obediencia era la prioridad; proporcionar la atención adecuada era importante, pero secundario. En tercer lugar, Nightingale era una firme defensora de la moral victoriana. A sus enfermeras no se les permitía establecer una relación con los pacientes, debido a la inquietud victoriana sobre el sexo. Tampoco se les permitía leer a los pacientes. Nightingale tenía la orden explícita de garantizar que no se produjera ningún tipo de proselitismo religioso o político. La historiadora especializada en enfermería Carol Helmstadter describe esta dinámica opresiva en su libro *Beyond Nightingale*: «Nightingale encerraba a todas las enfermeras —hermanas, damas y mujeres de clase trabajadora— en las habitaciones del personal a las 8:30 todas las noches y dormía con la llave debajo de la almohada».

Despidió a cuatro de las seis enfermeras de St. John House, una escuela católica de formación de enfermeras en Londres, porque habían alimentado a los pacientes sin órdenes médicas explícitas para ello. Una de estas enfermeras escribió a su superior en Londres, sorprendida por el estilo dictatorial de Nightingale:

> No buscamos muchas comodidades, pero creemos que se debería confiar en nosotras. No se nos permite entrar en las salas sin una de las enfermeras jefe. No debemos decir ni una palabra de consuelo a un pobre moribundo ni leerle. Se nos impide hacer lo que nos dicta el corazón. Sentimos que no somos tan útiles como esperábamos ser.

Cuando volvió al Reino Unido, Nightingale consideró que su tarea no terminaba con el fin de la guerra, sino que acababa de empezar. Reclamó al gobierno que se estudiara de una manera científica por qué la mortandad en los hospitales al menos cuadruplicaba la que se había producido en el frente, y eso que todo el conflicto bélico había sido un desastre sin paliativos. Para las autoridades políticas y militares era un tema incómodo, pues ellos habían sido los más directos responsables de esa carnicería, pero Florence tenía el respaldo popular y ejerció con decisión ese «poder blando». Hubo un antes y un después.

La experiencia de Crimea ofreció un ejemplo público contundente de cómo las mujeres de la clase trabajadora podían movilizarse para ayudar a su propia clase. La buena imagen de la labor enfermera ayudó a que las mujeres de clase media pudiesen acceder a un empleo pagado sin perder su estatus social. Las referencias de carácter de Florence Nightingale sobre las enfermeras de Crimea incluían al menos cuatro casos en los que habían enviudado o habían quedado huérfanas. La rigidez de las clases sociales de la Inglaterra victoriana enfatizaba la situación de esas mujeres que no disponían de fortunas propias para mantener su posición social. Las viudas e hijas de los clérigos y los militares y los escalones profesionales más bajos necesitaban oportunidades para trabajar y mantenerse a sí mismas. La enfermería se convirtió en un ámbito clave para el desarrollo profesional de las mujeres.

En 1855, varios ciudadanos crearon un fondo para recaudar dinero para Florence Nightingale y el trabajo de sus enfermeras. En 1856, se recaudaron 44 039 libras esterlinas (lo que equivale a más de dos millones de libras esterlinas actuales) y Nightingale decidió utilizar ese dinero para sentar las bases de una escuela de formación en el St. Thomas' Hospital, un hospital que en 1215 era descrito como «antiguo». Las enfermeras que se formaban allí eran conocidas como las nightingales, los ruiseñores. Pese a sus profundas creencias religiosas, la escuela era laica y actualmente es uno de los tres centros utilizados por la Facultad de Educación Médica GKT del King's College de Londres. Decidió que era conveniente que la escuela fuese aconfesional por los rumores de monjas enfermeras que intentaban convertir o arrepentir a heridos o enfermos en el lecho de muerte, lo que había generado una seria desconfianza hacia la profesión. En poco tiempo, el tiempo de formación pasó de tres meses a un año y después a dos años. También estableció que la ciencia «era la autoridad suprema en el cuidado enfermero».

El impacto real de la labor de Nightingale en Crimea es discutido en la actualidad. Hace unos años se decía que consiguió disminuir la mortandad en el hospital militar de Scutari del 42 % de los heridos al 2 %, pero los análisis más recientes concluyen que no fue así y que su trabajo permitió mejorar los cuidados a los heridos y enfermos, pero que el impacto en el número definitivo de bajas fue mucho menor. La comisión sanitaria militar que llegó al principal hospital de Scutari, seis meses después de la llegada de las enfermeras, eliminó los vertederos, mejoró la ventilación y la higiene. Es difícil separar los efectos del trabajo del grupo de enfermeras de Nightingale y de estas medidas de intendencia establecidas por la comisión. Lo que nadie discute es que fue la forjadora de la enfermería moderna. Hasta entonces, los enfermos, sobre todo los pobres, estaban al cuidado de familiares, de otros pobres, sin formación ni educación. Ella formó un cuerpo preparado, organizado y bien formado. Así lo describía: «La observación nos dice cómo está el paciente; la reflexión nos dice qué se debe hacer; la formación nos dice cómo se debe hacer. La formación y la experiencia son, por supuesto, necesarias para enseñarnos también cómo observar, qué observar; cómo pensar, qué pensar».

Tras la guerra de Crimea, Nightingale rechazó puestos directivos en hospitales y se dedicó a difundir sus ideas y los resultados de su trabajo. Decidió organizar, escribir y publicar las conclusiones de lo que había pasado durante la guerra: «No podemos repetirlo, como si fuese un experimento químico. Debe ser presentado como un ejemplo histórico», un modelo de lo que había que hacer y de lo que no se debía hacer.

Parte de su interés por publicar esas experiencias pudo deberse a su sentimiento de que no se habían aprovechado las lecciones aprendidas en la guerra, ni siquiera por las propias enfermeras que la acompañaron. En una carta a su amiga Mary Mohl fechada en 1861 escribió lo siguiente: «Mis teorías no han suscitado interés entre las mujeres. Las que fueron conmigo a Crimea no aprendieron nada de mí, y ninguna [...] ha sacado las lecciones de la guerra».

Respecto a su vida privada, hay quien dice que se mantuvo casta quizá por motivos espirituales o quizá como una sublimación de su dedicación a los demás. A veces se refería a sí misma con términos masculinos como «un hombre de acción» o un «hombre de negocios». Decía que estaba en contra de la «sobrefeminización de las mujeres que las deja al borde de la invalidez social», tal como podía ser el caso de su madre o su hermana, que, a pesar de su buena formación, correspondían al arquetipo de la mujer de su época: dependiente y sin iniciativa. Florence Nightingale, por el contrario, rechazó un posible destino cómodo y tranquilo, eligió correr riesgos y, con un gran esfuerzo, se dedicó a servir a los demás. Sin embargo, también sintió a menudo que sus palabras caían en el vacío, que sus ideas no se aprovechaban, que no era escuchada. Estas ideas las recoge en su ensayo *Cassandra*, al que puso por título el nombre de la sacerdotisa troyana que, después de recibir de Apolo el don de la profecía, recibió la maldición del mismo dios de que nadie la creería. Florence se identificaba con ella.

A pesar de sospechar a veces que su voz no llegaba a los destinatarios que debían hacerle caso, o quizá precisamente por ello, Nightingale publicó

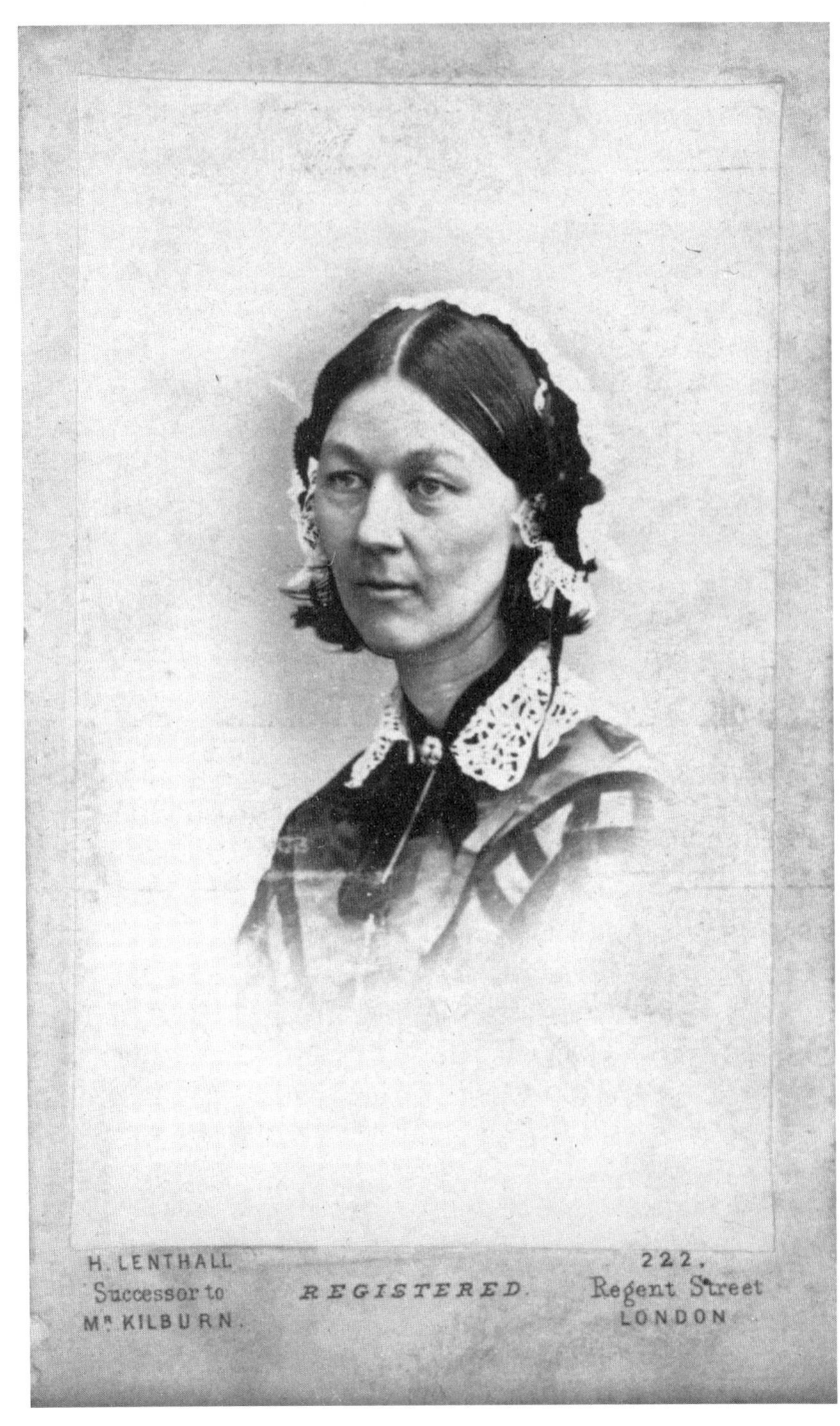

Retrato de Florence Nightingale por H. Lenthall [Wellcome Collection].

más de doscientos libros, informes y opúsculos que generaron cambios significativos en la sanidad militar, en la asistencia social, en las estadísticas sanitarias, en la gestión de los hospitales, en los cuidados y técnicas que desarrollarían desde entonces las enfermeras al servicio de los pacientes, en la propia forma de ser de las enfermeras. Sus análisis de datos fueron reforzados con un excelente dominio de las estadísticas y con un uso experto de las representaciones gráficas. Una de esas representaciones, el llamado diagrama de área polar, también se conoce con el bonito nombre de diagrama de la rosa de Nightingale. Esas representaciones gráficas la ayudaron a explicar a las autoridades políticas las causas de la mortandad de los combatientes en Crimea y qué medidas habían sido eficaces y cuáles no. Tenía claro que no bastaba con los datos, había que saber transmitirlos.

A pesar de su sentimiento de ser poco valorada, Nightingale sí tuvo un claro reconocimiento social. Fue la primera mujer elegida como miembro de la Royal Statistical Society y fue homenajeada por la American Statistical Association. Pero sin duda, su logro principal fue el nacimiento de una nueva disciplina, de una nueva profesión, de un nuevo ámbito educativo: la enfermería. Gracias a ella, su inteligencia y su intuición, esta nueva área del conocimiento se creó a caballo entre la universidad y el hospital. Estas son sus palabras:

> La autora de estas líneas, que conoce tal vez mejor que ninguna otra persona en Europa lo que podríamos llamar el trabajo de enfermera de hospital, es decir, la labor práctica de la enfermera, cree sinceramente que es algo imposible de aprender en los libros y que solo se puede aprender a fondo en las salas de un hospital; también cree que para aprender a administrar cuidados médicos en cirugía, la mejor escuela de Europa es observar a una «monja» de cualquier hospital de Londres.

Gracias a su labor, hubo un antes y un después en la formación de las enfermeras. Para que nos hagamos una idea, en 1856, John Flint South, un cirujano del hospital St. Thomas de Londres, declaró que, en su opinión, «una enfermera no necesitaba más formación que una criada». Tres años después de esas declaraciones, Florence Nightingale negociaba con la dirección del hospital la creación de un centro de formación de enfermeras en esa misma institución sanitaria.

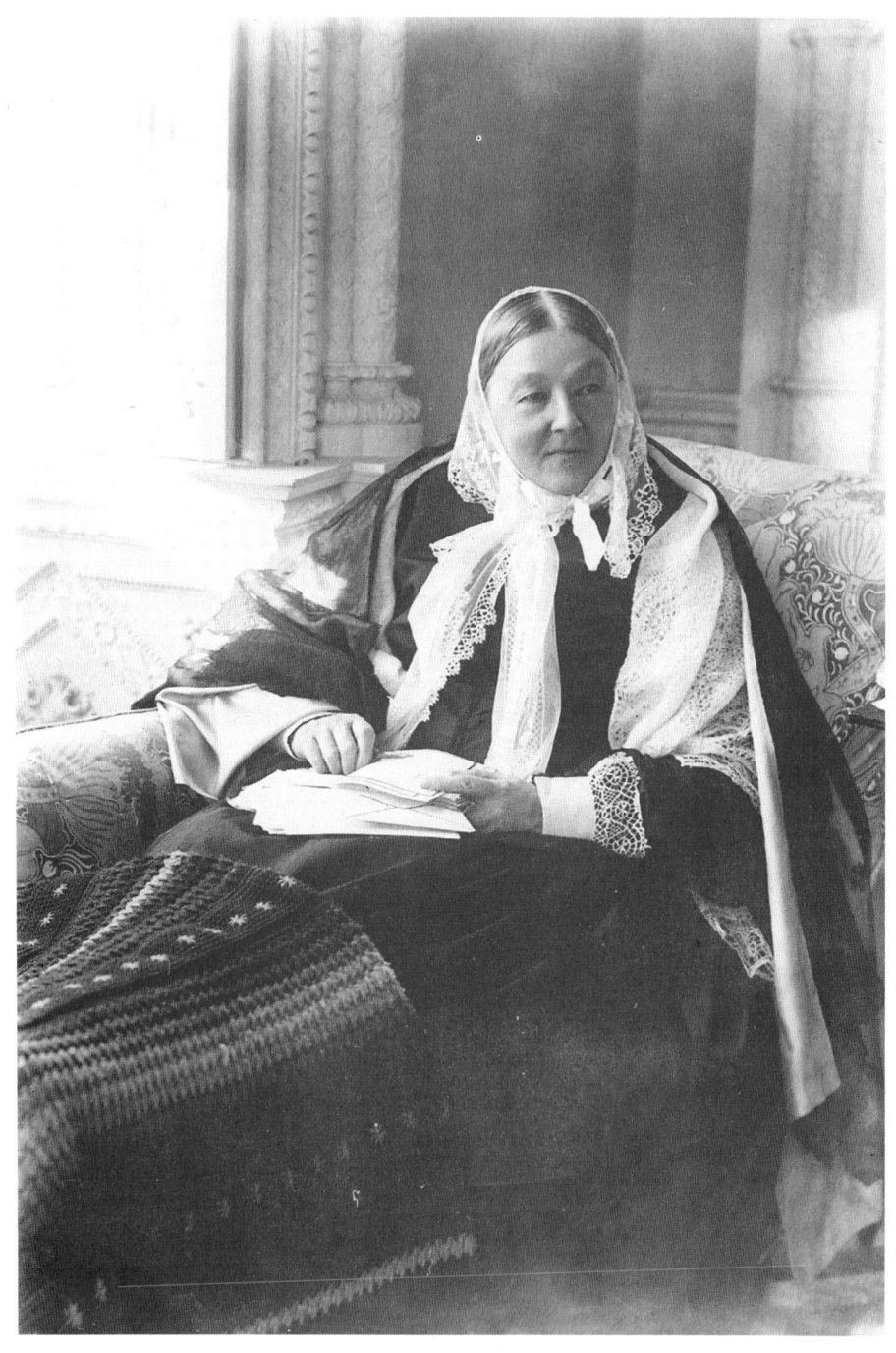

Retrato de Florence Nightingale [Wellcome Collection].

Los principios de Nightingale, la forma de trabajar en su escuela de Enfermería, sus principios teóricos y éticos se extendieron con rapidez a otras escuelas y hospitales de Gran Bretaña y de allí a otros países como Australia y Estados Unidos. El hábito de las monjas se transformó en el uniforme de las enfermeras y su aspecto blanco y sin mancha ejemplificaba la higiene y la limpieza. También desarrolló el modelo de la enfermera a domicilio, que aportaba cuidados de calidad a los enfermos en sus hogares, sin necesidad de someterles a una hospitalización. Sus escritos fueron definiendo un concepto de la salud más moderno, más amplio y también una apuesta por la medicina preventiva, por los cuidados que evitan la enfermedad. Así, en sus *Notas sobre Enfermería: qué es y qué no es*, volumen publicado en 1859, escribió:

El conocimiento sanitario del día a día, o el conocimiento de la enfermería o, en otras palabras, cómo situar la propia constitución en tal estado que no se ponga enferma o que se pueda recuperar de la enfermedad, adquiere un valor cada vez mayor. Es reconocido como un conocimiento que cada uno debería tener, distinto del conocimiento médico, que es característico de un profesional.

En el prólogo a la edición inglesa de 1974 de esa obra, Joan Quixley dijo:

El libro fue el primero de su tipo. Apareció en una época en la que las más simples reglas de la salud recién empezaban a conocerse, cuando su temática era de vital importancia para el bienestar y la recuperación de los pacientes, cuando los hospitales estaban plagados de infecciones, cuando las enfermeras aún eran consideradas como personas ignorantes, sin educación alguna. Este libro tiene, inevitablemente, su lugar en la historia de la enfermería, pues fue escrito por la fundadora de la enfermería moderna.

Su interés por favorecer una sociedad mejor no se limitó al ámbito de la salud. Llevó a cabo estudios sobre la educación de las poblaciones indígenas de las colonias británicas y la influencia sobre su salud, sobre la atención a los ancianos en los asilos y a los niños en los orfanatos. El resumen de sus ideas era que no había que castigar a los pobres ni mantenerlos en la pobreza; había que enseñarles un oficio, había que darles una formación práctica que les permitiera ser dueños de su destino y salir de su situación. Con respecto a los niños, pensaba que los orfanatos eran también un ambiente nocivo y había que llevar a aquellos muchachos a escuelas de for-

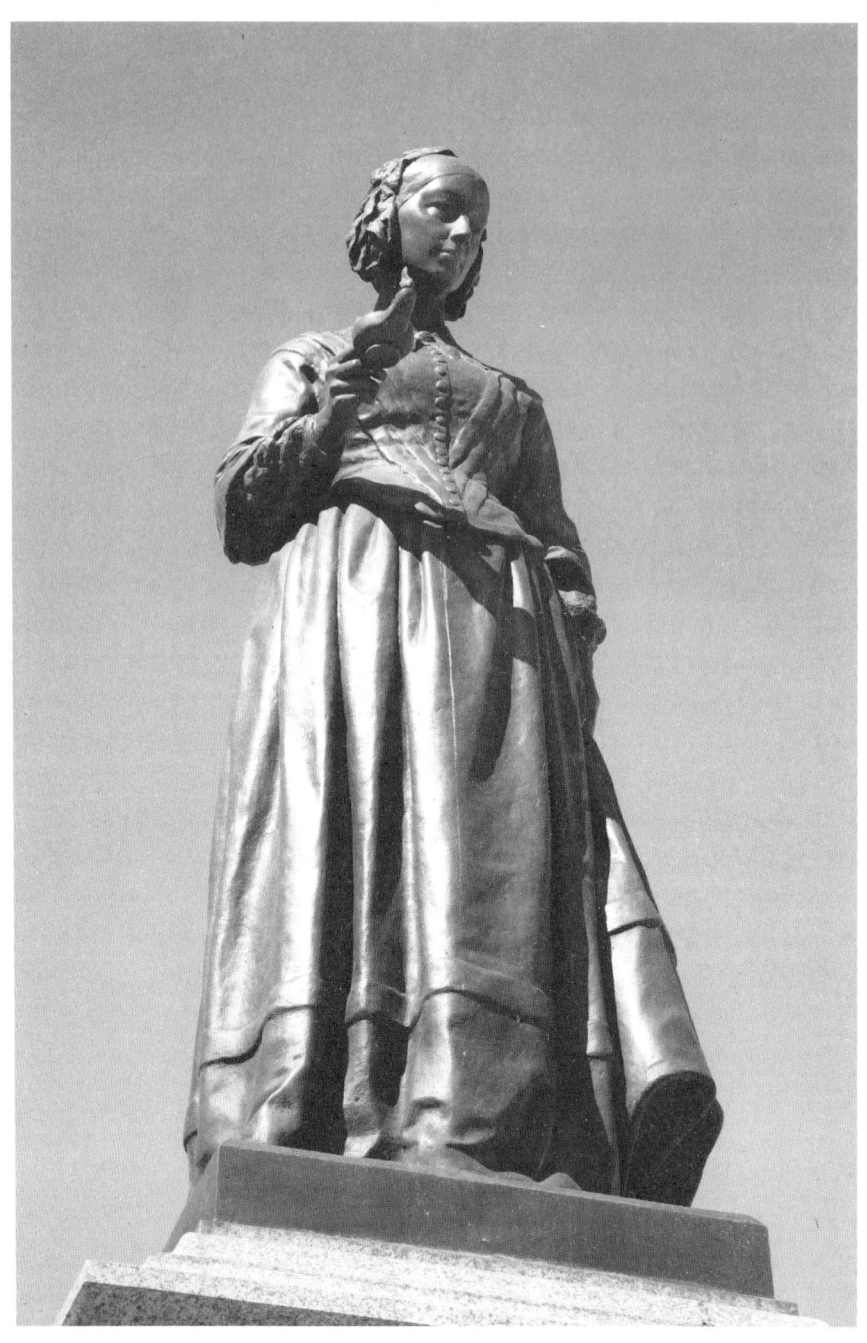

Escultura en bronce inaugurada en 1915 en Waterloo Place (Londres), en homenaje a la creadora de la enfermería moderna [Tony Baggett].

mación profesional donde se les formara para poder conseguir un trabajo, tener una actividad que llenase sus días y les hiciera sentir un progreso personal y hacerse dueños de sus destinos.

La obra de Nightingale inspiró a Henri Dunant, fundador de la Cruz Roja y autor de las propuestas humanitarias adoptadas por la Convención de Ginebra. El mismo Dunant lo relató así en una conferencia en Londres: «A pesar de que soy conocido como el fundador de la Cruz Roja y el promotor de la Convención de Ginebra, todo el honor de esa convención se debe a una dama. Lo que me inspiró a viajar a Italia durante la guerra de 1859 fue el trabajo de miss Florence Nightingale en Crimea».

En la última etapa de su vida, Nightingale sufrió profundas depresiones y pasó largas temporadas en cama. Su delicado estado de salud se ha relacionado con alguna enfermedad infecciosa, una brucelosis quizá, contraída durante su labor profesional, pero no hay pruebas concluyentes. A pesar de estar postrada en cama durante años, siguió trabajando hasta su fallecimiento, a los noventa años. Su familia rechazó que fuera enterrada en la Abadía de Westminster, en el panteón de personas ilustres, y fue sepultada en un sitio sencillo, en el cementerio de la Iglesia de St. Margaret en East Wellow, Hampshire.

La voz de Florence Nightingale ha quedado conservada en una grabación fonográfica realizada con motivo de la creación de un fondo de apoyo a los veteranos de la Brigada Ligera. Esta brigada de caballería recibió una orden prácticamente suicida; se les mandó hacer una carga de caballería en el Valle del Sur del campo de batalla de Balaclava. Las alturas del valle estaban erizadas de cañones rusos que diezmaron a los jinetes que galopaban hacia ellos. Menos de doscientos hombres de los setecientos que formaban el grupo sobrevivieron a la carga. Su hazaña —y la estupidez de sus jefes— quedó inmortalizada en el poema de Tennyson titulado *La carga de la Brigada Ligera* —[...] por el valle de la muerte, cabalgaron los seiscientos [...]—. Las palabras de Florence Nightingale para ellos, los heridos en la batalla, los supervivientes del hospital, los que ella visitó noche tras noche, dicen así: «Cuando ya no sea ni siquiera una memoria, tan solo un nombre, confío en que mi voz podrá perpetuar la gran obra de mi vida. Dios bendiga a mis viejos y queridos camaradas de Balaclava y los traiga a salvo a la orilla».

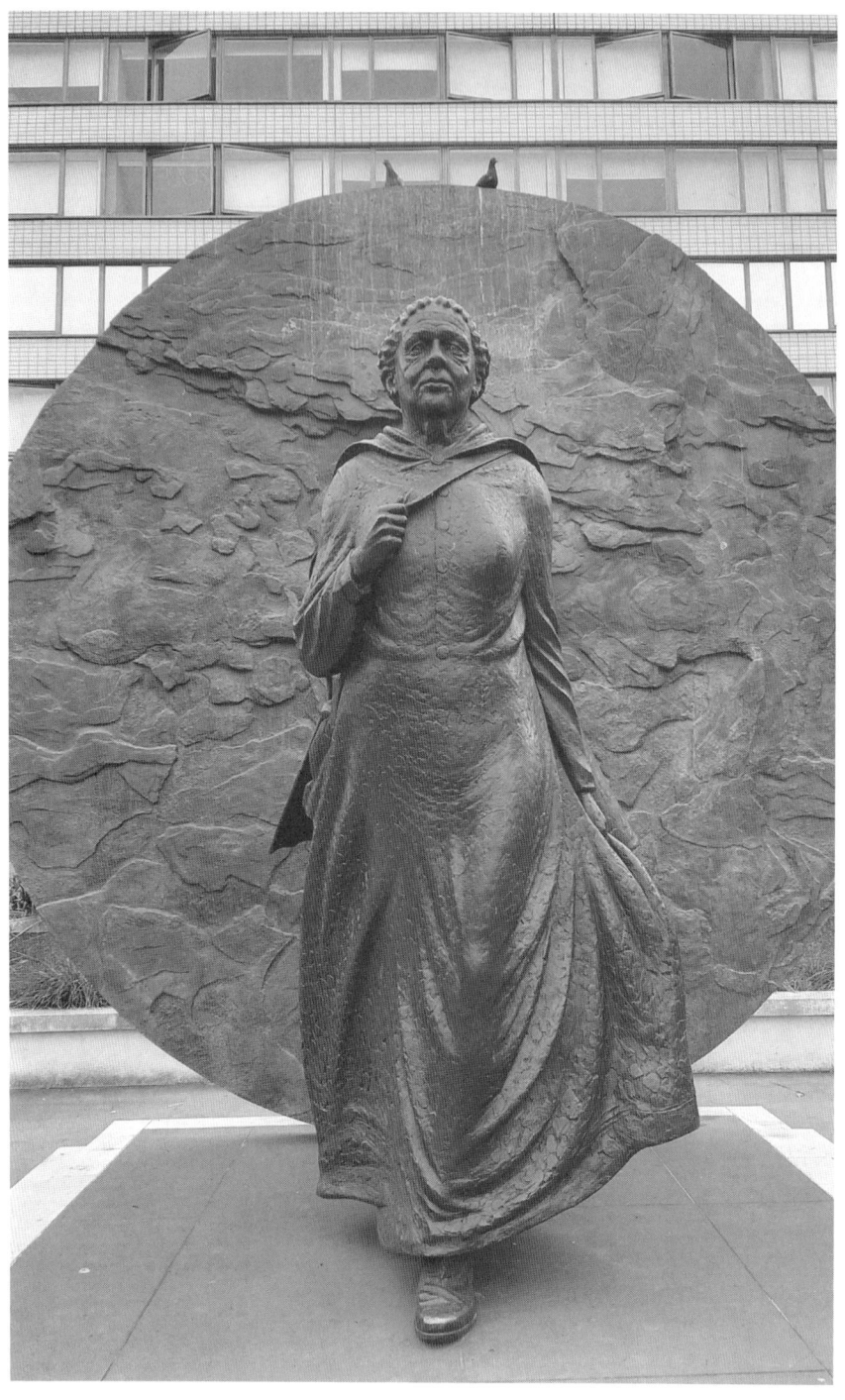

Estatua de Mary Seacole en el Hospital St Thomas, en el centro de Londres [DJ Sully].

Mary Seacole

Mary Seacole nació en Kingston, Jamaica, el 23 de noviembre de 1805 y es un contrapunto a Nightingale en su misma época. Su padre era un soldado escocés, desaparecido desde muy pronto, y su madre era una curandera jamaicana. Seacole nació en una época en la que muchos negros del Caribe eran obligados a trabajar como esclavos, pero como era mestiza, nació como «persona libre».

La madre de Seacole utilizaba la medicina tradicional caribeña y africana para tratar a las personas, y enseñó muchos de estos conocimientos a su hija. A los doce años, Seacole ayudaba a su madre a llevar una pensión en Kingston, donde muchos de los huéspedes eran soldados convalecientes. A Mary le encantaba viajar y su autobiografía lleva el bonito título de *Las maravillosas aventuras de la señora Seacole en muchos países*. En 1823, Seacole viajó primero a Londres y más tarde, en 1825, a las Bahamas, Haití y Cuba, antes de regresar a Jamaica en 1826. Se convirtió en una de las primeras personas en reconocer y practicar las técnicas modernas de enfermería, a pesar de su falta de educación formal, e incluyó el uso de la higiene, la ventilación, la hidratación y el descanso en la atención a los enfermos. La madre de Seacole y otras enfermeras jamaicanas fomentaban el uso de una buena higiene casi un siglo antes de que Florence Nightingale escribiera sobre su importancia.

Durante el siglo XIX, un gran número de tropas británicas llegaron a las Indias Occidentales y a menudo se infectaban con enfermedades tropicales desconocidas, como la fiebre amarilla. Seacole combinó sus conocimientos de la medicina tradicional de las Indias Occidentales con la medicina moderna más reciente, aprendida de los médicos militares, y comenzó a experimentar con diferentes técnicas. Utilizó diversos remedios, como eméticos de mostaza para inducir el vómito y zumo de granada para tratar la diarrea.

De vuelta en Kingston, se casó con un tal Sr. Seacole —«¡Pobre hombre! Era muy delicado»—, quien enfermó rápidamente y murió a pesar de los cuidados que ella le prodigó. Nunca volvió a casarse, aunque siempre se esforzó por dejar claro que su soltería era por elección propia. Tras la muerte de su madre, Seacole amasó una cierta fortuna en Kingston como curandera: «Me había ganado la reputación de ser una enfermera y médica hábil, y mi casa siempre estaba llena de oficiales inválidos y sus esposas».

En 1850, Seacole atendió a personas durante una epidemia de cólera en Jamaica y Panamá. La epidemia mató a 40 000 personas en Jamaica, el

10 % de la población de la isla en ese momento. Tras su estancia en Panamá, regresó a Kingston en 1853. Tras el estallido de la guerra de Crimea, Seacole quedó consumida por las noticias; tenía muchos amigos en el ejército británico, ya que estos soldados eran sus pacientes habituales en Jamaica, y decidió regresar a Londres para ofrecer sus servicios al ejército británico. «Esos valientes», escribió Seacole, «morían a miles de kilómetros de distancia, sin contar con la compasión activa de sus compatriotas». Pero existía un considerable prejuicio contra una mujer y una mujer mulata, y su solicitud fue rechazada por el Ministerio de Guerra británico.

Sin desanimarse, Seacole concluyó que «si el ejército quería enfermeros, estaría contento de tenerme» y se presentó en el Ministerio de Guerra de Londres para ofrecerse como enfermera voluntaria en los hospitales de Crimea. El secretario de Guerra, Sidney Herbert, el amigo de Nightingale, no quiso recibirla, por lo que se dirigió a la oficina del intendente general, donde alguien le sugirió que solicitara plaza en el departamento médico. Pero cuando se presentó allí, tampoco quisieron recibirla. Así que decidió acudir directamente a Nightingale y ofrecerse como recluta. Para ello, necesitaba ver a Elizabeth Herbert, la esposa del mismo secretario de Guerra que ya la había rechazado.

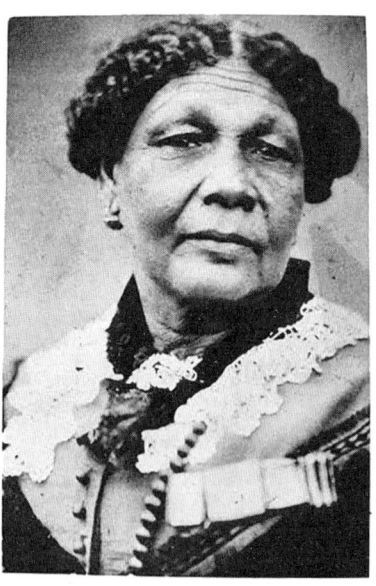

Mary Seacole.

Herbert se encargaba del reclutamiento de Nightingale desde su propia casa, así que Seacole consiguió la dirección y «sitió» la entrada. Llegó preparada con referencias, como la de un oficial médico británico de una empresa minera de oro de Granada, que daba fe de sus habilidades como enfermera. Se sentó a la puerta durante mucho tiempo, pero fue ignorada deliberadamente. Se dio cuenta de que la gente de la casa parecía resentirse por su presencia: «[Ellos] se maravillaban enormemente de la mujer amarilla de la que no podían deshacerse con ninguna excusa, ni la impertinencia la desanimaba». Finalmente, «la señora H» envió un mensaje: en realidad, ya no contrataban más enfermeras. Seacole sabía lo que eso significaba. Aun así, volvió al día siguiente, y le dijeron lo mismo: no necesitaban enfermeras. «Y leí en su rostro que, si hubiera habido una vacante, no me habrían elegido para ocuparla», escribe Seacole. El ejército necesitaba enfermeras y Nightingale seguía reclutando, pero no la querían a ella, no querían a alguien de color.

Seacole financió su propio viaje a Crimea, donde estableció un hotel para tener un lugar donde atender a los soldados enfermos y convalecientes, tal y como había hecho su madre. Se levantaba cada día alrededor de las 4 de la mañana, desplumaba y troceaba los pollos para la cena, barría el suelo, amasaba el pan, preparaba los medicamentos y café. Al amanecer, los hombres comenzaban a llegar para desayunar. Luego, a media mañana, llegaba una avalancha de enfermos y heridos procedentes del frente. Durante muchas horas al día, administraba medicamentos y trataba huesos rotos, heridas y congelaciones, al tiempo que asaba pollos y vendía botas y ropa de cama. Su British Hotel servía tanto el almuerzo como la cena, y la cocina cerraba a las ocho de la tarde. Seacole tenía mucho cuidado en respetar este horario de cierre y no toleraba la embriaguez, los naipes ni los dados, probablemente porque conocía los rumores, difundidos más tarde por Nightingale, de que su establecimiento era un lugar de moral dudosa. Después de la guerra, en una carta a su cuñado, Nightingale incluso sugirió que el British Hotel no era mucho más que un burdel.

Además de atender a los hombres en su hotel, Seacole cabalgaba hasta los campos de batalla para cuidar a los soldados heridos en primera línea. Su humanidad y esa chispa caribeña eran recordadas con cariño por los soldados de ambos bandos de la guerra y se la conoció como Madre Seacole. Tras la batalla de Chernaya, el 16 de agosto de 1855, describió la escena: «El suelo estaba cubierto de heridos... todos querían agua y agradecían a quienes se la daban... Atendí las heridas de muchos franceses y sardos y ayudé a subirlos a las ambulancias...». Cuando cayó la ciudad sitiada de Sebastopol, ella estaba allí. «Vendé la herida de uno de los oficiales, gravemente herido en la boca; atendí a otro herido en la garganta y vendé la mano de un tercero, terriblemente destrozada por una bala de rifle».

Escribió sobre su colaboración con los médicos en el muelle de Balaclava, donde los heridos esperaban a ser evacuados: «Con tantos pacientes, los médicos debían de estar agradecidos por toda la ayuda que pudieran recibir. De hecho, el antiguo impulso que sentía en mi interior era tan fuerte que no esperé a que me dieran permiso, sino que, al ver a un pobre artillero tendido en un catre, gimiendo con fuerza, corrí hacia él y le aflojé los vendajes rígidos. Mis dedos, acostumbrados a la tarea, llevaron a cabo el trabajo con destreza, y mi esfuerzo se vio recompensado cuando los gemidos del pobre hombre cesaron... Me agaché y le llevé un poco de té a sus labios resecos». No esperó a que le dieran permiso. ¿Qué podían hacer? ¿Enviarla a casa? No estaba allí en calidad oficial y no recibía ningún salario.

Para muchos, el que su figura sea poco conocida en comparación con Nightingale es debido al racismo. En *Los versos satánicos*, Salman Rushdie comenta este contraste: «Aquí está Mary Seacole, que hizo tanto en Crimea como otra mujer con lámparas mágicas, pero, al ser de piel oscura, apenas se la veía con la llama del candil de Florence».

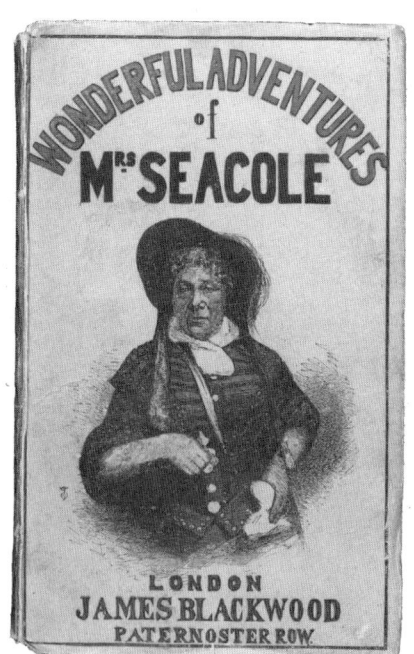

Wonderful Adventures of Mrs Seacole, Londres, 1857. Autobiografía de Mary Seacole, enfermera y empresaria jamaicana, donde relata su experiencia durante la Guerra de Crimea.

Al regresar a Inglaterra una vez terminada la guerra, Seacole descubrió que estaba en bancarrota como consecuencia de la estancia en Crimea. Una carta al editor del *Times* en 1856 de un veterano de la guerra de Crimea decía: «Mientras que las benévolas acciones de Florence Nightingale se transmiten a la posteridad con bendiciones y renombre imperecedero, ¿se olvidarán por completo las humildes acciones de la Sra. Seacole y nadie dará ahora testimonio sustancial del valor de esos servicios...?». Finalmente, algunos oficiales del ejército británico organizaron una colecta de fondos para ella, a la que contribuyeron más de 80 000 personas. Murió en Londres el 14 de mayo de 1881 a causa de una hemorragia interna. Aunque era muy conocida al final de su vida, su figura cayó en el olvido durante más de un siglo. Sin embargo, a principios de la década de 2000, unas enfermeras caribeñas visitaron su tumba en Londres y reivindicaron su aportación como enfermera. En 2016, se erigió una estatua de Seacole en los terrenos del Hospital Saint Thomas de Londres, el centro donde Nightingale montó su escuela de enfermería. Seacole sigue siendo un modelo para muchas jóvenes enfermeras y profesionales de la salud de minorías raciales, que elogian su hospitalidad y altruismo. En 2004, más de 10 000 personas la votaron como la británica negra más importante.

Después de la Segunda Guerra Mundial, el Reino Unido hizo un llamamiento para reclutar trabajadores de todas las colonias británicas y de la *Commonwealth*, en particular enfermeras. Las enfermeras caribeñas de las colonias respondieron al llamamiento y fueron indispensables para poner en marcha el Servicio Nacional de Salud del Reino Unido. Muchas enfermeras caribeñas se trasladaron al Reino Unido de forma permanente con sus familias y, en aquel momento, al proceder de colonias británicas, nunca se cuestionó que fueran inmigrantes legales. Sin embargo, en 2017 se supo que el gobierno británico había destruido las tarjetas de desembarque y otros documentos y había tratado a algunas de estas enfermeras y a sus hijos como inmigrantes ilegales, en algunos casos, deportándolos a los países de origen que habían abandonado décadas atrás. Estas enfermeras habían respondido a la llamada de Gran Bretaña, habían ejercido su profesión en nombre de un país que consideraban su hogar, habían colaborado en la puesta en marcha de un sistema nacional de salud, pero para algunos, al parecer, la condición de enfermera británica era temporal y el agradecimiento un concepto desconocido.

Dorothea Dix (1802-1887), estadounidense, fue una defensora de los pobres con enfermedades mentales. Los movimientos reformistas para el tratamiento de salud mental estaban relacionados en este periodo con otras causas progresistas: el abolicionismo, la temperancia y las reformas electorales. Su interés por ayudar a los enfermos mentales comenzó mientras impartía clases a mujeres reclusas en East Cambridge. Allí vio cómo estas personas estaban encerradas y no se atendían sus necesidades médicas, ya que solo los hospitales privados disponían de servicios dignos de tal nombre. En la prisión de East Cambridge visitó el sótano y se encontró a cuatro personas con un trastorno mental, cuyas celdas eran «oscuras y desnudas, y el aire estaba viciado y era fétido». También vio cómo se etiquetaba a estas personas como «locos indigentes» y se las encerraba junto con delincuentes violentos, y cómo recibían un trato inhumano. En la mayoría de los casos, las ciudades contrataban a personas sin formación para que cui-

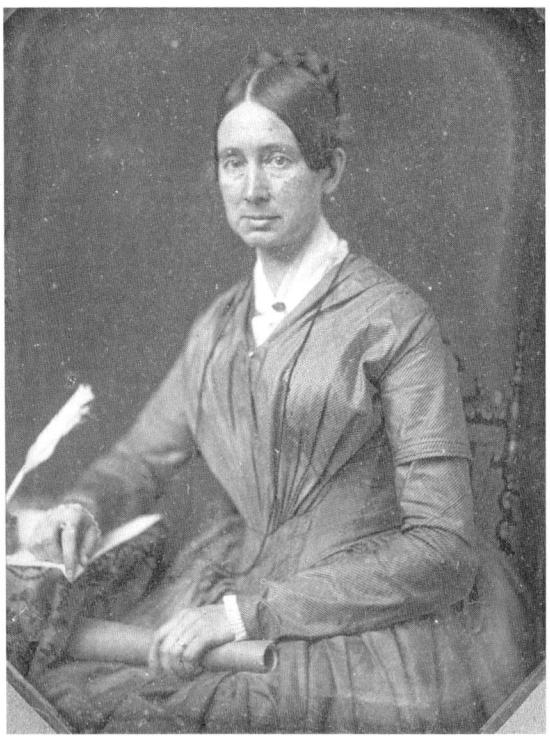

Dorothea Dix.

daran de los enfermos mentales que no podían valerse por sí mismos y carecían de familiares o amigos que lo hicieran. Este sistema, sin regulación y con fondos insuficientes, daba lugar a abusos generalizados. Dix publicó los resultados en un informe incendiario dirigido a la legislatura estatal. «Sigo adelante, caballeros, para llamar brevemente su atención sobre la situación actual de las personas dementes recluidas en este Estado, en jaulas, establos y corrales. Encadenados, desnudos, golpeados con varas y azotados hasta la obediencia». Gracias a su presión sobre los legisladores estatales y el Congreso de los Estados Unidos, contribuyó a la creación de la primera generación de hospitales psiquiátricos estadounidenses.

El 10 de junio de 1861, Dix fue nombrada superintendente de enfermeras del Ejército de la Unión por el secretario de Guerra, Simon Cameron, un político que admiraba desde hacía tiempo su activismo. Dix, que no era enfermera, estableció unas directrices muy estrictas para las candidatas a enfermeras. Debían tener entre 35 y 50 años y ser de aspecto sencillo. Debían llevar uniformes simples, sin joyas ni cosméticos ni rizos. «Ser sobria, seria y abnegada» eran requisitos para el puesto, y las solicitantes necesitaban cartas de referencia que atestiguaran su moralidad. En total, reclutó a unas tres mil enfermeras y rechazó a muchas que no cumplían con sus criterios. Louisa May Alcott pasó la selección, pero más tarde escribió sobre Dix: «Nadie la quiere, y no me extraña». Se enfrentó a los médicos, que insistían en que ellos debían marcar la política de los hospitales y muchos se oponían a la presencia de enfermeras, y también se resistió a la incorporación de enfermeras católicas, pues desconfiaba de ellas.

Tras la carnicería de Gettysburg, el cirujano general de los Estados Unidos pasó por alto a Dix y autorizó a todos los cirujanos del Ejército de la Unión a nombrar enfermeras para la guerra. La realidad era que el panorama de la enfermería durante la guerra fue un desastre. Las personas que no cumplían los requisitos de elegibilidad de Dix encontraban la manera de ejercer la enfermería de todos modos, a menudo simplemente haciéndolo, como hizo Barton, o aprovechando contactos personales para conseguir un nombramiento. Eso no quiere decir que fuera sencillo o igual para todos: en el sur, los esclavos se veían obligados a ejercer la enfermería. En 1863, el Ejército de la Unión otorgó a los médicos el control total sobre las empleadas y voluntarias del hospital y Dix perdió el poder que le quedaba. Fue eclipsada por otras mujeres prominentes, como la Dra. Mary Edwards Walker y Clara Barton. Dimitió en agosto de 1865 y consideró que su labor durante la guerra había sido un fracaso.

Clara Barton

Barton fue una de las figuras más notables en la historia de la enfermería y del humanitarismo moderno. Nacida en 1821 en Massachusetts, desde muy joven mostró un carácter compasivo y una vocación de servicio que marcarían su vida. Su padre fue el capitán Stephen Barton, un héroe de la Guerra de 1812, y su madre, Sarah Barton, una ama de casa con fuertes convicciones religiosas. Desde pequeña, Clara fue educada en casa y su padre le enseñó historia y geografía militar, lo que más tarde sería de ayuda en su trabajo.

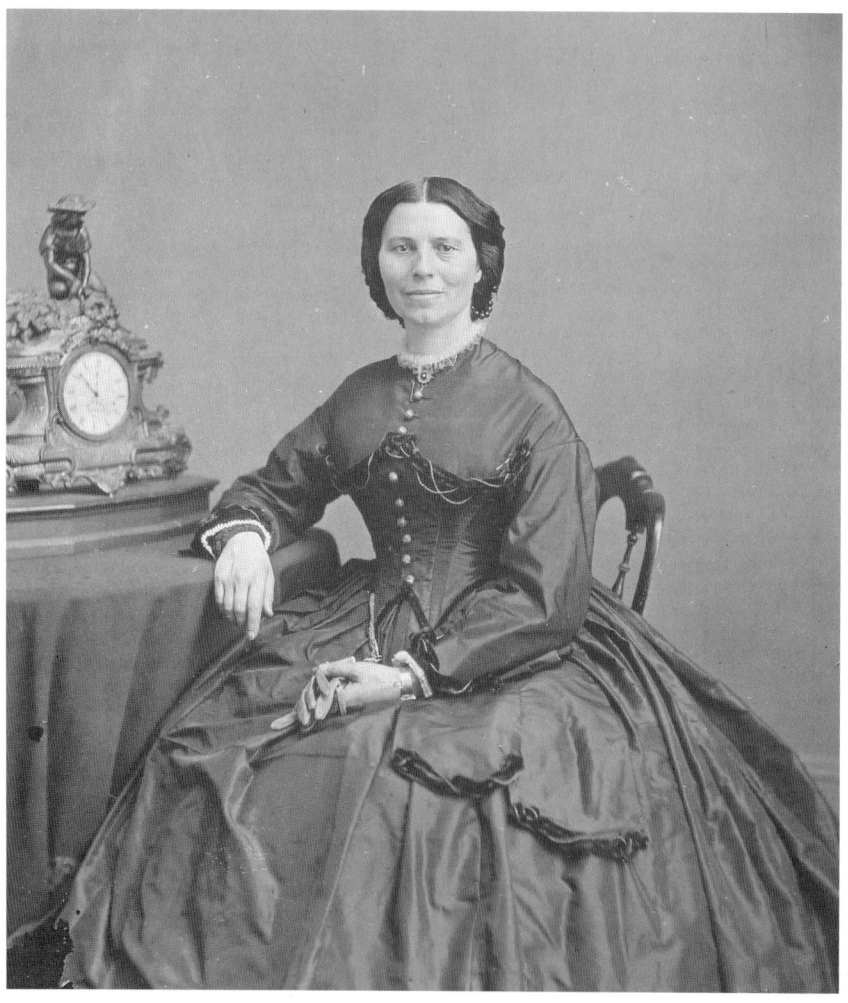

Clara Barton.

Durante la guerra de Secesión estadounidense se convirtió en un rostro reconocido en los campos de batalla: no se limitó a organizar suministros médicos, sino que ella misma se adentraba en las zonas de combate para atender a los heridos, lo que le valió el apodo de «el ángel del campo de batalla». Con gran determinación, recogía medicinas, alimentos y ropa de civiles y asociaciones y se aseguraba de que llegaran directamente a quienes los necesitaban, sin esperar a que los canales oficiales los distribuyeran.

Su valentía y cercanía con los soldados la hicieron ganar un profundo respeto, pero también abrió el camino para que la figura de la enfermera fuera reconocida más allá de los espacios domésticos o religiosos. Barton no solo curaba heridas, también brindaba consuelo a moribundos, escribía cartas a sus familias y les daba un calor humano en medio del horror de la guerra. Después del conflicto, no se retiró a la vida privada, sino que continuó buscando formas de ayudar. Fundó una oficina para localizar a soldados desaparecidos y notificar a las familias y mostró un claro compromiso con la memoria y la dignidad de los caídos.

En la década de 1870 viajó a Europa, donde conoció de cerca la labor de la Cruz Roja Internacional durante la guerra franco-prusiana. Trabajó con la Cruz Roja de Suiza y fue testigo del compromiso de la organización con la neutralidad, lo que le permitió brindar asistencia humanitaria imparcial en conflictos armados. Aquella experiencia la inspiró profundamente y, a su regreso a Estados Unidos, emprendió la ardua tarea de convencer al gobierno y a la sociedad de la necesidad de fundar una organización similar en América. Su perseverancia logró que en 1881 se creara la Cruz Roja Americana, de la que fue su primera presidenta. Barton defendió la «Cláusula Americana» que ampliaba la misión de la Cruz Roja para incluir la asistencia en desastres naturales, una idea que finalmente fue adoptada por la Cruz Roja Internacional. Bajo su liderazgo, la Cruz Roja Americana brindó ayuda en desastres como la inundación de Johnstown de 1889 y el huracán de Galveston de 1900.

La importancia de Clara Barton en la historia de la enfermería radica en que transformó la imagen de la profesión en Estados Unidos y le otorgó un lugar de legitimidad y prestigio. Su vida fue un puente entre el cuidado directo de los enfermos y heridos y la fundación de instituciones humanitarias capaces de responder a crisis a gran escala. Murió en 1912 a la edad de 90 años, pero dejó como legado una visión de la enfermería que combinaba la compasión individual con la organización social para aliviar el sufrimiento humano.

Susie King Taylor

Susie King Taylor nació en 1848 en Georgia, cuando aún existía esclavitud en Estados Unidos. Taylor fue enviada a vivir con su abuela en Savannah cuando era niña. En la ciudad, asistía a una escuela secreta, a la que acudía cada mañana con sus libros envueltos en papel para ocultarlos pues estaba prohibido enseñar a leer y a escribir a los esclavos. Destacaba en sus estudios y continuó estudiando en secreto mientras la guerra se cernía

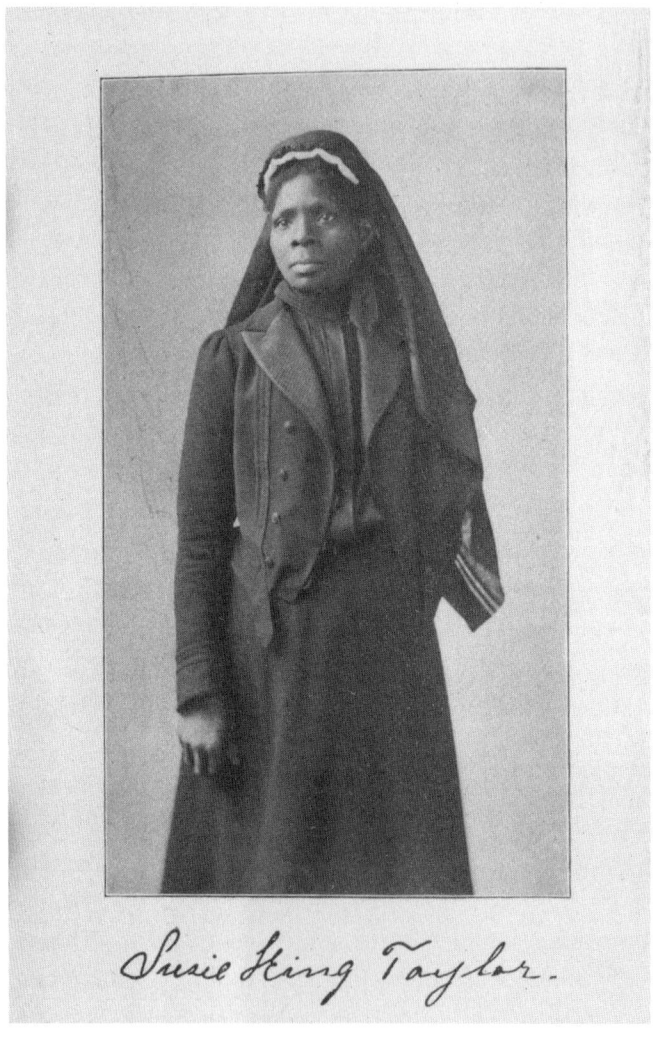

Susie King Taylor.

sobre ellos, con rumores de que los yanquis iban a poner fin a la esclavitud. Escapó cuando la guerra llegó a Savannah en 1862 y se dirigió a Beaufort, Carolina del Sur, donde se unió al recién creado Primer Regimiento de Infantería Voluntaria de Carolina del Sur, uno de los primeros regimientos negros del ejército de la Unión. Ella describió así su trabajo:

> Parece extraño cómo nuestra aversión a ver el sufrimiento se supera en la guerra, cómo somos capaces de ver las imágenes más repugnantes, como hombres con las extremidades destrozadas y mutiladas por los proyectiles mortales, sin estremecernos; y en lugar de apartar la mirada, cómo nos apresuramos a ayudar a aliviar su dolor, vendar sus heridas y llevar agua fresca a sus labios resecos.

Taylor ejerció de enfermera a pesar de que se le negó el título y la compensación que conllevaba. Su descripción oficial del puesto durante la guerra civil fue «lavandera», una actividad que la inhabilitaba para recibir un salario o una pensión. Pero Taylor ejerció de enfermera durante toda la guerra y escribió en su autobiografía que estaba demasiado ocupada con los heridos y enfermos como para lavar mucha ropa.

Durante aquellos años de conflicto bélico, Susie lavó, cocinó, curó heridas y cuidó de los enfermos, enfrentándose a la dureza de las batallas y a la falta de medios. No tenía formación profesional, pero aprendió sobre la marcha y llegó a ser reconocida por su entrega y capacidad para aliviar el dolor de quienes luchaban por la libertad. Tras el final del conflicto, dedicó gran parte de su vida a la educación y abrió escuelas para niños y adultos afroamericanos en Georgia, convencida de que el conocimiento era la base de la dignidad y el progreso.

En 1902 publicó sus memorias bajo el título *Reminiscences of My Life in Camp*, convirtiéndose en la primera mujer afroamericana en escribir un relato sobre sus experiencias como enfermera en la Guerra Civil. En esas páginas no solo contó la dureza del trabajo en los campamentos militares, sino también las injusticias y la discriminación que siguieron marcando la vida de la población negra incluso después de la abolición de la esclavitud.

La vida de Susie King Taylor fue un ejemplo de coraje silencioso y de resiliencia. Sin ser reconocida en su tiempo, dejó un testimonio valioso que hoy la coloca como una figura pionera en la historia de la enfermería y en la memoria de las mujeres afroamericanas que lucharon por la libertad con la misma fuerza y compromiso que los soldados en el campo de batalla.

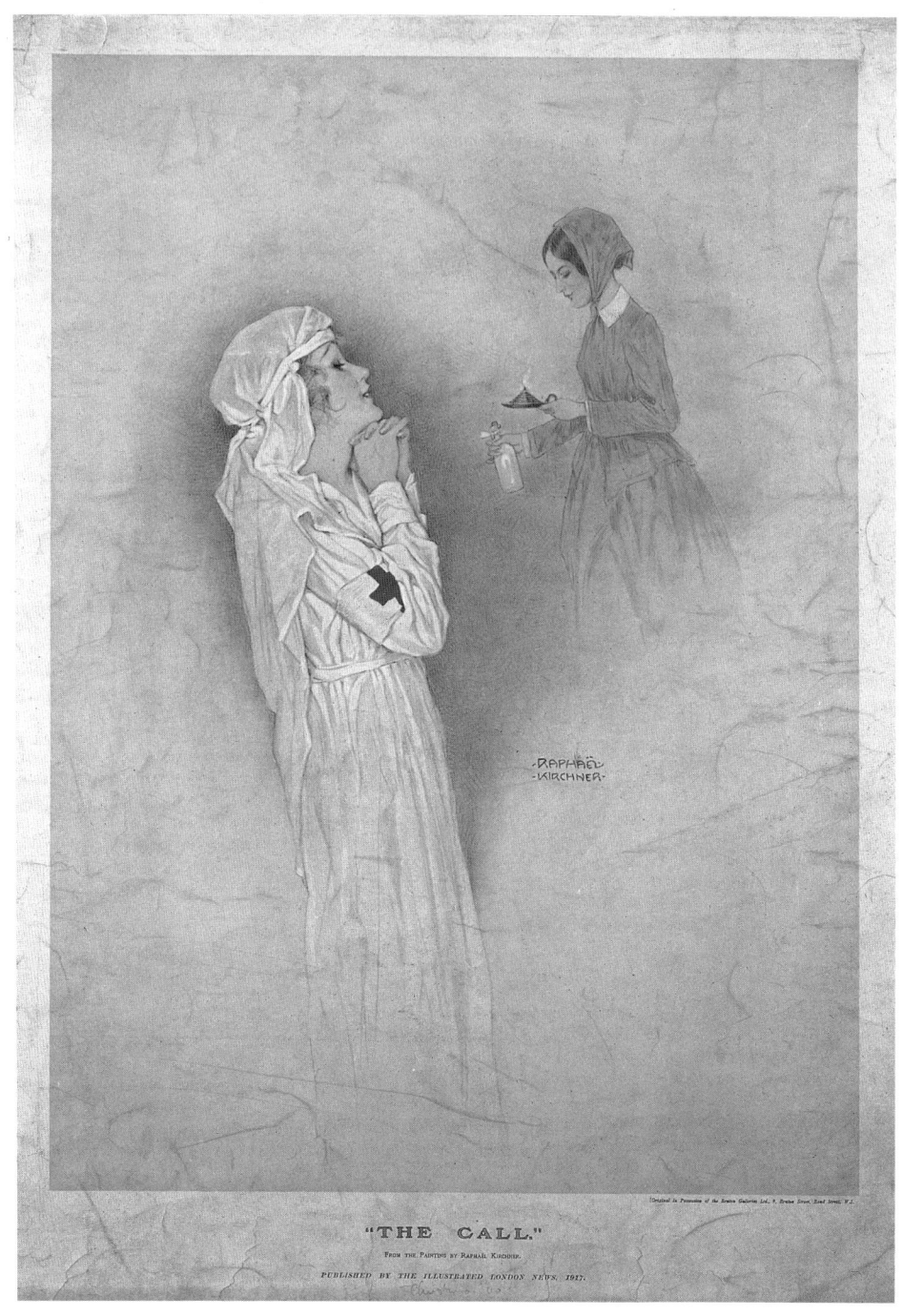

"THE CALL."
FROM THE PAINTING BY RAPHAEL KIRCHNER.
PUBLISHED BY THE ILLUSTRATED LONDON NEWS. 1917.

Florence Nightingale, la dama de la lámpara. Estampa según R. Kirchner, 1917. Una enfermera contempla la visión idealizada de Florence Nightingale, convertida en figura simbólica del cuidado nocturno y de la enfermería moderna [Wellcome Collection].

PROFESIONALIZACIÓN INICIAL (SIGLO XIX)

Tras la experiencia de las enfermeras de Nightingale en el Imperio Británico y las reclutadas para los ejércitos federal y confederado en la guerra de Secesión de los Estados Unidos, la enfermería comenzó a transitar el complicado camino hacia su profesionalización. Hasta entonces, el cuidado de los pacientes había estado en manos de mujeres de familias humildes, religiosas o voluntarias, sin formación formal, movidas más por la caridad y el deber moral que por un conocimiento sistematizado. El acto de cuidar era considerado una extensión del rol doméstico femenino, una labor esencial pero invisibilizada, poco valorada por las estructuras médicas y sociales del momento.

Los cambios políticos, científicos y sociales que caracterizaron el siglo XIX crearon el terreno propicio para una transformación profunda. Las revoluciones industriales y las guerras pusieron a prueba los sistemas de salud, y en ese escenario, el trabajo de las enfermeras adquirió una nueva visibilidad. Fue precisamente en contextos de conflicto, como la guerra de Crimea o la guerra civil de Estados Unidos, donde se reveló la necesidad urgente de una enfermería organizada, capacitada y reconocida.

La profesionalización inicial de la enfermería en el siglo XIX implicó un giro crucial: del instinto al conocimiento, del cuidado informal al cuidado estructurado, y se empezó a concebir a la enfermera no solo como una ayudante del médico, sino como una profesional con criterio propio, capaz de tomar decisiones clínicas, observar con precisión y actuar con fundamento. A partir del modelo de Nightingale, se crearon escuelas de enfermería en Europa y América, con programas que incluían anatomía, fisiología, higiene y técnicas de atención directa. En Francia, en 1902, el presidente del Consejo de Ministros, Émile Combes, publicó un decreto que obligaba a los prefectos a crear escuelas de enfermeras seculares. Aunque las condiciones de enseñanza eran aún duras y profundamente marcadas por la disciplina rígida y la obediencia, fue el inicio de una institucionalización que dio identidad y cohesión a la profesión.

Este proceso, sin embargo, no estuvo exento de tensiones. La figura de la enfermera profesional convivía con estereotipos persistentes que la vinculaban al sacrificio, la abnegación y el servicio incondicional. Además, el camino hacia el reconocimiento académico y la autonomía fue largo y desigual en distintas partes del mundo. Aun así, el siglo XIX marcó un antes y un después: la enfermería dejó de ser un saber transmitido en el silencio de los pasillos hospitalarios para convertirse en un área de conocimiento que empezaba a construir su propio cuerpo teórico, su carrera profesional y su legitimidad social. La primera revista sobre enfermería, *The Trained Nurse and Hospital Review*, apareció en Estados Unidos en 1888.

La profesionalización de la enfermería en este periodo no fue un evento aislado, sino un proceso histórico que surgió en diálogo con las necesidades sanitarias de una sociedad en transformación. Fue también una conquista cultural: la afirmación de que cuidar, observar, acompañar y sostener al otro en su vulnerabilidad no era solo un acto compasivo, sino también una competencia que exigía formación, reflexión y reconocimiento.

La sanidad pública se centró en la prevención y la atención a la enfermedad aguda de corta duración y recuperable, por lo que la nueva política sanitaria continuó sin cubrir todas las necesidades de la población (enfermos crónicos, ancianos, inválidos). En gran medida, la Iglesia se hizo cargo de esta parte de la población desatendida por el Estado. Así, se fundan institutos religiosos específicos para la atención a pobres y ancianos. Entre ellos destacaron la pequeña Casa de la Providencia de Cottolengo (1827), las Hermanitas de los Pobres (1839) y las Hermanitas de los Ancianos Desamparados (1873). Al considerar el estado que estos grupos religiosos cumplían una función social necesaria, fueron total o parcialmente subvencionados por el poder civil.

Las principales consecuencias para el colectivo enfermero fueron el surgimiento de una identidad profesional, la mejora en la atención al paciente y el reconocimiento de habilidades específicas de cuidado. Se promovió la formación formal de enfermeras con criterios científicos, disciplina, higiene y ética profesional, y aparece un ideal de enfermera moral, obediente, servicial y eficiente. No obstante, las enfermeras veían claras resistencias en algunos sectores y la necesidad de unirse en asociaciones para alcanzar sus objetivos se hizo evidente. Ese fue el siguiente paso.

PRIMERAS ASOCIACIONES Y VISIBILIDAD
SOCIAL (FINALES DEL XIX)

Las asociaciones de enfermeras surgieron en el siglo XIX como respuesta a la necesidad de organizar a la profesión, defender sus derechos y mejorar la formación y la práctica sanitaria. Estas agrupaciones marcaron el inicio del reconocimiento de la enfermería como una profesión formal y no solo como una labor caritativa, y sentaron las bases de su identidad actual. Algunas de las primeras organizaciones destacadas fueron:

LA SOCIEDAD DE ENFERMERAS DE INGLATERRA (Nurses' Society, 1836): Fundada por la reformadora social Elizabeth Fry, su objetivo era capacitar a mujeres, incluyendo a exconvictas, para cuidar a los enfermos más pobres en sus hogares. En 1840, Fry amplió su labor al abrir en el Guy's Hospital una escuela llamada «La Institución de las Hermanas Enfermeras» (The Institution of Nursing Sisters), que, si bien no era un gremio, estableció un modelo de formación institucional.

LA ORDEN DE ENFERMERAS DE SAN JUAN (St. John's Nursing Order, 1848): Vinculada a la Orden de San Juan (precursora de la Cruz Roja), esta organización se centró en la formación de enfermeras para hospitales y para la actuación en caso de desastres y reflejó el creciente rol de la enfermería en contextos de emergencia.

LA ASOCIACIÓN DE ENFERMERAS DE NIGHTINGALE (1860): Florence Nightingale no solo reformó la enfermería, sino que impulsó su organización formal. Esta asociación fue creada tras la fundación de la Escuela de Enfermería del Hospital St. Thomas (Londres) y estaba formada por las graduadas de su programa educativo. Esta red promovía estándares de cuidado y una identidad profesional común.

SOCIEDAD BRITÁNICA DE ENFERMERAS MATRONAS (British Matrons' Society, 1887): Fue una de las primeras en abogar de manera explícita por la mejora de salarios y condiciones laborales para el personal de enfermería.

El movimiento se extendió en el ámbito nacional e internacional:

La Asociación Americana de Enfermeras (ana, 1896): Fundada por Isabel Hampton Robb y otras pioneras, fue la primera asociación profesional nacional en ee. uu. Sus objetivos fundamentales incluían establecer estándares educativos y abogar por condiciones de trabajo y salarios justos.

En 1922, en la Universidad de Indiana, se fundó la Sigma Theta Tau, una organización que promueve la investigación y dirección de enfermería. Sus miembros son seleccionados de acuerdo con sus logros académicos y calidad profesional, y entre ellos figuran estudiantes, graduados en programas de enfermería y dirigentes de enfermería comunitaria.

El Consejo Internacional de Enfermeras (icn, 1899): La primera organización global de la profesión, fundada por Ethel Bedford-Fenwick, quien promovió la enfermería como una profesión de estatus universitario.

En el siglo xx, estas asociaciones impulsaron el reconocimiento legal, con el establecimiento de registros profesionales (por ejemplo, en Nueva Zelanda, en 1901), y lucharon por mejoras salariales y en las condiciones de trabajo mediante el recurso a la huelga en Estados Unidos, en la década de 1910. También fomentaron el acceso a la educación superior, consiguiendo las primeras licenciaturas universitarias en enfermería en el siglo xx.

En el ámbito hispano, surgieron asociaciones clave:

España: Asociación de Enfermeras Españolas (1915), Colegio Oficial de Enfermería de Madrid (1935), el primero en regular la profesión.

México: Asociación Mexicana de Enfermeras en 1929, liderada por Enriqueta Pérez y Lebrón.

Argentina: Federación de Asociaciones de Profesionales Católicas de Enfermería, que nombra como patrona a la Virgen de los Remedios (1935).

Hoy, las asociaciones de enfermería son clave en la defensa de la profesión y las reivindicaciones laborales, en la certificación de especialidades (enfermería quirúrgica, pediátrica, etc.) y en el desarrollo de la investigación y las políticas de salud. Algunas de las asociaciones de enfermería fundadas en España en tiempos más recientes:

SOCIEDAD CIENTÍFICA ESPAÑOLA DE ENFERMERÍA (SCELE). Asociación científica compuesta por enfermeras, con fines de investigación y divulgación científica. Fue constituida formalmente el 11 de diciembre de 2000 en la Universidad de Alicante.

ASOCIACIÓN ESPAÑOLA DE ENFERMERÍA Y SALUD (AEES). Fundada en 2002 como asociación sin ánimo de lucro. Busca ser un foro de debate profesional, independiente de ideologías políticas, sindicales o religiosas. Sus objetivos incluyen: organizar actividades científicas, fomentar la investigación en cuidados, mejorar la seguridad del paciente, representar al profesional enfermero en decisiones sanitarias, etc.

ASOCIACIÓN ESPAÑOLA DE ENFERMERÍA QUIRÚRGICA (AEEQ). Se ocupa del avance de prácticas quirúrgicas, técnicas, calidad de cuidados, reconocimiento profesional del colectivo y organización de congresos propios.

ASOCIACIÓN ESPAÑOLA DE ENFERMERÍA EN NEUROCIENCIAS (AEEN). Especializada en la práctica y la formación en neurociencias, para enfermeros que atienden pacientes neurológicos.

ASOCIACIÓN ESPAÑOLA DE NOMENCLATURA, TAXONOMÍA Y DIAGNÓSTICOS DE ENFERMERÍA (AENTDE). Se centra en unificar y promover un lenguaje común en la profesión (diagnósticos, taxonomía, nomenclatura), lo cual es clave para la ciencia de enfermería, la investigación y la práctica.

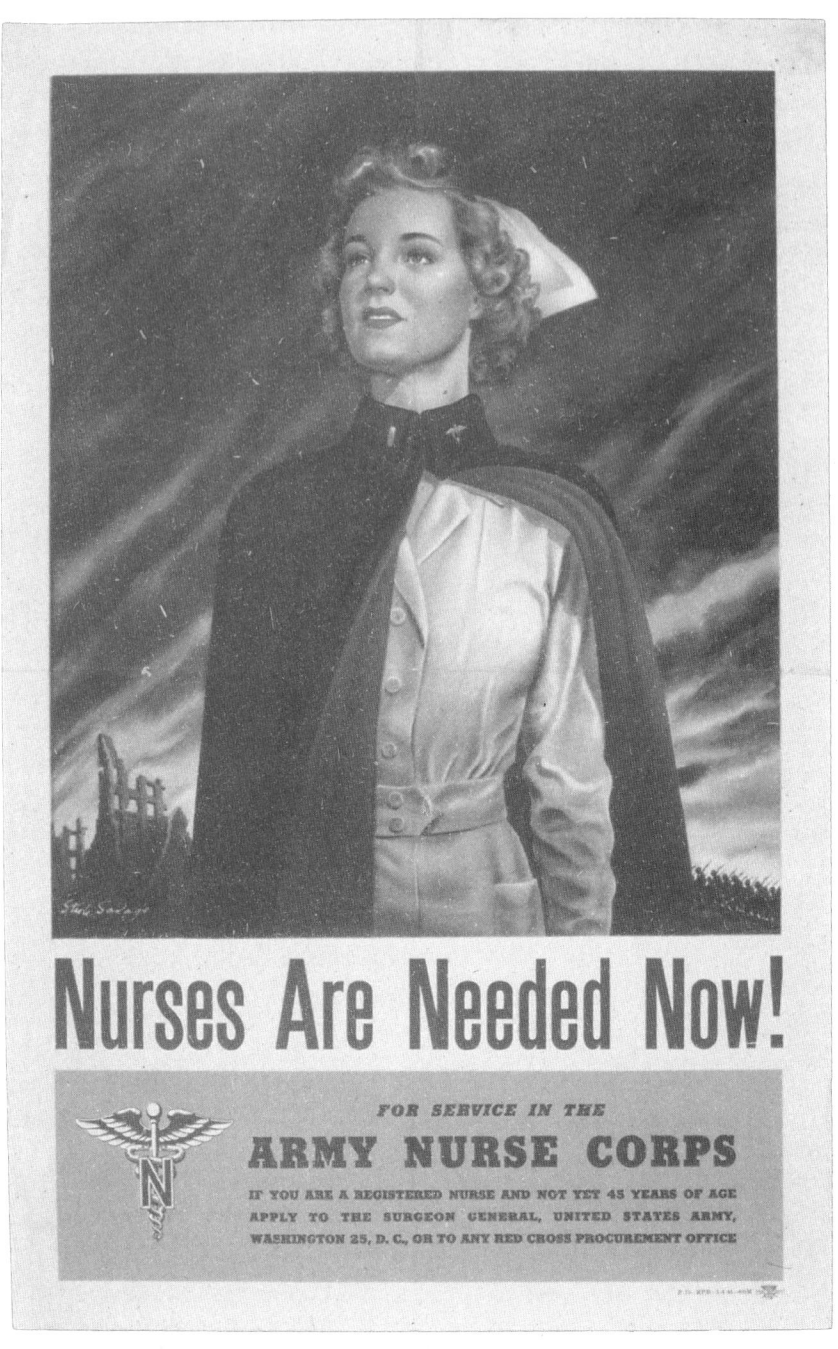

Nurses Are Needed Now! Army Nurse Corps. Cartel de Steele Savage, ca. 1941-1945, para la Oficina de Información de Guerra de Estados Unidos destinada a promover el alistamiento de enfermeras durante la Segunda Guerra Mundial [National Archives at College Park].

LAS ENFERMERAS EN LOS CONFLICTOS ARMADOS

Cuando estallan las bombas, hay un sonido que persiste entre el humo y el dolor: el susurro constante de las enfermeras moviéndose entre los heridos, improvisando camillas con puertas arrancadas de sus goznes, convirtiendo sábanas rasgadas en vendajes y usando su propio cuerpo como escudo para proteger a un paciente durante un bombardeo. La historia de las enfermeras en la guerra es una epopeya escrita con sangre y compasión, pero también implica organización, logística y liderazgo. En diversos conflictos de los siglos XIX y XX, la participación de enfermeras sentó las bases para elevar su prestigio y el reconocimiento oficial de su labor en tiempos de crisis.

La Guerra de Crimea

La Guerra de Crimea, librada entre 1853 y 1856, fue un conflicto que enfrentó a Rusia con el Imperio Otomano, apoyado por Francia, Reino Unido y el Reino de Cerdeña. Sus raíces se hunden en el declive del poder otomano y en el interés de las potencias europeas por controlar territorios estratégicos y asegurar su influencia en torno al mar Negro y al Mediterráneo oriental. El detonante inmediato fue una disputa religiosa en Jerusalén sobre la protección de los Santos Lugares, que simbolizaba una tensión mayor: Rusia aspiraba a ejercer un papel de potencia tutelar sobre los cristianos ortodoxos del Imperio otomano, mientras Francia defendía los intereses católicos y, junto con Gran Bretaña, buscaba frenar el expansionismo ruso.

La guerra se concentró en la península de Crimea, donde las potencias aliadas desembarcaron para sitiar la base naval rusa de Sebastopol. Fue un conflicto duro, marcado por el frío, la mala logística y batallas emblemáticas como la de Balaclava, en la que se produjo la célebre carga de la Brigada Ligera, convertida después en mito literario y símbolo del sacrificio inútil. Aunque Rusia mantenía un vasto ejército, sus carencias en organización, sanidad y armamento resultaron evidentes frente a unas potencias aliadas que introdujeron innovaciones tecnológicas como el ferrocarril para mover tropas y armas y el telégrafo para coordinar sus operaciones.

El sufrimiento humano fue enorme: heridas de combate, enfermedades epidémicas que se propagaban en los campamento... En este escenario emergieron figuras como Florence Nightingale y Mary Seacole.

En el otoño de 1854, la crisis sanitaria en Crimea se convirtió en noticia sensacionalista. El corresponsal de guerra del Times en Constantinopla escribió que los soldados británicos en los hospitales de guerra no tenían enfermeras ni vendajes y estaban «abandonados a su suerte, agonizando». Fue la primera guerra con fotoperiodismo y corresponsalías regulares, y la transparencia resultante fue profundamente perturbadora para la opinión pública. Al día siguiente, el mismo corresponsal del Times preguntó por qué los británicos no tenían su propio servicio de enfermería, como los franceses con las Hermanas de la Caridad. El Gobierno británico se vio de repente en el punto de mira y es ahí donde el secretario de la guerra se acordó de su amiga Florence.

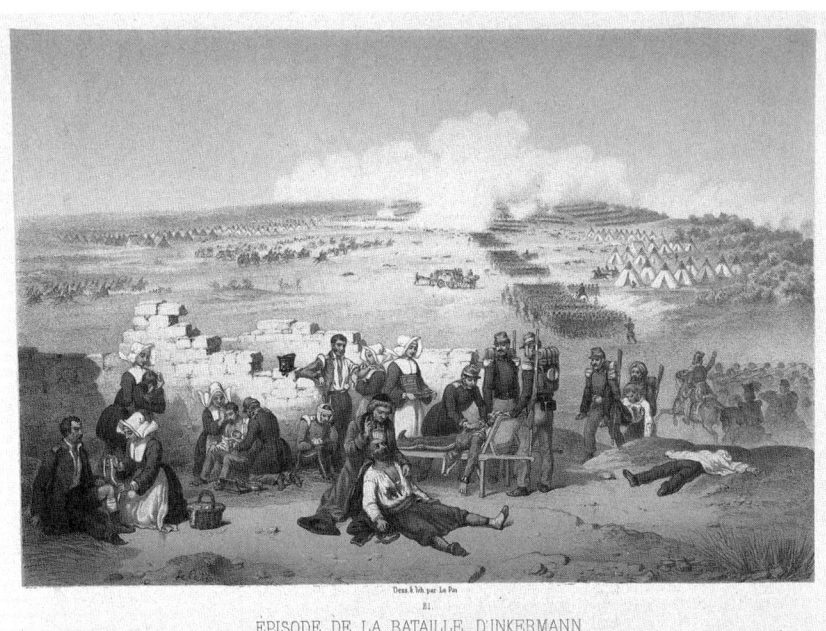

ÉPISODE DE LA BATAILLE D'INKERMANN.
Les Sœurs de Charité pansant les blessés — Ces pieuses et vertueuses filles, qui vont pour l'amour du Christ, partout où il y a une misère à soulager ou une souffrance à calmer!

Guerra de Crimea: las Hijas de la Caridad atendiendo a los heridos de Inkerman. Litografía coloreada de Le Par, 1855, publicada en París por E. Morier. La escena representa a las Hijas de la Caridad asistiendo a soldados heridos tras la batalla de Inkerman (5 de noviembre de 1854), uno de los combates más sangrientos de la guerra. Durante la contienda prestaron asistencia en el frente, especialmente del lado francés, mientras que la reorganización de la enfermería británica se desarrolló en hospitales alejados como Scutari [Wellcome Collection].

El desenlace del conflicto se plasmó en el Tratado de París de 1856, que impuso a Rusia el estatus neutral del mar Negro y limitó sus ambiciones territoriales, manteniendo artificialmente el equilibrio de poder europeo. Más allá de sus consecuencias diplomáticas, la Guerra de Crimea inauguró una nueva era en la forma de hacer la guerra y en la percepción social de la misma. Por primera vez, la prensa y la fotografía trasladaban al público europeo la crudeza del frente, al tiempo que la sanidad militar se convertía en objeto de interés y profesionalización. De este modo, un conflicto nacido de rivalidades imperiales y disputas religiosas dejó como herencia una transformación profunda en la manera de cuidar la vida en medio de la destrucción.

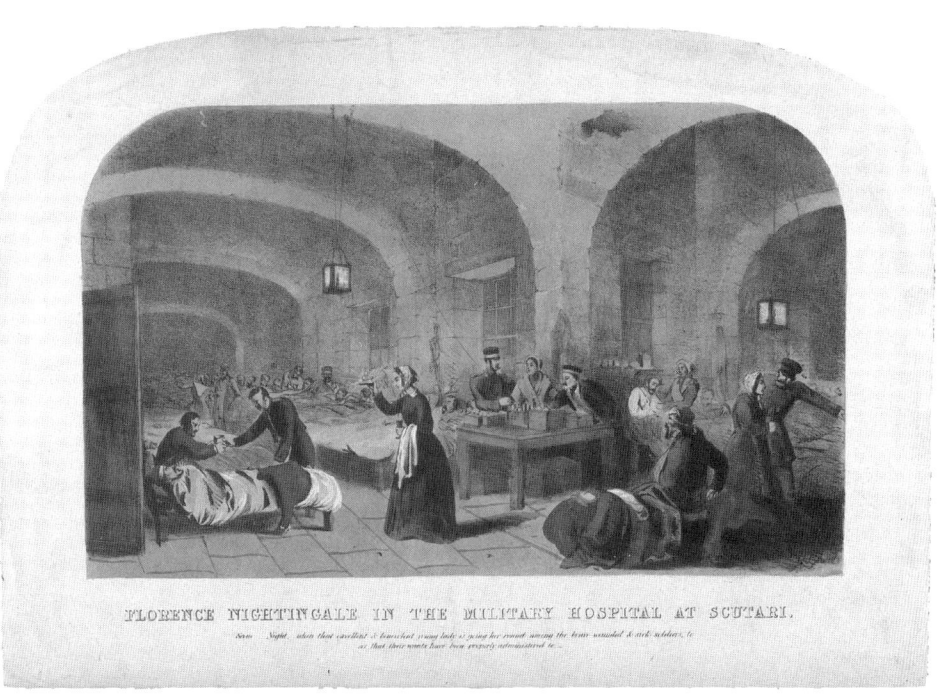

FLORENCE NIGHTINGALE IN THE MILITARY HOSPITAL AT SCUTARI.

Florence Nightingale en el hospital militar de Scutari. Litografía coloreada de J. A. Benwell. La escena muestra a Florence Nightingale recorriendo las salas del hospital durante la noche, supervisando a los soldados heridos y administrando medicación. La ilustración remite a su labor durante la Guerra de Crimea, en el hospital de Scutari (actual Estambul), donde introdujo mejoras en la organización, la higiene y la atención a los enfermos, y consolidó un modelo de cuidado basado en la observación constante y la presencia continuada junto al paciente [Wellcome Collection].

La guerra de Secesión

La guerra de Secesión estadounidense (1861-1865) duró más tiempo y fue más sangrienta de lo que los líderes de ambos bandos esperaban inicialmente, y el sistema existente de «asistentes» (enfermeros) asignados a tareas hospitalarias resultó ser totalmente insuficiente. Fue un infierno de sangre y barro donde la enfermería, aún en pañales como profesión, dio nuevos pasos organizados entre el caos de la contienda. Los hospitales de campaña, improvisados en graneros o tiendas de lona, se llenaban de soldados con miembros amputados, heridas gangrenadas y fiebres tifoideas. Allí, entre los gemidos de los moribundos y el olor a cloroformo, mujeres como Dorothea Dix y Clara Barton —junto a cientos de enfermeras voluntarias y algunos enfermeros como el escritor Walt Whitman— escribieron un capítulo poco recordado de la historia.

Tanto en la Unión como en la Confederación, muchas mujeres se dedicaron a la enfermería por más de una razón: el deseo de cuidar, de obtener reconocimiento, de ser útiles o de poder viajar cerca de un soldado querido. La necesidad de un salario también fue un factor, aunque algunas mujeres acomodadas se ofrecieron como voluntarias y rechazaron el dinero. La agitación de la guerra y la novedad de la enfermería oficial del ejército a

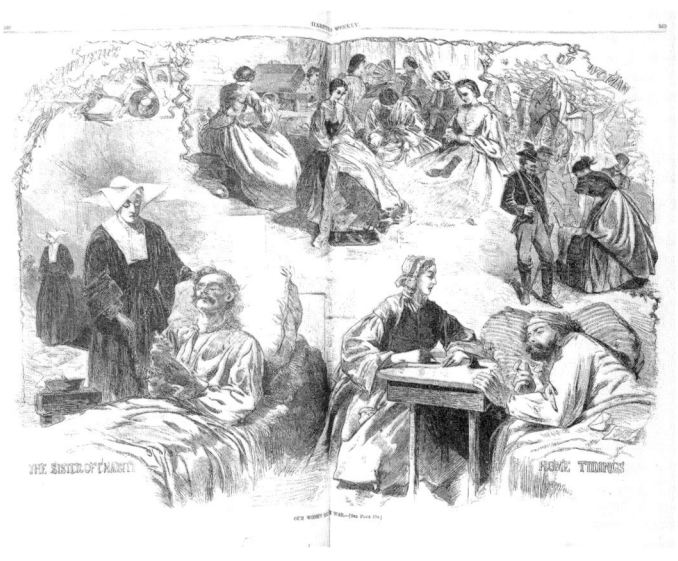

Our Women and the War. Enfermeras de la guerra civil estadounidense.
Winslow Homer. Ilustración publicada en *Harper's Weekly*, 6 de septiembre de 1862.

veces dificultaban que las enfermeras recibieran sus sueldos y, dentro de ese desbarajuste general, las mujeres negras tuvieron especial dificultad para cobrar sus salarios.

Al principio, los cirujanos del ejército veían con recelo a estas mujeres que se colaban en un mundo de hombres, pero la crudeza de la guerra lo cambió todo. Las enfermeras, muchas sin formación previa, aprendieron sobre la marcha a vendar heridas, administrar opio para aliviar el dolor y atender a los hombres que deliraban por la fiebre o el miedo. Lavaban cuerpos cubiertos de piojos, cocinaban caldos para los débiles y escribían cartas de despedida a las familias de los que no sobrevivían. Louisa May Alcott, antes de escribir *Mujercitas*, trabajó como enfermera en un hospital de Washington y dejó testimonio del horror: «El suelo estaba tan encharcado de sangre que nuestras faldas se pegaban al caminar».

Walt Whitman, entonces un hombre de mediana edad, recorrió durante años esos lugares de agonía. Whitman se sumó a la enfermería de la Unión cuando vio el nombre de su hermano en una lista de heridos y corrió a Fredericksburg, Virginia, para verlo. Su hermano resultó estar bien, pero lo primero que vio Whitman en el hospital fue un carro lleno de miembros amputados. Se sintió obligado a quedarse y ayudar, y durante tres años fue enfermero voluntario en los hospitales de la zona, y acompañó

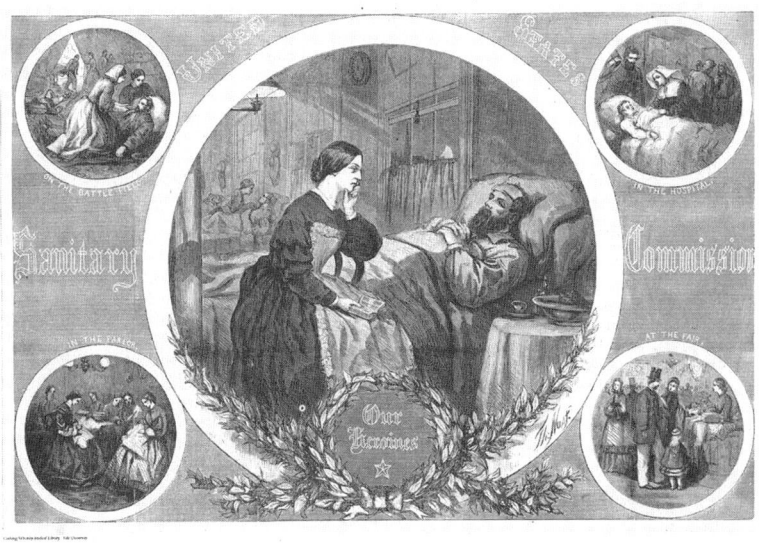

Our Heroines, United States Sanitary Commission.
Thomas Nast. Ilustración publicada en *Harper's Weekly*, 9 de abril de 1864.

a los heridos desde Virginia hasta los hospitales de Washington D. C. En las largas semanas de convalecencia, Whitman proporcionaba consuelo (comida especial o tabaco, el servicio de escribir una carta o leer en voz alta) a los soldados heridos y moribundos. Se ganaba la vida escribiendo artículos para el New York Times y otras publicaciones periódicas. Llevaba tabaco, papel para cartas y una presencia tranquila que calmaba más que los opiáceos. No era médico, pero en las salas del Armory Square Hospital —donde los amputados se pudrían bajo vendas sucias— Whitman se convirtió en una especie de ángel laico, escribiendo versos con una mano y limpiando el sudor de la fiebre con la otra.

Los cirujanos amputaban sin pausa: piernas, brazos, que caían en cubos con un sonido quedo. Whitman anotaba los nombres de los jóvenes —muchos analfabetos, algunos moribundos— en su cuaderno. A veces les leía en voz alta, no la Biblia, sino fragmentos de *Hojas de hierba*, como si la cadencia de sus palabras pudiera suturar algo más profundo que la carne. «Estas no son solo heridas de bala o metralla —escribió— son heridas del alma». Por las noches, cuando las lámparas de queroseno proyectaban sombras de hombres sin piernas contra las paredes, él se inclinaba sobre los que ya no gritaban, los que solo respiraban esperando el final, y les tomaba la mano.

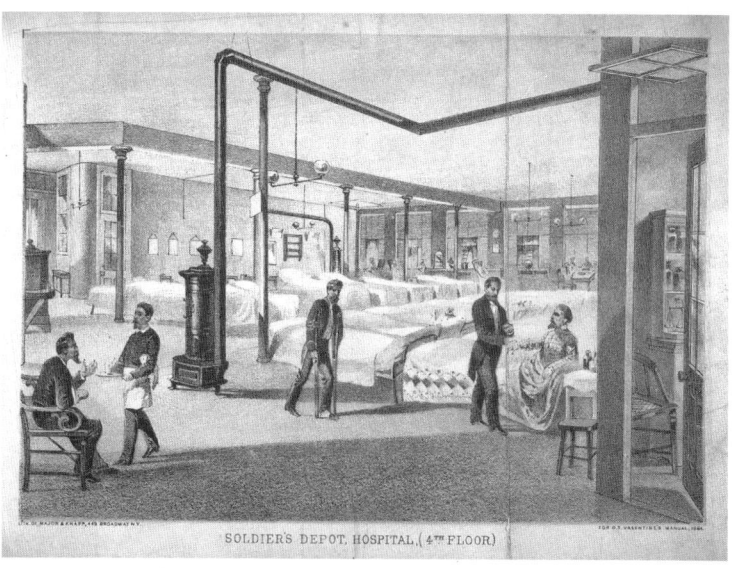

Vista del hospital New York State Soldiers' Depot, institución creada para la atención y recuperación de militares heridos durante la guerra civil estadounidense.

El «hospital muñón», como Whitman llamaba al hospital de campaña, era un lugar de pérdidas, pero también de extraña ternura. Whitman lavaba cuerpos, peinaba cabelleras enmarañadas por semanas sin aseo, y a veces —cuando el dolor era insoportable— mentía con dulzura: «Pronto volverás a casa». Sabía que muchos no lo harían. En sus poemas, los recordaría como «los heridos que quedan en la guerra, los que nunca se mencionan en los discursos». Allí, entre el hedor a gangrena y los ecos de los cañones lejanos, el poeta encontró un nuevo tipo de tarea literaria: no la gloria de la nación, sino sus costuras rotas.

La labor de enfermería de Whitman durante la guerra le dejaría pesadillas y recuerdos traumáticos para el resto de su vida. Nada lo explica mejor que su poema *El vendador de heridas*

> Llevando las vendas, el agua y la esponja, / A mis heridos me dirijo derecho y veloz, / Allá donde yacen sobre el suelo después de la batalla, / Donde su sangre preciosa tiñe de rojo la hierba, el suelo, / O las hileras de la tienda hospital, o al hospital bajo techado, / Vuelvo a las largas hileras de camillas y las recorro arriba y abajo, / Me acerco a todas y cada una de ellas sin olvidar ninguna, / Un ayudante me sigue con una bandeja; lleva también un cubo de desechos, / ¡Qué pronto estará lleno de trapos coagulados y de sangre, y será vaciado, y se volverá a llenar! / Sigo adelante, me detengo, / Con las rodillas dobladas y la mano firme, para vendar heridas, / Soy enérgico con todos, los dolores son agudos pero inevitables, / / Uno vuelve hacia mí sus ojos suplicantes ¡Pobre muchacho! No te conozco, / Sin embargo, creo que no podría renunciar a este momento para morir por ti / Si esto te salvara. / Sigo, sigo, (¡Abríos puertas del tiempo! ¡Abríos puertas del hospital!) / Vendo la cabeza destrozada (pobre mano enloquecida, no arranques la venda), / Examino el cuello del soldado de caballería, atravesado de parte a parte por una bala, / Crepita la respiración, los ojos ya vidriosos, pero la vida aún lucha con fuerza, / (¡Ven dulce muerte! ¡Déjate persuadir, oh hermosa muerte! Por misericordia, ven pronto). / Del muñón del brazo, la mano amputada, / Retiro las hilas coaguladas, quito la costra, lavo el pus y la sangre, / De nuevo sobre la almohada, el soldado encorva el cuello y ladea la cabeza, / Sus ojos están cerrados, su rostro está pálido, no se atreve a mirarse el muñón sangriento, / Y todavía no lo ha mirado.

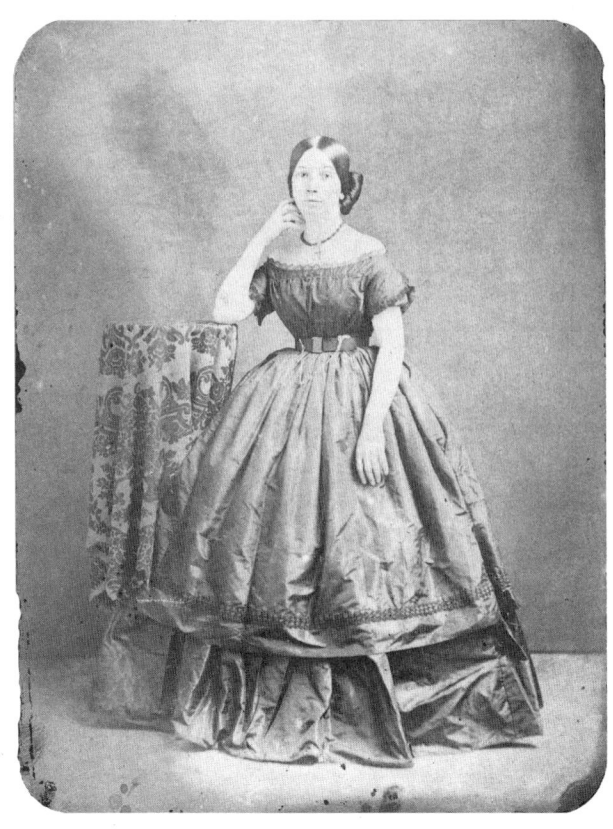

Sally Louisa Tompkins. Fotografía en albúmina de autor desconocido,
segunda mitad del siglo XIX. Virginia Historical Society.

En el Sur, la situación era aún más difícil. Las enfermeras confederadas,
como Sally Tompkins, convertían casas particulares en hospitales y recurrían a algodón hervido como vendas y al güisqui como analgésico. No
había suficientes medicinas, ni jabón, y las infecciones mataban más que
las balas. Las enfermeras negras, libres o esclavas, trabajaban en condiciones aún más duras, muchas sin ningún reconocimiento. No eran nadie.

La guerra de Secesión dejó un legado contradictorio: por un lado,
demostró la importancia crucial de la enfermería organizada. Por otro,
reveló las carencias de un sistema sanitario que aún no entendía la antisepsia o los gérmenes. Entre los escombros humeantes de la nación dividida,
esas mujeres —ridiculizadas por algunos, veneradas por otros— habían
sembrado las semillas de una profesión que ya nunca volvería a ser invisible.

La Gran Guerra fue el primer conflicto industrial, moderno, con nuevas armas como la aviación, los carros de combate o los gases tóxicos. Durante este conflicto, la enfermería vivió una transformación profunda, tanto en su dimensión humana como en su estructura científica. Al estallar el conflicto en 1914, los sistemas sanitarios europeos no estaban preparados para la escala y brutalidad de aquella conflagración. Millones de cuerpos heridos, desgarrados por la metralla, heridos por las bayonetas y envenenados por los gases, llegaban a hospitales de campaña improvisados, donde enfermeras —muchas voluntarias, otras profesionales— se convertían en los primeros rostros que los soldados veían al regresar del frente.

Al comienzo de la Primera Guerra Mundial, la enfermería militar aún tenía un papel secundario para las mujeres en Gran Bretaña; 10 500 enfermeras se alistaron en el Servicio Imperial Militar de Enfermería de la Reina Alexandra (QAIMNS) y en el Servicio de Enfermería de la Fuerza Aérea Real de la Princesa María. Estos servicios databan de 1902 y 1918, y contaban con el patrocinio real. También había enfermeras del Destacamento de Ayuda Voluntaria (VAD) que habían sido inscritas por la Cruz Roja. Los rangos que se crearon para los nuevos servicios de enfermería fueron matrona jefe, matrona principal, hermana y enfermeras de plantilla. Las mujeres se incorporaron de forma constante a lo largo de la guerra. A finales de 1914, había 2223 miembros regulares y de reserva del QAIMNS y, cuando terminó la guerra, había 10 404 enfermeras tituladas en el QAIMNS.

Grace McDougall (1887-1963) fue la enérgica comandante de la First Aid Nursing Yeomanry (FANY), que se había formado en 1907 como auxiliar de la guardia nacional británica. McDougall fue capturada por los alemanes, pero logró escapar. El ejército británico no quería saber nada de ellas, por lo que condujeron ambulancias y dirigieron hospitales y centros de evacuación de heridos para los ejércitos belga y francés.

Las trincheras de Flandes, el Somme o Verdún no solo fueron escenarios de muerte, sino también de un esfuerzo asistencial sin precedentes. Las enfermeras trabajaban a pocos kilómetros del fuego enemigo, bajo condiciones insalubres, con temperaturas extremas, sin suministros adecuados y expuestas a epidemias y a los avatares de los combates. En medio de ese caos, debían aplicar sus conocimientos clínicos con rapidez y precisión, suturar, amputar, desinfectar y consolar al mismo tiempo y casi siempre sin descanso. A menudo, dormían de pie o en una silla, comían de forma irregular y atendían a decenas de pacientes por turno.

Desde el punto de vista científico, la Primera Guerra Mundial fue un catalizador para el desarrollo técnico de la enfermería. Se introdujeron nuevas prácticas, como el uso sistemático de la antisepsia, el triaje para clasificar heridos según su gravedad, la documentación clínica de cada intervención y las radiografías. Marie Curie había creado las «Petite Curie», unidades móviles de rayos X para atender a los soldados heridos en el frente. Su rol fue vital, ya que dirigió y condujo estos vehículos, además de entrenar a técnicos para operarlos.

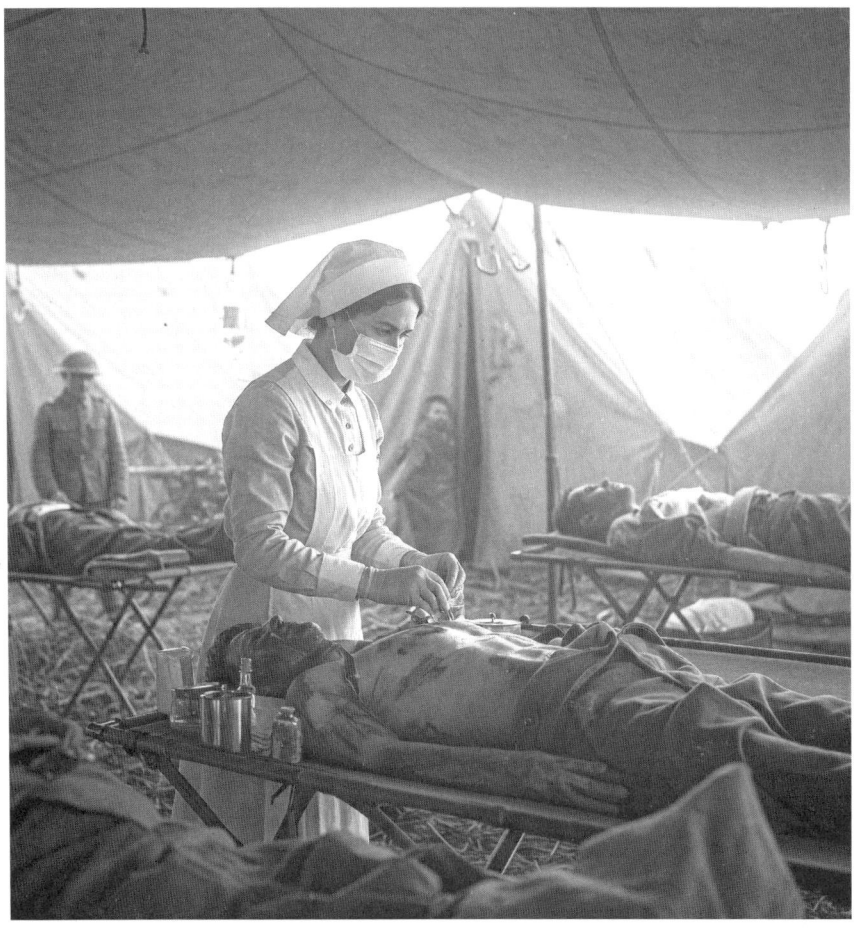

Una enfermera atiende a un soldado malherido en un hospital de campaña.
Primera Guerra Mundial, 1916 [Library of Congress].

Los «ángeles azules» —enfermeras francesas con sus uniformes empapados de barro y sangre— se arrastraban bajo el fuego de artillería para inyectar morfina a los moribundos. Una de ellas escribiría después: «No había héroes allí, solo mujeres demasiado cansadas para tener miedo». Las enfermeras aprendieron a manejar las primeras transfusiones de sangre —aún experimentales— y a asistir en cirugías de emergencia. También se enfrentaron por primera vez al tratamiento masivo de traumas psicológicos, lo que más tarde se conocería como neurosis de guerra, obusitis o «shock de las trincheras», hoy identificado como trastorno por estrés postraumático.

La figura de la enfermera evolucionó. Ya no era solo la asistente silenciosa, sino una agente esencial del equipo médico. Muchas recibieron formación especializada en hospitales militares, y otras, como Edith Cavell o Elsie Inglis, lideraron unidades sanitarias móviles y escuelas de enfermería en zonas de combate. Mujeres de distintas nacionalidades, clases sociales y credos trabajaron codo con codo, impulsaron una red sanitaria transnacional y sentaron las bases de la enfermería moderna.

Aunque su labor fue a menudo invisibilizada en los relatos de la guerra, que se centraban en los generales y las batallas, su contribución fue fundamental. En los márgenes de esos relatos, estaban ellas: limpiando heridas en medio del lodo, hablando con soldados moribundos en sus últimos minutos y sosteniendo manos temblorosas cuando ya no quedaban medicamentos. Su compasión no fue ocasional, sino metódica; su ternura, una herramienta clínica de resistencia; su trabajo, un ejemplo de profesionalidad y servicio.

Cuando las enfermeras canadienses se ofrecieron como voluntarias para servir durante la Primera Guerra Mundial, el Ejército Canadiense las nombró oficiales antes de enviarlas al extranjero, una medida que les otorgaría autoridad en las filas, de modo que los pacientes y celadores alistados tendrían que cumplir sus órdenes. Canadá fue el primer país del mundo en conceder este privilegio a las mujeres. Al comienzo de la guerra, las enfermeras no fueron enviadas a los puestos de evacuación de heridos cerca del frente, donde estarían expuestas al fuego de artillería, sino que inicialmente fueron asignadas a hospitales situados a una distancia segura del frente. Sin embargo, a medida que la guerra continuaba, las enfermeras fueron asignadas a los puestos de evacuación de heridos; estaban expuestas al fuego de artillería y atendían a soldados con «neurosis de guerra» y a heridos que sufrían los efectos de nuevas armas, como el gas venenoso. La Primera Guerra Mundial fue también la primera guerra en la que un barco hospital claramente identificado que evacuaba a los heridos fue atacado y hundido por un submarino o un torpedero enemigo, un acto que antes se consideraba impensable, pero que se repitió en numerosas ocasiones.

La Primera Guerra Mundial cambió las fronteras políticas de Europa y redibujó los contornos de la enfermería como disciplina científica. De un papel auxiliar pasó a uno técnico, visible y central en la atención hospitalaria. Lo que se aprendió en las salas de campaña y los hospitales militares durante este conflicto serviría como base para los sistemas sanitarios civiles del siglo XX. Aquel ejército de mujeres silenciosas, organizadas y exhaustas salvó millones de vidas y elevó su profesión a una nueva altura: la del conocimiento aplicado bajo presión, con una humanidad inquebrantable.

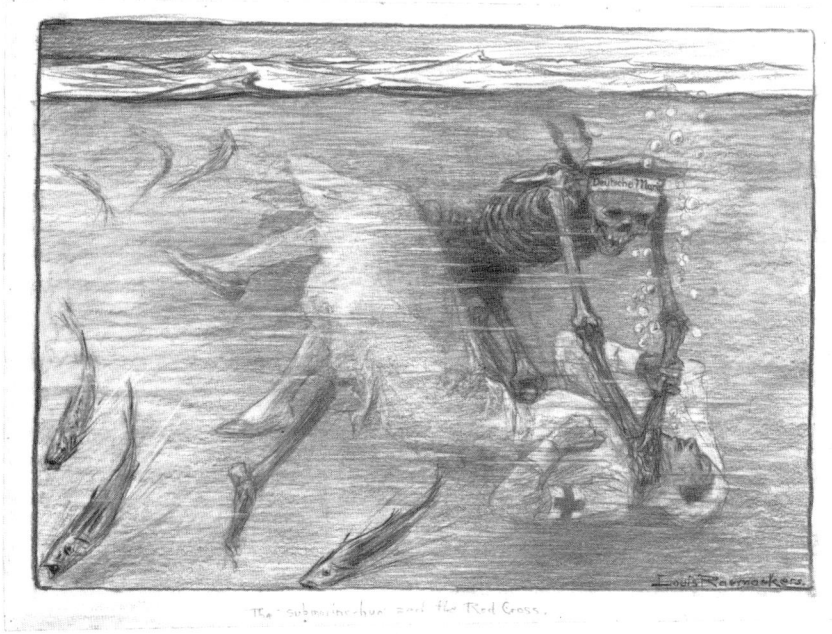

Primera Guerra Mundial: ataque a la enfermería aliada. Dibujo a la tiza coloreado de Louis Raemaekers, 1918. La escena muestra, bajo el agua, a una figura esquelética con gorra de la Deutsche Marine atacando a una enfermera identificada por el brazalete de la Cruz Roja. La imagen alude al hundimiento del buque hospital HMS Glenart Castle, torpedeado por el submarino alemán UC-56 frente a la isla de Lundy el 26 de febrero de 1918, con la pérdida de alrededor de 150 vidas. La obra se inscribe en la producción propagandística de guerra y denuncia los ataques contra personal y naves sanitarias protegidas por convenios internacionales [Wellcome Collection].

La gripe española

La gripe del 18 fue para muchos el trágico epílogo de la I Guerra Mundial. Un virus de la gripe tipo A se propagó por cuarteles y poblaciones del mundo a una velocidad vertiginosa. Se conoce como gripe española porque, al no participar España en la Primera Guerra Mundial no había censura de prensa y los periódicos informaron ampliamente sobre la enfermedad, que sufrió el propio rey Alfonso XIII, mientras que en otros países, que tuvieron más casos, no se informó en los medios de comunicación por la censura de guerra.

Las estimaciones de la época sugerían que la gripe mató al menos a veintidós millones de personas en diez meses. Análisis más recientes indican que esta estimación de mortalidad es bastante baja porque no se incluyeron los datos de gran parte de China y África.

La epidemia de gripe de 1918 se produjo en un momento en el que las perspectivas para la salud pública nunca habían sido tan prometedoras. Los médicos y su control de la profesión experimentaron un rápido cambio en las dos primeras décadas del siglo xx. Varios estudios habían indicado la necesidad de una reforma educativa y profesional, y muchas fundaciones filantrópicas financiaron facultades de medicina e investigación, así como hospitales, para apoyar la mejora de la práctica médica de la época. En general, la medicina y los médicos como profesionales ganaron prestigio y poder.

Al mismo tiempo, la enfermería estaba dando pasos similares, aunque con una menor proyección social. Al carecer de financiación y poder, las líderes de la enfermería se enfrentaban a un futuro de reforma profesional más complejo. Se lograron avances significativos, pero fueron lentos. Se crearon los Cuerpos de Enfermeras del Ejército y de la Marina. Las enfermeras de la Henry Street Settlement House llamaron la atención sobre la salud y la vida de los inmigrantes, y las enfermeras encontraron un papel en el movimiento por el agua potable y las redes de saneamiento.

Los avances en salud pública fueron numerosos, pero ninguno tuvo un impacto práctico en el tratamiento de la gripe. La prevención, el tratamiento y la contención fueron en gran medida ineficaces contra un organismo con la capacidad de mutar a medida que sus huéspedes se volvían inmunes. El virus atacó en la primavera de 1918, cambió su forma genética, regresó para una segunda oleada mortal a principios del otoño y luego dio

Published 3 times a week. Subscription 40c per week
Illustrated Current News, Inc., 902 Chapel Street.
New Haven, Conn.

ILLUSTRATED

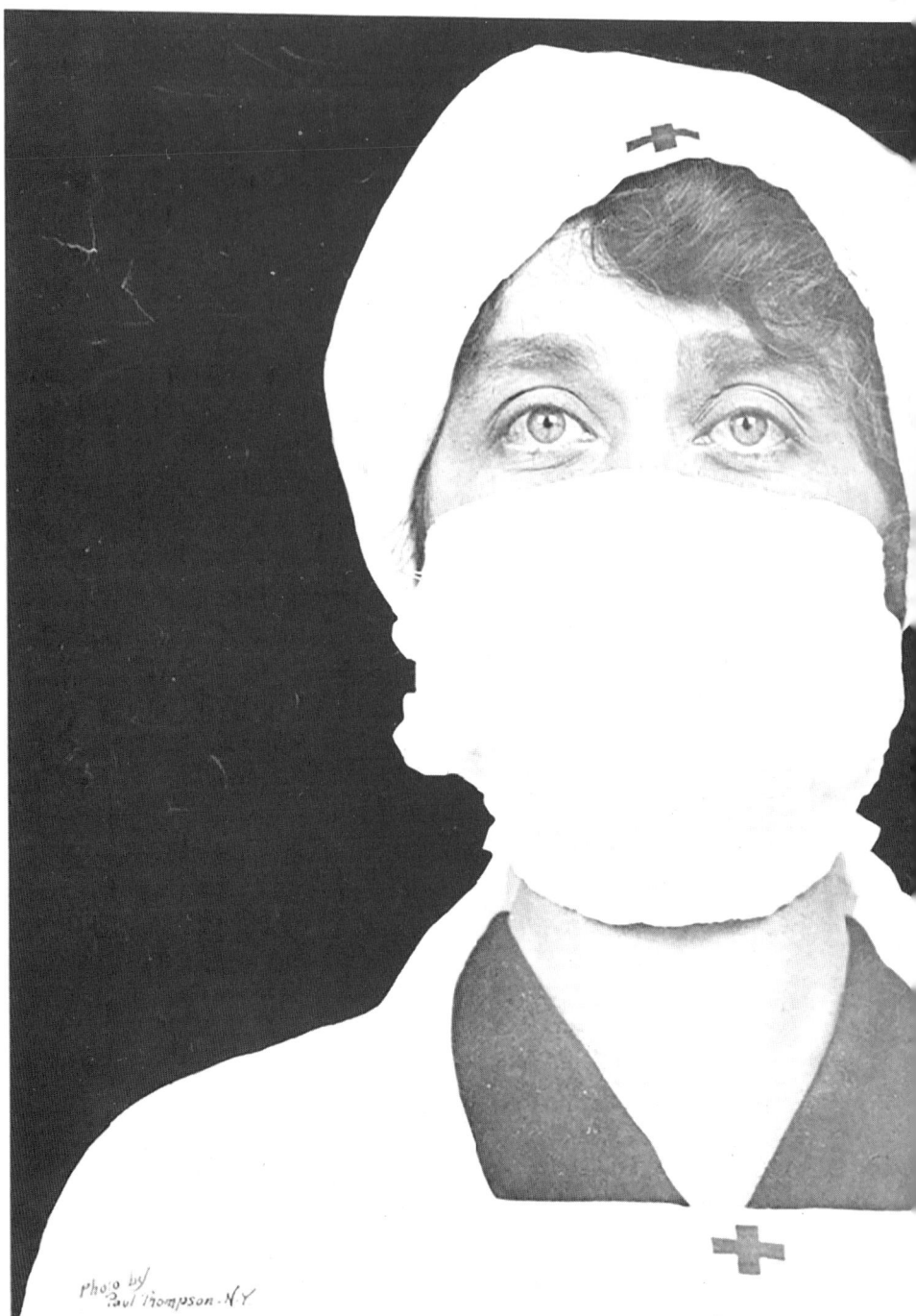

Photo by
Paul Thompson - N.Y.

Entered as second class matter October
20, 1918, at the Post Office at New Haven,
Connecticut, under Act of March 1879.

Vol. 1   No. 788
October 18, 1918

To Prevent
Influenza!

Do not take any person's breath.

Keep the mouth and teeth clean.

Avoid those that cough and sneeze.

Don't visit poorly ventilated places.

Keep warm, get fresh air and sun-
shine.

Don't use common drinking cups,
towels, etc.

Cover your mouth when you cough
and sneeze.

Avoid Worry, Fear and Fatigue.

Stay at home if you have a cold.

Walk to your work or office.

In sick rooms wear a gauze mask
like in illustration.

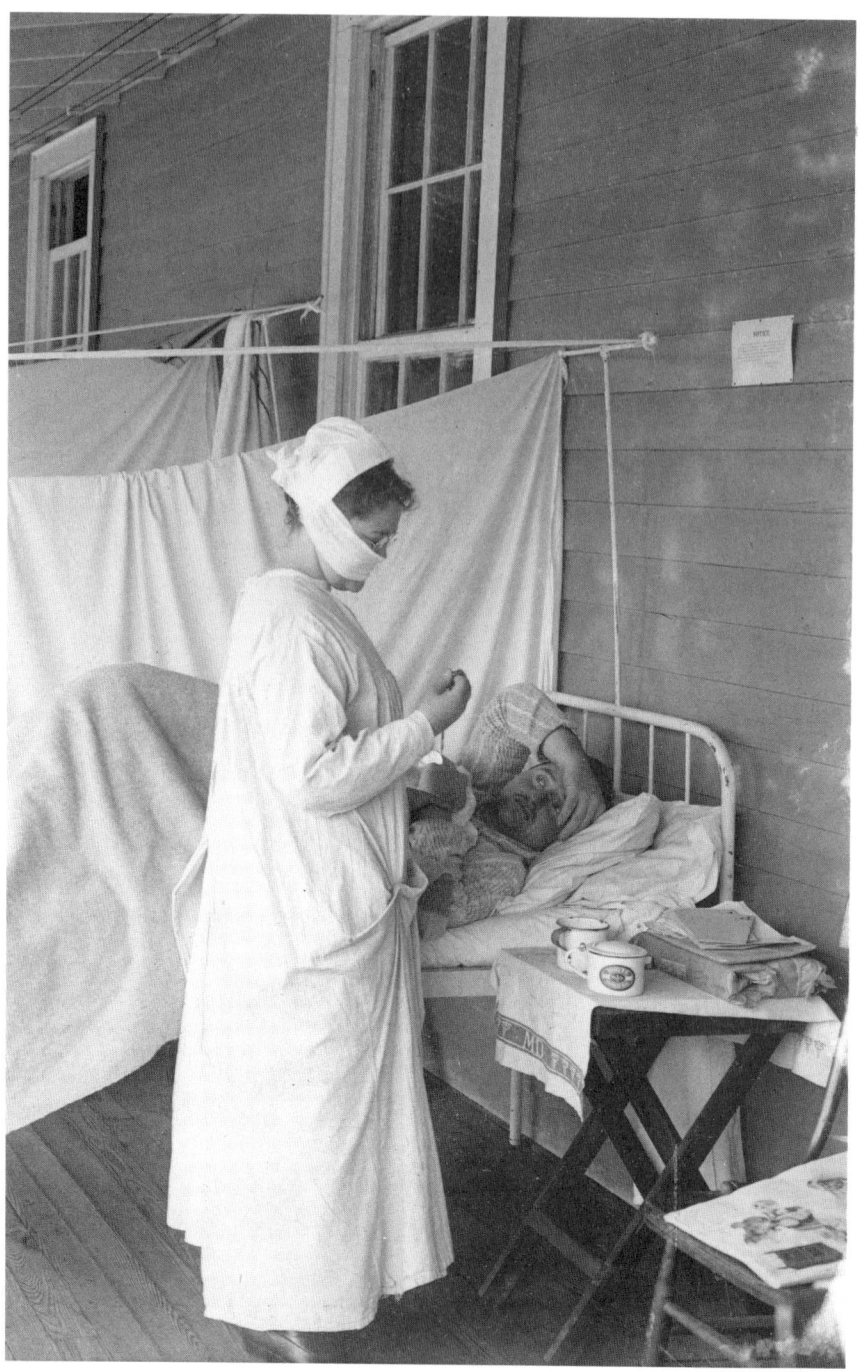

Sala de gripe del Hospital Walter Reed. Fotografía de Harris & Ewing, ca. 1918-1919. Pacientes dispuestos en batería durante la pandemia de gripe, separados por cortinas, mientras una enfermera atiende con mascarilla de tela [Library of Congress].

la vuelta al mundo por última vez, en un tercer episodio más leve, después del Día del Armisticio, el 11 de noviembre de 1918.

La complicación más grave fue la neumonía, «la compañera de la gripe en la muerte». Suele aparecer en aproximadamente el 20 % de todos los casos de gripe y no sabemos bien por qué, pero en 1918 la incidencia fue mucho mayor y los casos fueron más complicados. La neumonía se caracterizaba por hemorragias pulmonares y una secreción abundante que comprometía la respiración. Los pulmones de las víctimas más graves parecían desbordarse de líquido sanguinolento. En esta fase, la mayoría de los pacientes presentaban cianosis, y su piel se describía como azul e incluso morada. Algunas enfermeras utilizaban el color de los pies para tomar decisiones de triaje: los que tenían los pies azules tenían alguna posibilidad; los que los tenían negros no sobrevivirían.

Los primeros casos de gripe se notificaron en marzo de 1918 y se diagnosticaban enfermos tanto entre los soldados de los campamentos en Estados Unidos como en los que llegaban de Europa. Se notificaron casos en todos los ejércitos y en pueblos y ciudades de Inglaterra, Francia, Bélgica, Alemania, Rusia y Estados Unidos. En la mayoría de las ciudades, los departamentos de salud locales intentaron educar a los ciudadanos y se distribuyeron miles de carteles y pancartas. En Newark, se aconsejó a la población que se abrigara bien, evitara las aglomeraciones, se cubriera la boca y la nariz al estornudar y se acostara ante el primer síntoma de enfermedad. Sin embargo, los acontecimientos de la guerra iban en sentido contrario que los boletines del departamento de salud: en Filadelfia se organizó un desfile para vender bonos de guerra que se extendió a lo largo de veintitrés manzanas y atrajo a 200 000 espectadores. Cuatro semanas después, 7800 residentes de Filadelfia habían fallecido a causa de la gripe y la neumonía.

El control de los contagios se abordó de diversas maneras. En Chicago, las personas que estornudaban en público o escupían eran amenazadas con arrestos y multas. Las iglesias no cerraron, pero se pidió a los feligreses que se quedaran en casa si estaban enfermos y se abrieron las ventanas para ventilar durante los servicios. En la tercera semana de octubre, el pico de la segunda ola, los cierres se extendieron a teatros, salas de conferencias, restaurantes y cines. La confusión se produjo cuando se permitió que las licorerías permanecieran abiertas para la venta, pero no las reuniones religiosas. Muchos sacerdotes y pastores protestaron por la prohibición, por considerarla perjudicial para la moral de los ciudadanos, y citaron la exención de las licorerías. La prohibición se levantó el 21 de octubre.

La junta de salud de San Diego cerró todas las instalaciones públicas, lo que incluía bibliotecas, salas de billar, reuniones semanales de clubes de mujeres y todas las reuniones al aire libre, excepto las convocadas para vender bonos de guerra. La prohibición se levantó y luego se impuso de nuevo al aumentar los nuevos casos de gripe; los ciudadanos nunca apoyaron firmemente las medidas de protección.

Muchas ciudades exigían el uso de mascarillas en público. Estas solían estar fabricadas con varias capas de gasa y se ataban en la parte superior de la cabeza y detrás del cuello. A veces se las rociaba con desinfectantes. En algunas zonas se usaban las mascarillas religiosamente; en otras, sin embargo, el cumplimiento era irregular. En San Diego, un editorial del San Diego Union satirizó las mascarillas, quejándose de que ocultaban los rostros bonitos, que los colores debían ser rojo, blanco y azul, los colores de la bandera de Estados Unidos, y que solo los ladrones usaban máscaras de forma profesional. Un despropósito como el que se vio en ocasiones con la COVID-19 y los ignorantes que hablaban de «bozales».

El colapso de los sistemas sociales tuvo un efecto devastador en las actividades cotidianas: las compañías telefónicas no podían atender más que las llamadas de emergencia; el transporte público se interrumpió porque

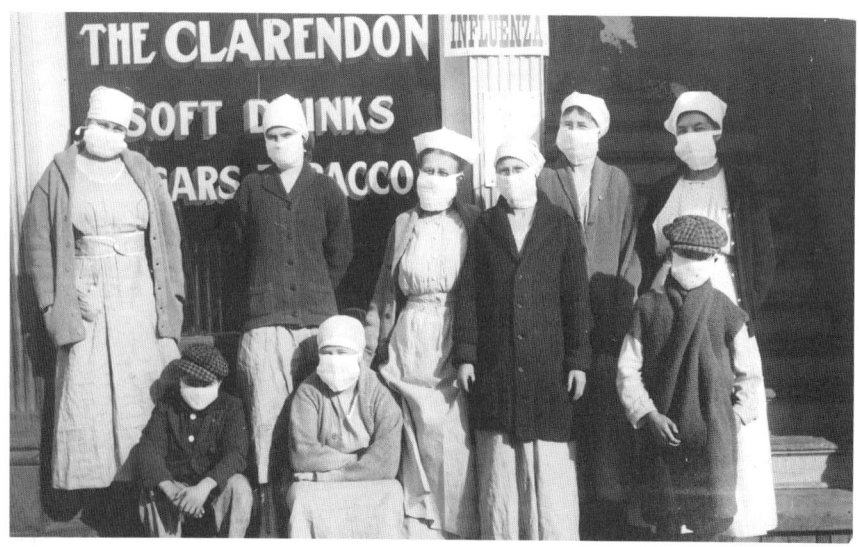

Enfermeras y niños con mascarillas durante la epidemia de gripe de 1918.
Fotografía conservada en History Colorado.

los conductores de trenes y taxis enfermaron, y la gripe en los trabajadores de granjas y dependientes de tiendas provocó escasez de alimentos. Los servicios esenciales también se vieron amenazados. Las enfermeras y otros trabajadores sanitarios estaban ausentes o enfermos; los bomberos y los policías no podían trabajar y los profesores y los sacerdotes enfermos dejaron a sus alumnos y feligreses sin guía. Las familias se vieron afectadas de forma aleatoria, tanto por la enfermedad como por la muerte, y la gripe se cebó especialmente con los supervivientes habituales, los adultos jóvenes en la flor de la vida, de forma desproporcionada con respecto a otros grupos y otras epidemias.

Cabe destacar dos ejemplos de colapso de los servicios. En primer lugar, la abrumadora demanda de servicios de enfermería y hospitalarios superó la oferta en la primera semana tras la aparición de los primeros casos. En Cleveland, la Asociación de Enfermeras Visitantes registró un aumento del 400 % en su volumen de trabajo en una semana. En su informe anual, se señaló la escasez de enfermeras y de «familiares inteligentes». Especialmente en las grandes ciudades, las enfermeras y los médicos trabajaban tantas horas y tantos días como podían mantenerse en pie. La mayoría de los relatos de la época describen jornadas de 18 horas como lo habitual durante el pico de la segunda ola. Lillian Wald, la fundadora de la enfermería de salud pública en Nueva York, escribió a una amiga que «el lobo está arañando nuestra puerta» para explicar que necesitaban 40 000 enfermeras para atender a los pobres de la ciudad.

Se reclutó a mujeres con cualquier tipo de formación en el cuidado de enfermos. Finalmente, la crisis pasó, gracias a la Cruz Roja, que coordinó los esfuerzos voluntarios de unas 200 mujeres procedentes de congregaciones católicas, estudiantes de enfermería y otros grupos de voluntarios. La experiencia de las enfermeras varió en todo el país. En Filadelfia se las obligó a hacer visitas a familias enfermas de gripe. En otras zonas, las enfermeras eran rechazadas por miedo a que pudieran llevar el virus. En San Francisco se produjo una crisis rápidamente, incluso antes de que la gripe alcanzara su punto álgido. La Cruz Roja informó de que como mucho solo podía atender la mitad de la demanda de sus servicios. Miles de voluntarios, estudiantes de medicina y enfermería, profesores sin trabajo debido al cierre de las escuelas, sacerdotes y monjas y, por último, gente en general acudieron en ayuda de los pacientes.

La necesidad de enfermeras en las zonas rurales y las pequeñas ciudades no está bien documentada, pero se publicaron algunas anécdotas en los números de 1919 de la revista American Journal of Nursing and Public Health Nursing. Una enfermera escribió sobre su experiencia en un campamento maderero del norte de Míchigan. Al llegar al campamento, se encontró con que casi todos estaban enfermos y amontonados en cabañas de una sola habitación. Le preocupaba especialmente la costumbre de escupir sin tener en cuenta el contagio; la enfermera finalmente logró controlar parte del riesgo colocando una lata de hojalata en una silla junto a cada cama. Instruyó a las mujeres adultas en el cuidado y las visitaba a menudo; la mortalidad se limitó a la muerte de un bebé.

Otros dos relatos de enfermeras en zonas rurales ofrecen perspectivas diferentes. En un pequeño pueblo de Dakota del Norte, las enfermeras tenían que ordeñar las vacas y lavar la ropa de cama de las familias que encontraban enfermas al llegar a sus granjas. Beulah Gribbie fue llamada para ejercer de enfermera en un campamento minero de carbón en Kentucky, donde calculó que 1000 de los 2500 residentes estaban enfermos. Los vecinos se ayudaban entre sí, y se procuraban unos a otros cuidados y un mínimo de alimentos. Solo había un médico disponible y muchas familias vivían en zonas remotas. El edificio recreativo local se convirtió en hospital, y allí se atendía a los pacientes más graves.

La mayoría de las enfermeras querían saber cómo manejar el contagio de la epidemia, así como recomendaciones sobre el cuidado de los pacientes. El Comité de Medidas Administrativas para el Socorro del USPHS publicó un informe en la revista American Journal of Nursing que ofrecía directrices para las enfermeras. El informe era específico y práctico, con secciones sobre la gestión de los alimentos y la lavandería, la educación de los pacientes y la comunidad, y las disposiciones para el cuidado de los fallecidos. Lamentablemente, su utilidad en la epidemia fue insignificante, ya que no se publicó hasta que la tercera ola, la de menor intensidad, estaba llegando a su fin.

En general, la atención médica y de enfermería se vio muy afectada por la escasez, debida en primer lugar a la guerra, pero sobre todo a la enorme demanda por parte de los pacientes. Sin embargo, en retrospectiva, la mayor parte de la atención necesaria era sencilla y podría haber sido prestada por cualquier persona con una mínima instrucción por parte de las enfermeras o los médicos. Los casos más graves fueron los de las zonas aisladas, donde familias enteras se vieron afectadas y no había recursos sanitarios. Un mensaje quedó claro tras la I Guerra Mundial y la gripe del 18: hacían falta más enfermeras.

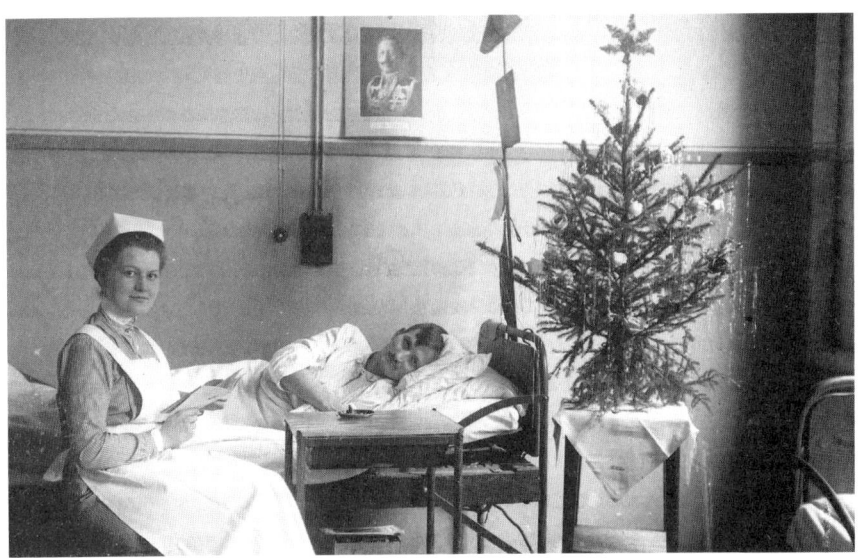

La enfermera alemana Käthe Buchler con un paciente durante
la Navidad en un hospital militar, 1914-1918.

Enfermería en el Tercer Reich

En la década de 1930, Alemania contaba con un servicio de enfermería
amplio y bien organizado, con tres organizaciones principales: una para
católicos, las diaconisas protestantes y la Cruz Roja Alemana (DRK). En
1934, los nazis crearon su propia unidad de enfermería, las Enfermeras
Pardas, que absorbió a algunos de los grupos más pequeños y llegó a contar con 40 000 miembros. La nueva organización nacionalsocialista creó
guarderías con la esperanza de controlar las mentes de los jóvenes alemanes, en competencia con las demás organizaciones de enfermería.

La política sanitaria de los nazis estuvo marcada por una polariza-
ción extrema que buscaba la selección de los mejores y el exterminio de
los minusválidos, de las personas con discapacidad, de los física o mentalmente inadaptados. Esta política cristalizó en los conceptos de la higiene
social y la pureza racial y se plasmó en la legislación para evitar el mesti-
zaje, esfuerzos análogos a los de un criador de animales que busca animales de raza pura. Esto estaba motivado por la creencia en la existencia de
una jerarquía racial y el consiguiente temor a que las «razas inferiores»
«contaminaran» a las «superiores».

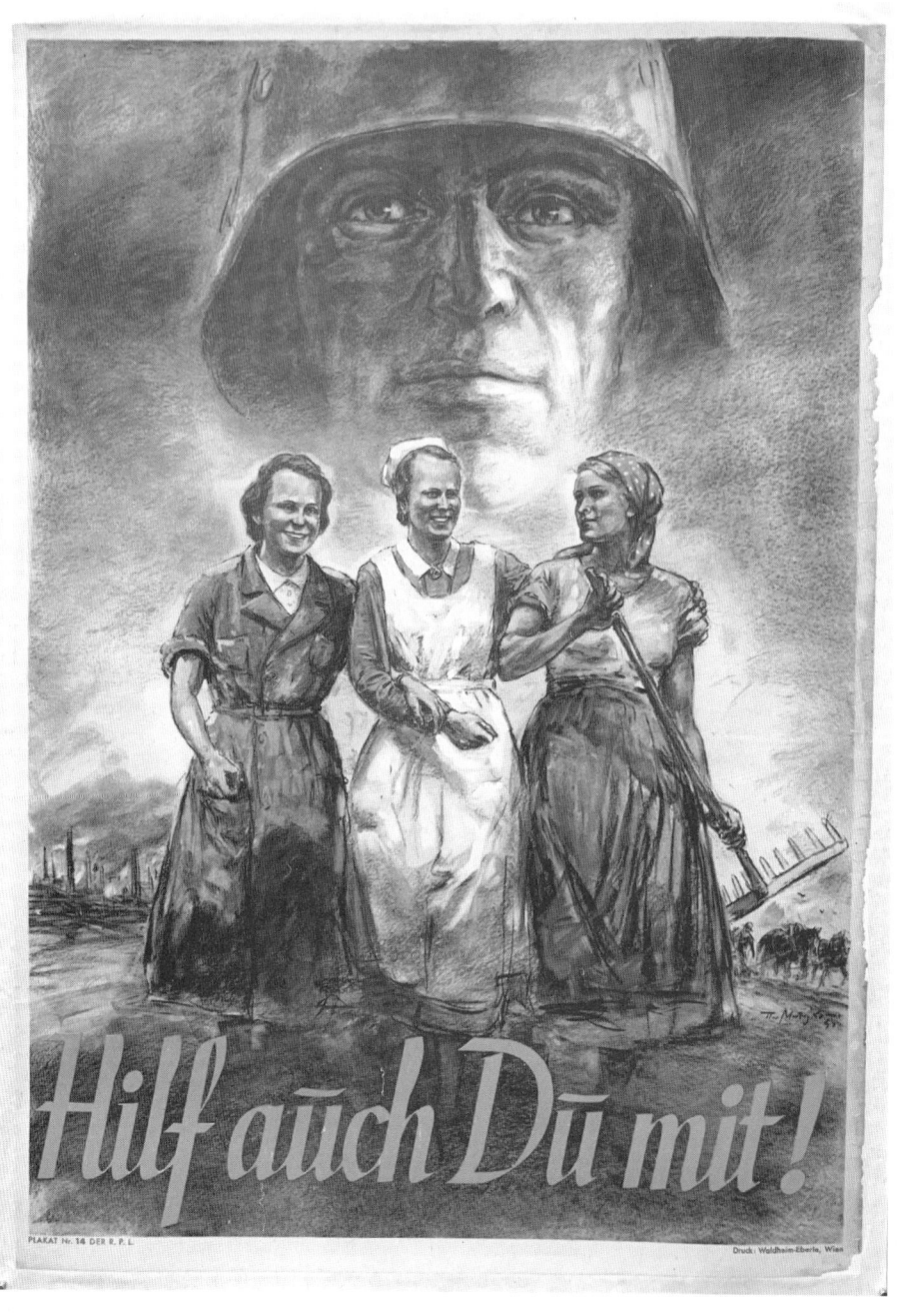

Hilf auch du mit! (¡Ayuda tú también!). Cartel de Theo Matejko, impreso por Waldheim-Eberle, Alemania nazi. La imagen muestra a una obrera, una enfermera y una trabajadora agrícola bajo la figura de un soldado, en un intento de integrar el trabajo femenino en el esfuerzo bélico. La enfermería aparece representada como una forma de servicio al combatiente y al Estado, encuadrada en una iconografía que asocia a las mujeres con funciones de cuidado y apoyo.

Bajo el prisma de un darwinismo social extremo, los nazis asumieron la promoción activa de las características raciales de los arios, la eliminación de los grupos considerados como racialmente inferiores, el asumir una ley de la selva con la supervivencia de los mejor adaptados sin compasión al destino de los débiles y el control total del estado como garante de un proyecto unitario: ein Volk, ein Reich, ein Führer (un pueblo, un imperio, un caudillo).

Desde el ascenso al poder de los nazis en 1933, se produjo un cambio brutal en los cuidados sanitarios con un fuerte componente político. En 1934 se aprobó la ley para la prevención de las enfermedades hereditarias. El resultado fueron las esterilizaciones obligatorias masivas y la sustitución de una cultura humanista y cristiana que valoraba a cada persona —Alemania era el país más culto del mundo en esa época— por las ideas nazis. De repente, los individuos se valoraban según su contribución al grupo y sus necesidades se subordinaban a las de la nación. Para los nazis, si alguien no aportaba, si era una carga, la sociedad tenía el derecho y la obligación de eliminar a esa persona socialmente inadaptada para preservar la salud del grupo. El eslogan de la salud pública era «Vorsorge statt Fürsorge», se podría traducir como «prevención en vez de protección», y al que se sumaron otros eslóganes como «curar, no cuidar» y «salud pública y no humanitarismo sentimental».

Las leyes sanitarias nazis obligaban a todos los profesionales sanitarios, pero las enfermeras, que eran el grupo más numeroso, recibieron una atención especial desde el primer momento. Se les pidió que tuvieran un papel en la educación para la salud del pueblo alemán, pero también se las implicaba en los extremismos del régimen para apoyar a los que eran considerados válidos y en destruir las vidas de los que no se les daba ningún valor.

La oficina de salud pública hizo la siguiente declaración en 1936: «En el futuro, la enfermería no debe solo encargarse de los enfermos y los que sufren, no puede ser solo cuidar al enfermo, aliviar los efectos de las pobrezas o atender las necesidades inmediatas. Debe ir más allá. La enfermería debe guiar al pueblo en las cuestiones de salud. Es la enfermera quien debe llevar a cabo la voluntad del Estado en la educación sanitaria del pueblo».

Para el estado nazi, la mujer ideal era la madre, la portadora de la sangre y la raza, y su habilidad biológica para dar a luz se evaluaba en función de su pureza racial. La mujer trabajadora era también vista positivamente, siempre que el trabajo fuese apropiado para una mujer y sirviera al pueblo. Ser enfermera encajaba en esta concepción de la sociedad.

Todas las organizaciones de enfermería se incluyeron en una organización común que estaba bajo el control del Ministerio del Interior. Las organizaciones socialistas y comunistas fueron desmanteladas, las enfermeras judías fueron apartadas y solo podían atender a pacientes judíos. Las enfermeras de la asociación general llevaban uniformes azules hasta que en 1942 fueron fusionadas con las enfermeras nazis. Había menos enfermeras de las deseadas, en particular tras el inicio de la guerra, por lo que se hicieron grandes campañas publicitarias. Un folleto de la época decía: «Los hombres sirven con armas... las mujeres sirven vigilando y cuidando la vida en su base, en una forma maternal, fraterna y usando toda la ternura y la fuerza que la naturaleza les ha dado para completar esa tarea».

Las enfermeras cuidaban a los enfermos y eran las asistentes del médico; según un contemporáneo, «para nosotros una enfermera es también un soldado político». Asumieron responsabilidades en salud pública en el consejo, la supervisión y la formación en hábitos saludables de la ciudadanía. La enfermera aconsejaba sobre cómo almacenar comida, hacía recomendaciones sobre recetas de cocina, encarecía la reutilización de ropas y el ahorro y tomaba decisiones en temas de salud como enviar niños de las ciudades al campo o informar sobre comportamientos «desviados». Las enfermeras nazis eran las que tenían el poder y dirigían a las demás en este proceso.

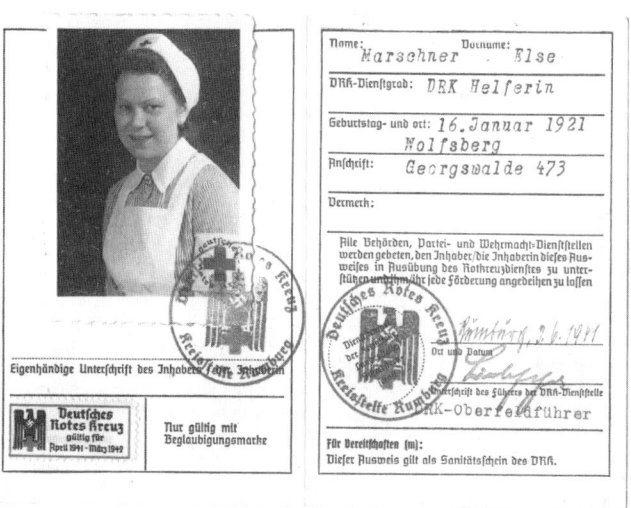

Credencial de enfermera de la Cruz Roja Alemana (DRK). Documento de identificación del Deutsches Rotes Kreuz, con fotografía, datos personales y sellos oficiales.

Las enfermeras también participaron en investigaciones con seres humanos en los campos de concentración. En general, los experimentos se dividían en dos categorías: los de importancia militar y los relacionados con las políticas de higiene racial. Los experimentos militares incluían investigaciones sobre el tifus, la malaria, el «flegmón» (inflamación generalizada debida a una infección), heridas de guerra simuladas y exposición a grandes altitudes y agua helada, para establecer pautas para los pilotos que caían en el Atlántico. Era algo brutal donde prisioneros de los campos de exterminio eran sumergidos en agua con hielo hasta su muerte, mientras se les tomaba medidas de su pulso, temperatura corporal, etc.

Los experimentos relacionados con la higiene racial incluían investigaciones sobre métodos para conseguir esterilizar con rapidez a un gran número de personas o para cambiar características físicas, como el color de los ojos, a otras deseables y más arias. Por ejemplo, las enfermeras prisioneras fueron asistentes de los doctores Horst Schumann y Carl Clauberg en sus experimentos de esterilización en Auschwitz. Schumann trató de esterilizar a hombres y mujeres con radiación, mientras que Clauberg trató de perfeccionar una técnica para esterilizar a las mujeres inyectándoles sustancias cáusticas en las trompas de Falopio.

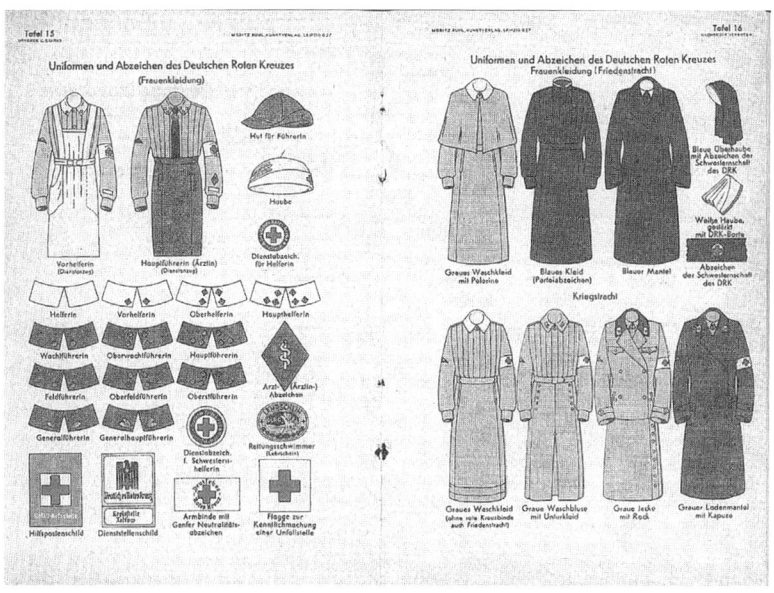

Láminas 15 y 16 de *Deutsche Uniformen*. Ilustraciones de la vestimenta y distintivos de las enfermeras y personal femenino de la Cruz Roja Alemana durante el Tercer Reich.

Sonja Fritz, que fue encarcelada en Auschwitz II por ser medio judía y estar casada con un judío, fue nombrada asistente de enfermería de Schumann. El trabajo de Sonja consistía en registrar los números de prisioneros y sus nacionalidades, y mantenerlos en orden mientras esperaban un destino desconocido. Cada prisionero era llevado individualmente a la sala de rayos X para recibir diferentes dosis de radiación en los ovarios o los testículos. Según describió Sonja, tras esa irradiación, a los prisioneros les aparecían heridas abiertas que se infectaban y no se curaban. Algunos eran irradiados durante tanto tiempo en cada sesión que vomitaban ya de camino a los barracones. Cuando Sonja pidió permiso a Schumann para dar agua a los prisioneros sujetos a los experimentos, no se lo permitió. Ella saboteaba los experimentos y cortaba la electricidad para que las dosis de radiación sobre las prisioneras fueran menores de las indicadas. Las enfermeras empleadas por las SS ayudaron en los experimentos de infección de heridas y en los estudios farmacéuticos en el campo de concentración de Ravensbrück.

Cuando se procedió a los juicios de Núremberg, la mayoría de las enfermeras acusadas justificaron su participación en asesinatos usando como eximente la obediencia debida a los médicos. Este es un testimonio de una de ellas: «Desde el comienzo, esto es, desde la época en que era estudiante de enfermería, aprendí que debía mostrar una obediencia sin preguntas al superior y a las enfermeras mayores. Asumo el hecho de que la obediencia absoluta en los círculos de enfermeras es algo generalmente sabido, así que no necesito entrar en detalles aquí».

En resumen las enfermeras alemanas, que llegaron a ser más de 100 000, fueron un factor importante en las políticas de salud pública del gobierno nazi, mejoraron su estatus y como en las demás profesiones hubo seguidoras entusiastas de los nazis, entre las que estaban el 10% de las que se afiliaron al partido nazi antes de la guerra; otras eran conformistas, que se adaptaron a los nuevos tiempos, otras obedientes, que hicieron lo que se les mandó, otras fueron perseguidas y otras resistieron lo que pudieron y mantuvieron, frente a todos los riesgos, la dignidad de la profesión. Tras el final de la guerra, la preocupación de las autoridades de ocupación era la atención de refugiados y el que los sistemas educativos y sanitarios se volverían a poner en marcha y la mayoría de las enfermeras volvió al trabajo, incluso aquellas que no habían estado a la altura. Aun así, varias de ellas fueron juzgadas después de la guerra y condenadas a la horca o a penas de prisión.

La guerra civil española

Durante la guerra civil española (1936-1939), la enfermería vivió una etapa de emergencia, adaptación y crecimiento bajo circunstancias extremas. El conflicto, que desgarró al país en todos los niveles —político, social y humano— colocó a las enfermeras en una posición crítica: entre la necesidad urgente de prestar asistencia sanitaria y la precariedad de los recursos. Fue un periodo donde el cuidado de los heridos se convirtió en un frente tan importante como el combate mismo.

Desde el inicio de la guerra, los hospitales civiles fueron rápidamente militarizados o colapsaron bajo la demanda. En su lugar, surgieron hospitales de campaña, puestos de socorro improvisados y trenes-hospital que transportaban heridos desde el frente hacia la retaguardia. Las enfermeras, en su mayoría mujeres jóvenes sin experiencia previa, fueron formadas de forma acelerada para atender a soldados y civiles heridos por balas y metralla, y sujetos a amputaciones y quemaduras. Otras, con experiencia previa en la Cruz Roja o en instituciones religiosas, se convirtieron en formadoras o líderes de equipos médicos improvisados.

Durante la Guerra Civil hubo varias enfermeras —profesionales, voluntarias y religiosas— que alcanzaron notoriedad por su labor en condiciones extremas. Una de las más conocidas es Elena Francisca (Lena) Gustafson, una enfermera sueca que llegó con las Brigadas Internacionales y trabajó en hospitales de campaña improvisados en la zona republicana. Junto con otras sanitarias extranjeras, representó la solidaridad internacional y el papel crucial de la enfermería en un conflicto marcado por la falta de recursos.

Thora Silverthorne (1910-1999), cariñosamente apodada «Red Silverthorne», fue una enfermera y activista británica que viajó desde Gales para servir con las Brigadas Internacionales. Llegó en octubre de 1936 como parte de la Unidad Médica Británica —la primera unidad médica extranjera que se desplazó a apoyar a la Segunda República española— junto con el fotógrafo Alec Wainman. Ayudó a montar el primer hospital británico en Grañén, cerca del frente de Huesca, y llegó a desempeñarse como enfermera jefe y matrona en este hospital. Su entrega quedó marcada por la imagen de un brigadista gravemente herido que murió en sus brazos, un recuerdo que la acompañó siempre. Agnes Hodgson, una enfermera australiana que trabajó en el mismo hospital en 1937, hizo un relato detallado de las condiciones que allí se vivían. Cuando regresó a Australia, declaró

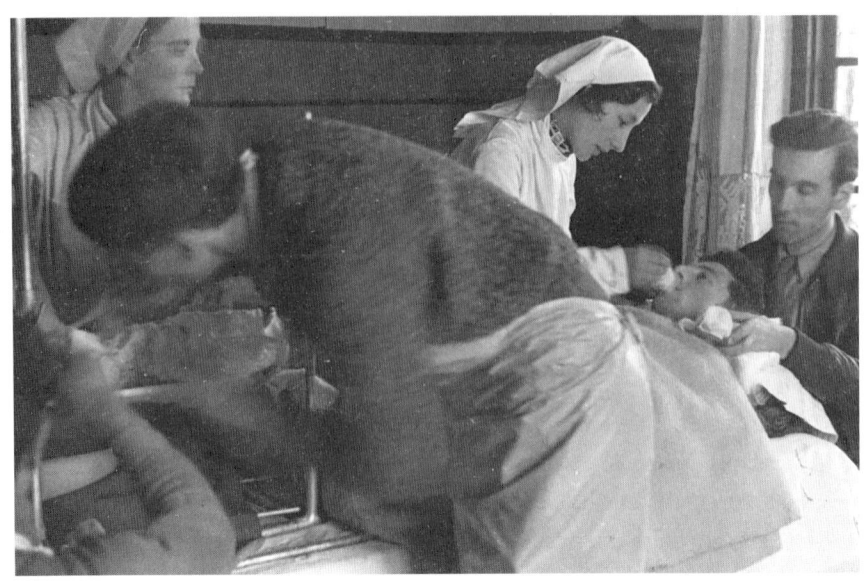

Thora, enfermera durante la Guerra Civil, consuela a un paciente durante una cirugía ortopédica realizada por el Dr. Alexander Tudor-Hart [Imperial War Museums].

a un periodista: «Nunca había visto heridas y sufrimientos tan terribles como los que provoca la guerra. Lo que he visto en España me ha convertido en una pacifista militante para siempre». Tras la guerra, Silverthorne continuó su trabajo en salud pública en Reino Unido y fue una figura clave en la fundación del Servicio Nacional de Salud (NHS) y también cofundadora del primer sindicato británico de enfermeras de base.

Ave Bruzzichesi fue una enfermera católica de origen polaco voluntaria en el bando republicano durante la guerra civil española. Fue parte de la Brigada Lincoln y trabajó como enfermera en la primavera de 1937. Organizó con rapidez un hospital móvil de 200 camas tras la batalla de Teruel y permaneció atendiendo heridos hasta la retirada final en 1938.

Aurora Mas de Gaminde fue una de las primeras enfermeras profesionales de la Cruz Roja Española, formadas durante la Segunda República. Tras obtener su título en 1931, colaboró estrechamente con Mercedes Milá Nolla, fundadora del cuerpo de Visitadoras Sanitarias, y tuvo una formación avanzada gracias a la Fundación Rockefeller, que la becó para que fuera a Estados Unidos para especializarse. Era conocida como la «Dama Roja de la Cruz Roja» y organizó servicios sanitarios para los combatientes republicanos y coordinó convoyes de evacuación de heridos. Tras la guerra civil, se vio forzada a exiliarse y permaneció en Venezuela donde contribuyó a la creación de la Escuela Nacional de Enfermería en 1941. Regresó a Madrid en 1964.

También fue importante Salvadora Medina Onrubia, escritora y militante anarquista argentina que trabajó como voluntaria sanitaria en hospitales republicanos, aunque no era enfermera de formación.

En el bando franquista, la enfermería desempeñó también un papel crucial tanto en el frente como en la retaguardia. Las enfermeras no solo atendieron a los heridos, sino que también representaron un ideal de sacrificio y servicio caritativo acorde con la ideología del régimen. Muchas de ellas procedían de la Sección Femenina de Falange, que organizó cursos acelerados de formación sanitaria para preparar a jóvenes en el cuidado de los combatientes. La preparación era básica, pero bastaba para asistir en hospitales de sangre, en puestos de socorro cercanos a la línea de fuego o en hospitales militares improvisados o bien estructurados en la retaguardia. A través de este trabajo, las enfermeras falangistas encarnaban la figura de la «mujer nueva» al servicio de Dios, la patria y la familia, aunque siempre dentro de un papel subordinado al hombre combatiente.

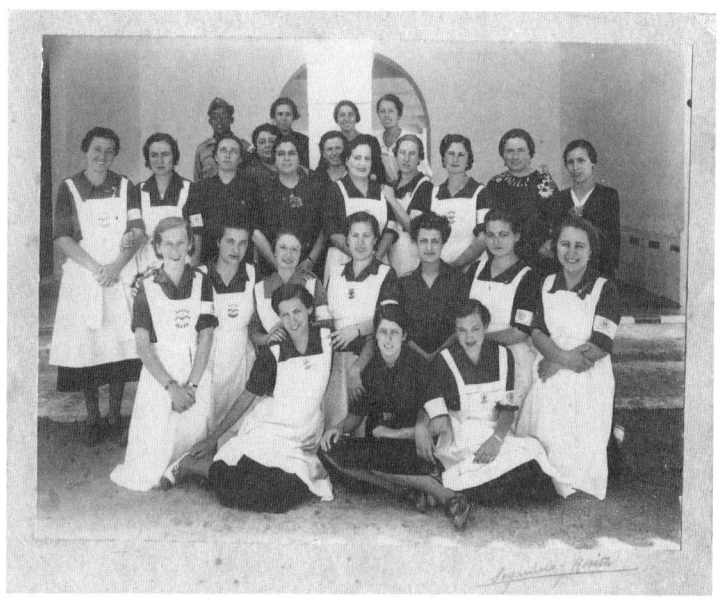

Damas de Auxilio Social de Jerez de la Frontera, sección María Luisa Terry. Como otras muchas desempeñaron labores de ayuda y apoyo en hospitales [Archivo Juan Manuel Fernández].

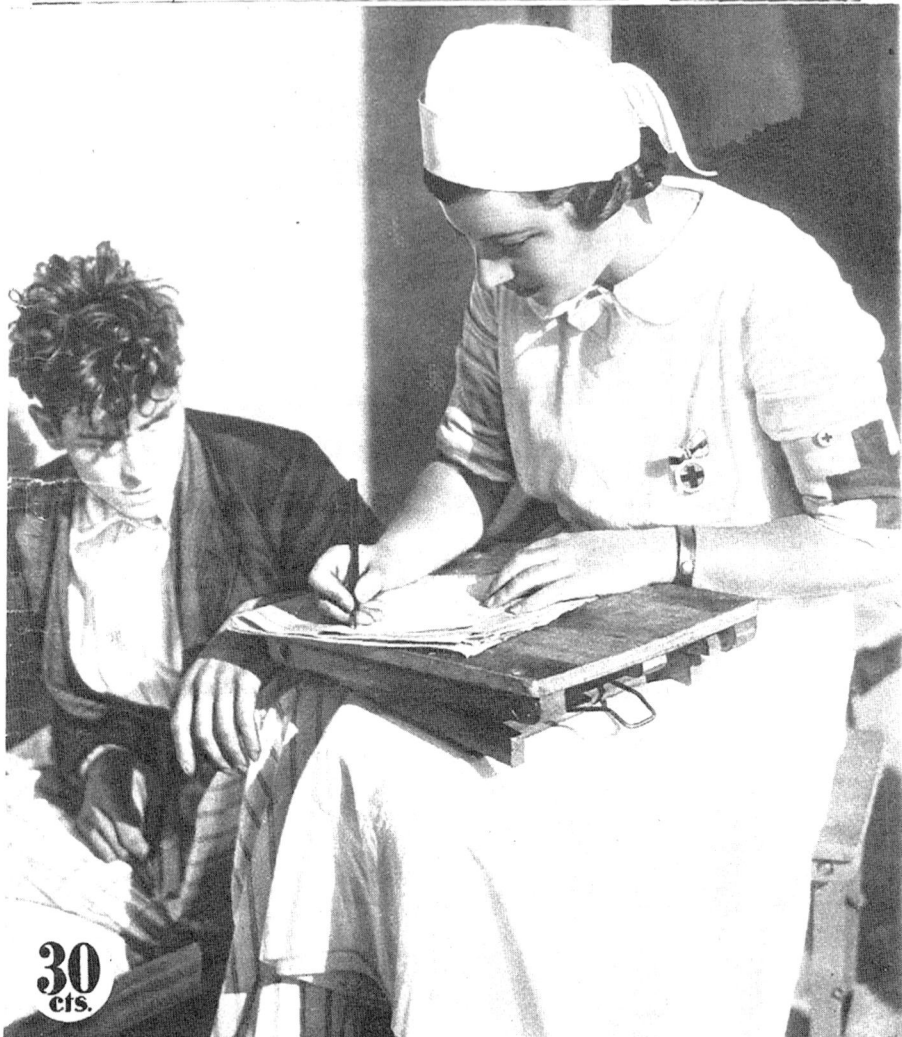

Revista *Estampa* de noviembre de 1934, en la portada, una
enfermera de la Cruz Roja escribe una carta para uno de los heridos
de la Revolución de Asturias [Biblioteca Nacional].

A la par, la Cruz Roja Española, de tradición más neutral, estuvo presente en los dos bandos, pero en la zona sublevada tuvo gran importancia, especialmente en hospitales de retaguardia. También había damas voluntarias de la Hermandad de la Caridad y de asociaciones católicas, que vieron en el servicio sanitario una forma de apostolado. Algunas fueron posteriormente beatificadas por la Iglesia católica, como las llamadas mártires de la Guerra Civil, que murieron en circunstancias violentas mientras cumplían labores de cuidado.

Un ejemplo es las llamadas enfermeras mártires de Somiedo. Tres enfermeras —María Pilar Gullón Yturriaga, Octavia Iglesias Blanco y Olga Pérez-Monteserín Núñez— sirvieron como voluntarias en un hospital de sangre del ejército sublevado en Asturias. En octubre de 1936 fueron capturadas por fuerzas republicanas y, según el juicio sumarísimo al que fue sometido en 1937 el comandante de las milicias del Frente Popular que apresó al personal del hospital de campaña, éstas habrían sido fusiladas tras negarse a abjurar de su fe, ser violadas y sometidas a vejaciones. En 2019, el papa Francisco las reconoció como mártires, asesinadas por odio a la fe y en 2021 fueron beatificadas.

En general, la guerra civil convirtió a la enfermería en un ámbito esencial: hospitales improvisados en trenes, escuelas y conventos, servicios de transfusión de sangre pioneros organizados por el doctor Frederic Duran i Jordà en Barcelona, y un cuerpo de enfermeras —profesionales y voluntarias— que sostuvieron la atención a miles de heridos en ambos bandos. Durán creó el primer servicio de transfusión del mundo en Barcelona en 1936. Previamente existían bancos de sangre, lugar donde se almacenaban donaciones de sangre para ser transfundidas, pero él creó una metodología que servía para recoger las donaciones de sangre y ser usadas a distancia, en este caso en el frente de batalla. Este método fue posteriormente aplicado en la Segunda Guerra Mundial.

Desde una perspectiva científica, la enfermería en la Guerra Civil marcó un punto de inflexión en nuestro país. Por primera vez, se aplicaron de forma sistemática principios de triaje, organización de flujos de pacientes y atención primaria en entornos bélicos. Se implantaron técnicas quirúrgicas de urgencia como la descompresión craneal o el manejo del shock traumático. Las enfermeras no solo administraban tratamientos, sino que eran responsables de mantener condiciones mínimas de asepsia en quirófanos móviles, esterilizar instrumental, registrar datos clínicos y, en muchas ocasiones, asistir emocionalmente a los heridos.

contienda. La gentil damita lo toma por un brazo, lo alza de la cama y le hace andar; el mozo se acobarda, vacila; pero esta mujer, todo bondad, sigue su humanitaria tarea:

—Anda, h o m b r e, anda. ¿Quién dijera que tienes m i e d o? Así; otro paso. ¿Ves como no te caes? Y allá va el soldado, apoyado en el brazo de la aristocrática dama.

LA QUE ESCRIBE UNA CARTA

Continúo por este inmenso edificio, que es una colmena donde todo el mundo trabaja.

En una de las azoteas me tropiezo con otra escena que conmueve el espíritu más sereno. Sobre una camilla hay otro soldado herido. Suerte trágica la de este mozo, al que las balas lastimaron los pies e inmovilizaron los brazos. Junto a él, sentada en un taburete y apoyándose sobre una tabla, una dama enfermera escribe la carta para la madre del herido.

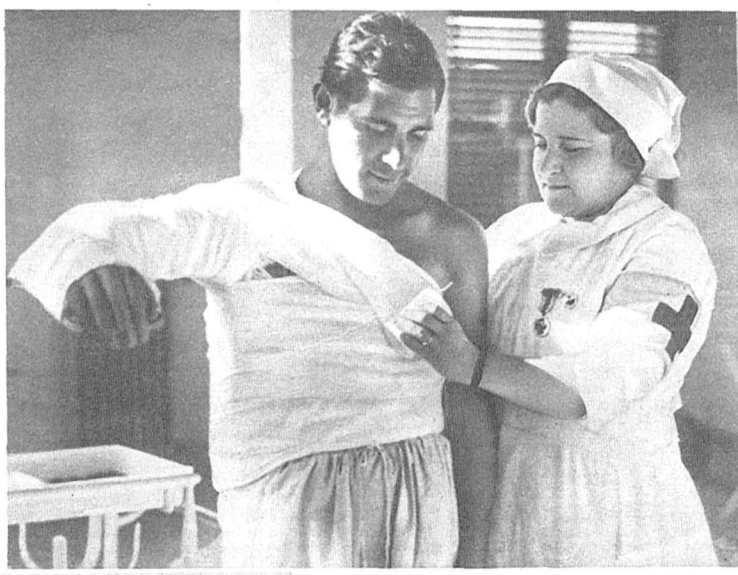

La hija de la duquesa de Tovar cura a este minero, Luis Grossi y Mier, hermano de uno de los cabecillas de los rebeldes de Mieres.

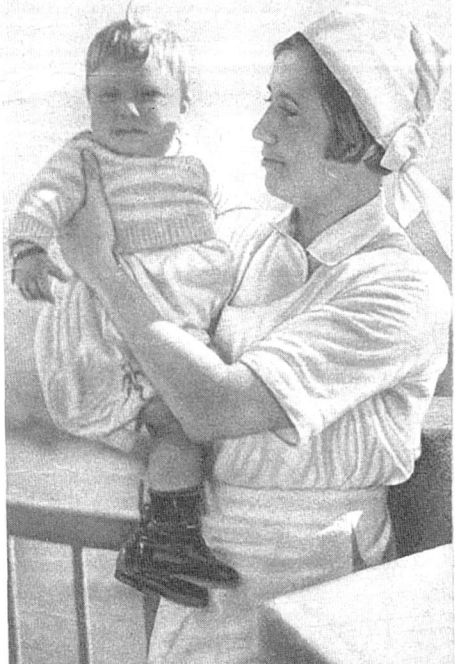

Herida en las piernas por la metralla una infeliz campesina, pidió, que al llevarla a' hospital, no la separasen de su hijito. Hay que tenerle en los brazos constantemente, y en la foto se le ve llorando en los de Susana Maura.

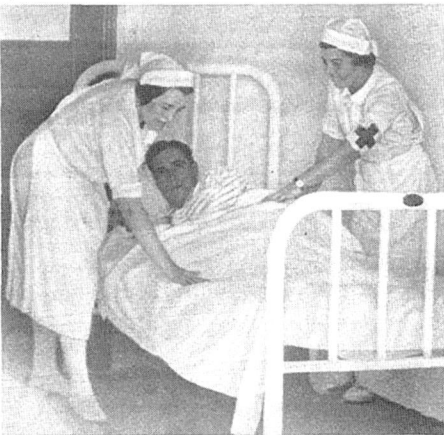

Damas y enfermeras han de atender a cuanto exige su humanitaria tarea.

Rompieron ya cuatro pliegos, porque el comienzo de la misiva no satisface al mozo.

—Yo, señorita, la quiero a mi estilo. Si la escribe usted de otra manera, la vieja se inquietará y no vivirá pensando en que yo pueda morir.

—Dictala tú, sea como quiera.

—Verá usté: "Queridos padres, hermanos y demás familia. Salud os deseo, que yo ya estoy fuera de peligro, a Dios gracias. Madre: sabrá usté como ya me levanto, corro y juego a la pelota..."

Estas mentiras piadosas, que la gentil enfermera va estampando sobre el papel, ponen un nudo en mi garganta y me marcho de allí...

LA QUE DA DE COMER

Me he reunido con los doctores señores Esteban García y Fernández Criado. Deferentes y amables, me muestran todo el edificio. Me señalan el caso verdaderamente providencial de otro soldado, fracturada la cabeza por dos ba-

En el interior de *Estampa* se recogen testimonios de enfermeras y pacientes [Biblioteca Nacional].

En los dos bandos del conflicto —republicano y franquista— se desarrollaron modelos paralelos de organización sanitaria, con notables diferencias ideológicas y estructurales. En la zona republicana, por ejemplo, se incorporaron mujeres de diversas procedencias: estudiantes, obreras, maestras, muchas de ellas voluntarias formadas rápidamente por organizaciones como el Socorro Rojo Internacional. En el bando sublevado, la atención sanitaria estuvo más vinculada a órdenes religiosas y estructuras militares tradicionales, donde la enfermería se mantenía como una extensión de la labor caritativa femenina, a menudo con un componente confesional.

Uno de los elementos distintivos del conflicto fue la fuerte politización del trabajo sanitario. En muchos casos, las enfermeras no solo cuidaban, sino que también eran testigos de ejecuciones, bombardeos sobre población civil y represalias. Algunas fueron fusiladas por asistir a combatientes del bando opuesto; otras trabajaban bajo amenazas constantes, y atendían heridos entre el fuego o en condiciones infrahumanas. El caso de la anarquista Federica Montseny, ministra de Sanidad por un breve periodo durante la República, ilustra cómo se intentó profesionalizar la enfermería en medio del caos, impulsó políticas de salud pública, atención materno infantil y campañas de vacunación. Promovió propuestas como la legalización del aborto, la creación de comedores para asegurar la buena alimentación de las embarazadas, la realización de una lista de actividades profesionales para personas con diversidad funcional, cognitiva y mental, la inspección de centros sanitarios y la creación y redefinición de centros de acogida de huérfanos.

La enfermería en la Guerra Civil no puede separarse del paisaje emocional del conflicto. Las memorias de muchas de estas mujeres, rescatadas décadas más tarde, hablan de noches enteras en quirófanos colapsados, del ruido permanente de las bombas, de niños heridos, de soldados que morían tomándoles la mano. Pero también hablan del aprendizaje técnico forzado por la urgencia, del compañerismo forjado en condiciones límite y del descubrimiento de una vocación que iba más allá del deber.

Más allá de las figuras heroicas, la realidad cotidiana de estas mujeres fue dura: largas jornadas en hospitales improvisados, carencia de material sanitario, escasez de medicamentos y un contacto constante con el sufrimiento y la muerte. Sin embargo, su labor fue exaltada por el bando franquista como un acto de devoción religiosa y servicio patriótico, enmarcando la enfermería dentro de la moral nacionalcatólica que más tarde dominaría el franquismo.

Por su parte, al terminar la guerra, muchas de las enfermeras republicanas fueron exiliadas, represaliadas o silenciadas. El legado técnico de esos años, sin embargo, quedó sembrado: la guerra había revelado la necesidad de contar con un cuerpo profesional de enfermería formado, coordinado y con cierta autonomía dentro del sistema sanitario.

La guerra, en su dimensión sanitaria, fue un laboratorio doloroso de aprendizaje para la enfermería. De ese caos surgió una conciencia nueva sobre el papel del cuidado en tiempos de crisis: un cuidado que no es solo gesto compasivo, sino también intervención técnica, disciplina logística y resistencia moral. En cada hospital improvisado, en cada camilla entre escombros, las enfermeras sostuvieron los cuerpos heridos y una frágil red de humanidad en medio del colapso de una sociedad enfrentada.

TAKING CARE

✚

THE STORY OF NURSING
and Its Power to
Change Our World

SARAH DiGREGORIO

"DiGregorio weaves the history of nursing, one of the oldest professions in the world, throughout. . . . and has condensed its profound meaning into a call to arms. This is a brilliant book, and DiGregorio is a beautiful writer."
—*New York Times Book Review*

Portada de *Taking Care*, de Sarah DiGregorio. Publicado por HarperCollins.

La Segunda Guerra Mundial

Durante la Segunda Guerra Mundial (1939-1945), la enfermería se consolidó como un servicio clave dentro de los sistemas sanitarios militares, y atravesó un proceso de expansión, tecnificación y legitimación profesional sin precedentes. Fue un conflicto global y con múltiples frentes donde millones de soldados y civiles requerían atención médica en entornos caóticos, y las enfermeras —enfermeras de combate, de retaguardia, de evacuación y de hospital— se convirtieron en engranajes esenciales del esfuerzo de guerra. Su labor no fue solo de cuidados básicos; fue también logística, técnica, emocional y científica.

Narrativamente, estas mujeres (y en menor medida, hombres) aparecen como figuras ubicadas en la delgada línea entre la vida y la muerte. Estaban presentes en los desembarcos, en los hospitales de campaña, en los bombardeos, en las evacuaciones aéreas y navales. Dormían poco, se movían constantemente, y en muchos casos trabajaban a metros de los frentes de batalla. Cada gesto —cambiar una venda, detener una hemorragia, preparar un suero— se cargaba de urgencia y precisión. No había margen para el error. En muchos casos, su formación era básica, pero fue rápidamente complementada con experiencia directa y adaptaciones prácticas a las condiciones del conflicto.

En su magnífico libro *Taking Care* Sarah DiGregorio cuenta la historia de una de estas enfermeras:

> LeBeau se graduó en la escuela de enfermería cuando la Segunda Guerra Mundial estaba en pleno apogeo y la escasez de enfermeras era noticia en todos los medios. Se alistó como voluntaria en el Cuerpo de Enfermeras del Ejército. (Nadie parece haber notado que no era blanca, aunque ella no ocultaba su origen lakota). Estuvo destinada en el Reino Unido, Francia y Bélgica; atendió a los heridos del Día D y de la Batalla de las Ardenas, en una confusión de transfusiones de sangre, inyecciones de penicilina y preparación de soldados para cirugías de emergencia. Trabajó en una unidad quirúrgica en un hospital de campaña de mil camas bajo el intenso bombardeo de las bombas volantes de la Luftwaffe, cuyos ataques percusivos solían producirse cada pocos minutos. Su unidad hospitalaria siguió a las fuerzas aliadas que marchaban desde las playas de Normandía para liberar Europa. Recuerda una noche que parecía una escena de Casablanca:

su unidad acampó en un pastizal francés. Una mujer francesa de la zona salió y preparó largas mesas, con sus mejores manteles y cubiertos, y cocinó grandes ollas de comida para ellos. Antes de servir la comida, la mujer se puso de pie y cantó «La Marsellesa», el himno nacional francés, con lágrimas corriendo por su rostro.

Hubo también muchas tragedias como el hundimiento del barco hospital Centaur en la costa australiana el 14 de mayo de 1943 con la pérdida de 268 vidas, incluyendo once de las doce enfermeras que había a bordo o la llamada masacre de la playa de Bangka, uno de los episodios más odiosos de la Segunda Guerra Mundial que involucró a enfermeras australianas. En febrero de 1942, tras la caída de Singapur frente al ejército japonés, un grupo de civiles y personal militar —incluyendo a 65 enfermeras del Ejército Australiano— intentó evacuar la zona a bordo del barco hospital SS Vyner Brooke. El 14 de febrero, el barco fue bombardeado por aviones japoneses cerca de Sumatra. Muchos pasajeros murieron y los sobrevivientes nadaron hasta la isla de Bangka. Entre ellos había 22 enfermeras australianas lideradas por Vivian Bullwinkel. El 16 de febrero, los soldados japo-

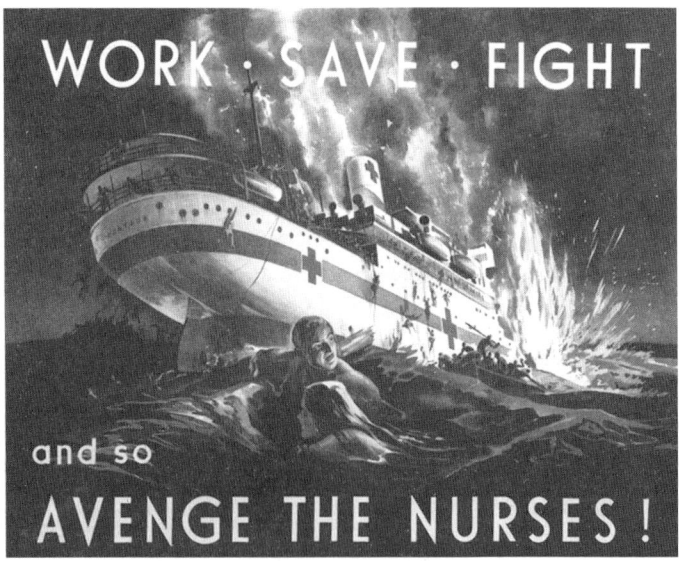

Propaganda tras el hundimiento del AHS Centaur. Imagen utilizada durante la Segunda Guerra Mundial para movilizar a la opinión pública australiana tras el hundimiento del buque hospital en 1943, subrayando la muerte de personal sanitario y, en particular, de enfermeras [Australian War Memorial].

neses reunieron a las mujeres en la playa junto con otros sobrevivientes. A los hombres los ejecutaron de inmediato. Luego ordenaron a las enfermeras que caminaran hacia el mar, en fila, y las ametrallaron por la espalda. Todas murieron salvo Vivian Bullwinkel, quien recibió un disparo en el costado y cayó al agua, donde fingió estar muerta. Más tarde fue arrastrada a la orilla y, a pesar de sus heridas, sobrevivió oculta durante días, hasta que fue capturada. Pasó más de tres años como prisionera de guerra en un campo japonés, y tras la guerra relató lo sucedido, y se convirtió en la principal testigo de cargo del terrible suceso. La masacre de Bangka es uno de los crímenes de guerra más recordados en Australia, un símbolo del sacrificio y la brutalidad sufrida por el personal de enfermería militar durante el conflicto. Hoy en día, en Australia existen monumentos y conmemoraciones en honor a aquellas enfermeras asesinadas.

Desde una perspectiva científica, la Segunda Guerra Mundial fue una revolución en la práctica enfermera. Se implementaron protocolos estandarizados para la atención de politraumatismos, se fortalecieron los sistemas de triaje para priorizar pacientes según su gravedad, y se entrenó a las enfermeras en nuevas técnicas como transfusiones sanguíneas, reanimación por shock, uso de antibióticos (penicilina y sulfamidas), y manejo del trauma psicológico. La enfermería dejó de ser vista solo como un espacio de vocación y pasó a ocupar un lugar central en la asistencia médica militar moderna.

Fue también muy evidente la escasez de enfermeras durante el conflicto tanto por la mayor demanda desde los servicios médicos del ejercito como por la competencia de la mejor oferta profesional de otras ocupaciones que se abrieron a las mujeres como los puestos en las fábricas. Cuando las campañas de reclutamiento no consiguieron cubrir la demanda se pusieron en marcha sistemas de reclutamiento obligatorio. Parte del problema se debía a las difíciles condiciones laborales. El ejército destinaba enfermeras a las zonas donde las necesitaba sin que pudieran renunciar a su puesto. El no seguir las órdenes terminaba en un tribunal y una posible multa. Por otro lado, los puestos de enfermera estaban mucho peor pagados que los trabajos de la industria porque los primeros mantenían las malas condiciones de antes de la guerra y encima las condiciones eran mucho más duras. Un responsable declaró «La remuneración que ahora cobran las enfermeras es tan inadecuada que para asegurarse un futuro tienen que dejar la profesión». La situación se exacerbó porque distintas protestas sobre los bajos salarios en algunas industrias y la escasez de mano de obra llevaron a mejorar los sueldos en las fábricas, algo que no repercutió en las enferme-

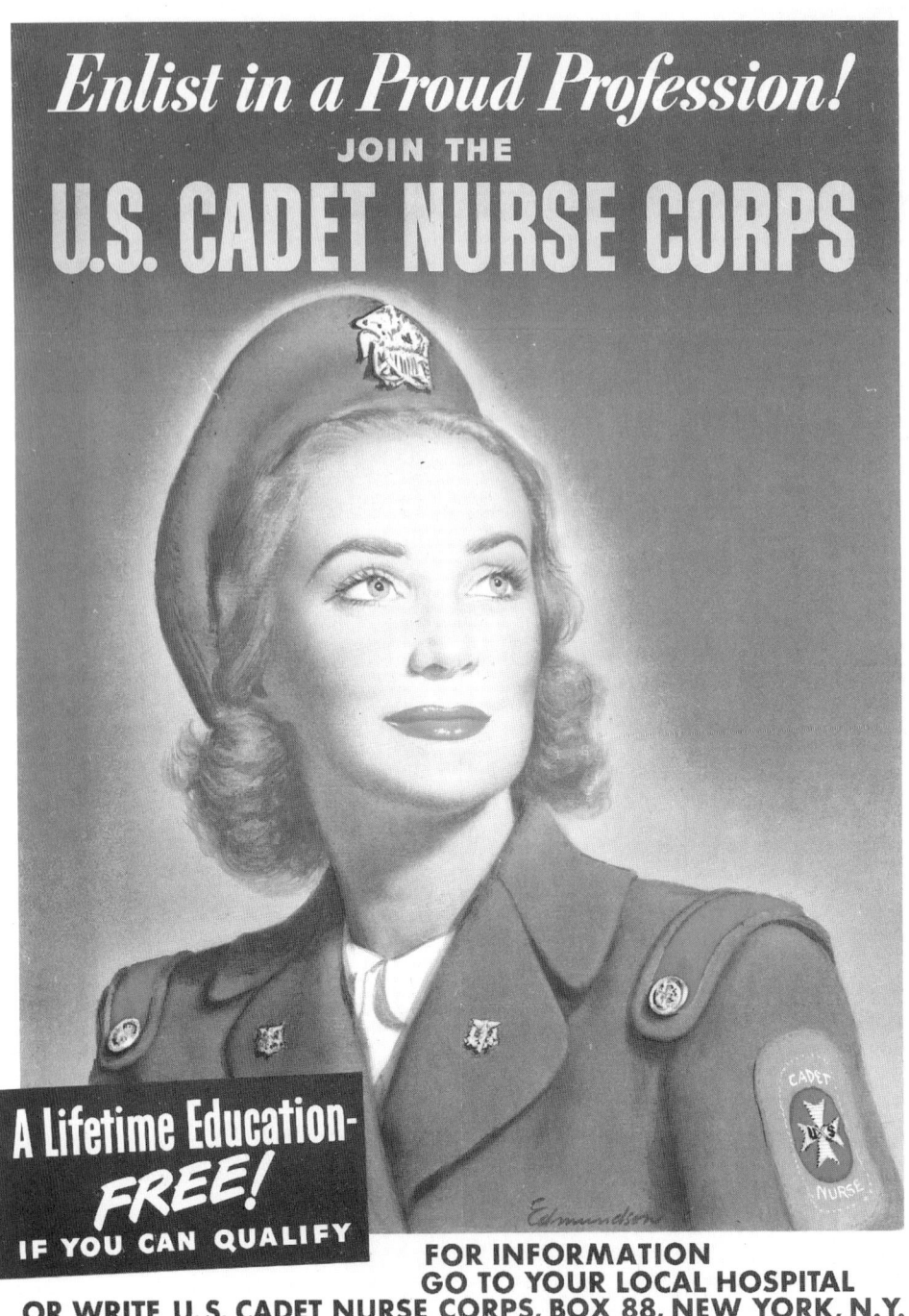

Póster estadounidense para la campaña de reclutamiento de enfermeras
durante la Segunda Guerra Mundial [Wellcome Collection].

ras. Es llamativo que se mantenía una situación en la que la supuesta «verdadera» enfermera era una que no se preocupaba de su bienestar ni de sus ingresos ni de su jubilación y se las demandaba una capacidad de sacrificio que no se pedía a otras ocupaciones.

En el frente aliado, particularmente en Estados Unidos, Reino Unido, la URSS y los países de la *Commonwealth*, se profesionalizaron cuerpos específicos de enfermería militar. Las Army Nurse Corps y los Voluntary Aid Detachments (VAD) entrenaron a miles de mujeres que, tras pasar por campamentos de instrucción, eran desplegadas en Europa, África, Asia o el Pacífico. Algunas como Elsie Ott, pionera de la evacuación aérea médica, o Vivian Bullwinkel, superviviente de la masacre de Bangka, se volvieron símbolos de esta nueva generación de enfermeras con competencias quirúrgicas, epidemiológicas y organizativas. La escasez de enfermeras, no obstante, hacía que algunas trabajaran en turnos de doce horas durante el día y tuvieran que atender operaciones de urgencia por la noche. Un artículo en el Cairns Post, un periódico regional lo explicaba así:

> La enfermería es una profesión ardua, que conlleva grandes responsabilidades, horarios irregulares y largos y un cierto peligro de infecciones. La razón por la que muchas muchachas optan por él es, hablando de forma general, porque son idealistas que quieren servir a personas desafortunadas que sufren por su salud. Debido a este idealismo, es probable que se les utilice, ya que son reacias a luchar por sus derechos como otras clases de la comunidad.

En la Unión Soviética, las enfermeras del Ejército Rojo (a menudo muy jóvenes y sin formación previa) fueron esenciales para la recuperación de heridos en las batallas más cruentas como Stalingrado o Kursk. En muchos casos también portaban armas, trasladaban heridos bajo fuego enemigo y realizaban tareas médicas en condiciones extremas.

Al mismo tiempo, la enfermería también fue escenario de contradicciones éticas. En los hospitales del Tercer Reich, algunas enfermeras participaron activamente en programas de eutanasia, esterilización forzada y experimentos médicos en campos de concentración. Esta dimensión oscura dejó una huella crítica en la ética profesional del cuidado, que fue discutida intensamente en los juicios de Núremberg tras el conflicto, y sirvió como impulso para establecer principios como el consentimiento informado y la neutralidad humanitaria del personal sanitario.

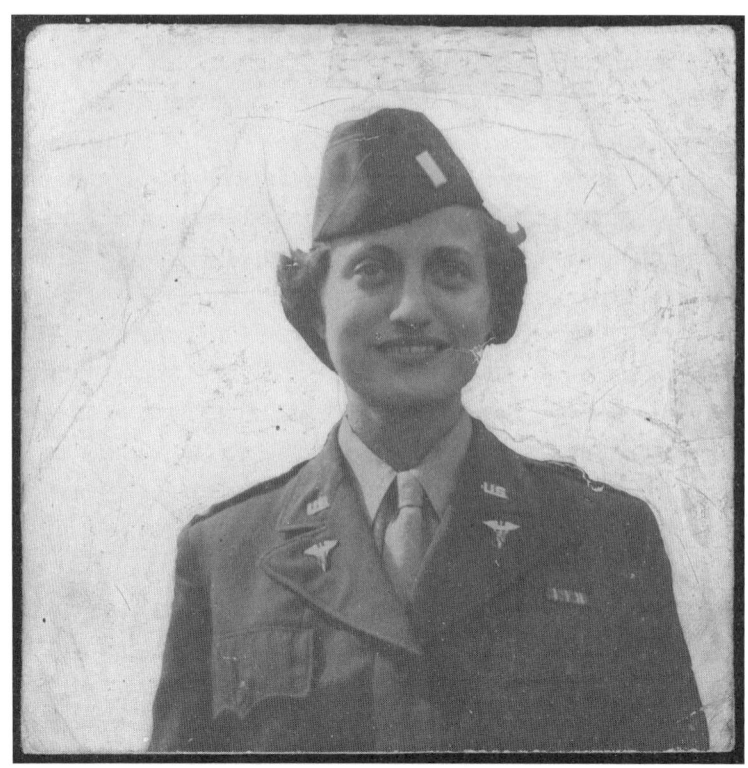

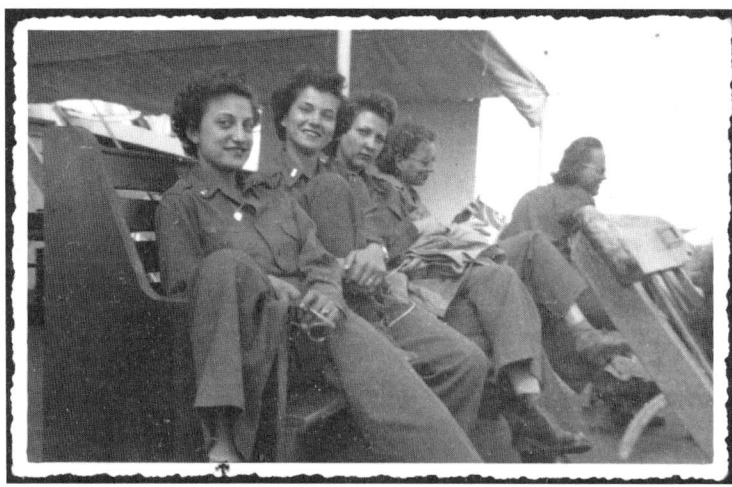

Isabelle Cedar Cook, enfermera del Ejército de Estados Unidos. Recién graduada por la Mt. Sinai School of Nursing de Nueva York, se ofreció como voluntaria cuando el Ejército solicitó personal para organizar un hospital de mil camas destinado al servicio en el extranjero. Entre 1942 y 1945 prestó servicio en África, Italia y Francia. Participó en el desfile del Día de la Victoria en Europa, marchando junto a tropas estadounidenses, británicas y francesas con uniforme reglamentario. Sobre estas líneas, su viaje hacia Casablanca, en abril de 1942, con sus compañeras cruzando el Atlántico rumbo a su nuevo destino en el norte de África [Veterans History Project, American Folklife Center, Library of Congress].

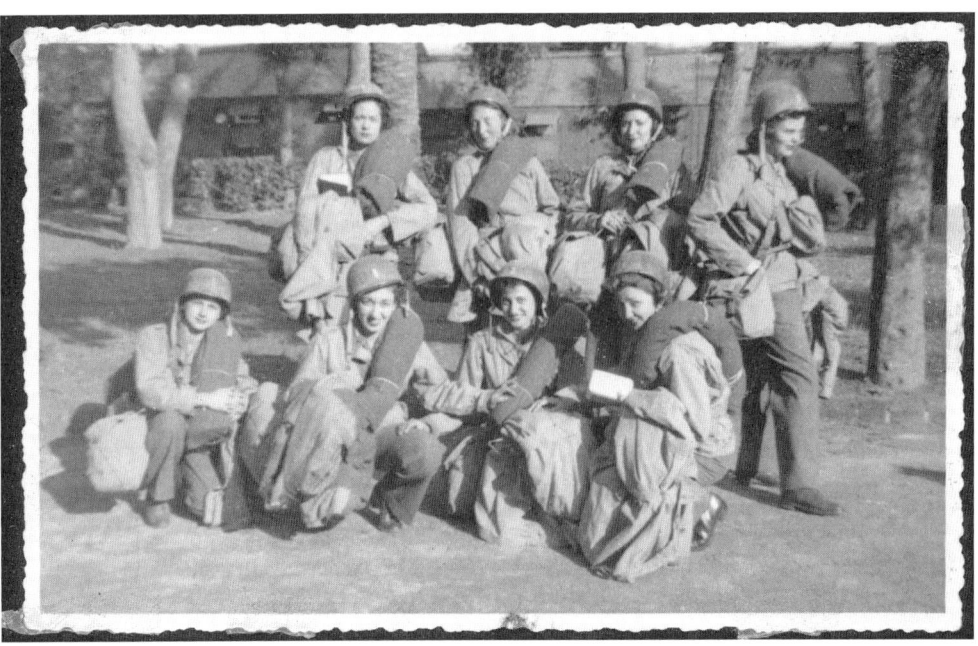

Antes de embarcar hacia Italia este grupo de jóvenes enfermeras se fotografía, ca. 1942-1945. De pie (de izquierda a derecha): Alice McCabe, Edith Weisel Landau, Kitty Vance Gaisman y Trudie Cohen Keinerman; arrodilladas: Peggy Haefner Kulick, Isabelle Cedar Cook, Dottie Brown Jaffee y Alice Mincaurge [Veterans History Project, American Folklife Center, Library of Congress].

Al final de la Segunda Guerra Mundial, las evacuaciones médicas —por aire, mar y tren— se volvieron operaciones complejas, donde las enfermeras gestionaban desde infecciones pulmonares hasta lesiones graves de guerra, siempre en tránsito, en movimiento. La guerra no daba tregua, y tampoco lo hacía el flujo de cuerpos que llegaban a sus manos. Su papel se volvió tan técnico como emocional: trataban heridas y quemaduras, pero también acompañaban la agonía, daban noticias y ayudaban a morir.

Al concluir el conflicto, el impacto de la Segunda Guerra Mundial sobre la enfermería fue profundo y estructural. Se consolidaron sistemas nacionales de salud que integraron formalmente a las enfermeras como personal especializado. Surgieron programas de formación universitaria, códigos éticos renovados y nuevas figuras profesionales, como la enfermera anestesista o la enfermera de salud mental, bajo el impulso de la experiencia bélica.

La Segunda Guerra Mundial cambió el mapa geopolítico del mundo y redibujó el mapa del cuidado humano. En cada hospital de campaña, en cada improvisado quirófano de trinchera, la enfermería había escrito una historia de resistencia técnica y moral y calidad humana. Fue ciencia aplicada bajo el fuego, humanidad organizada ante el horror, y disciplina naciente en medio del caos. Su legado, lejos de los honores militares, persiste hoy en lo mejor de los sistemas de salud modernos.

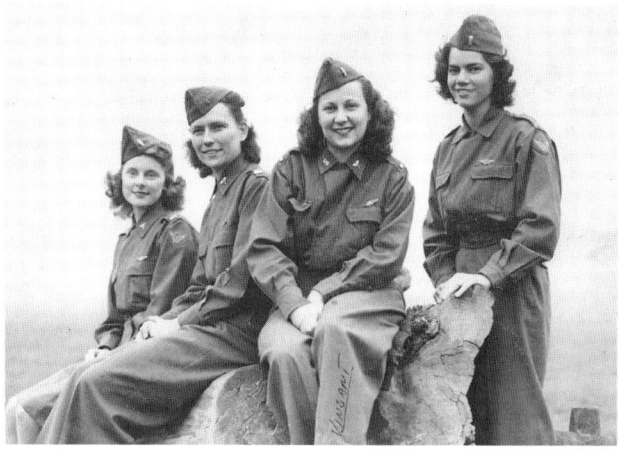

Grace Dunnam (segunda por la izquierda) con las enfermeras de evacuación aérea de su escuadrón. Fotografía de la USAF. Grace, formada en la Levi Memorial Hospital School of Nursing (Hot Springs, Arkansas, 1939), ingresó en el Ejército de Estados Unidos y se especializó como *flight nurse*, graduándose en marzo de 1943. Fue nombrada jefa de enfermería del 806th Medical Air Evacuation Squadron (MAES), la primera unidad de evacuación aérea en llegar a Europa en preparación para el Desembarco de Normandía.

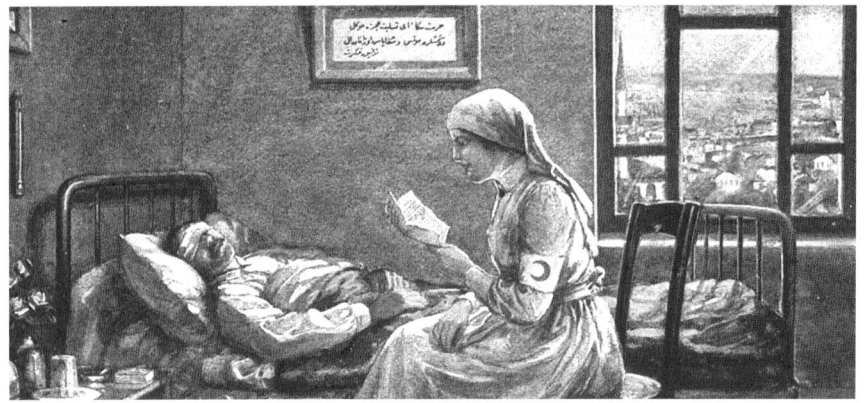

Enfermera de la Media Luna Roja lee el correo a un paciente [Wellcome Collection].

Conflictos nacionales y regionales

En América Latina, las enfermeras escribieron su propio capítulo de valor y abnegación. Durante la Revolución Mexicana, las «adelitas» no solo cargaban rifles, sino también maletines con vendas y alcohol, y atendían a los heridos y enfermos. El nombre de la famosa canción hace referencia a Adela Velarde Pérez, una mujer cuyo nombre representaría a todas las enfermeras que prestaron sus servicios no solo para cuidar de los enfermos y heridos durante la Revolución Mexicana (1910-1920), sino para cargar munición, encargarse de los alimentos e incluso participar en batallas. La Cruz Blanca Neutral fue fundada por Elena Arizmendi Mejía después de que la Cruz Roja Mexicana se negara a atender a los soldados revolucionarios. La Cruz Blanca Neutral atendía a los soldados independientemente de su facción.

Los conflictos modernos han transformado, pero no disminuido este coraje. En Colombia, medio siglo después, enfermeras caminaban por senderos rurales llevando vacunas en neveras portátiles, sabiendo que podían ser acusadas de ayudar «al bando equivocado» sin importar a quién trataran. En Ucrania, las enfermeras de Mariupol realizaron cesáreas a la luz de las bombillas de los teléfonos móviles mientras la ciudad era convertida en escombros por los invasores rusos. La justicia rusa condenó a ocho años de cárcel a la enfermera Olga Menshij, a la que atribuye haber criticado la matanza de Bucha. Problemas de ser testigos en primera línea de las atrocidades desatadas por criminales de guerra.

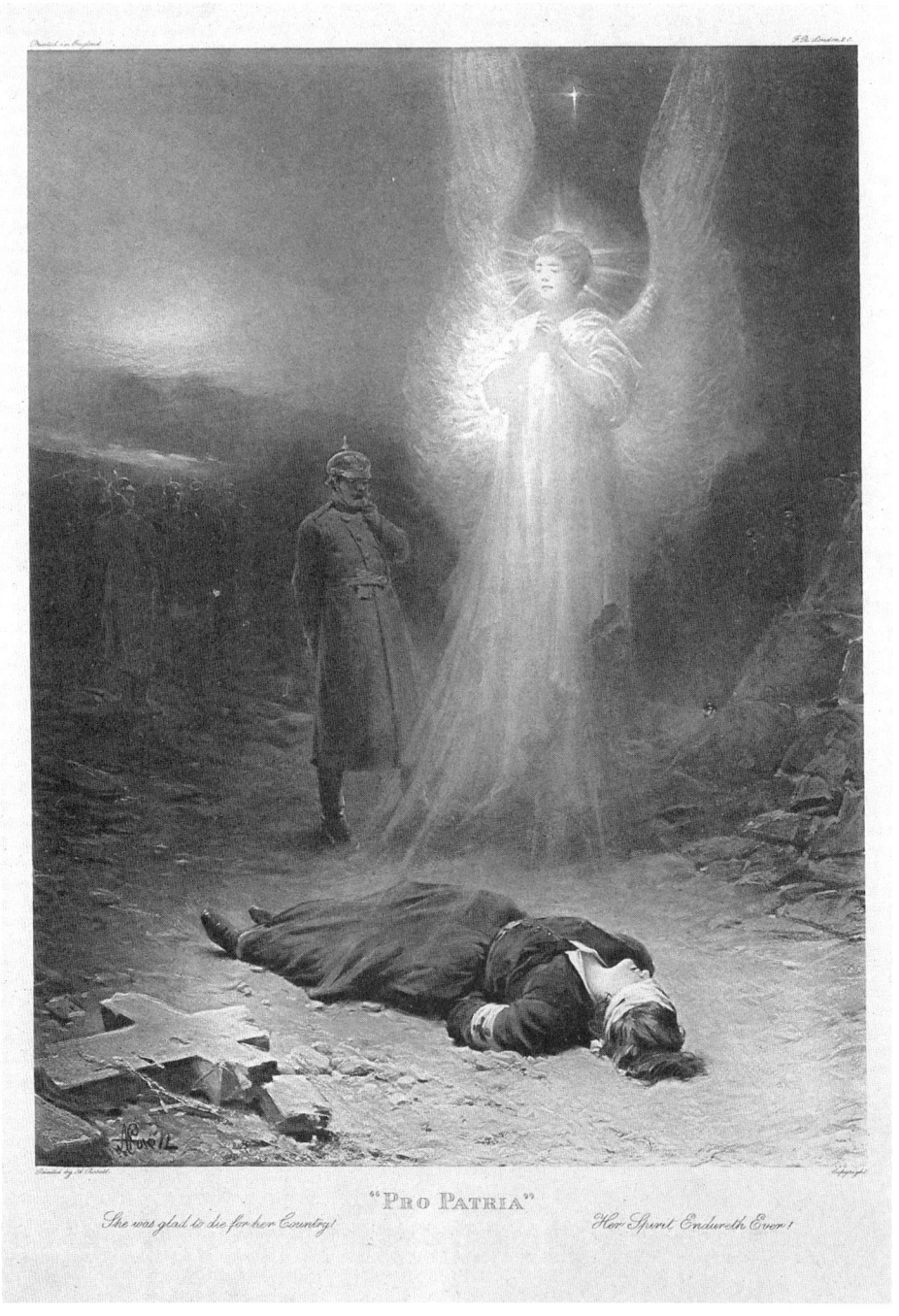

Edith Cavell como mártir de guerra, obra de Alexander Rosell, ca. 1915. La imagen muestra a Edith Cavell, enfermera británica ejecutada en Bélgica, yaciendo muerta con el uniforme de la Cruz Roja mientras su espíritu se eleva en forma de ángel [Wellcome Collection].

Detrás de cada estadística hay rostros y decisiones imposibles: la enfermera croata que escondió a pacientes serbios en el sótano de un hospital marcado con una cruz roja que ya no significaba protección. Las colombianas que inventaron un sistema de señales con sábanas en las ventanas para avisar cuando llegaban las columnas de los paramilitares. En Gaza, las enfermeras que enfrentan la destrucción de todas las infraestructuras sanitarias y una grave falta de suministros médicos, medicamentos esenciales y equipos adecuados y ahora, mientras escribo esto, el hambre impuesto. Las condiciones llevan a prácticas como la reutilización de material básico, lo que aumenta los riesgos de infecciones. Muchas enfermeras locales trabajan 24 horas, desplazadas y traumatizadas, pero aun así siguen atendiendo a pacientes en hospitales colapsados, algunas veces iluminados solo por linternas o lámparas portátiles debido a cortes eléctricos frecuentes. Además, han sido víctimas de asesinatos, abusos y maltratos, según denuncias de Human Rights Watch. Se han registrado cientos de ataques contra trabajadores de salud. En 2024, la coalición Safeguarding Health in Conflict consignó más de 3600 acciones de violencia o bloqueo contra el sistema sanitario, incluyendo hospitales bombardeados, ambulancias destruidas y personal médico asesinado o detenido; en Gaza se contabilizan al menos 986 muertes de personal sanitario.

Hoy, según la OMS, ser enfermera en zona de guerra es uno de los trabajos más peligrosos del mundo. Más de 1200 han sido atacadas deliberadamente en la última década. El 70 % vive con estrés postraumático. Pero siguen yendo, siguen curando y cuidando, siguen desafiando la lógica de la guerra con un acto radical: negarse a ver enemigos, solo personas que sufren.

Como escribió una enfermera anónima de Sarajevo en su diario: «En esta guerra, las balas tienen la primera palabra, los políticos la última. Pero en el intermedio, durante todas esas horas de dolor y espera, las únicas palabras que importan son las que susurramos al limpiar una herida: "Aguanta, hermano. Aquí estoy"».

Esta es su historia, no de heroísmo, sino de obstinada humanidad en un mundo que insiste en deshumanizar. Una historia que sigue escribiéndose hoy, en cada hospital de campaña, en cada refugio improvisado, en cada gesto de cuidado que se niega a rendirse ante la sinrazón de la guerra.

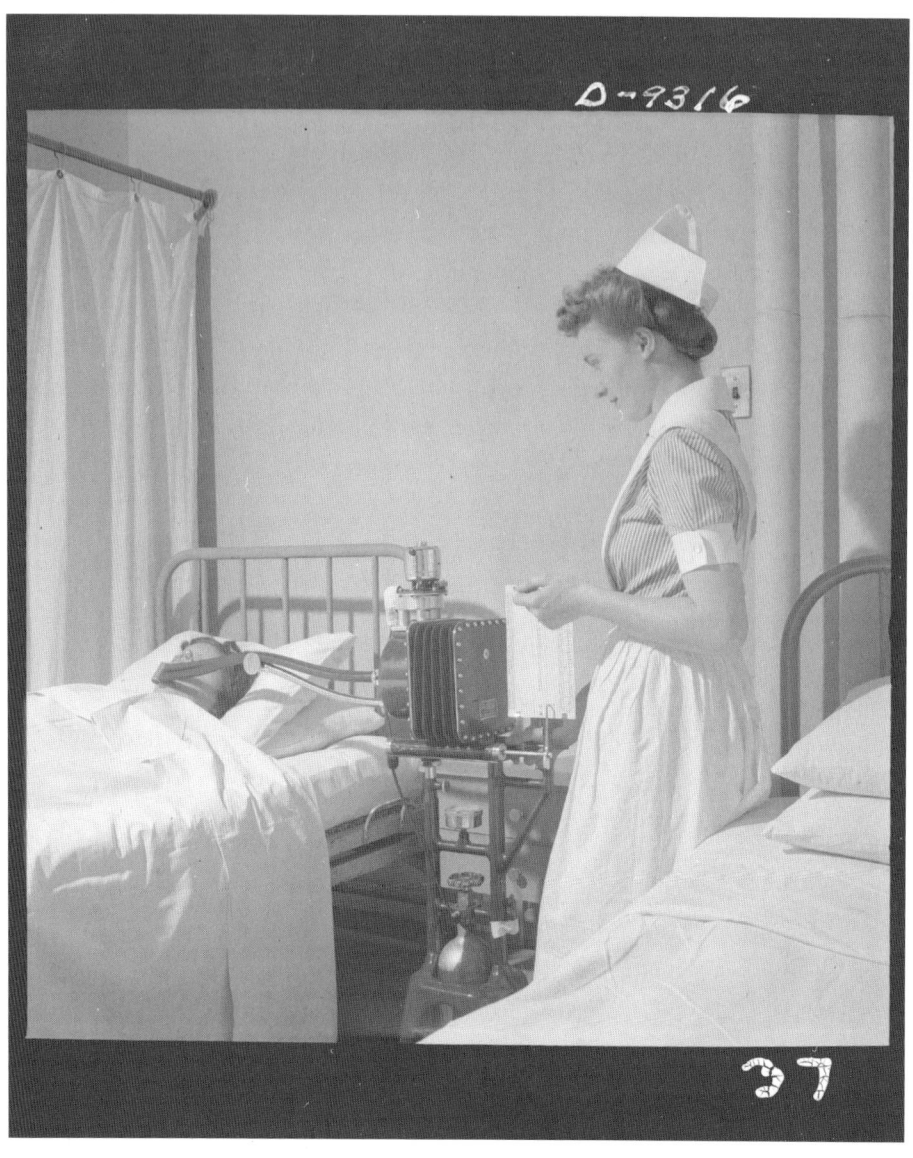

Fotografía de Fritz Henle para la Office of War Information, Nueva York, 1942. Una estudiante de enfermería realiza una prueba de metabolismo a un paciente como parte de su formación clínica [Library of Congress].

CONSOLIDACIÓN ACADÉMICA Y EXPANSIÓN PROFESIONAL (SIGLO XX)

Durante el siglo XX, la enfermería atravesó un proceso profundo de consolidación académica y expansión profesional que transformó radicalmente su identidad. Lo que en siglos anteriores había sido considerado un oficio subordinado y marcadamente femenino, fue tomando forma como una disciplina autónoma, con saberes propios, estructuras educativas sólidas y una creciente presencia en los sistemas de salud modernos. No fue un camino de rosas. Lo explicaba Agnes Karll:

> El comienzo del nuevo siglo supuso un punto de inflexión en nuestra profesión. Lamento decir que numerosos acontecimientos dolorosos hicieron que el público en general se diera cuenta de que se había producido, sin que nadie se diera cuenta, una transición completa de los antiguos sistemas caritativos y religiosos de cuidado de enfermos a una nueva forma secular. En el transcurso de esta transición silenciosa, se habían permitido abusos que, de no ser controlados, pronto arrastrarían al fango a la más noble y femenina de todas las profesiones, y sin embargo, la nueva forma era la única que podía prometer llenar el gran déficit en el número de enfermeras. Dos acontecimientos del verano de 1901 causaron especial consternación. Uno fue una huelga declarada por las enfermeras: «Las enfermeras en huelga», decían los titulares de los periódicos; y estas, además, no eran en absoluto las «enfermeras salvajes», sino las diaconisas y las hermanas de San Juan. Los diarios se llenaron de la noticia, pero pronto la poderosa asociación de casas madre de diaconisas encontró la manera de detener la publicidad de las hermanas libres alemanas; detalles en los que el despotismo de las matronas había desempeñado un papel poco agradable. El otro incidente fue un conflicto entre médicos, en el que, al imponerse los más fuertes, las Hermanas, que se habían alineado con el bando más débil, fueron expulsadas del campo. En el momento en que los ánimos estaban muy caldeados por estos acontecimientos, apareció un panfleto de la hermana Elizabeth Storp, titulado *The Social Status of the Nurse* (El estatus social de la enfermera), que despertó un gran interés. Los numerosos artículos publicados en la prensa diaria se carac-

terizaban, como era de esperar, por un desconocimiento total del tema que se debatía. Se había escrito mucho sobre los motivos por los que las enfermeras se dedicaban a su trabajo, pero poco sobre las condiciones reales de sus vidas y aún menos sobre las soluciones a las grandes dificultades que soportaban. Por lo tanto, era muy oportuno que una de los nuestras se presentara para señalar las verdaderas dificultades con las que las enfermeras tenían que lidiar en su profesión, como el exceso de trabajo, los salarios insuficientes y la ausencia total de seguridad para el futuro cuando la vejez o la mala salud las alcanzaran. También era conveniente que se declarara que estas dificultades solo podían mitigarse mediante «la regulación estatal de la formación; la contratación generalizada de enfermeras tituladas en instituciones y en los servicios municipales; la creación de una oficina de empleo gratuita para ellas; el establecimiento de centros de recreo y convalecencia y, sobre todo, la mejora de la condición de la enfermera y el logro de un nivel de vida más alto».

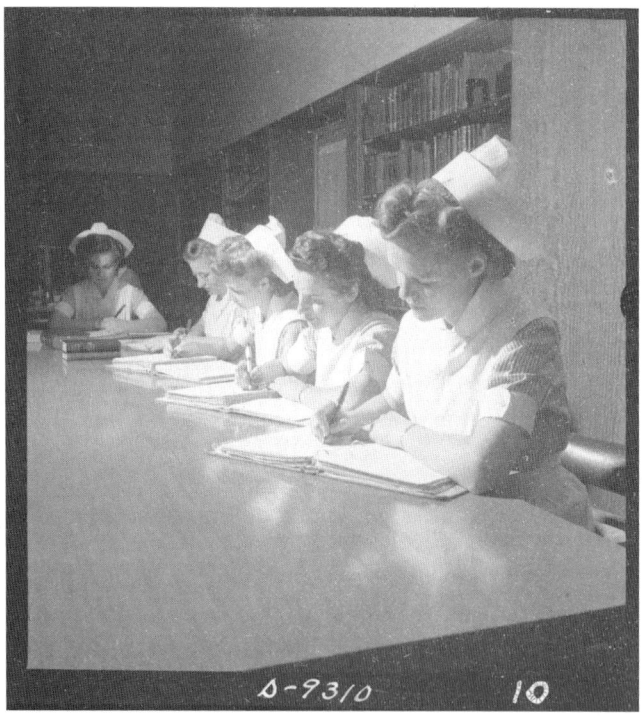

Fotografía de Fritz Henle para la Office of War Information, Nueva York, noviembre de 1942. Estudiantes de enfermería preparando sus tareas diarias [Library of Congress].

Las protestas y demandas de las enfermeras recibieron el apoyo de un aliado natural: las sufragistas. La lucha por los derechos laborales de la mujer no tenía unos fundamentos muy distintos que la petición del derecho a voto, pero no era un tema menor. Las enfermeras no pedían solo mejores condiciones, en concreto, que el máximo de horas diarias de trabajo fuesen once y que tuvieran derecho a una pensión de vejez o discapacidad, pedían una reforma en profundidad de todo el sistema sanitario, que su formación durase un mínimo de tres años, que hubiera una acreditación estatal mediante examen y un registro de profesionales habilitadas.

El cambio fue progresivo pero imparable. A medida que las universidades comenzaron a abrir sus puertas a la formación de enfermeras, el conocimiento de la profesión se fue estructurando bajo una lógica científica. Se incorporaron asignaturas teóricas, fundamentos éticos, investigación clínica y una visión holística del cuidado. Las escuelas de enfermería dejaron de ser simples anexos hospitalarios y se transformaron en instituciones académicas donde la reflexión crítica y la práctica basada en evidencia pasaron a ser pilares de la formación de las profesionales.

Esta evolución estuvo acompañada por una progresiva expansión de las funciones que las enfermeras desempeñaban. Más allá de la atención básica al paciente, comenzaron a asumir roles especializados en áreas como pediatría, salud pública, cuidados intensivos, psiquiatría y gestión sanitaria. El avance de la medicina, el aumento de la complejidad clínica y las demandas sociales por una atención más humana e integral hicieron de la enfermera un agente central dentro del equipo de salud.

La participación política y gremial de las enfermeras también creció. En muchos países se organizaron colegios, asociaciones profesionales y sindicatos que lucharon por mejores condiciones laborales, reconocimiento legal, acceso a cargos de decisión y participación en las políticas de salud. La enfermería pasó de ser una ocupación invisible para convertirse en una voz activa y necesaria en los debates sanitarios del siglo XX y a integrarse progresivamente en los sistemas nacionales de salud.

Aunque los avances no fueron uniformes en todos los países, el siglo XX marcó un punto de inflexión irreversible. La enfermería dejó de ser solo una vocación y se consolidó como una profesión con bases científicas, compromiso ético y un fuerte arraigo social. Su expansión académica, profesional y cultural dio lugar a generaciones de enfermeras formadas, empoderadas y comprometidas con el cuidado en su sentido más profundo: aquel que une conocimiento, presencia y humanidad.

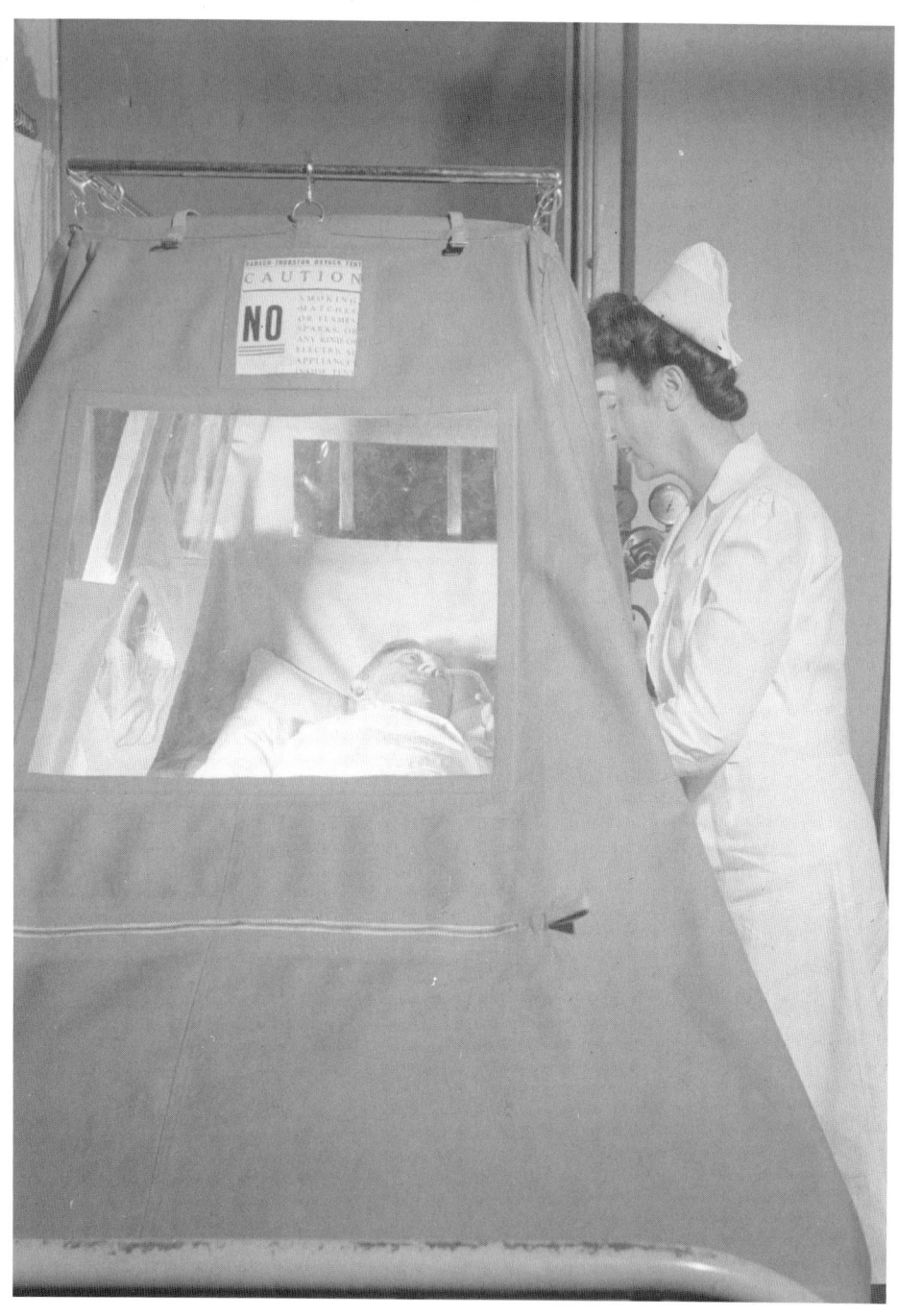

Fotografía de Fritz Henle para la Office of War Information, Nueva York, noviembre de 1942. Estudiante de enfermería atiende a un paciente en una cámara de oxígeno, preparándose para relevar a las enfermeras tituladas en tareas asistenciales [Library of Congress].

Los registros de enfermeras

A principios del siglo xx en Estados Unidos, el sistema de registros privados determinó la vida laboral de las enfermeras tituladas, mucho más que los hospitales y las agencias de atención médica. Estos registros ayudaban a los pacientes a encontrar enfermeras y a las enfermeras a encontrar trabajo y proporcionaban una conexión vital entre enfermeras y la población. Por lo general, las enfermeras se inscribían en un registro indicando su disponibilidad para trabajar. El registro comprobaba las cualificaciones de la enfermera, lo que servía como un sistema de acreditación rudimentario, y los pacientes que necesitaban una enfermera hacían una solicitud directamente al registro, que a su vez enviaba a una enfermera adecuada a la demanda.

A finales del siglo xix, a medida que se multiplicaban las escuelas de enfermería, muchas asociaciones de antiguas alumnas de estas escuelas comenzaron a crear y gestionar registros de servicios privados. El éxito de estas iniciativas motivó a comienzos del siglo xx a muchos miembros de la comunidad de enfermeras a crear empresas más grandes gestionadas por ellas mismas para ofrecer una gama más amplia de servicios de enfermería a la comunidad. En muchos lugares de Estados Unidos surgieron registros, propiedad y gestionados por grupos de enfermería profesionales, a menudo por asociaciones locales de enfermeras profesionales afiliadas a la Asociación Americana de Enfermeras. La combinación de los pequeños registros de las asociaciones de antiguas alumnas con las agencias afiliadas a asociaciones profesionales más grandes formó la columna vertebral del sistema de registros de enfermeras profesionales en los Estados Unidos, que funcionó hasta finales del siglo xx.

Estos registros también cumplieron una segunda función: ayudaron a establecer las condiciones del trabajo de las enfermeras, como la fijación de normas para las horas de trabajo, las tarifas tanto para los pacientes como para los hospitales y las aseguradoras y los criterios mínimos para el ejercicio profesional. Existe una gran cantidad de pruebas históricas que documentan que, gracias a esa acción coordinada a través de los registros, el personal de enfermería exigía con frecuencia y, en muchos casos, obtenía una consideración positiva de los cambios en las condiciones de trabajo que beneficiaban a su empleo.

El funcionamiento de estos registros requería habilidades empresariales, emprendedoras y de negociación que rara vez se habían relacionado hasta entonces con las enfermeras. Los registros solían operar en entornos altamente competitivos en los que una variedad de agencias de empleo, muchas de ellas con ánimo de lucro, competían con las enfermeras por una cuota del mercado de la atención al paciente. Sin embargo, estos registros no solo lograron captar una buena parte de la clientela, sino que también mantuvieron su actividad durante décadas. Por ejemplo, el Registro Profesional de Enfermeras de Chicago, propiedad y gestionado por la Asociación de Enfermeras de Illinois, permaneció en funcionamiento durante más de 60 años.

Los registros administrados por enfermeras también ofrecían oportunidades para desarrollar habilidades de negociación, útiles para establecer condiciones de trabajo adecuadas. Los primeros acuerdos sobre los honorarios y las horas de trabajo de las enfermeras se determinaban generalmente mediante deliberaciones entre los grupos de enfermeras, sus registros representativos y los consejos de administración de los hospitales. La mayoría de estas discusiones se asemejaban en muchos aspectos a los acuerdos de negociación colectiva llevados a cabo a finales del siglo xx, y sirvieron de campo de aprendizaje para las futuras generaciones de enfermeras para defender su profesión y lograr mejoras paso a paso.

La mayoría de las primeras enfermeras no cuestionaban ni la naturaleza empresarial de la gestión de un registro privado ni los mecanismos de negociación necesarios para obtener acuerdos laborales justos. A pesar de los resultados desiguales en cuanto al control de la práctica profesional de las enfermeras y la obtención de mejoras en las condiciones de trabajo, las enfermeras no se desanimaron a la hora de alinearse con los registros, que siguieron siendo populares durante los difíciles años de la Gran Depresión y hasta la época posterior a la Segunda Guerra Mundial.

La modernización de la enfermería en España

Los primeros pasos del proceso de modernización de la enfermería llegan a España de la mano del doctor Federico Rubio y Galí. Este cirujano había sido testigo de la creación de la Escuela de Florence Nightingale en Inglaterra, y a su regreso fundó, en 1896, en el Instituto Terapéutico en Madrid, la primera Escuela de Enfermería de España. Este centro se creó para formar enfermeras diplomadas «que puedan prestar sus servicios a los enfermos, aprendiendo cuanto corresponda al arte de atender y cuidar de modo artístico y científico».

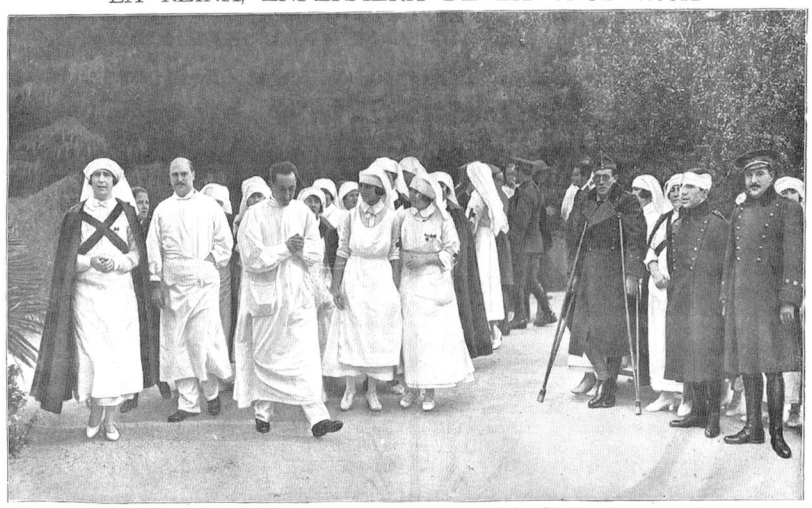

S. M. la Reina Doña Victoria vistiendo el uniforme de enfermera de la Cruz Roja, durante su visita al Hospital de San José y Santa Adela, costeado por dicha benemérita Asociación, y en el que son atendidos los enfermos y heridos en la campaña

La reina Victoria Eugenia hizo también aportaciones a la renovación de la enfermería española, gracias a su experiencia en Inglaterra e influida por la organización y filosofía impuesta por Nightingale. Proporcionó apoyo económico e institucional para la creación de la Cruz Roja de Guipúzcoa el 15 de julio de 1870. Fue en el seno de esta institución donde se creó la primera Escuela para Damas Enfermeras de la Cruz Roja, cuyo papel posterior en la guerra civil fue fundamental. Esta primera institución docente abrió sus puertas en 1917 con la finalidad de formar a damas enfermeras, aunque también se usó como dispensario gratuito para los pobres.

Los años finales del siglo xix y los primeros del xx fueron agitados en la esfera política de la nación. Tras la pérdida de las últimas colonias en 1898, comienza en España un periodo de regeneracionismo y revisionismo político. Esta época coincide con la llegada al trono del monarca Alfonso XIII (1902) con tan solo diecisiete años y trajo consigo acusadas crisis políticas como la dictadura de Primo de Rivera que culminaron con la caída de la monarquía.

Durante la Segunda República española (1931-1939), la enfermería experimentó un proceso de transformación marcado por la modernización de la sanidad, la influencia de las corrientes higienistas europeas y las tensiones políticas y sociales propias de aquel período. La proclamación de la República coincidió con un momento en el que se buscaba consolidar un sistema público de salud más amplio y accesible, en el que las enfermeras comenzaron a adquirir un papel más definido y de mayor implicación.

El contexto sanitario arrastraba aún carencias estructurales heredadas del siglo XIX: la atención seguía siendo muy desigual entre áreas urbanas y rurales, y las órdenes religiosas mantenían un peso considerable en hospitales y centros asistenciales. Sin embargo, el nuevo régimen impulsó una política de laicización y de extensión de servicios de salud que favoreció la aparición de enfermeras formadas bajo criterios científicos más homogéneos y menos dependientes de las instituciones religiosas. El gobierno republicano promovió campañas de salud pública relacionadas con la vacunación, la higiene materno-infantil y la lucha contra las enfermedades infecciosas, lo que exigió una mayor participación de las profesionales de enfermería en ámbitos comunitarios y preventivos, más allá del hospital tradicional.

El gobierno republicano llevó a cabo una serie de medidas reformistas que afectaron a un amplio rango de la sociedad. Se hicieron reformas educativas que promovían la secularización de la enseñanza, reformas laborales que trajeron mejores condiciones en el trabajo y aumentos salariales y reformas agrarias con desamortizaciones y reparto de tierras a los jornaleros. Todas estas medidas fueron bien aceptadas por una gran parte de la sociedad, pero generaron la animadversión de sectores muy influyentes de los poderes eclesiástico y militar.

En este período se desarrollaron iniciativas para mejorar la formación de las enfermeras, vinculándolas a escuelas oficiales y a hospitales universitarios. Se intentó reforzar su capacitación técnica en áreas como obstetricia, pediatría, enfermedades contagiosas y cuidados quirúrgicos, en consonancia con los modelos europeos de la época. Este esfuerzo respondía a una doble necesidad: por un lado, cubrir la creciente demanda de asistencia en un país que empezaba a construir un sistema público de salud, y por otro, dignificar la profesión.

La Segunda República también fue un escenario de tensiones en torno al rol de las mujeres en la vida pública. Hubo un claro avance de los derechos de las mujeres, que incluyeron el derecho al voto y el derecho a la educación, que era considerado clave para el progreso social. Esta mentalidad favoreció enormemente a la enfermería, ya que, bajo el gobierno de la República, las mujeres tuvieron acceso libre a estudios de todo tipo. Según las declaraciones de Pilar Pitarch (enfermera y brigadista internacional), «el gobierno de la república sacó un decreto que hizo realidad los diplomas de enfermera. Se estudiaba en la Facultad de Medicina de Madrid o de Barcelona». La sanidad pública se reforzó para satisfacer las necesidades de salud de todos los ciudadanos y esta visión social trajo también connotaciones beneficiosas para la cada vez más modernizada profesión enfermera. En este marco, la enfermería se convirtió en un espacio donde se proyectaban tanto los avances en la emancipación femenina como las limitaciones impuestas por las estructuras sociales más conservadoras. El acceso de las mujeres a la educación superior y a nuevas oportunidades laborales encontró en la enfermería una vía de participación social y profesional, aunque todavía subordinada al marco médico y político.

La guerra civil de 1936 interrumpió y, a la vez, transformó estos procesos. La enfermería republicana se adaptó rápidamente a las necesidades bélicas, y muchas enfermeras, formadas en los años anteriores, pasaron de los hospitales civiles a la asistencia en frentes y hospitales de campaña. El esfuerzo de profesionalización iniciado durante la Segunda República resultó decisivo para que pudieran afrontar aquella emergencia, aunque las condiciones de guerra impidieron consolidar plenamente los avances alcanzados en los años previos.

La adaptación de los hospitales religiosos

Las monjas católicas abrazaron la modernización sin dejar de mantener la identidad religiosa de sus hospitales. A pesar de nuestra tendencia a considerar la ciencia y la religión como dominios mutuamente excluyentes, la trayectoria de las enfermeras católicas sugiere que históricamente no fue así. Sus hospitales eran, en primer lugar, la cristalización de principios religiosos y caritativos. La tradición católica guiaba su labor en rituales y símbolos concretos y en su propio trabajo con los pacientes. Al mismo tiempo, las monjas combinaban sus actividades religiosas con la medicina científica para facilitar el acceso al diagnóstico y a la mejor atención de los enfermos y moribundos. En el proceso, el género y la personalidad religiosa de las hermanas les obligaban a entablar sutiles negociaciones a la hora de asumir ciertos tipos de trabajo.

Entre 1866 y 1926, las monjas establecieron casi quinientas instituciones sanitarias en los Estados Unidos. Al igual que los hospitales seculares, los hospitales católicos de principios del siglo XX pasaron de ser principalmente instituciones caritativas a modernas instalaciones médicas que se centraban en los servicios curativos y la cirugía para un número cada vez mayor de pacientes. Las hermanas se adaptaron a los avances científicos, pero adaptaron estas tendencias para permitir que sus hospitales funcionaran como instituciones tanto médicas como religiosas. Pasaba con todas las religiones; había hospitales claramente judíos como Monte Sinaí y muchos otros protestantes como los numerosos que llevaban el nombre de Hospital Presbiteriano (Nueva York, Dallas, Hollywood...).

Había cuestiones importantes en juego para los católicos. La inmigración de Irlanda y el sur de Europa había duplicado con creces el número de católicos en los Estados Unidos en 1860, y se produjeron aumentos aún mayores después de 1890. Para entonces, las tasas de inmigración católica crecían más rápidamente que las de otras confesiones, especialmente en las ciudades. Por otro lado, las clases dirigentes del país seguían siendo mayoritariamente protestantes y, mientras que el crecimiento protestante se produjo especialmente en los estados sureños, los enclaves católicos de inmigrantes europeos predominaban en ciudades del este como Nueva York, Boston y Filadelfia, y en ciudades del medio oeste como St. Paul, St. Louis y Chicago. Los inmigrantes procedentes de México también contribuyeron al crecimiento de la población católica de San Antonio. La Iglesia católica era minoritaria en Utah y en algunas partes de Texas, pero estos

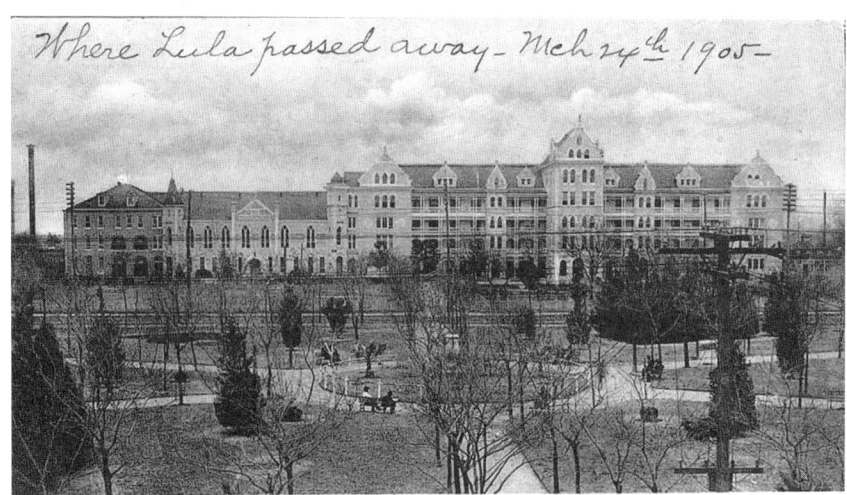

Postal anotada con la imagen del hospital de Santa Rosa
en San Antonio, Texas [The Texas Medical Center Library].

estados atraían a muchos mineros y trabajadores ferroviarios inmigrantes procedentes de países católicos que se convirtieron en católicos estadounidenses. Los líderes de la Iglesia percibieron que existían importantes poblaciones católicas sin servicios adecuados. Para aprovechar estos cambios demográficos y contrarrestar el proselitismo protestante, la Iglesia católica creó instituciones sociales, les dio un profundo tinte religioso y buscó religiosas para trabajar en ellas. Era un sistema que combinaba preservar la identidad católica y prestar servicios demandados por la sociedad.

Los hospitales católicos evolucionaron en respuesta a las necesidades médicas y de enfermería de las comunidades locales y regionales como consecuencia de epidemias, guerras y accidentes laborales. También surgieron instituciones generales para los indigentes, similares a los antiguos hospitales franceses, que prestaban servicios a los pobres, a los pacientes, las viudas, los ancianos y los niños. Otros se crearon como centros auxiliares para la promoción de las carreras médicas. Sin embargo, el objetivo principal de los hospitales católicos era curar y consolar a los enfermos, los dolientes y los moribundos, y ofrecerles la oportunidad de obtener atención sanitaria y consuelo espiritual.

Después de 1900, el impacto de la ciencia influyó cada vez más en las decisiones de los hospitales. El hospital se había transformado en una institución organizada según principios científicos, con la recuperación y la cura como objetivos principales. En este proceso de adaptación, el hospital se había convertido en la primera opción para la atención médica y de enfermería, no solo para los pobres, sino también para los miembros de las clases media y alta que podían pagar los servicios. Al igual que los demás hospitales, las instituciones católicas aprovechaban los aportes de los rayos X, los laboratorios y la cirugía aséptica, lo que convertía a los quirófanos de los hospitales, con todo su equipo técnico y personal especializado, en los lugares más seguros y convenientes para someterse a una operación. En sus anuncios, las autoridades hospitalarias aseguraban a los pacientes que el personal del hospital practicaría la medicina científica. La ciencia también desempeñó un papel importante en la enfermería, y las hermanas se sumaron a esta tendencia general. Al igual que los demás centros formativos, las monjas enseñaban principios científicos en los planes de estudios de sus escuelas de enfermería.

A pesar de que las monjas se mantuvieron al día con las tendencias de la medicina científica y la enfermería, tuvieron que adaptarse a ciertas restricciones de género y religiosas exigidas por la Iglesia católica. Las normas que prohibían a las hermanas atender en quirófanos o salas de parto eran especialmente problemáticas. Había una prohibición «centenaria» que impedía a las monjas atender a pacientes quirúrgicos y obstétricos. Probablemente, estaba relacionado con el requisito de modestia que se exigía a las mujeres castas. En la Francia del siglo XVII, por ejemplo, Vicente de Paúl temía que se produjera un escándalo si las Hijas de la Caridad se involucraran con las mujeres que iban a dar a luz y advirtió a las monjas que no las atendieran durante el parto. En aquella época, otras hermanas excluían a las mujeres embarazadas y a las madres lactantes de sus hospitales, como los Hotel-Dieu. Esta exclusión provenía del «deseo de las monjas de mantener la integridad moral y física» de sus comunidades. Las mujeres que daban a luz en los hospitales solían ser madres solteras o mujeres sin un hogar digno y a menudo también padecían enfermedades venéreas. No podían parir en sus casas como las mujeres honradas. Las hermanas temían que abrir sus hospitales a estas mujeres pudiera dañar la reputación de las instituciones y causar problemas con otras admisiones y con los benefactores.

En los hospitales franceses del siglo XIX, las hermanas solían insistir en separar los servicios de maternidad de los servicios infantiles, con el argu-

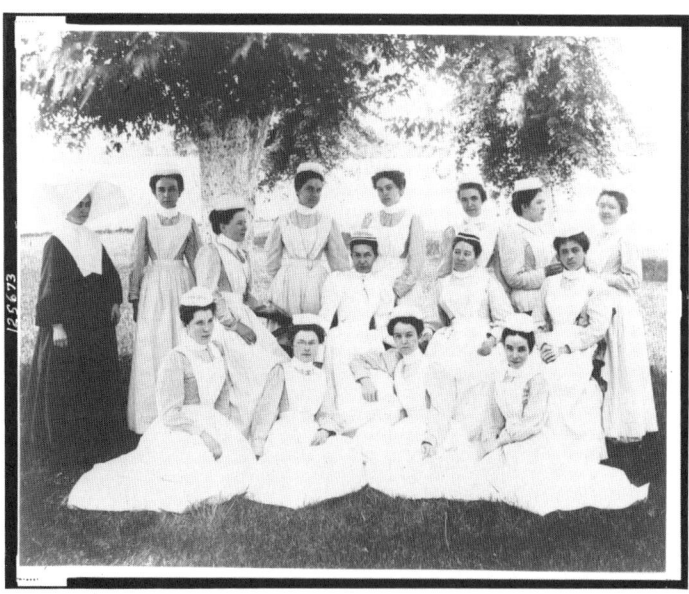

Fotografía de grupo de una religiosa y enfermeras del
Providence Hospital, ca. 1895 [Library of Congress].

mento de que los «bebés inocentes» debían separarse de sus «madres pecadoras». Luego, en 1901, el documento papal *Normae*, que marcaba distintas reglas para las órdenes religiosas, prohibió a las hermanas trabajar con las parturientas. Aunque no se promulgó formalmente hasta ese año, recogía ideas que ya eran ampliamente aceptadas antes de esa fecha por la jerarquía eclesiástica. Es probable que estas prohibiciones surgieran debido a las ideas jansenistas predominantes sobre las inclinaciones malignas de las cosas materiales, en particular del cuerpo humano. El jansenismo subraya el pecado original, la depravación humana y cree en la predestinación sin libre albedrío. Sin embargo, cabe destacar que, incluso sin el jansenismo, las enfermeras laicas también tuvieron que superar las prohibiciones sobre el contacto físico. Fue una de las pruebas de respetabilidad a las que se enfrentó la enfermería en su camino hacia la profesionalización.

Las órdenes religiosas femeninas fundadas en los Estados Unidos durante el siglo XIX o aquellas que se habían separado de las casas madre europeas eran más propensas a adoptar métodos modernos de enfermería que las órdenes más antiguas. Por ejemplo, un libro de texto de 1899 para monjas enfermeras, escrito por un sacerdote para las Hermanas del Hospital St. John en Springfield, Illinois, tenía capítulos enteros sobre

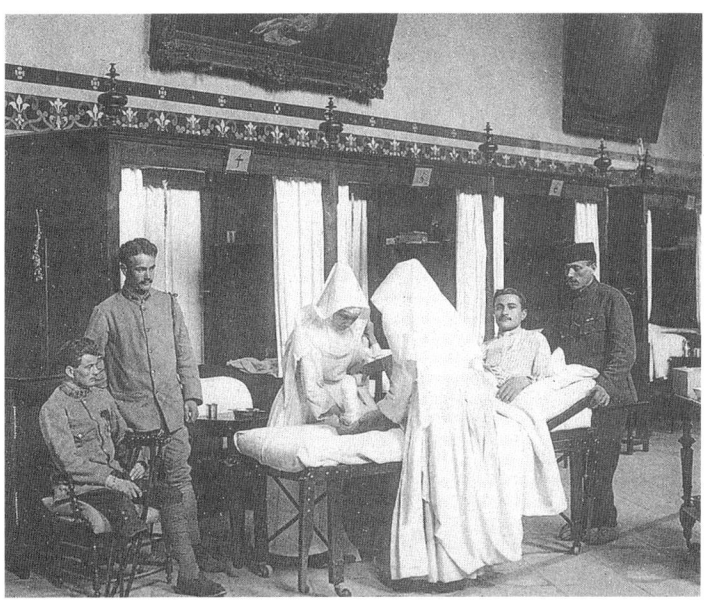

Monjas atendiendo a un paciente en el Hôtel-Dieu de
Beaune, Francia [Wellcome Collection].

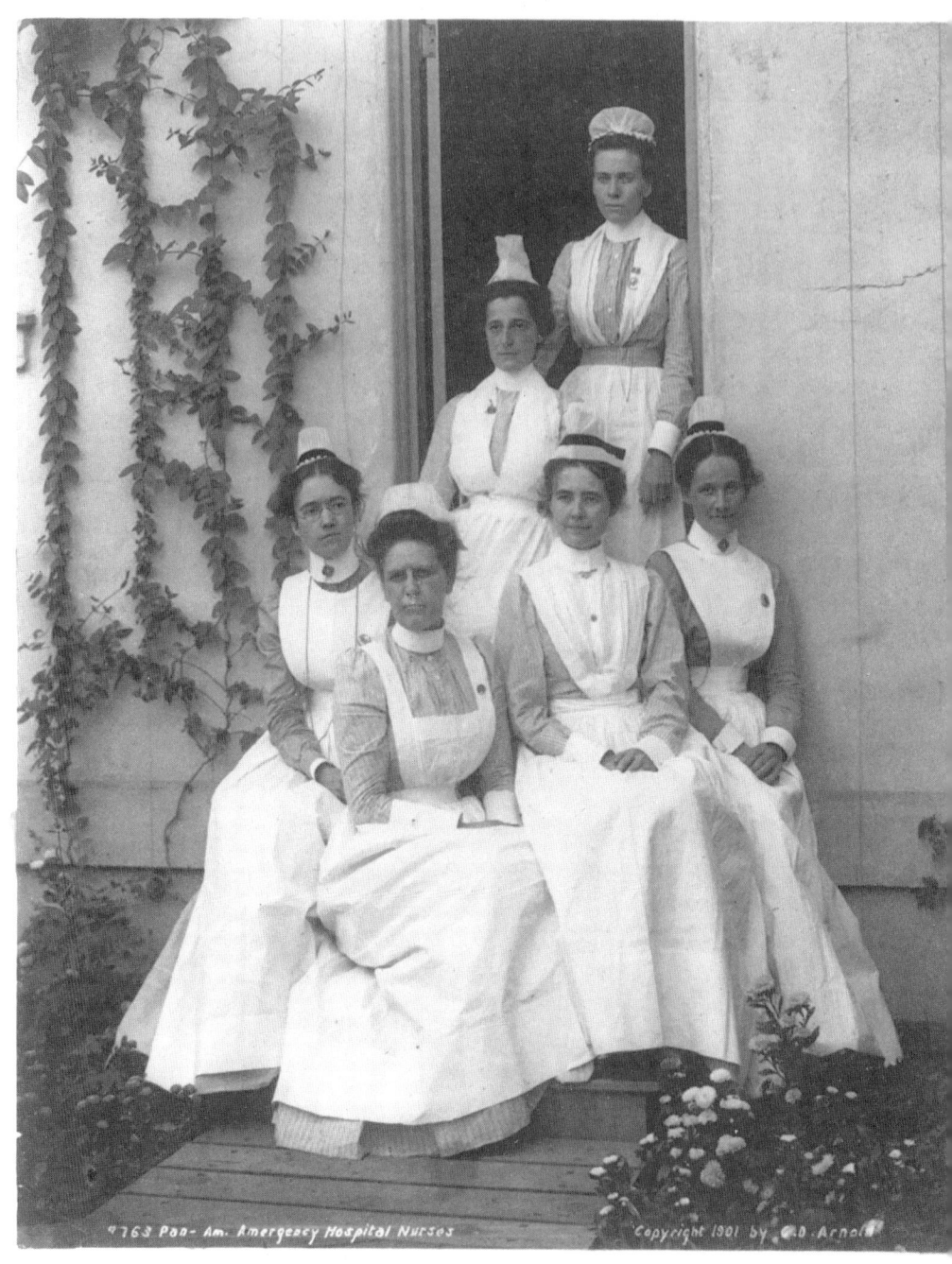

Fotografía de C. D. Arnold, 1901. Hospital de emergencia de la
Exposición Pan-Americana, Buffalo[Library of Congress].

«Enfermería quirúrgica», «Operaciones», «Cuidado de heridas» y «Casos ginecológicos». Aludía brevemente al problema al que se enfrentaban las hermanas: durante las operaciones, la hermana enfermera debía proteger especialmente «sus ojos, evitando todo lo que no estuviera obligada a ver y preservando por todos los medios su dignidad y modestia». Podía ayudar en una operación de vejiga a pacientes masculinos, «pero solo cuando los médicos fueran extremadamente cuidadosos».

Así, aunque los líderes religiosos católicos habían animado a las hermanas a crear hospitales, su estrecha visión de lo que las monjas podían hacer en ellos generaba problemas. En este sentido, el trabajo de las hermanas estaba sujeto a la vigilancia de la Iglesia. En 1908, por ejemplo, los funcionarios del Vaticano escribieron a las superioras de las órdenes de enfermería y expresaron su preocupación por el hecho de que las monjas trabajaran con pacientes varones y prestaran servicio en quirófanos. Una superiora de las Hermanas de San José respondió a un representante de la curia y aclaró la posición de su congregación. Hizo hincapié en que las hermanas admitían tanto a hombres como a mujeres en sus hospitales, pero no daban masajes a pacientes de ningún sexo ni bañaban a los hombres. Además, las hermanas «no participaban en las operaciones realizadas... y dejaban todo el trabajo de asistencia a los cirujanos a enfermeras tituladas y mujeres laicas». Sin embargo, añadió discretamente: «En ocasiones las hermanas pueden encontrarse en las proximidades de los quirófanos para asegurarse de que se proporciona debidamente todo lo necesario; pero en todo esto no se hace ni se permite nada que pueda entrar en conflicto con las más estrictas normas de modestia religiosa».

En última instancia, la solución que las hermanas idearon para este problema fue una cautelosa negociación de sus funciones y, en ocasiones, eludir las prescripciones religiosas. A pesar de las declaraciones de Roma, las hermanas asistieron a procedimientos quirúrgicos desde el principio. Para la mayoría de las mujeres, el parto pasó del hogar al hospital a lo largo del siglo xx. Como resultado, los médicos de todos los hospitales comenzaron a reclamar más espacio para los casos obstétricos, y las hermanas respondieron adaptando sus instalaciones. Los hospitales católicos acabaron abriendo salas de obstetricia separadas y también añadieron salas de partos en los hospitales.

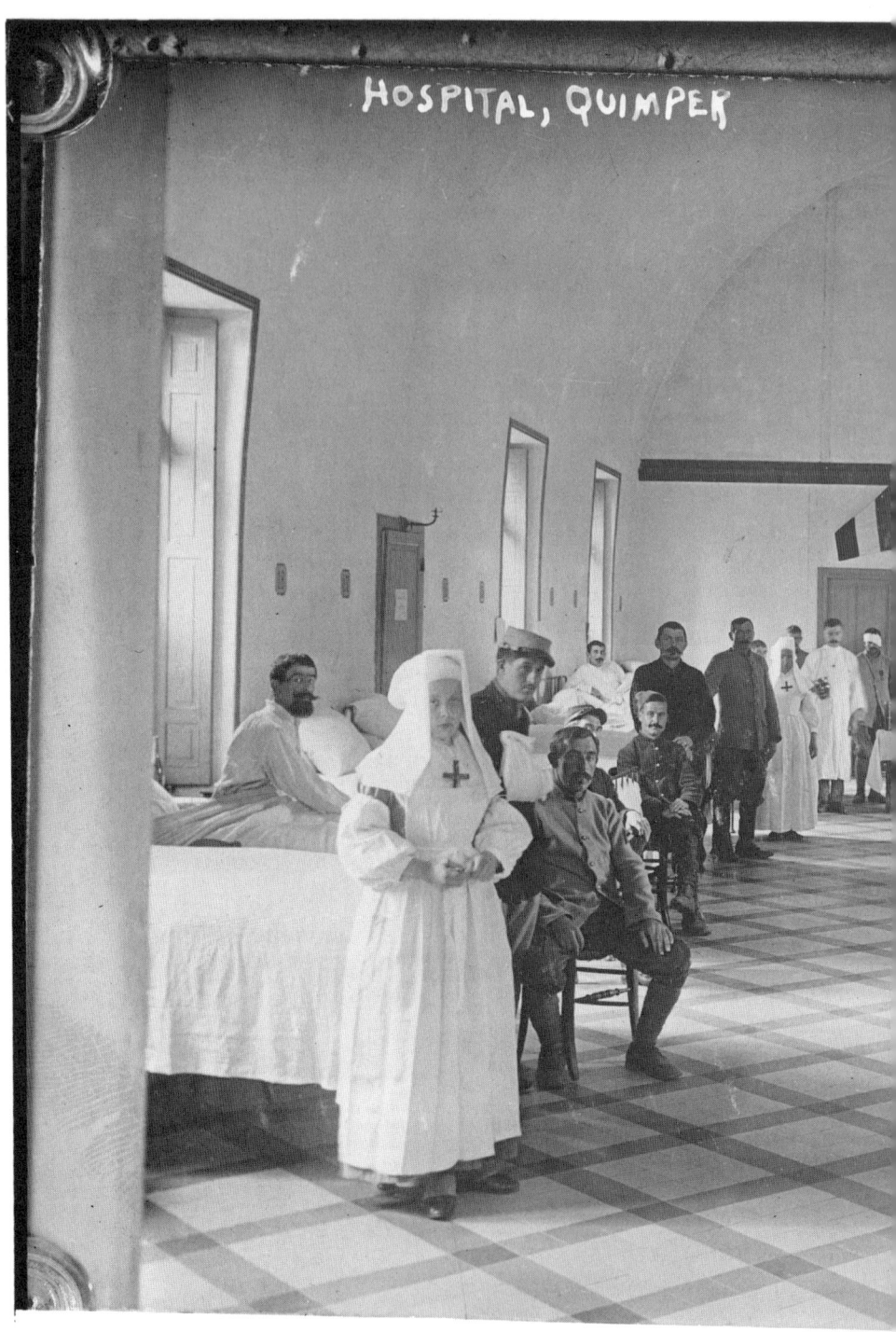

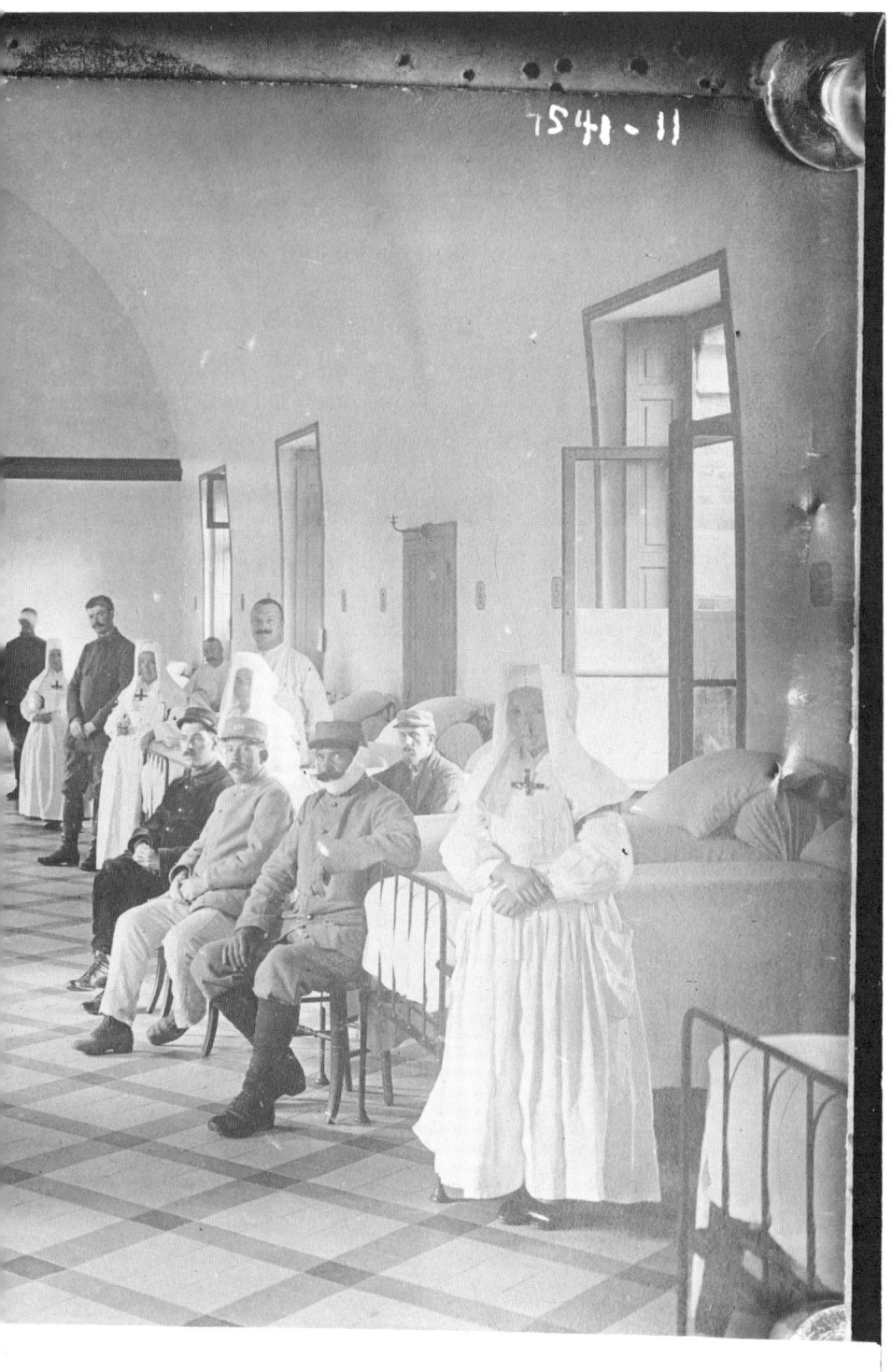

1541 - 11

Las hermanas a veces incumplían las prescripciones del Vaticano. Sin embargo, es dudoso que fueran actos abiertos de rebelión, ya que incluso los sacerdotes autores escribieron directrices para las hermanas enfermeras que atendían a pacientes ginecológicas y quirúrgicas. Es más probable que las acciones de las monjas fueran adaptaciones pragmáticas que estaban dispuestas a hacer para mantener sus hospitales, no tener conflictos con las autoridades eclesiásticas y llevar a cabo sus misiones religiosas y de enfermería.

La autoridad de las hermanas para atender a las pacientes de maternidad se vio reforzada cuando, tras el cambio de siglo, las juntas de enfermería exigieron a las escuelas de enfermeras que ofrecieran una asignatura de obstetricia para obtener la aprobación de sus títulos. Sin embargo, la sanción oficial no llegó del Vaticano hasta 1936, cuando Propaganda Fide, el órgano de evangelización de la Iglesia, publicó *Constans et Sedula*, que levantó la prohibición de que las hermanas llevaran a cabo trabajos quirúrgicos y obstétricos.

La parte religiosa estaba siempre presente. Los nuevos hospitales incluían capillas que en ocasiones eran de gran tamaño y solían estar cerca de las habitaciones o salas de los pacientes, de modo que aquellos que no podían caminar podían trasladar sus camas a los pasillos cercanos y participar en la misa. Se mantenía la esperanza en los milagros y las capillas incluían relicarios, estatuas e imágenes de santos, pilas de agua bendita y crucifijos en las habitaciones de los pacientes y los pasillos del hospital. Un boletín reflejaba la integración de la ciencia y la religión en los hospitales católicos: «Los hospitales y sanatorios laicos pueden incorporar en su estructura y equipamiento, al igual que St. Mary's, las últimas y mejores ideas del constructor científico», pero solo los hospitales católicos tenían capillas «en las que reside el Autor de la vida y la Esperanza de los que mueren». Las hermanas utilizaban rosarios, escapularios, medallas, libros de oraciones e imágenes sagradas para curar o, al menos, para acercar a Dios a las personas que sufrían y dedicaban sus hospitales a santos patronos. Su comprensión de la importancia del poder sobrenatural de las reliquias, las medallas y el agua bendita para restaurar y proteger a las personas podía ayudar a los pacientes creyentes que se enfrentaban a la muerte o a otras crisis médicas. Una pequeña pero significativa parte de los presupuestos de los hospitales se destinaba a vasos sagrados, ornamentos y gastos de capilla pues era considerado un aspecto sustancial de un hospital religioso.

Las hermanas subrayaban constantemente su identidad «asexual», no solo mediante su voto de castidad, sino también a través de la vestimenta religiosa, que ocultaba sus cuerpos. No obstante, en las primeras décadas del siglo XX, las hermanas adaptaron su vestimenta para cumplir con los nuevos estándares científicos. En noviembre de 1897, las Hermanas del Verbo Encarnado de la enfermería de Santa Rosa llevaron velos blancos por primera vez durante una operación y encargaron gorros blancos para los médicos. Una monja que comenzó su formación en 1910 en St. Paul se convirtió en enfermera quirúrgica y diseñó su propio uniforme: se sujetó la falda del hábito y las mangas negras bajo una bata blanca de médico y se puso un velo blanco sobre el negro. Para muchas hermanas, el cambio en la vestimenta no se produjo hasta después de la I Guerra Mundial, en respuesta al movimiento de estandarización de los hospitales.

El debate en aquella época se centró en que las hermanas llevaran hábitos blancos lavables mientras estaban de servicio enfermero, en lugar de los de lana negra que, a ojos de algunos médicos, eran un reservorio de gérmenes. Algunos líderes religiosos conservadores se opusieron a cualquier cambio en los hábitos de las hermanas porque temían que comprometiera la identidad religiosa de las monjas, pero las hermanas adoptaron a menudo la ropa de quirófano y mantuvieron su identidad religiosa llevando velos y otros símbolos, como cruces.

Con respecto al proselitismo religioso, las monjas tenían directrices específicas para los pacientes católicos, pero las reglas de las Hermanas de San José les enseñaban a respetar las convicciones religiosas de los de otras religiones y a mostrarles «la mayor cortesía y amabilidad». Del mismo modo, las Hermanas del Verbo Encarnado «en ningún caso» debían «imponer su opinión y sus creencias religiosas» a los no católicos. Si pensaban que alguien estaba en peligro físico o espiritual, debían «guiarlo hacia la misericordia de Dios», pero «nunca debían debatir con nadie sobre cuestiones de fe».

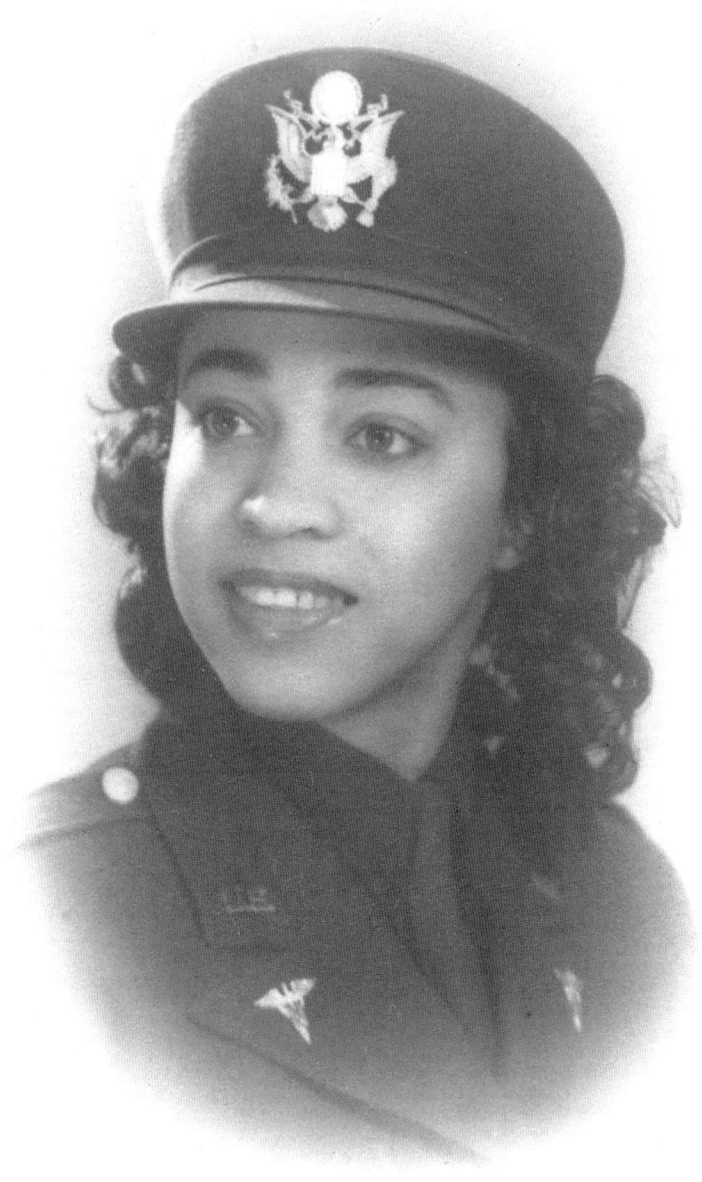

Dorothy M. Cook Jenkins con uniforme militar, fotografía tomada en Camp Beale, 1946. Enfermera titulada, sirvió en el United States Army tras ser rechazada por la Marina debido a la segregación racial. Ejerció como enfermera de planta y quirúrgica en instalaciones militares de California y Arizona que albergaban prisioneros de guerra. Tras el conflicto, dejó el servicio y cursó salud pública con el GI Bill en la University of California, Berkeley [Library of Congress].

ENFERMERÍA Y RACISMO

Tradicionalmente, las enfermeras han evitado debatir y enseñar temas controvertidos y cargados de emotividad, como el racismo en la asistencia sanitaria y la profesión de enfermería. Los debates profesionales suelen centrarse en el desarrollo de la competencia cultural, sin prestar apenas atención a cuestiones como la raza, el poder, la opresión, los privilegios, las políticas racistas o el racismo institucional, a pesar de que estos factores influyen en la realidad de los pacientes y los profesionales y en su estado de salud.

El Código de Ética de Enfermería exige que enfermeros y enfermeras acepten y cuiden a las personas tal como son. Sin embargo, dentro de la profesión de enfermería, no se ha logrado ser antirracistas, en particular en Estados Unidos. El 63 % de las enfermeras negras afirman haber experimentado personalmente un acto de racismo en el lugar de trabajo. La ANA reconoce su papel en la perpetuación del racismo a través de acciones y omisiones pasadas. En enero de 2021, la Asociación Americana de Enfermeras, en colaboración con varias organizaciones líderes que han luchado contra el racismo en la enfermería, creó la Comisión Nacional para Abordar el Racismo en la Enfermería. Este grupo elaboró un informe exhaustivo, el Informe Fundacional de la Comisión sobre el Racismo en la Enfermería, que exploraba el racismo en la enfermería y, en particular, cómo se manifiesta en la práctica de la enfermería. El informe subrayó que las enfermedades crónicas como la hipertensión, el asma, la diabetes, la insuficiencia cardíaca y la enfermedad renal son más frecuentes en los pacientes de color. Estos problemas de salud tienden a aparecer antes, se tratan más tarde y tienen peores resultados en comparación con sus homólogos blancos. Ha habido también datos controvertidos. Un estudio que indicaba que los pacientes negros tenían peores resultados cuando eran tratados por médicos blancos que por médicos negros fue contrarrestado con otro estudio que demostraba que parte de la explicación era que muchos especialistas en UCI neonatal eran blancos y, por motivos obvios, eran los que atendían mayoritariamente a los niños prematuros negros, que tenían mucho más riesgo.

Hemos comentado el caso de Mary Seacole. Cuando estalló la Primera Guerra Mundial, las enfermeras estadounidenses no tenían otra forma de servir a su país que no fuera unirse al recién creado Cuerpo de Enfermeras

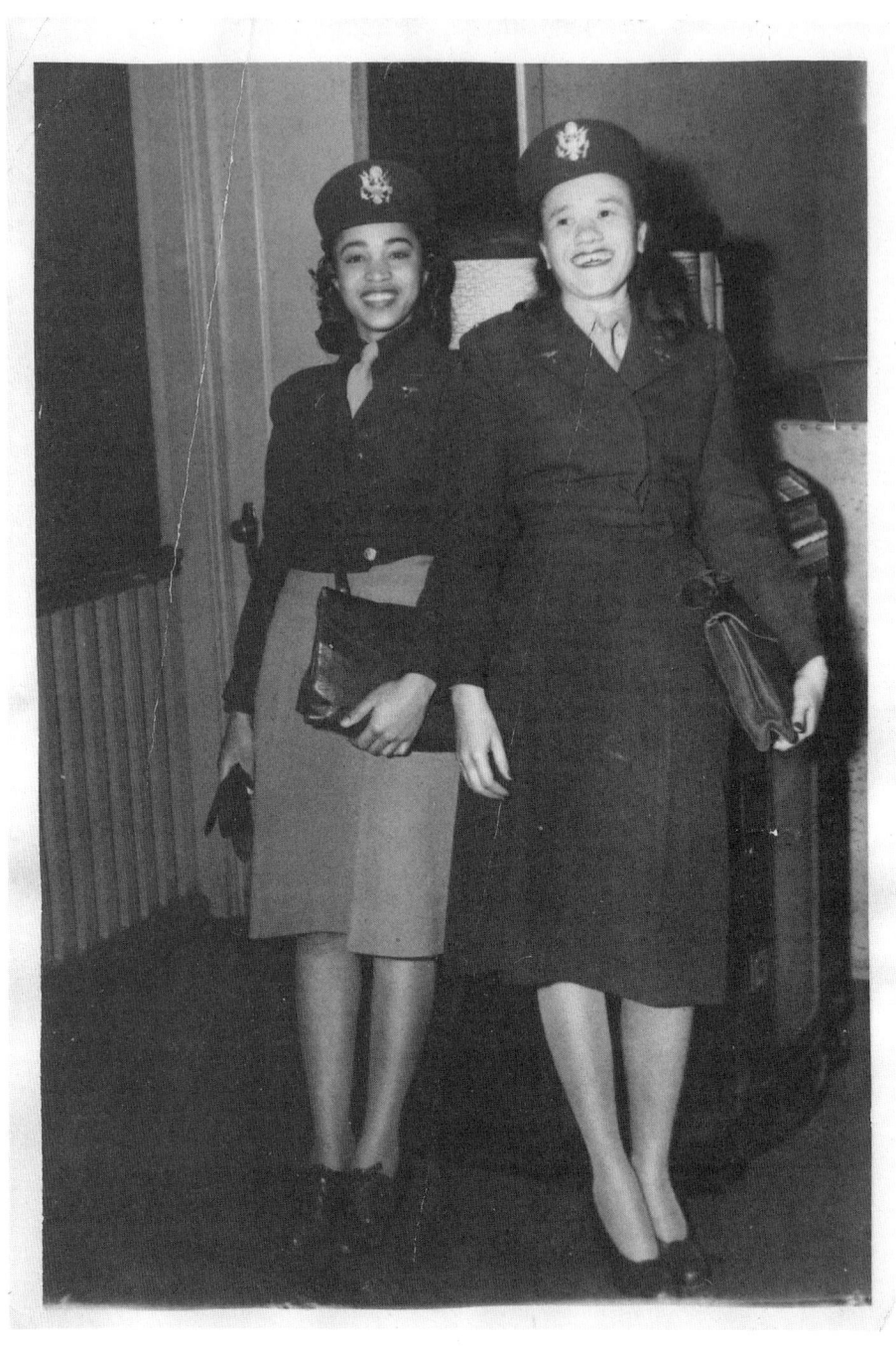

La enfermera Dorothy Margaret con una compañera [Library of Congress].

del Ejército (ANC, por sus siglas en inglés): la guerra se libraba en el extranjero, por lo que nadie podía simplemente presentarse y empezar a hacer lo que había que hacer. Para unirse al ANC, había que afiliarse a la Cruz Roja Americana, que proporcionaba al Gobierno enfermeras cualificadas. Las enfermeras negras se presentaron y se ofrecieron como voluntarias, y al igual que Seacole antes que ellas, se encontraron con el silencio.

En ese momento, existía un sistema más organizado de formación de enfermeras, principalmente escuelas de formación dentro de los hospitales, y aunque estas escuelas y hospitales estaban en gran medida segregados, había muchas enfermeras negras tituladas cualificadas. En 1879, Mary Eliza Mahoney se convirtió en la primera enfermera negra en graduarse en una escuela de enfermería estadounidense. Las enfermeras negras recibían una formación similar y tenían que aprobar los mismos exámenes de licencia de la junta estatal que sus homólogas no negras para poder ejercer.

A Jane Delano, de la Cruz Roja Americana, se le preguntó repetidamente por qué no admitía a mujeres negras en el grupo de enfermeras cualificadas que podían ser llamadas a filas, aunque había una clara escasez. Ella eludió dar explicaciones, alegando que, de hecho, estaba inscribiendo a enfermeras negras y que las llamaría si alguna vez se presentaba la oportunidad de que prestaran servicio. Un mes antes de que terminara la guerra, dieciocho enfermeras negras fueron reclutadas para prestar servicio en campamentos militares de Estados Unidos, de entre las aproximadamente treinta y tres mil que prestaron servicio durante la guerra.

Las cosas empezaron a cambiar con la catastrófica escasez de enfermeras durante la Segunda Guerra Mundial y, con ella, la amenaza muy real de un reclutamiento forzoso de enfermeras blancas. En 1940, en vísperas de la entrada de Estados Unidos en la guerra, varias organizaciones de enfermería se unieron para planificar la provisión de enfermeras para el posible esfuerzo bélico, y las enfermeras negras estaban allí. De entrada, tan solo se permitió que cincuenta y seis enfermeras negras prestaran servicio, lo justo para dotar de personal a las salas segregadas de los hospitales de las bases militares del sur de Estados Unidos, donde se concentraba un gran número de soldados negros. Los responsables de esta política declararon: «No pondría a los soldados blancos en una situación en la que tuvieran que aceptar el servicio de profesionales negras». Mientras tanto, la Marina se negó a permitir que las enfermeras negras prestaran servicio. En aquella época había alrededor de nueve mil enfermeras negras tituladas en Estados Unidos y muchas querían incorporarse al esfuerzo bélico.

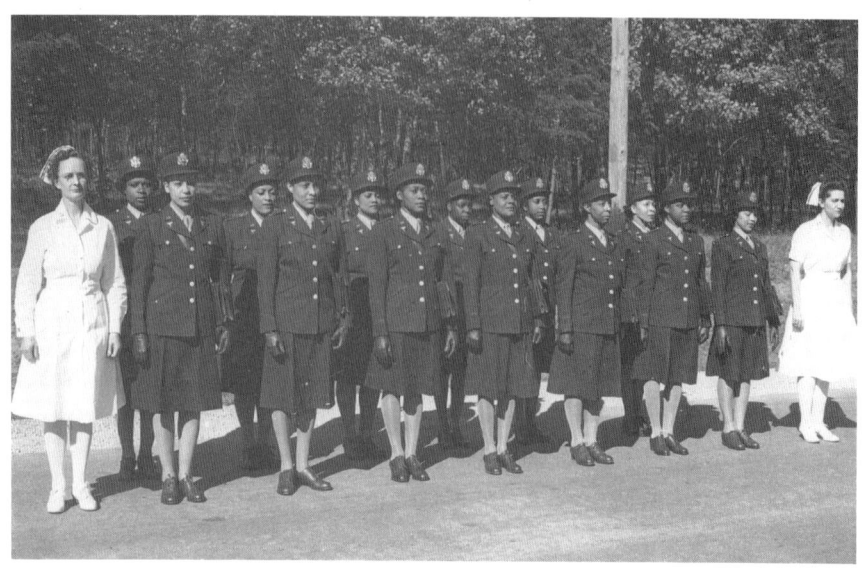

Promoción de enfermeras en Camp McCoy, Wisconsin, 1944 [Library of Congress].

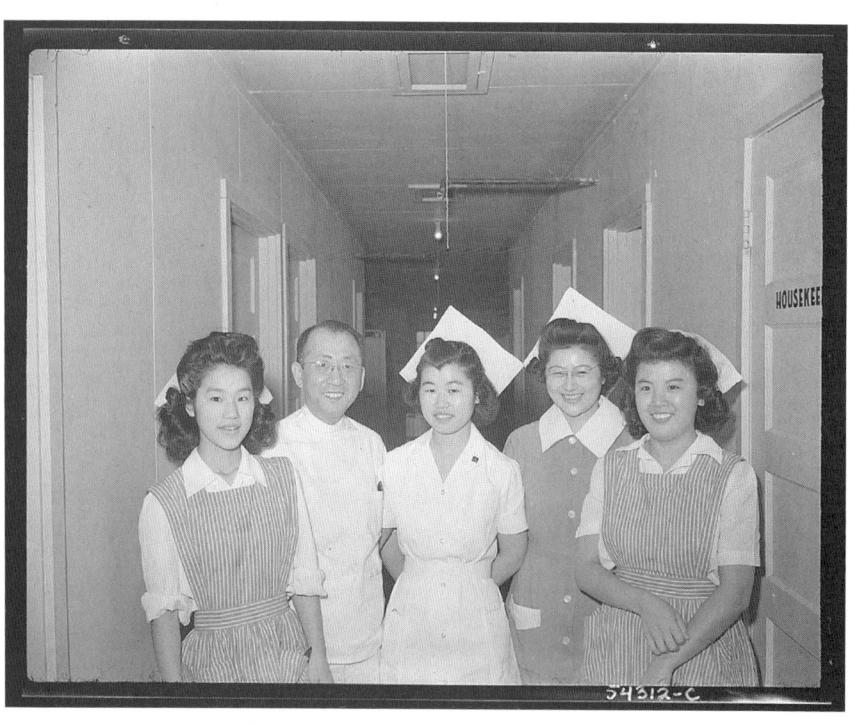

Enfermeras en el Centro de Reubicación de Tule Lake en Newell, California. Fotografía de Ansel Adams [Library of Congress].

Una de esas primeras 56 fue Prudence Burrell, de la que Sarah DiGregorio cuenta la siguiente historia:

> Prudence Burns Burrell, enfermera titulada, fue una de las primeras enfermeras negras en conseguir una de las pocas plazas disponibles en 1942. Estaba destinada en un hospital de campaña para soldados negros en Nueva Guinea. Recordaba haber atendido a un soldado blanco herido que estaba sangrando y al borde de la muerte. Casualmente, él se encontraba más cerca del hospital negro que del blanco, que estaba río abajo. Burrell y las demás enfermeras negras no iban a dejar que este hombre se desangrara solo porque las normas les prohibían tratar a personas blancas. Pero el soldado necesitaba una transfusión de sangre y, en aquella época, la Cruz Roja separaba la sangre donada por personas negras y blancas; no se permitía mezclar ambas. «Le dijimos: «Lo sentimos, pero la sangre está etiquetada como A». Sabíamos que existían diferencias en los tipos de sangre de las personas, pero la habían etiquetado como «A» por africano. Le dijimos que la sangre estaba etiquetada como «A», por lo que no podíamos dársela, y él respondió: «Me da igual, no dejéis que muera...»». Le hicieron la transfusión y lo estabilizaron antes de trasladarlo al hospital para blancos.

La solución, lenta y a regañadientes, la proporcionó la escasez de enfermeras. En 1942, el ANC suspendió el requisito de que las enfermeras fueran solteras y elevó el límite de edad, que hasta entonces era de treinta y cinco años. (No obstante, un embarazo fuera del matrimonio seguía siendo motivo de expulsión deshonrosa). Ni siquiera se consideraba la posibilidad de que hubiera enfermeros varones; la ANC estaba compuesta exclusivamente por mujeres. De hecho, mil doscientos hombres que eran enfermeros fueron reclutados, pero ninguno de ellos trabajó como enfermero en la guerra. Uno de ellos, llamado Jacob Rose, se encontró rellenando baches en las carreteras de la India. Otro, Robert Cincotta, escribió a su congresista señalando que decenas de enfermeros varones querían alistarse como voluntarios, pero se les estaba impidiendo hacerlo.

En 1943, el ejército aumentó su cuota de enfermeras negras a 160 y, luego, a medida que la escasez se hacía cada vez más grave, a unas 300 de un total de 44 000 en 1944. El momento decisivo llegó realmente cuando el presidente Roosevelt empezó a plantearse un reclutamiento forzoso de enfermeras, lo que habría supuesto una leva de mujeres blancas. En una reunión convocada al efecto en enero de 1945, la responsable de las enfermeras negras se levantó y preguntó: «Si se necesitan enfermeras tan desesperadamente, ¿por qué el ejército no utiliza enfermeras de color?». Ese momento tenso e incómodo fue cubierto por los periódicos de todo el país. Rápidamente se organizó una campaña que envió una avalancha de telegramas a la Casa Blanca, todos lamentando el hecho obvio de que Estados Unidos prefiriera excluir a las enfermeras negras antes que proporcionar una atención adecuada a sus soldados. Ese mismo mes, tanto el ejército como la marina anunciaron el fin de las cuotas raciales, afirmaron que ambas fuerzas admitirían a enfermeras independientemente de su raza y no excluirían a ninguna enfermera de prestar servicio en ningún entorno. Finalmente, en 1948, el presidente Truman firmó la orden ejecutiva que oficialmente eliminó la segregación racial en todas las fuerzas armadas, incluido el cuerpo de enfermeras.

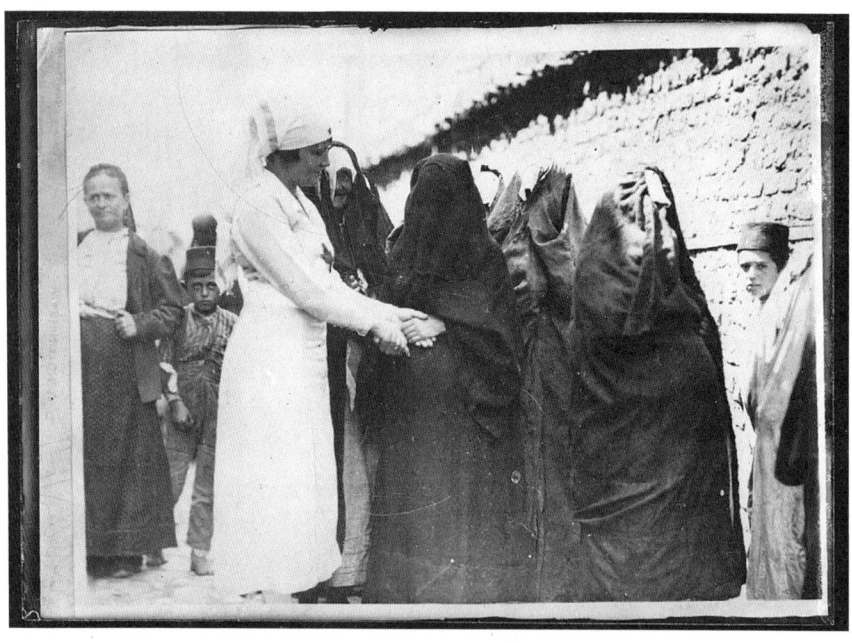

Tirana (Tirana), 1920. Fotografía que muestra a un grupo de mujeres veladas expresando su agradecimiento a Helen Ahern, de Buffalo (Nueva York), por la ayuda prestada por la American Red Cross. Ante la negativa de muchas mujeres musulmanas a ser atendidas por médicos varones, la Cruz Roja estadounidense organizó la asistencia mediante médicas y enfermeras, garantizando el acceso al cuidado en un contexto de fuertes restricciones religiosas [Library of Congress].

ENFERMERÍA Y CONTROL DE LA NATALIDAD

En febrero de 1935, dos jóvenes entraron en la clínica de control de natalidad de la enfermera Adele Gordon, situada en el bullicioso edificio Plankinton Arcade, en el centro de Milwaukee. Una de ellas dijo que estaba casada con un estudiante de medicina; ella y su marido ya tenían un hijo de dieciocho meses y no podían permitirse tener otro bebé. La otra dijo que no estaba casada, pero que quería un dispositivo anticonceptivo. Gordon, siguiendo la ley vigente en ese momento, le dijo a la mujer soltera que no podía ayudarla. Luego llevó a la mujer casada a su consultorio, donde le hizo el historial médico, le ajustó un diafragma y le dio información sobre cómo usarlo. Le cobró cinco dólares. Antes de que las mujeres se marcharan, Gordon les informó que daría una conferencia gratuita sobre control de natalidad a finales de ese mes.

Aproximadamente dos semanas después, la mujer casada volvió a la clínica, pero esta vez acompañada de dos agentes de policía y un investigador de la Junta Estatal de Salud. Gordon había infringido la ley, que era muy dura sobre la información sobre reproducción, y seguramente esperaba ser declarada culpable y condenada a seis meses de prisión. Pero tras pagar una fianza de 750 dólares (unos 16 000 dólares actuales), pasó a la ofensiva. Colocó carteles por toda la ciudad con el lema «El control de la natalidad está en juego en el estado de Wisconsin» e instó a los miembros de la comunidad a luchar para mantener abierta su clínica. Ella y sus seguidores escribieron a los periódicos, a los líderes sindicales y a la ACLU (Unión Estadounidense por las Libertades Civiles), y Gordon escribió a Margaret Sanger, una compañera enfermera y destacada defensora del control de la natalidad. Sanger le manifestó su apoyo, aunque ella misma, por entonces, ya había cedido el control de la natalidad a los médicos.

Gordon ideó una defensa: ella no vendía anticonceptivos, eso era ilegal. Vendía servicios de enfermería e información, pero regalaba los diafragmas. Mientras tanto, el revuelo por el arresto tenía a Milwaukee en vilo. El 6 de marzo, el rostro decidido de Gordon apareció en la página 4 del Milwaukee Sentinel Extra bajo el titular «Paga la fianza». La selección del jurado que debía juzgarla fue controvertida porque muchos de los miembros del panel tenían fuertes convicciones religiosas y las Iglesias estaban en contra del control de la natalidad.

En el juicio, cuando Gordon subió al estrado, parece que decidió aprovechar al máximo la situación para educar al público, hasta tal punto que el juez tuvo que pedirle que dejara de convertir el juicio en una conferencia sobre control de la natalidad. Interrumpida constantemente por objeciones, Gordon argumentó con firmeza que la anticoncepción era una bendición para todas las personas. Afirmó que sus folletos no eran indecentes, sino instructivos. Sí, había suministrado anticonceptivos, pero de forma gratuita, argumentó, y lo había hecho dentro de las prácticas habituales del

Woman Acquitted In Initial Test Of O'Malley Statute

Freed By Jury In Case Charging Violation Of Birth Control Law

Milwaukee — (AP) — Twenty-five minutes of deliberation by a district court jury of five men and one woman, all married, resulted in an acquittal verdict Thursday in the first court test of the O'Malley birth control law by the last legislature.

Mrs. Adele Gordon was the prisoner acquitted. Her husband, John, who operated a birth control clinic here, still faces similar charges.

The prosecution argued the case was not concerned with the morality of birth control, but whether Mrs. Gordon had violated the state law forbidding sale of contraceptives by anyone but physicians and pharmacists tnd to only married persons.

Defense counsel asserted the outdoor relief department had directed many charity cases to the Gordons, and assailed the law as "freak legislation."

Recorte de *La Crosse Tribune*, 5 de abril de 1935: Mujer absuelta en la prueba inicial de la ley O'Malley. Liberada por un jurado en un caso que imputaba la violación de la ley sobre el control de la natalidad. Milwaukee (AP). Veinticinco minutos de deliberación por parte de un jurado de un tribunal de distrito, compuesto por cinco hombres y una mujer, dieron como resultado un veredicto de absolución el jueves en la primera prueba judicial de la ley estatal sobre control de la natalidad aprobada por la última legislatura. La señora Adele Gordon fue la acusada absuelta. Su esposo, John, que dirigía una clínica de control de la natalidad en esta ciudad, aún se enfrenta a cargos similares. La acusación sostuvo que el caso no estaba relacionado con la moralidad del control de la natalidad, sino con si la señora Gordon había violado la ley estatal que prohíbe la venta de anticonceptivos por cualquier persona que no sean médicos y farmacéuticos. La defensa afirmó que el departamento de asistencia social había derivado muchos casos de caridad a los Gordon, y calificó la ley de «legislación aberrante».

movimiento mundial de control de la natalidad. Algo que en sus palabras, estaba totalmente capacitada para hacer al ser enfermera. Ella declaró: «Me interesé por el control de la natalidad cuando entré en los hogares de los pobres y vi a mujeres sobrecargadas de hijos». El jurado deliberó durante solo veinticinco minutos antes de declarar a Gordon inocente.

Desde entonces el mundo ha cambiado mucho, pero hay quien piensa que en la enfermería profesional moderna existe una tendencia a buscar la respetabilidad, a mantener las jerarquías y a evitar las controversias. Las organizaciones y facultades de enfermería a menudo han rehuido enseñar y apoyar la salud reproductiva como parte integral de la práctica enfermera. Algunas enfermeras y parteras sostienen que esto es poco ético y contrario a los ideales de la enfermería. Después de todo, las personas necesitan una atención reproductiva integral, y las enfermeras tienen un papel único en proporcionarla.

La anticoncepción y el aborto se han utilizado en todo el mundo desde la antigüedad y siempre han formado parte de la partería y la atención de enfermería comunitaria, ya sea de forma legal o ilegal. Aunque las actitudes sociales hacia el embarazo y la planificación familiar han variado, los métodos utilizados eran muy similares. A menudo se recurría a prácticas como la «marcha atrás» o el uso de barreras sobre el pene, aunque estas resultaban complicadas debido a la naturaleza humana o al hecho de que dependían de la cooperación de los hombres. Las mujeres utilizaban supositorios vaginales, esponjas o duchas; masticaban raíces o preparaban infusiones de hierbas para prevenir o interrumpir el embarazo. Las mujeres esclavas de los Estados Unidos, por ejemplo, masticaban raíz de algodón como anticonceptivo o abortivo. Las mujeres indígenas mexicanas masticaban la raíz de un ñame silvestre, que más tarde se utilizó en el desarrollo de la píldora anticonceptiva. Los libros de remedios de la Edad Media europea suelen contener mezclas de hierbas para provocar la ausencia del periodo, lo que a menudo se entendía como una forma de aumentar la fertilidad o de inducir el aborto. Estos antiguos métodos solían tener una alta tasa de fracasos y complicaciones, pero no eran necesariamente ineficaces. Nada de esto sugiere que antes del siglo XX fuera una época de planificación familiar eficaz —más bien al contrario—, pero todo tipo de cuidados sexuales y reproductivos formaban parte históricamente de la práctica de las comadronas y enfermeras cualificadas, y la gente utilizaba lo que tenía a su alcance. En muchos países es un tema que sigue siendo complicado.

ENFERMERÍA Y FEMINISMO

La historia de la enfermería muestra en el siglo xx el contraste entre una de las pocas profesiones donde las mujeres eran mayoritarias y al mismo tiempo ser invisibles, poco valoradas y escasamente pagadas. Una profesión considerada imprescindible, pero que no recibe apenas apoyo social; una sociedad que pide a estas mujeres que cuiden y no valora los cuidados. Las sufragistas y feministas del siglo xix pedían el derecho al voto, control de la natalidad y otros derechos de la mujer, pero las enfermeras no se sumaron a esa lucha. Es llamativo porque algunas de las personas más significativas en la lucha contra la esclavitud y los derechos humanos eran enfermeras.

Como dice Susan M. Reverby en su libro *Ordered to Care*: «A medida que parte de la enfermería pasó del ámbito del trabajo familiar no remunerado al mercado laboral, se mantuvo la idea de que seguiría siendo un trabajo basado en el amor, no en el dinero. La ideología de la enfermería, basada en la concepción del siglo xix de los deberes de la mujer, pero no de sus derechos, dio un sentido a la enfermería profesional, pero limitó su poder para controlar o definir su existencia ocupacional o profesional».

Un factor de debate era si los puestos de las mujeres debían ser iguales o diferentes a los de los hombres. Las personas que apoyaban la opción promovían la entrada de mujeres en carreras profesionales que hasta entonces eran exclusiva o mayoritaria de hombres. Los defensores de la opción de la diferencia se focalizaban en empoderar roles femeninos tradicionales, aunque han tenido probablemente menor repercusión social que sus contrapartes.

Según Susan Reverby: «El feminismo americano del siglo xx ha luchado siempre en cómo hacer que el género importase y no importase al mismo tiempo, cómo valorar el trabajo de las mujeres en los cuidados y cómo demandar que no todas las mujeres tuvieran que encargarse de ello».

Creer que las mujeres son diferentes de los hombres significa asumir la premisa que algunas habilidades de las mujeres están inherentemente conectadas con la feminidad, que algunos trabajos van asociados a la identidad femenina, más que ser elegidos como profesión, que ciertas características son deberes que surgen de determinantes biológicos y no derechos que uno decide ejercer y finalmente, que las mujeres que eligen roles femeninos tradicionales puede que no los estén eligiendo en absoluto sino que están asumiendo los límites de esa identidad femenina, quizá felizmente y a gusto, pero en cualquier modo, asumiendo esa definición.

«Por el ansia de algunas mujeres de abrazar nuevos roles, ha venido una denigración de los antiguos. Nadie, dice estas mujeres, debería querer ser solo una ama de casa; nadie con cerebro debería querer ser solo una enfermera. ¡Ten una carrera! ¡Sé médico!».

Esa misma resistencia tuvo lugar en la segunda ola del feminismo a finales del siglo xx. Las enfermeras, en general, no se incorporaron a la llamada al activismo de las feministas. Para algunos historiadores del movimiento feminista, se evitaba la enfermería porque se consideraba una ocupación que representaba el papel secundario de la mujer en la sociedad y valorar el trabajo enfermero era asumir el estatus profundamente desigual de las mujeres. Las enfermeras, por su parte, no tuvieron un papel muy activo en los movimientos de liberación de la mujer de los siglos xix y xx. Como ejemplo, la Asociación Americana de Enfermeras no apoyó el derecho al voto de las mujeres hasta 1915 (se llevaba luchando al menos desde 1848, cuando se produjo la convención de Seneca Falls para reclamar derechos para las mujeres) y la Enmienda de Igualdad de Derechos, hasta 1971 (cuando la primera versión fue presentada en el Congreso de EE. UU. en diciembre de 1923).

LA FUNDACIÓN DE LA CRUZ ROJA

Hasta mediados del siglo xix, no existían sistemas organizados ni bien establecidos de asistencia médica militar para los heridos, ni instituciones seguras o protegidas para acoger y tratar a los heridos en el campo de batalla. El empresario suizo Jean-Henri Dunant, un devoto calvinista, viajó a Italia para reunirse con el entonces emperador francés Napoleón III en junio de 1859 con la intención de discutir las dificultades para hacer negocios en Argelia, que en ese momento estaba ocupada por Francia. Llegó a la pequeña localidad de Solferino la tarde del 24 de junio, tras la batalla de Solferino, un enfrentamiento en la guerra austro-sarda. En un solo día, unos 40 000 soldados de ambos bandos murieron o quedaron heridos en el campo de batalla. Dunant quedó conmocionado por las terribles secuelas de la batalla, el sufrimiento de los heridos y la casi total falta de asistencia médica y cuidados básicos. Abandonó por completo el propósito original de su viaje y durante varios días se dedicó a ayudar en el tratamiento y

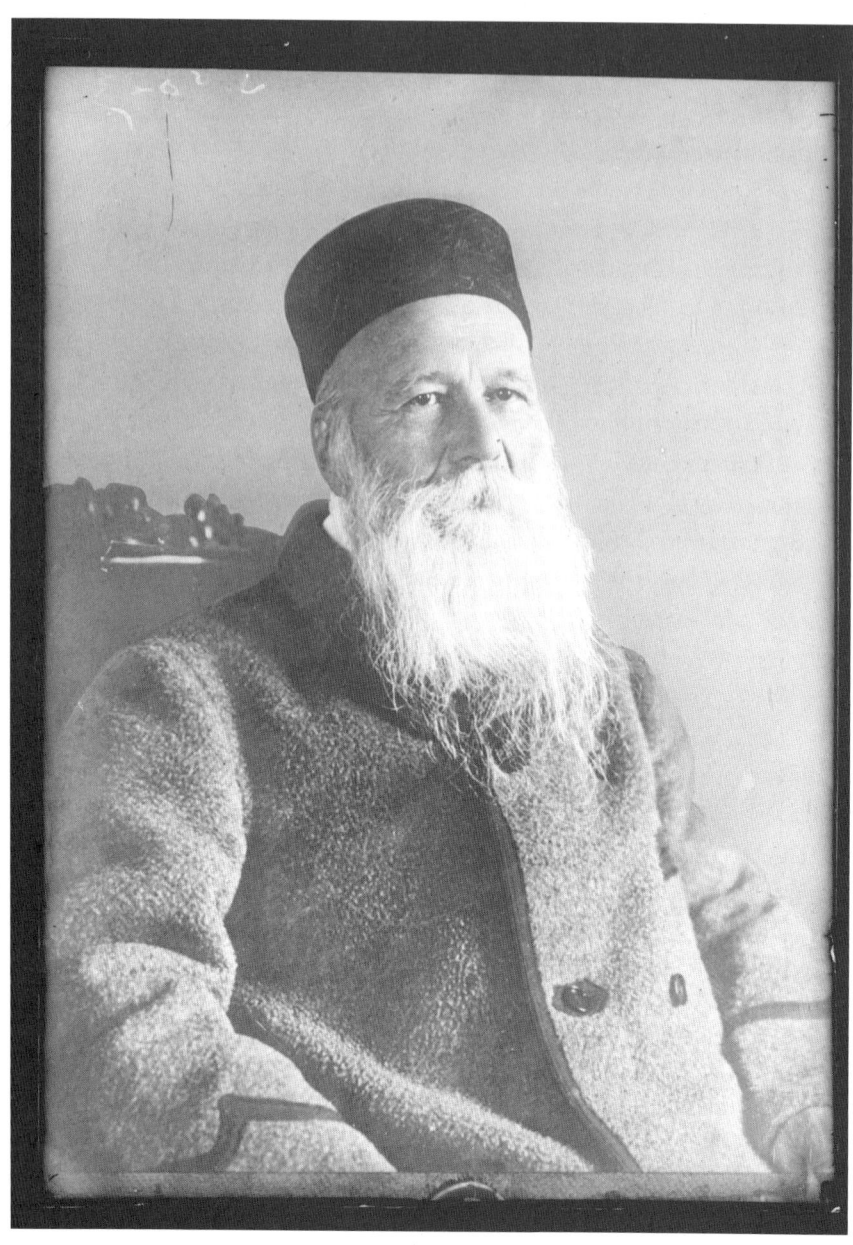

Jean Henri Dunant (1828-1910). Filántropo y escritor suizo, fundador de la Cruz Roja. Tras presenciar los horrores de la batalla de Solferino, concibió la creación de una organización internacional para asistir a los soldados heridos. Su obra *Un souvenir de Solferino* (1862) impulsó el debate que condujo a la Convención de Ginebra de 1864 y al establecimiento de un comité internacional permanente. Dunant dedicó su fortuna a causas benéficas y en 1901 compartió el Premio Nobel de la Paz con Frédéric Passy.

la atención a los heridos. Participó en la organización de una ayuda humanitaria con los habitantes locales para prestar asistencia sin discriminación a los soldados de ambos bandos.

De vuelta en su casa de Ginebra, decidió escribir un libro titulado *Un recuerdo de Solferino*, que publicó en 1862. Envió copias del libro a figuras políticas y militares destacadas de toda Europa, y a personas que pensaba que podían ayudarle a cambiar las cosas. Su libro incluía descripciones vívidas de sus experiencias en Solferino en 1859, y abogaba explícitamente por la creación de organizaciones nacionales de ayuda voluntaria para atender a los soldados heridos en caso de guerra, inspirado por las enseñanzas cristianas sobre la responsabilidad social y su experiencia cerca de una batalla. Pidió que se elaborara un tratado internacional para garantizar la protección de los médicos y los hospitales de campaña y el tratamiento de los heridos.

En 1863, Gustave Moynier, abogado de Ginebra y presidente de la Sociedad de Ginebra para el Bienestar Público, recibió un ejemplar del libro de Dunant y lo presentó para su debate en una reunión de dicha sociedad. Como resultado de este debate inicial, la sociedad creó una comisión de cinco miembros, todos hombres, para examinar la viabilidad de las sugerencias de Dunant y, finalmente, organizar una conferencia internacional sobre su posible aplicación.

Del 26 al 29 de octubre de 1863 se celebró en Ginebra una conferencia internacional organizada por el comité para desarrollar posibles medidas para mejorar los servicios médicos en el campo de batalla. A la conferencia asistieron 36 personas: dieciocho delegados oficiales de gobiernos nacionales, seis delegados de organizaciones no gubernamentales, siete delegados extranjeros no oficiales y los cinco miembros del Comité Internacional. Los estados y reinos representados por delegados oficiales fueron: Confederación Suiza, Imperio Austriaco, Gran Ducado de Baden, Reino de Baviera, Imperio Francés, Reino de Hannover, Reino de Italia, Reino de los Países Bajos, Reino de Prusia, Imperio Ruso, Reino de Sajonia, Reino de Wurtemberg, Reinos Unidos de Suecia y Noruega y Reino Unido de Gran Bretaña e Irlanda. Entre las propuestas redactadas en las resoluciones finales de la conferencia, adoptadas el 29 de octubre de 1863, se encontraban:

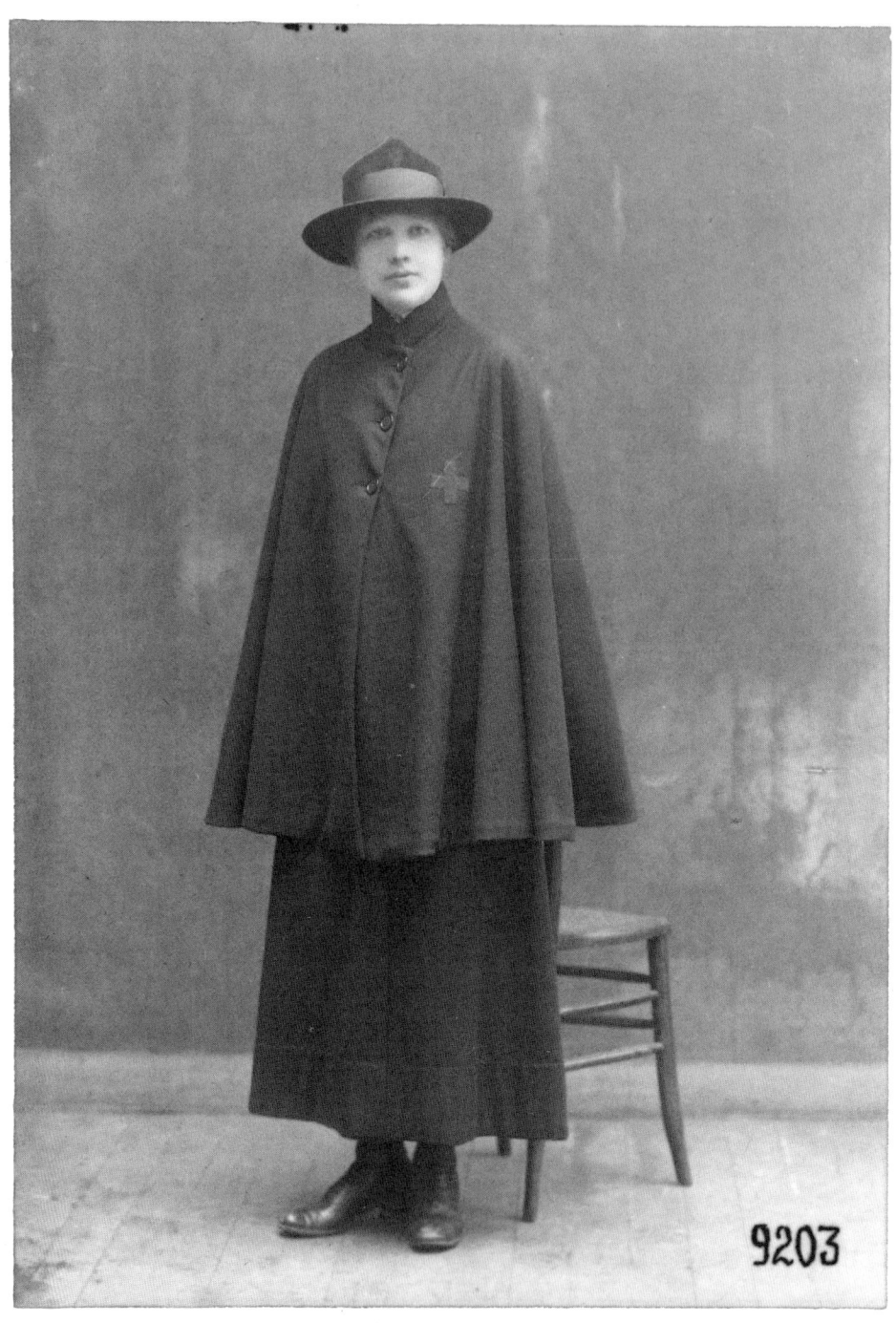

Uniforme de enfermera de la Cruz Roja Americana con capa de botonadura simple, con la cruz roja distintiva en el lado izquierdo del frontal [Library of Congress].

1. La fundación de sociedades nacionales de socorro para soldados heridos.
2. La neutralidad y protección de los combatientes heridos.
3. La utilización de voluntarios para prestar asistencia en el campo de batalla.
4. La organización de conferencias adicionales para promulgar estos conceptos.
5. La introducción de un símbolo distintivo común de protección para el personal médico en el campo de batalla, concretamente un brazalete blanco con una cruz roja.

Esta reunión tuvo como fruto la creación del Comité Internacional de la Cruz Roja, que sigue funcionando hasta hoy. Al año siguiente, representantes de 16 naciones firmaron el Tratado de Ginebra, en el que se convino que los hospitales militares debían ser respetados por todos los ejércitos como zonas de seguridad. Asimismo, su personal (enfermeras, médicos, etc.) debía ser considerado neutral, ya que atendería sin prejuicios a los heridos de todas las nacionalidades. Se acordó que cada país creara su propia sociedad de voluntarios, actuando según los principios de la Cruz Roja. Todas las sociedades emplearían el mismo emblema y su presencia significaría señal de neutralidad. El emblema de la Cruz Roja fue modificado en los países no cristianos; así, la bandera que usan los musulmanes tiene una luna roja y la de los israelitas, la estrella de David.

En 1867 se celebró la primera Conferencia Internacional de Sociedades Nacionales de Ayuda para el Cuidado de los Heridos de Guerra. También en 1867, Jean-Henri Dunant se vio obligado a declararse en quiebra debido a sus fracasos empresariales en Argelia. La controversia en torno a las transacciones comerciales de Dunant y la consiguiente opinión pública negativa llevaron a la expulsión de Dunant de su cargo de miembro y secretario. Fue acusado de quiebra fraudulenta y se dictó una orden de detención contra él. Así, se vio obligado a abandonar Ginebra y nunca volvió a su ciudad natal.

Cuando se concedió el primer premio Nobel de la Paz en 1901, el Comité Noruego del Nobel decidió otorgarlo conjuntamente a Jean-Henri Dunant y a Frédéric Passy, un destacado pacifista internacional. Más significativo que el honor del premio en sí, este galardón supuso la rehabilitación de Dunant y representó un homenaje a su papel clave en la creación de la Cruz Roja. Dunant falleció nueve años después en la pequeña localidad balnearia suiza de Heiden.

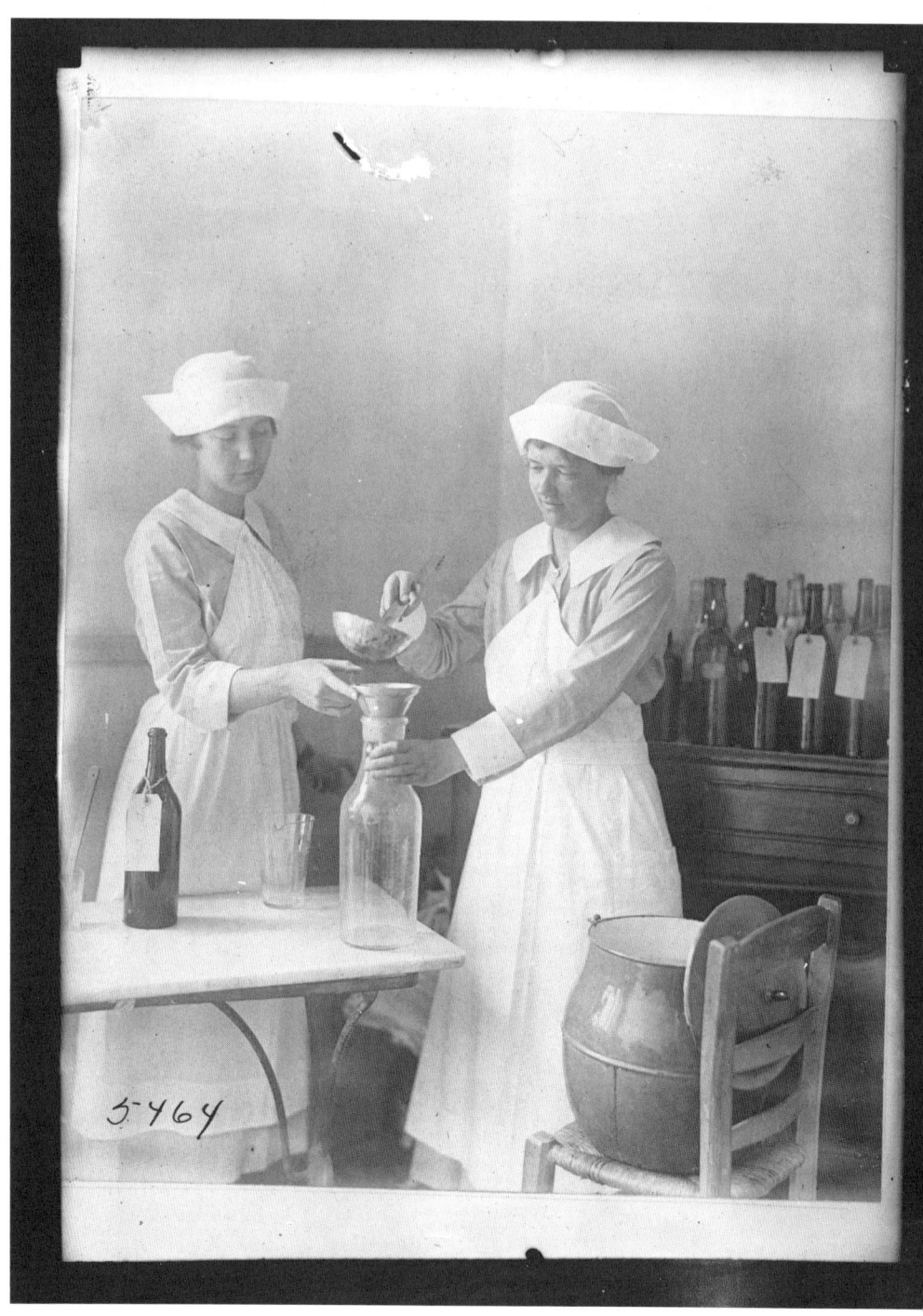

Enfermeras griegas de la Cruz Roja, junio de 1918 [Library of Congress].

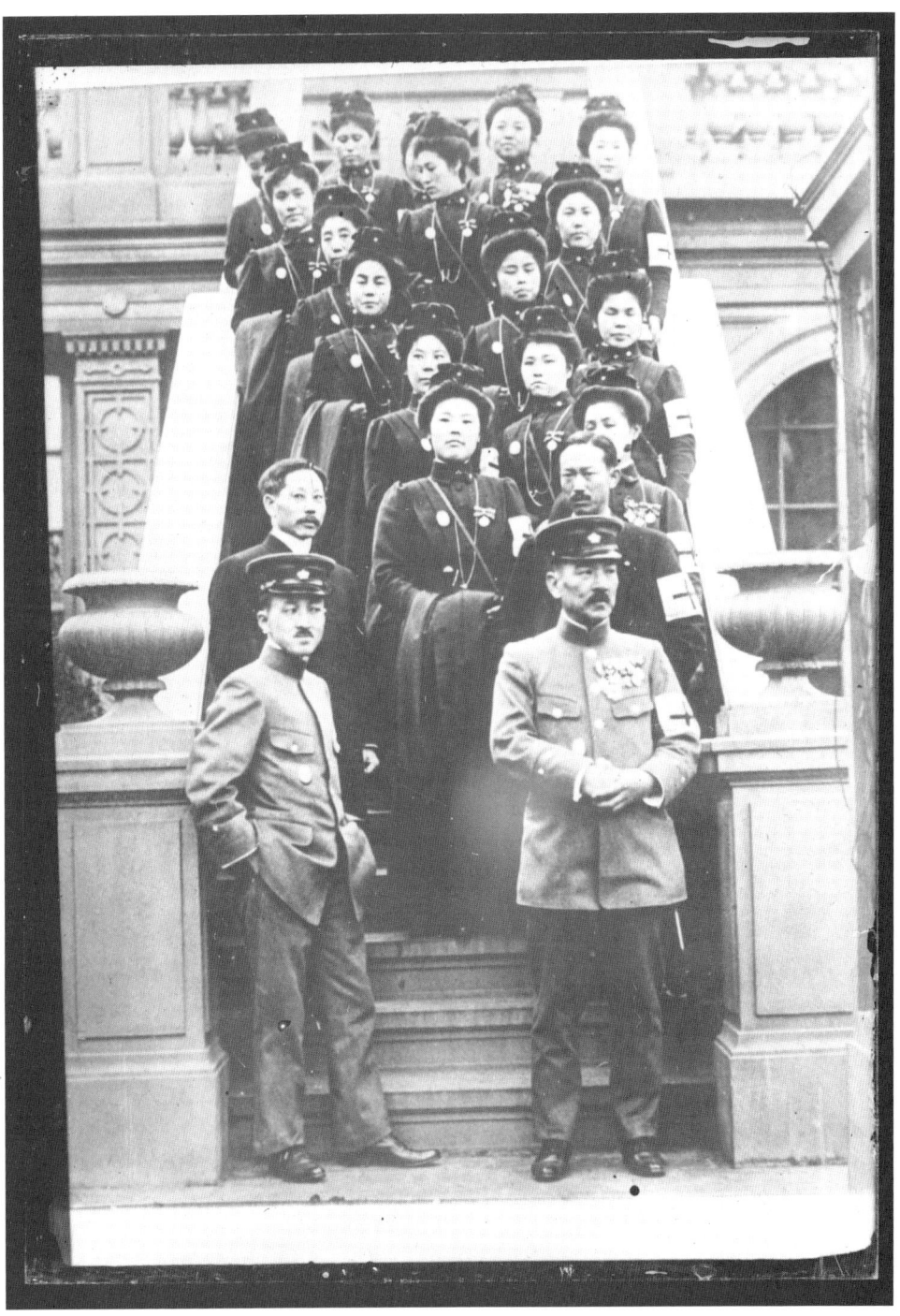

Enfermeras japonesas de la Cruz Roja, enero de 1919 [Library of Congress].

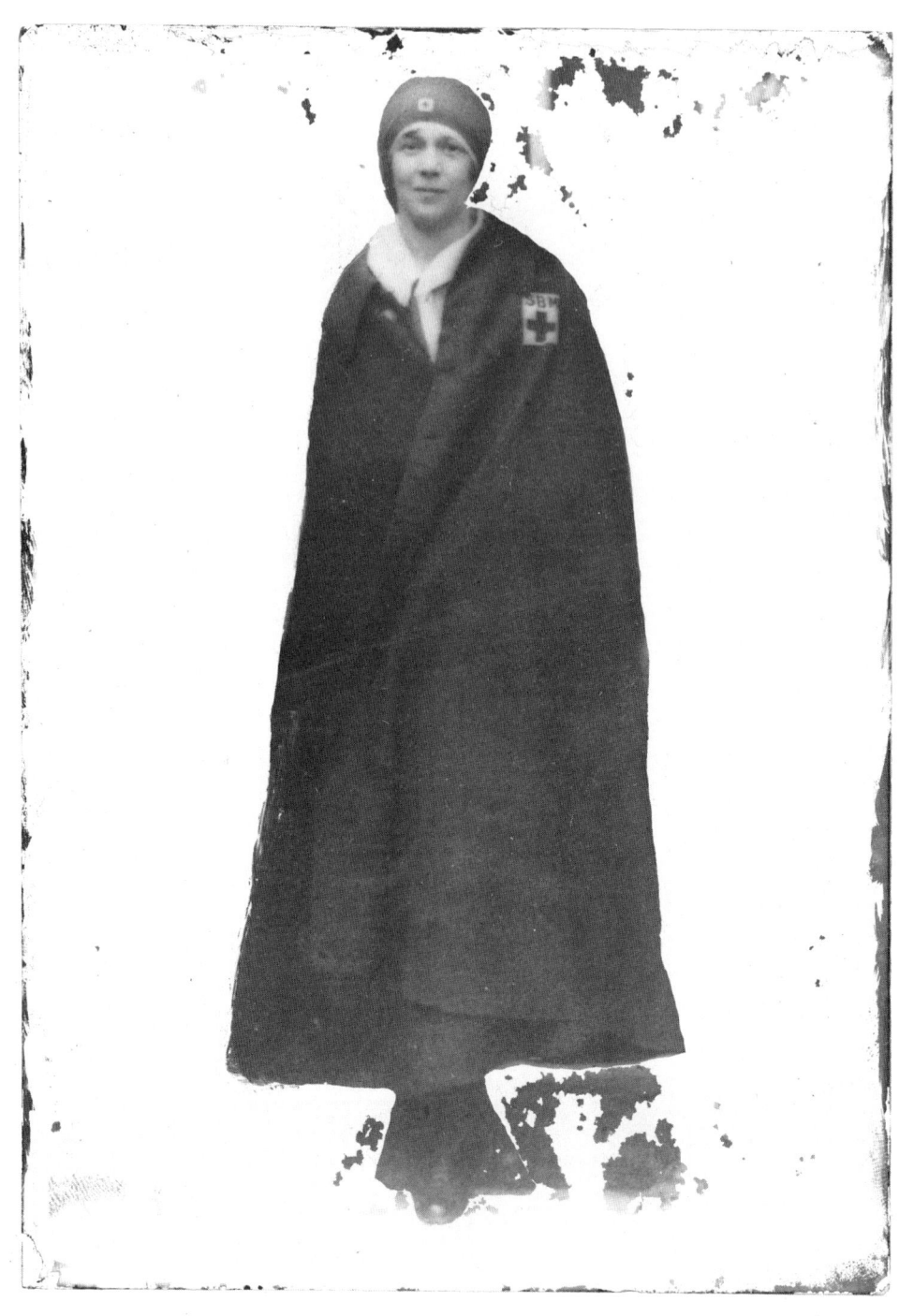

Enfermera de Cruz Roja francesa con la característica capa [Library of Congress].

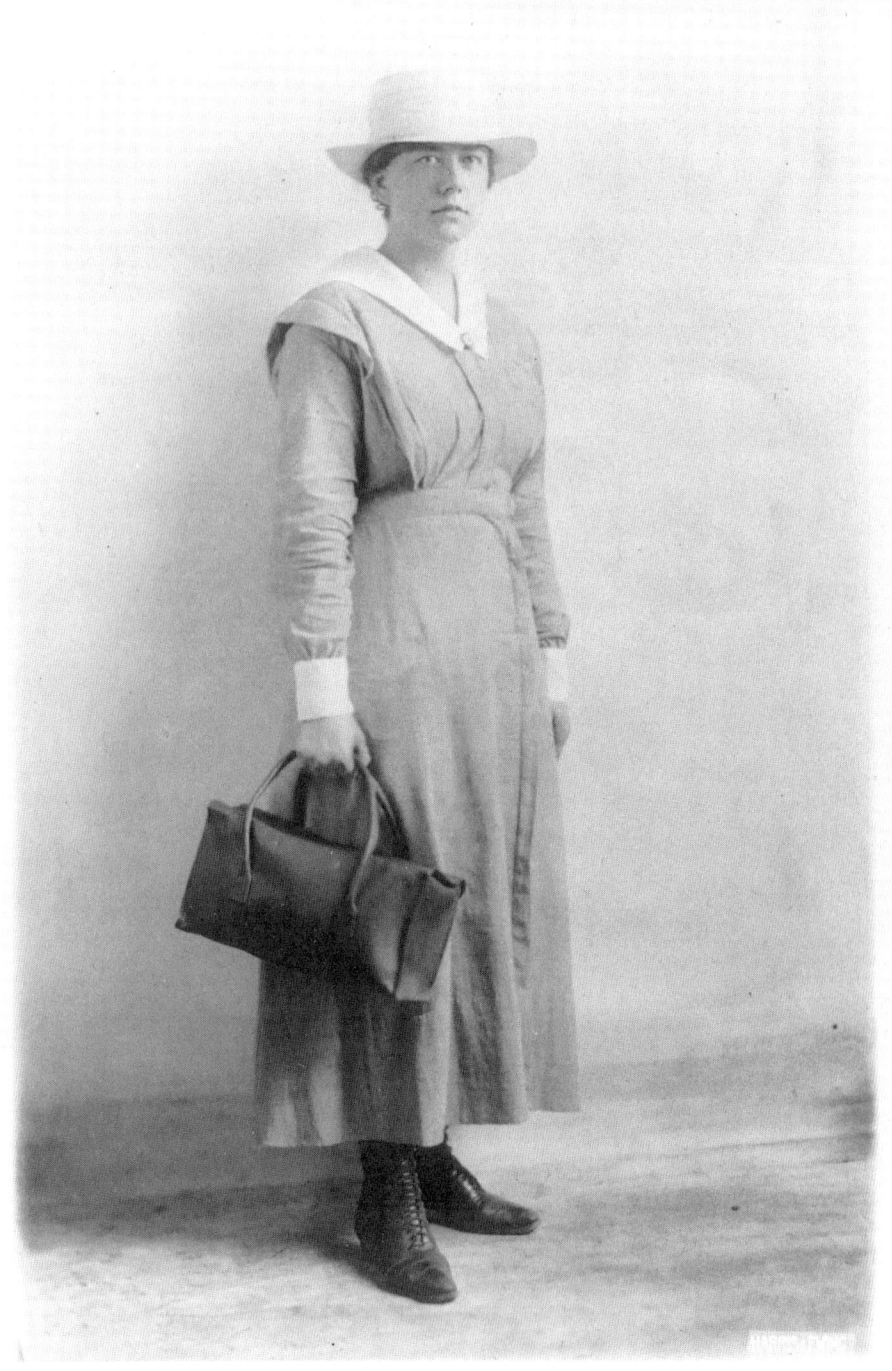

Enfermera de Cruz Roja de áreas rurales [Library of Congress].

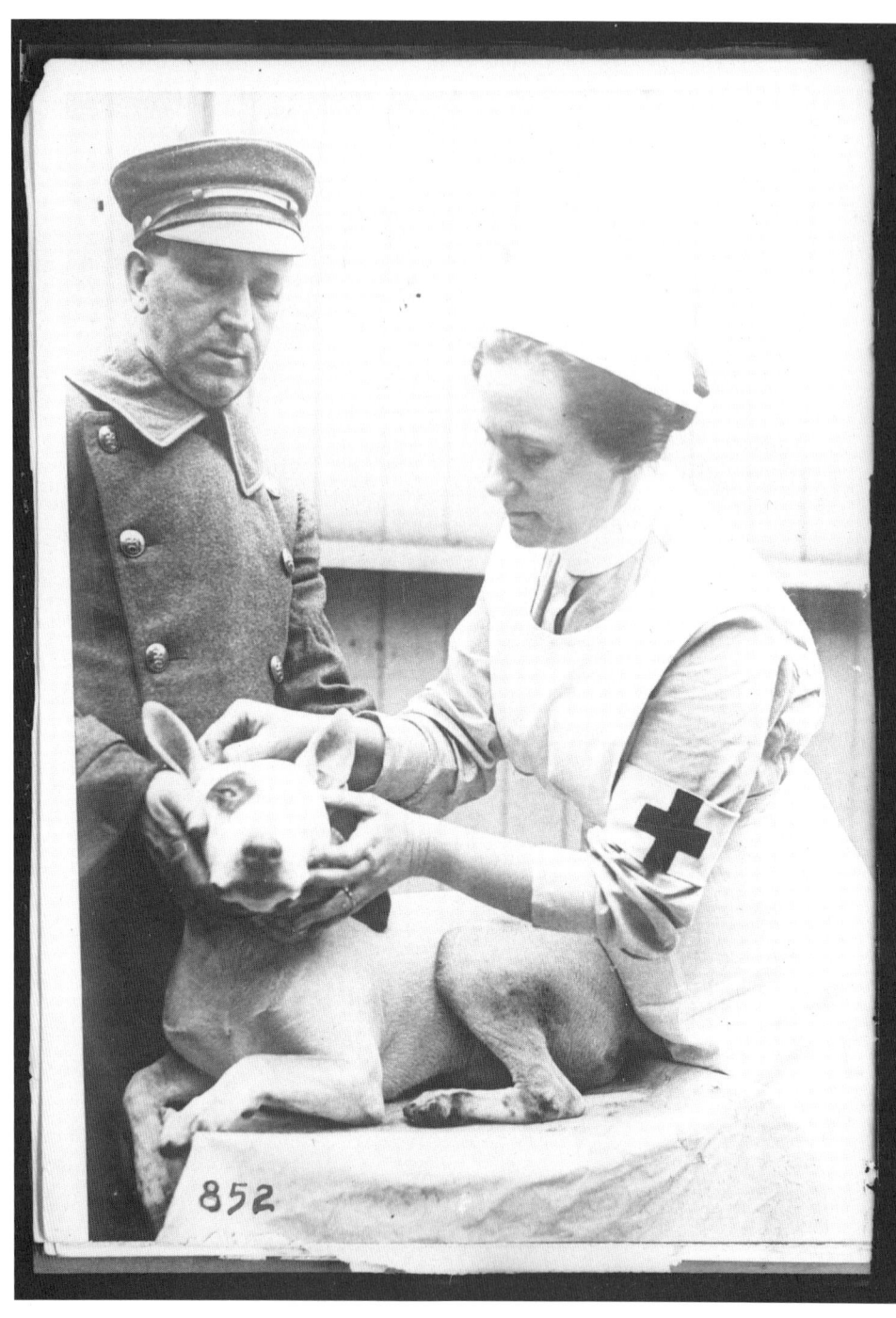

Una enfermera de la Cruz Roja atiende a un perro soldado en
la Primera Guerra Mundial [Library of Congress].

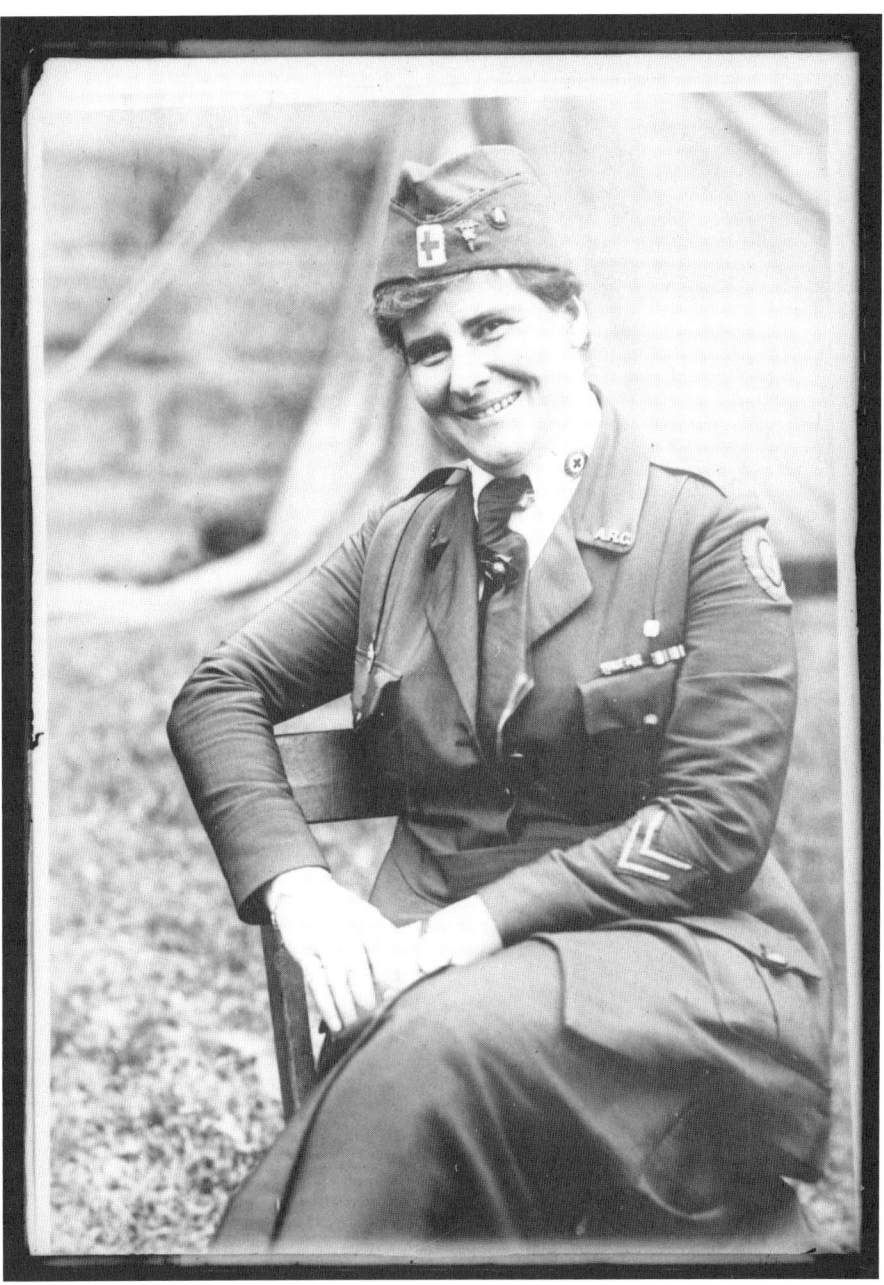

La enfermera D. Pirie Beyea, oradora del circuito Chautauqua. Enfermera de la American Red Cross que participó como conferenciante en el circuito Chautauqua, una red itinerante de educación y divulgación cultural que recorrió Estados Unidos entre finales del siglo XIX y las primeras décadas del XX. A través de conferencias públicas, las enfermeras de la Cruz Roja difundían conocimientos sobre salud pública, primeros auxilios, higiene y atención a los enfermos, además de promover el reclutamiento y la formación sanitaria [Library of Congress].

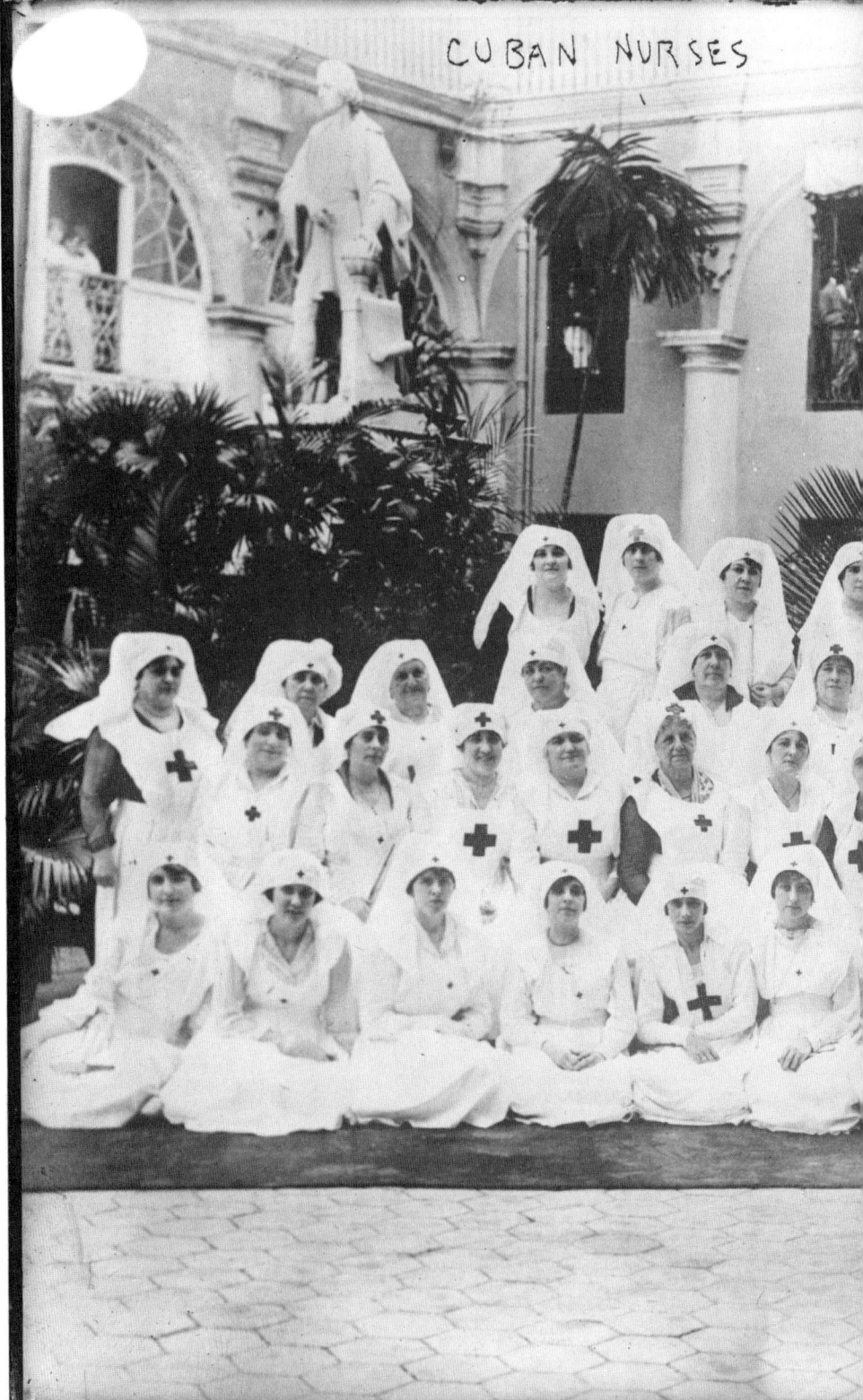

CUBAN NURSES

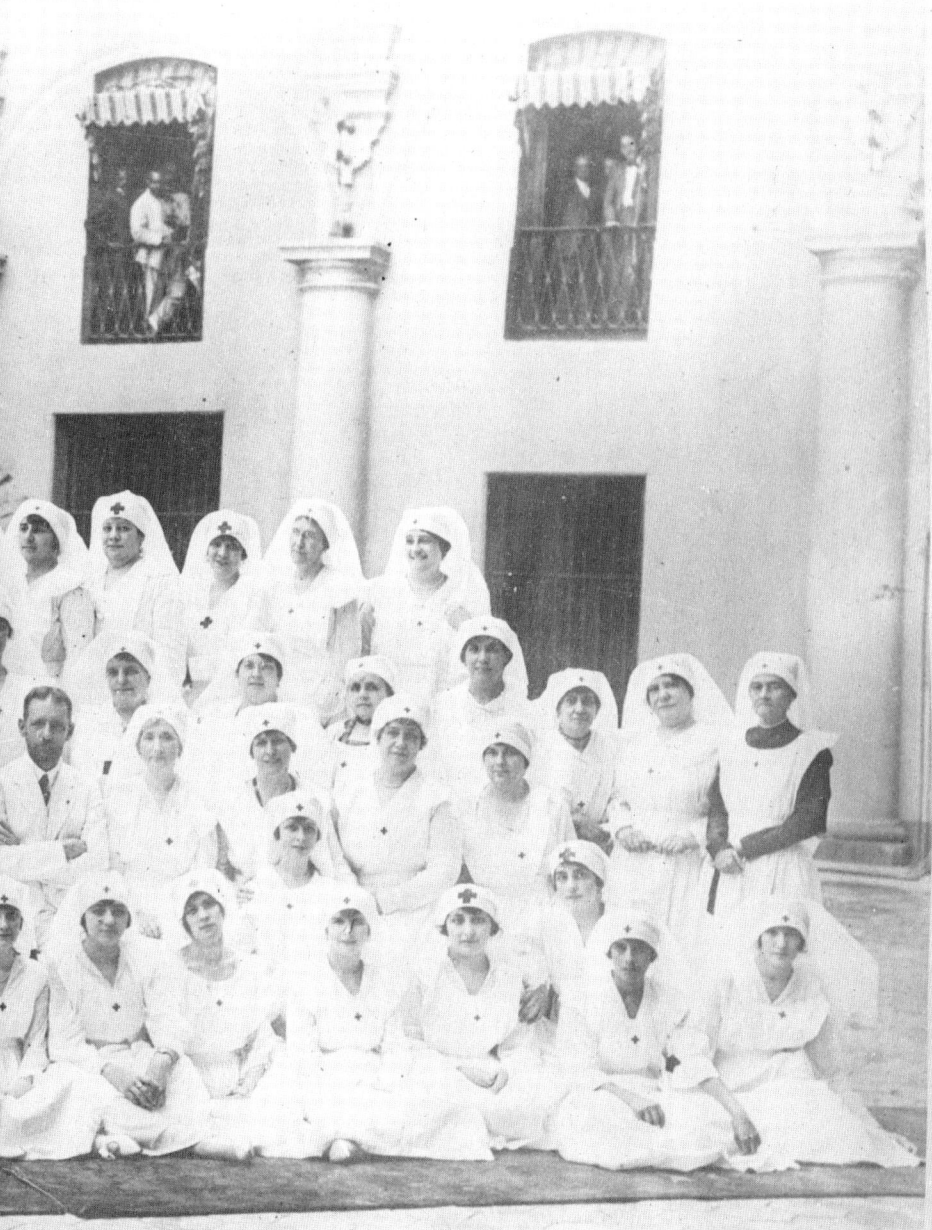

Fotografía de grupo de una unidad hospitalaria de la Cruz Roja Cubana destinada en Francia. En el centro aparecen Mariana Seva y Rodríguez, presidenta de la sociedad, y su esposo Mario García Menocal [Flickr Commons project].

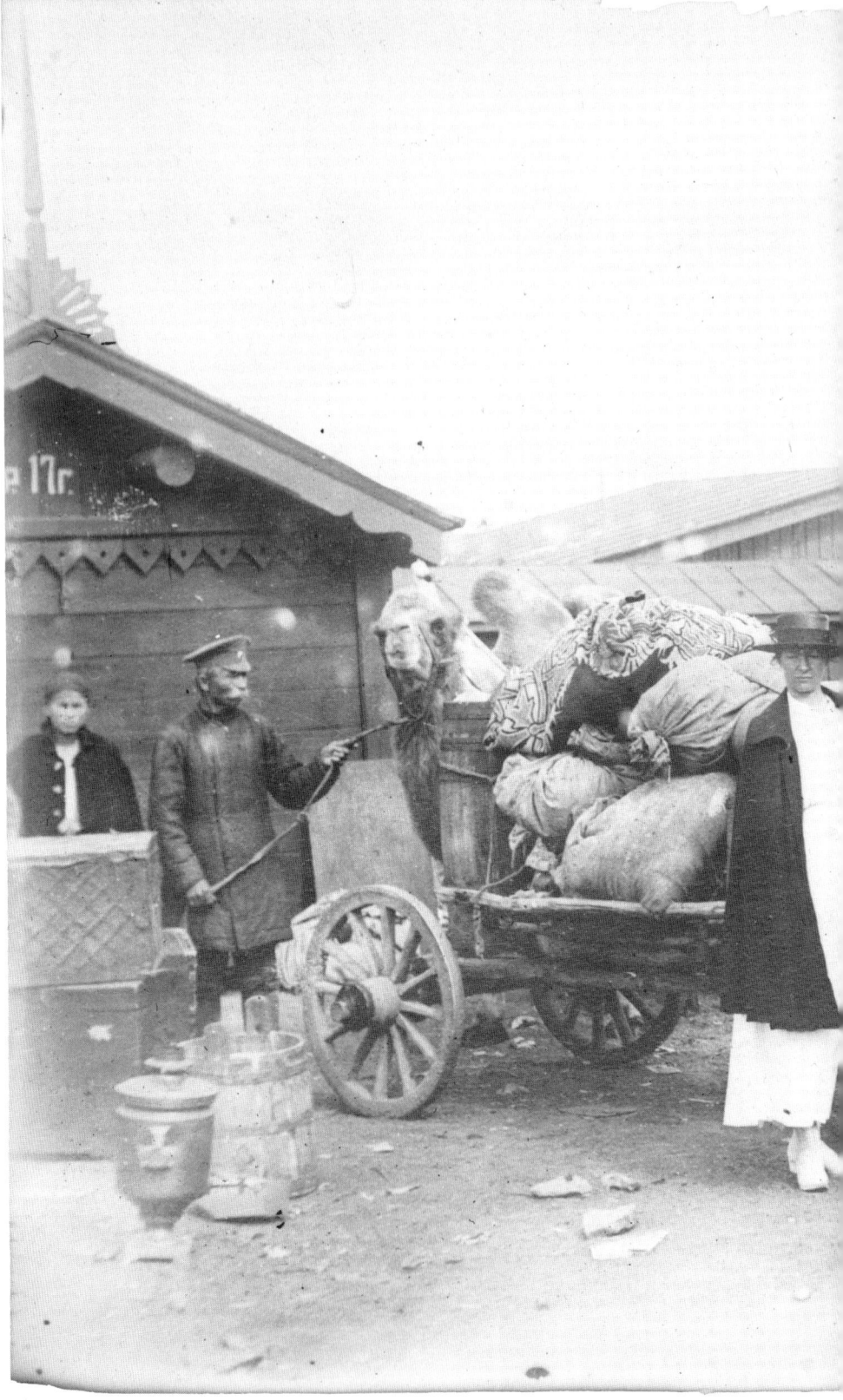

Medios de transporte para enfermeras de la Cruz Roja en Siberia. Escena del cruce de Manchuria, con un mercado local, ca. 1919-1929. La imagen muestra la dureza de las condiciones logísticas y los desplazamientos del personal sanitario de las misiones humanitarias en Asia nororiental [Flickr Commons project].

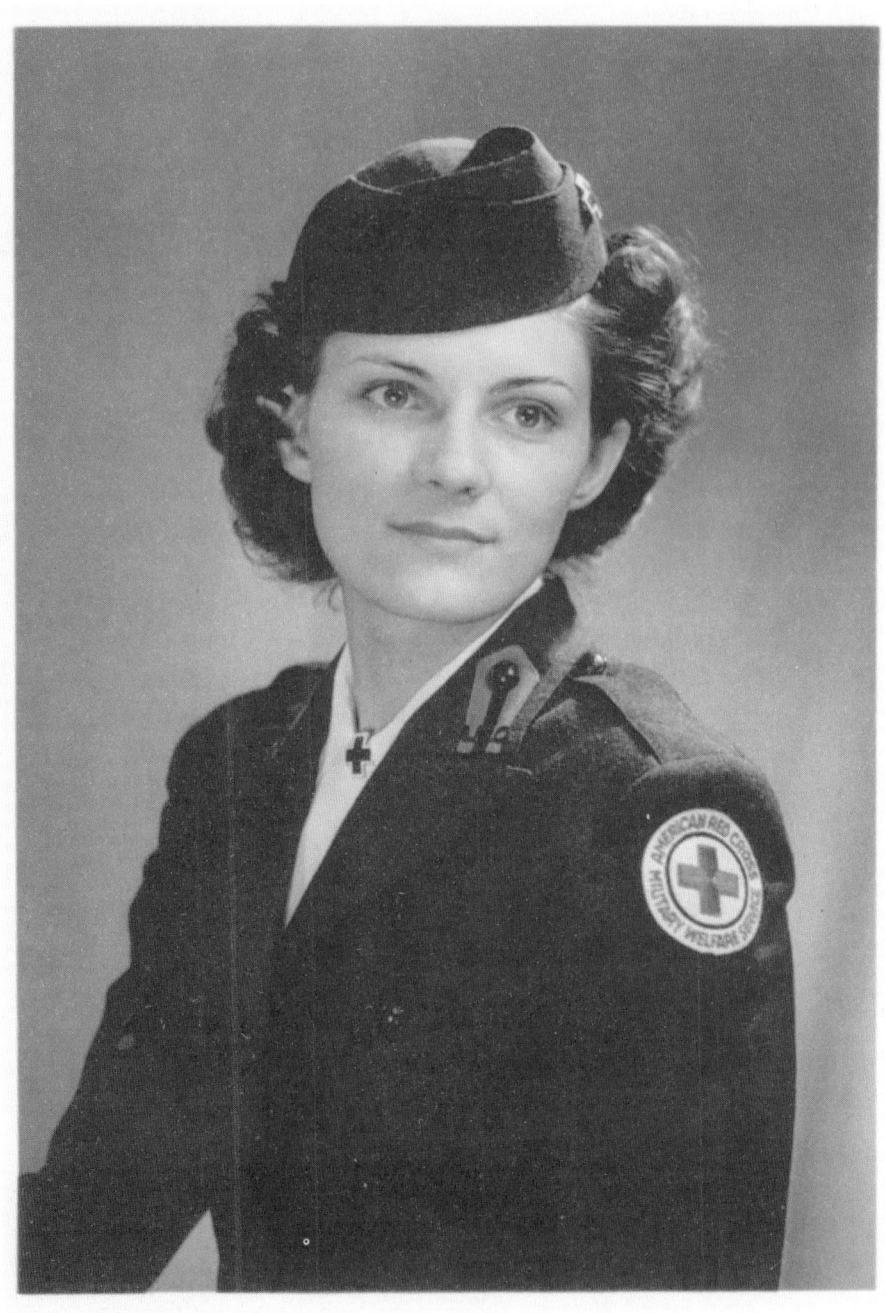

Jeanne Mizener, enfermera de la Cruz Roja, voluntaria destinada al frente del Pacífico durante la Segunda Guerra Mundial [Curtis Wright Maps].

Con el estallido de la Primera Guerra Mundial, el Comité Internacional de la Cruz Roja recibió su gran bautismo de fuego y se enfrentó a enormes retos que solo pudo superar colaborando estrechamente con las sociedades nacionales de la Cruz Roja. Enfermeras de la Cruz Roja de todo el mundo, incluidos Estados Unidos y Japón, acudieron a prestar apoyo a los servicios médicos de las fuerzas armadas de los países europeos involucrados en la guerra. El 15 de agosto de 1914, inmediatamente después del inicio de la guerra, el CICR creó su Agencia Internacional de Prisioneros de Guerra (IPWA) para localizar a los prisioneros de guerra y restablecer la comunicación con sus respectivas familias. El escritor y pacifista austriaco Stefan Zweig describió así la situación en la sede del CICR en Ginebra:

> Apenas se habían producido los primeros golpes cuando comenzaron a oírse en Suiza gritos de angustia procedentes de todos los países. Miles de personas que no tenían noticias de sus padres, maridos e hijos en los campos de batalla extendían sus brazos desesperados hacia el vacío. Por centenares, por millares, por decenas de millares, las cartas y los telegramas llegaban a la pequeña Casa de la Cruz Roja en Ginebra, el único punto de encuentro internacional que aún quedaba. Aisladas, como petreles en medio de la tormenta, llegaron las primeras consultas sobre familiares desaparecidos; luego, estas consultas se convirtieron en una tormenta. Las cartas llegaban por sacos. No se había preparado nada para hacer frente a tal avalancha de miseria. La Cruz Roja no tenía espacio, ni organización, ni sistema y, sobre todo, ni ayudantes.

Sin embargo, a finales de año, la Agencia ya contaba con unos 1200 voluntarios que trabajaban en el Musée Rath de Ginebra, la mayoría de ellos mujeres. Algunas de ellas, como Marguerite van Berchem, Marguerite Cramer y Suzanne Ferrière, ocuparían puestos de responsabilidad como pioneras de la igualdad de género en una organización dominada por los hombres.

Al final de la guerra, la Agencia había transferido alrededor de 20 millones de cartas y mensajes, 1,9 millones de paquetes y unos 18 millones de francos suizos en donaciones monetarias a prisioneros de guerra de todos los países afectados. Además, gracias a la intervención de la Agencia, unos 200 000 prisioneros fueron intercambiados entre las partes beligerantes, liberados de su cautiverio y devueltos a su país de origen. El fichero organizativo de la Agencia acumuló unos siete millones de registros entre 1914 y 1923. El fichero permitió identificar a unos dos millones de prisioneros de guerra y ponerse en contacto con sus familias. Tras el fin de la guerra, entre 1920 y 1922, el CICR organizó el regreso de medio millón de prisioneros a sus países de origen.

La situación en la Segunda Guerra Mundial fue más controvertida. Un obstáculo importante fue que la Cruz Roja Alemana, controlada por los nazis, se negó a cooperar con los estatutos de Ginebra, lo que incluyó violaciones flagrantes como la deportación de judíos de Alemania y los asesinatos en masa perpetrados en los campos de concentración. Otras dos partes relevantes en el conflicto, la Unión Soviética y Japón, no eran firmantes de los Convenios de Ginebra de 1929 y no estaban legalmente obligadas a seguir las normas de los convenios. Durante la guerra, el CICR no pudo llegar a un acuerdo con la Alemania nazi sobre el trato a los detenidos en los campos de concentración, y el CICR acabó por abandonar la presión, alegando más tarde que lo hizo para no perturbar su trabajo con los prisioneros de guerra.

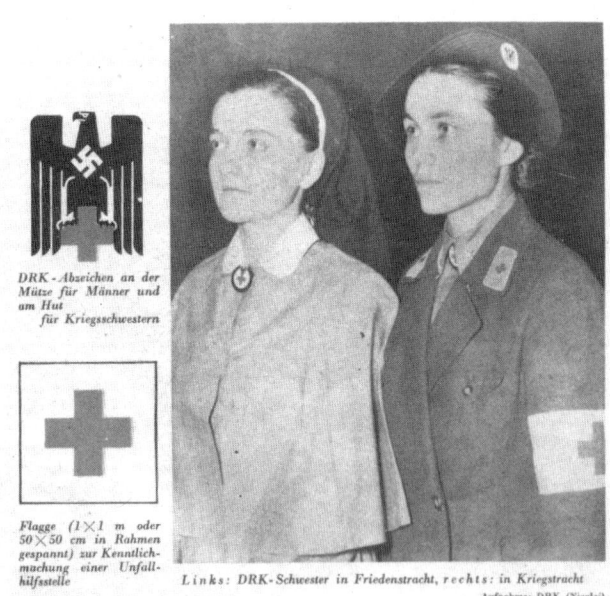

Artículo ilustrado sobre la Cruz Roja Alemana publicado durante la Segunda Guerra Mundial en *Hans Kunterbunt*, revista infantil ilustrada alemana (n.º 8, agosto de 1940). La pieza muestra la incorporación de la Cruz Roja al aparato propagandístico del régimen, adaptando su imagen y funciones humanitarias al discurso oficial del Tercer Reich [Wikimedia Commons].

LA TRANSFORMACIÓN DE LA ENFERMERÍA
(SEGUNDA MITAD DEL SIGLO XX)

Tras la Segunda Guerra Mundial, la enfermería inició un proceso de transformación sin precedentes. El número de enfermeras tituladas en activo aumentó rápidamente, y en Estados Unidos pasaron de 51 000 en 1910 a 375 000 en 1940 y a 700 000 en 1970. En muchos países, el caos dejado por el conflicto bélico evidenció la necesidad de fortalecer los sistemas de salud y, con ellos, la formación y el reconocimiento de quienes sostenían gran parte del cuidado de los pacientes: las enfermeras. A partir de la década de 1950, comenzaron a consolidarse programas académicos específicos, alejados del modelo de aprendizaje meramente práctico, heredado de la tradición hospitalaria. Se creó una nueva figura profesional que no solo ejecutaba indicaciones médicas, sino que también reflexionaba, decidía y proponía desde una base científica propia.

En este período, la enfermería fue afirmando su identidad. Las revueltas universitarias de mayo de 1968 liberaron a la profesión enfermera de los conceptos de obediencia, sumisión y caridad. Se multiplicaron las escuelas universitarias, las asociaciones profesionales se fortalecieron y se fomentaron líneas de investigación centradas en el cuidado como objeto de estudio. Comenzaron a surgir teorías enfermeras, como las de Virginia Henderson, Dorothea Orem o Jean Watson, que propusieron marcos conceptuales propios y contribuyeron a desvincular la profesión de su histórica subordinación a los médicos. La enfermería dejó de ser solo un arte del servicio para convertirse también en una disciplina del conocimiento.

Los cambios no fueron únicamente académicos. Las enfermeras empezaron a ganar espacios en la gestión hospitalaria, en la docencia, en la planificación sanitaria y en las políticas públicas. Se ampliaron sus competencias: en algunos contextos se introdujeron las figuras de enfermeras comunitarias, especialistas o de práctica avanzada. Su trabajo dejó de limitarse a los hospitales y se extendió hacia la prevención, la rehabilitación, la salud mental o los cuidados paliativos. Además, la influencia del feminismo y los movimientos sociales contribuyó a cuestionar estereotipos que habían encasillado a la profesión como vocacional y femenina, y revalorizó sus dimensiones técnica, ética y política.

En 1964, Lydia E. Hall propuso que las funciones de la enfermería se extendían en tres círculos: cuerpo-cuidados, enfermedad-curación y persona-introspección. Sostenía que los cuidados de enfermería eran más necesarios cuanta menor atención médica se recibía y que la atención que realizaban las enfermeras aceleraba la recuperación. También en 1964, Hildegard Peplau planteó que el eje central en la enfermería era la relación enfermera-paciente en el aspecto psicodinámico de los cuidados. Consideraba el cuidado «un proceso educativo que tiende al desarrollo y crecimiento personal», y en el que las relaciones interpersonales y la labor educativa eran elementos básicos. Su principal aporte fue destacar la labor comunicativa de la enfermería e identificar funciones relacionadas con la asistencia en la educación para la salud y en la docencia para la formación de nuevos profesionales.

Martha Rogers concebía la enfermería como arte o ciencia, identificando una única base de conocimientos procedente de la investigación científica y el análisis lógico que puede trasladarse a la práctica. Estableció la importancia de la investigación y, para ella, el mantenimiento y la promoción de la salud deben llegar a ser las primeras funciones del enfermero y las considera aún más importantes que el tratamiento de las enfermedades.

Callista Roy (1970) suponía que el hombre es un ser biopsicosocial que vive en un entorno, que junto con la personalidad influye en él, provocando el desarrollo de formas de adaptación. La atención del enfermero sería necesaria cuando dichas respuestas fuesen ineficaces. Peplau, Rogers y Roy se engloban en los llamados modelos de interrelación, que son considerados los más avanzados. También en 1970, Beverly Witter Du Gas publicó el *Tratado de enfermería práctica*, donde se indica que «el cuidado constituye el papel de la enfermería», y que el proceso de atención consta de una serie de pasos realizados por la enfermera para planificar y cumplir la función de cuidar.

A pesar de estos avances, el reconocimiento institucional y social de la enfermería aún era parcial. En muchos lugares, las condiciones laborales eran precarias, la autonomía limitada y la participación en la toma de decisiones restringida. Sin embargo, la segunda mitad del siglo XX sentó las bases de una enfermería más sólida, más crítica y más diversa. Fue una revolución silenciosa, en la que miles de profesionales, desde hospitales, centros de salud y aulas universitarias, comenzaron a cambiar la historia del cuidado con rigor, sensibilidad y convicción.

LA EXPLOSIÓN DE LA CIENCIA BIOMÉDICA

El siglo XX amaneció con una humanidad aún vulnerable, donde una simple infección o una enfermedad infantil podían ser una sentencia de muerte. El hijo del presidente de los Estados Unidos Calvin Coolidge, murió tras infectarse una ampolla que se hizo jugando al tenis en la Casa Blanca. Tenía dieciséis años.

Pero lo que ocurrió en los siguientes cien años no fue solo progreso; fue una revolución absoluta que reescribió por completo el contrato entre la vida y la muerte y que fue clave en la enfermería moderna. Fue una centuria de hazañas audaces y descubrimientos fortuitos que comenzaron con el hallazgo de un moho peculiar. Alexander Fleming, en su desordenado laboratorio, observó cómo un cultivo de bacterias se disolvía ante un hongo llamado Penicillium (1928). Su posterior producción masiva durante la Segunda Guerra Mundial por Florey y Chain marcó el inicio de la era antibiótica. Por primera vez, infecciones bacterianas mortales como la neumonía, la sífilis, la gangrena o la tuberculosis podían curarse con una simple inyección o pastillas. Los antibióticos redujeron drásticamente la mortalidad por infecciones e hicieron posibles procedimientos médicos complejos como las cirugías mayores y los trasplantes de órganos, que de otro modo estaban condenados al fracaso por las infecciones hospitalarias.

Paralelamente, otra batalla se libraba en el frente de la prevención, con un objetivo tremendamente ambicioso: la erradicación y control de enfermedades infecciosas mediante las vacunas. Un hito importante fue la vacuna contra la poliomielitis (Jonas Salk, 1955, y Albert Sabin, 1962). La polio era una de las enfermedades más temidas, causando parálisis y muerte, especialmente en niños. La vacuna inyectable de Salk y la oral de Sabin llevaron a la casi erradicación global de esta terrible enfermedad. Un segundo ejemplo es la vacuna triple vírica (sarampión, paperas y rubéola). El desarrollo de vacunas eficaces contra estas enfermedades infantiles altamente contagiosas y potencialmente graves previno millones de muertes y discapacidades. Pero el triunfo más resonante llegó con la erradicación total de la viruela, una enfermedad que había acechado a la humanidad durante milenios, y que fue vencida por una campaña de vacunación global sin precedentes, demostrando que con ciencia y voluntad global, incluso los más antiguos flagelos podían ser borrados de la faz de la Tierra. En 1980 se declaró oficialmente que ya no existía viruela en el planeta.

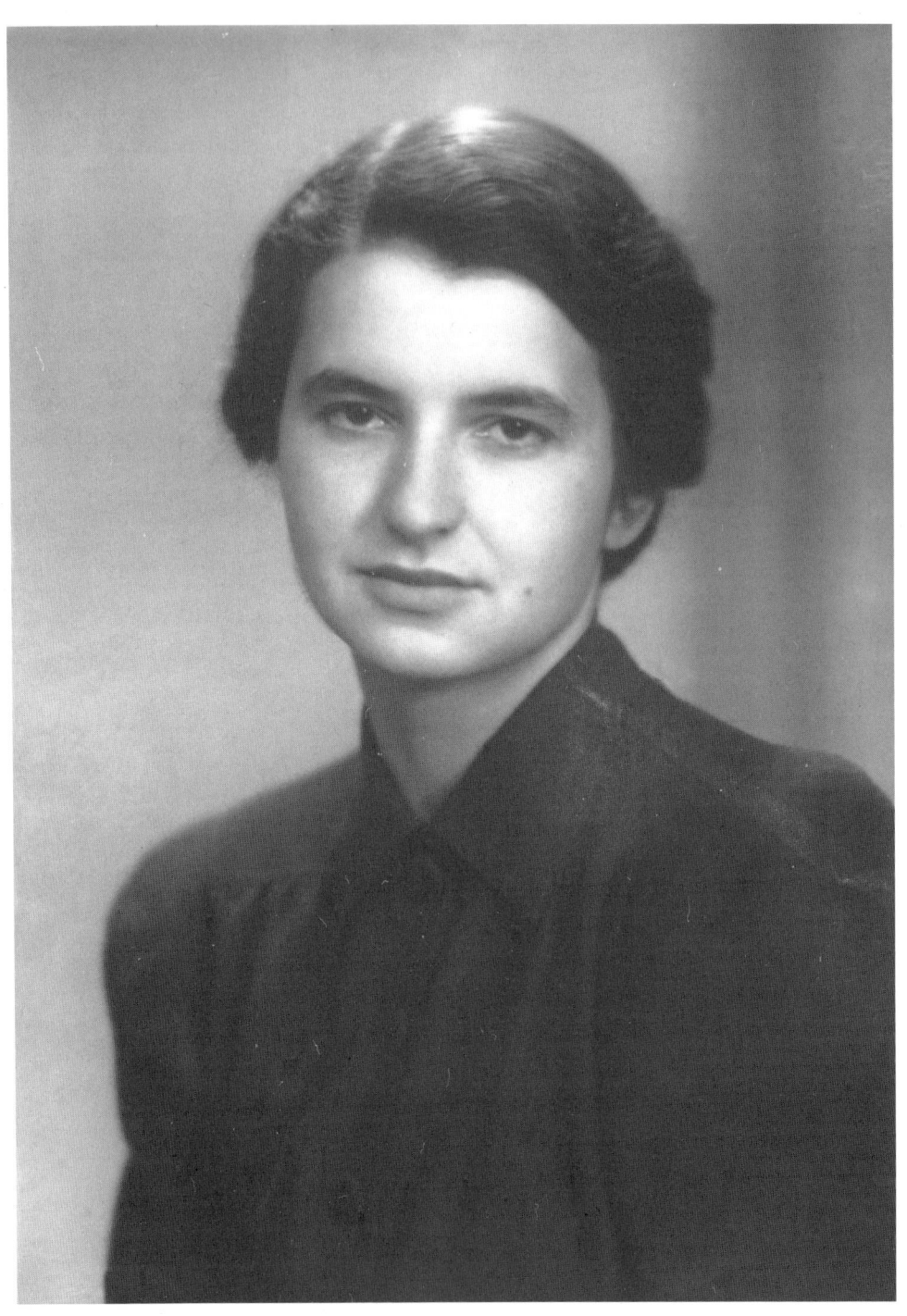

Rosalind Elsie Franklin por Elliott & Fry, 11 de junio de 1946 [National Portrait Gallery].

Y entonces, la mirada de la medicina se volvió hacia dentro, hacia el mismísimo plano de la vida. El descubrimiento de la estructura de doble hélice del ADN por James Watson, Francis Crick, Rosalind Franklin y Maurice Wilkins fue como encontrar el manual de instrucciones de un ser humano. Este descubrimiento fundamental es la piedra angular de la biología molecular moderna. Comprender la estructura del ADN abrió las puertas para entender las bases moleculares de las enfermedades genéticas, el desarrollo de la ingeniería genética y la biotecnología, y los diagnósticos genéticos y la medicina personalizada.

Para leer ese manual, necesitábamos ojos nuevos, y la tecnología nos los dio. Los avances en imagenología nos permitieron ver el interior del cuerpo sin abrirlo. Los rayos X (descubiertos en 1895, pero popularizados en el siglo XX) se convirtieron en una herramienta diagnóstica estándar. La tomografía axial computarizada (Godfrey Hounsfield, 1972) permitió obtener imágenes transversales del cuerpo, combinando rayos X con computación. Otro avance fue la imagen por resonancia magnética (IRM o MRI, años 70 y 80), que utiliza potentes imanes y ondas de radio para crear imágenes excepcionales de los órganos y tejidos blandos sin usar radiación ionizante. Una última tecnología, mucho más barata y sencilla, fue la ecografía (ultrasonido), que se popularizó como un método seguro, barato, no invasivo y en tiempo real, fundamental en obstetricia y cardiología.

Esta nueva visión permitió proezas antes inconcebibles, como los trasplantes de órganos. El primer trasplante de órgano exitoso (Joseph Murray, 1954) fue un trasplante de riñón que se realizó entre gemelos idénticos, para evitar el rechazo inmunológico. Unos años después, en 1967, el cirujano sudafricano Christiaan Barnard realizó el primer trasplante de corazón. Fue un hito que capturó la imaginación del mundo y demostró la audacia de la cirugía moderna. El descubrimiento de fármacos como la ciclosporina (década de 1980) fue crucial para controlar el rechazo en trasplantes entre no gemelos e hizo posibles los trasplantes de corazón, hígado, riñón y pulmón de forma rutinaria. A eso se sumaron otros como los de extremidades o rostros, que asombraron a la sociedad. La medicina no solo curaba, sino que empezaba a reconstruir.

Pero la revolución fue también social. La aprobación de la píldora anticonceptiva (1960) concedió a las mujeres, por primera vez en la historia, el control seguro, efectivo y reversible sobre su fertilidad, lo que permitió la planificación familiar y la liberación sexual y desató una transformación social cuyos efectos resonaron más allá de los consultorios.

Fue también la época de la aplicación universal de la Teoría Germinal y la Higiene Moderna. Aunque Louis Pasteur y Robert Koch sentaron las bases en el siglo XIX, fue en el siglo XX cuando la teoría germinal de la enfermedad se aplicó universalmente. Esto condujo a medidas de salud pública: cloración del agua, pasteurización de la leche, sistemas de alcantarillado; a la incorporación de prácticas de antisepsia y asepsia rigurosas en hospitales y quirófanos y al control de plagas y vectores de enfermedades.

Al ir desapareciendo muchas de las enfermedades infecciosas con las vacunas, los antibióticos y las redes de agua sanitaria, la esperanza de vida aumentó considerablemente y otras enfermedades se convirtieron en los principales azotes de la enfermedad. Una de ellas fue el cáncer. El descubrimiento de que ciertos agentes químicos (mostaza nitrogenada) podían matar células cancerosas llevó al desarrollo de la quimioterapia a partir de la Segunda Guerra Mundial. Se combinó con avances en radioterapia y cirugía para crear tratamientos multimodales que aumentaron significativamente las tasas de supervivencia de muchos cánceres. La guerra contra el cáncer obtuvo nuevas armas y ofrecía esperanza donde antes solo había dolor y muerte.

Otro ámbito donde la ciencia impulsó el progreso de la salud fue el descubrimiento de las vitaminas y el abordaje moderno de la nutrición. Casimir Funk (1912), bioquímico polaco, fue quien acuñó el término vitamina. Estudiando el beriberi, una enfermedad común en Asia causada por el consumo de arroz blanco pulido, descubrió que la cáscara del arroz contenía una sustancia esencial para la salud. Llamó a esa sustancia «vital amine» (amina vital), de donde deriva el nombre vitamina. Aunque luego se comprobó que no todas las vitaminas son aminas, el nombre permaneció. Durante las décadas siguientes, se identificaron y aislaron las principales vitaminas: vitamina A (retinol), 1913, McCollum y Davis; vitamina B1 (tiamina), 1926, aislada por Jansen y Donath; vitamina C (ácido ascórbico), 1932, Szent-Györgyi; vitamina D, descubierta por Mellanby y McCollum (relacionada con el raquitismo) y vitamina K, descubierta por Henrik Dam en 1929 (coagulación sanguínea). Esto permitió curar y prevenir enfermedades debilitantes como el escorbuto, el beriberi, el raquitismo y la pelagra, que habían afligido a la humanidad durante milenios.

En 1921-1922, Banting, Best, MacLeod y Collip descubrieron el papel clave que tenía la insulina en la diabetes y consiguieron su aislamiento y purificación para su conversión en un medicamento. Antes de este descubrimiento, un diagnóstico de diabetes tipo 1 era una sentencia de muerte segura. La extracción y purificación de insulina transformó esta enfermedad mortal en una condición manejable y permitió que millones de personas diabéticas llevaran una vida normal.

En resumen, el siglo XX transformó la medicina de un arte basado en la observación y pocos remedios efectivos en una ciencia poderosa basada en la evidencia. Estos avances consiguieron un logro sin parangón en la historia de la humanidad y abrieron nuevos conocimientos, posibilidades y estrategias para la profesión enfermera. Fue, en esencia, el siglo en el que el personal sanitario, armado con el método científico, se puso de pie frente a sus peores enemigos microscópicos y hereditarios, y logró, en un suspiro histórico, duplicar la esperanza de vida de la población y reinventar por completo el arte de sanar.

PROFESIONALIZACIÓN PLENA

A lo largo del siglo XX, especialmente en su segunda mitad, la enfermería fue dejando atrás su carácter asistencial no regulado para consolidarse como una profesión reconocida legalmente en muchos países. Este proceso de profesionalización plena no ocurrió de forma simultánea ni uniforme, pero compartió una serie de hitos comunes: el establecimiento de normativas específicas que definieron el rol, las competencias, las responsabilidades y los límites legales del ejercicio enfermero; la creación de escalas salariales diferenciadas que reconocían su formación, experiencia y especialización; y la institucionalización de gremios, sindicatos y colegios profesionales que comenzaron a defender los derechos laborales y a velar por la calidad del ejercicio profesional de enfermeros y enfermeras.

En países como Canadá, Reino Unido, Australia o los de la Europa occidental, estas transformaciones llegaron con rapidez. Allí, el desarrollo del estado del bienestar impulsó políticas que integraron a las enfermeras en sistemas sanitarios estructurados, y les permitió avanzar hacia funciones más complejas y una mayor autonomía. En otras regiones, como América Latina, Asia o África, el camino fue más lento y a menudo atravesado por tensiones sociales, resistencias institucionales o desigualdades de género. Aun así, en casi todo el mundo se fueron reconociendo títulos oficiales de

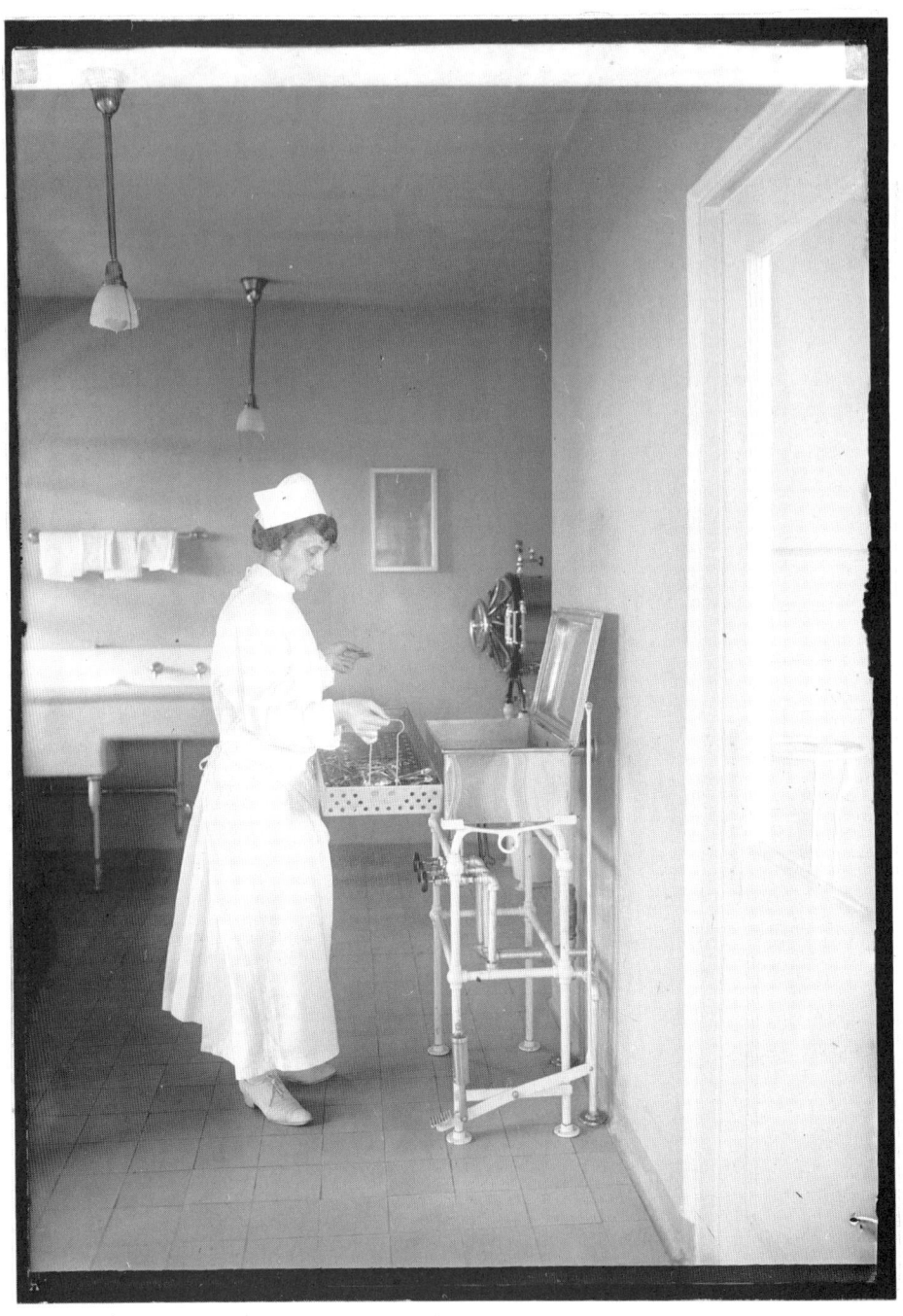

Una enfermera con material quirúrgico en un hospital [Library of Congress].

enfermería, diseñando escalas laborales y estableciendo requisitos legales para ejercer la profesión.

Los colegios profesionales jugaron un papel fundamental en este proceso. Al tiempo que velaban por el cumplimiento de normas éticas y técnicas, también funcionaban como espacios de formación continua, actualización científica y defensa frente a situaciones de precariedad o abuso. Las enfermeras, que durante siglos habían carecido de herramientas formales para proteger su labor, comenzaron a contar con estructuras que las representaban ante gobiernos, universidades y entidades sanitarias. La regulación también implicó una mayor supervisión: se establecieron requisitos de habilitación, registros obligatorios, mecanismos de evaluación y sanciones por mala praxis, lo que elevó la responsabilidad, la seguridad del paciente y la calidad asistencial.

La profesionalización no solo transformó la imagen de la enfermería ante la sociedad, sino también la manera en que las propias enfermeras se percibían a sí mismas. De ser vistas como ayudantes silenciosas o extensiones del cuerpo médico, pasaron a asumirse como profesionales con criterio propio, con conocimientos específicos y con un compromiso que iba más allá del acto técnico: el de sostener la dignidad humana en contextos de vulnerabilidad. Esta legitimación, ganada con años de esfuerzo colectivo y una actuación muchas veces ejemplar, marcó un punto de inflexión en la historia del cuidado y preparó el terreno para los desafíos del siglo XXI, en el que se multiplica la investigación enfermera, aumenta el nivel y la calidad de la docencia universitaria y la reflexión ética alcanza un papel central. También aumenta el acceso a la profesión de hombres, aunque la profesión sigue altamente feminizada.

LOS CUIDADOS INTEGRALES

En la segunda mitad del siglo XX se consolidó la idea de que la base de una atención sanitaria eficaz es la relación entre el paciente y el personal de enfermería. Una forma de formalizarla e incorporarla a la atención hospitalaria moderna fue a través del modelo de enfermería primaria, que hace hincapié en el valor terapéutico de esta conexión y se plasma, por ejemplo, en la idea de que un paciente debe tener la misma enfermera o enfermeros principales durante toda su hospitalización. Se trata de una alternativa a que varios profesionales de enfermería proporcionen una atención fragmentada, quizá más especializada, pero sin que nadie sea plenamente responsable del plan de cuidados ni de la relación enfermera-paciente.

El modelo de atención primaria fue desarrollado en 1969 por un equipo del que formaba parte Marie Manthey, quien llegó a él a través de su experiencia personal: cuando tenía cinco años, estuvo muy enferma y hospitalizada. A sus padres solo se les permitía visitarla dos veces por semana. Ella lo describe así: «Me sentía abandonada, ansiosa. No sabía qué me iba a pasar. Tenía miedo, pero ocurrió algo y fue que una enfermera, Florence Marie Fisher, se sentó a mi lado. Coloreó mi cuaderno, y eso significaba que se preocupaba por mí. Y supe que quería ser enfermera para el resto de mi vida».

Sin duda, Fisher proporcionó otros aspectos de la atención sanitaria a Manthey, pero lo que ella recordaba era el poder de esa conexión personal: que Fisher la veía y la cuidaba como un ser humano. No hay nada místico en esa práctica; es profundamente eficaz para promover el bienestar.

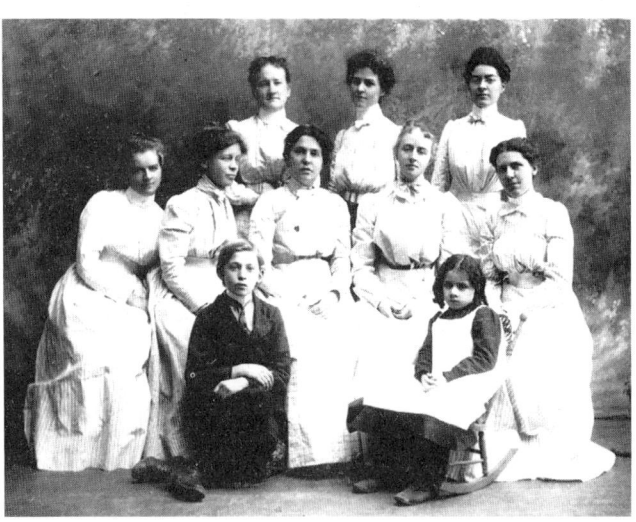

Fotografía de grupo, ca. 1905. De pie, de izquierda a derecha: Jane Hitchcock, Sue Foote, Jene Travis. Sentadas: Mary Magoun Brown, Lavinia Dock, Lillian D. Wald, Ysabella Waters, Henrietta Van Cleft. En primer plano, «Little Sammy» Brofsky, encargado de los recados, y «Florrie» Long, hija pequeña de la casa. La imagen reúne a varias de las figuras clave del entorno de la Henry Street Settlement, núcleo fundamental de la enfermería comunitaria y de la reforma social urbana en el Nueva York de comienzos del siglo xx.

ENFERMERAS REFERENTES DEL SIGLO XX

Lillian Wald

Lillian D. Wald (1867-1940) fue una enfermera, activista y reformadora social estadounidense, considerada una de las pioneras de la enfermería comunitaria y la atención primaria. Su trabajo transformó la salud pública en los barrios pobres de Nueva York y sentó las bases de la enfermería moderna.

En el bullicioso Lower East Side de Nueva York de finales del siglo XIX, donde los inmigrantes vivían hacinados en condiciones miserables, Wald cambió para siempre el concepto de atención sanitaria. Un niño le pidió ayuda y que atendiera a su madre, y Wald fue a su domicilio, donde se la encontró tumbada sobre un charco de sangre. Tras presenciar la agonía de esa mujer por falta de cuidados médicos, abandonó su cómoda vida de clase media y se mudó en 1893 al corazón de los barrios pobres, donde fundó lo que se convertiría en el revolucionario Henry Street Settlement. Creó un modelo pionero de enfermería domiciliaria, donde atendía a inmigrantes judíos, italianos e irlandeses en condiciones de extrema pobreza. Las enfermeras de la Henry Street no esperaban a que los pacientes llegaran al hospital; iban a sus hogares para brindar cuidados preventivos y educar en higiene.

Con su maletín de enfermera y una determinación inquebrantable, Wald recorrió las peligrosas calles neoyorquinas de las zonas marginales y subió escaleras destartaladas para atender a madres parturientas, niños con fiebre y ancianos abandonados. Pronto comprendió que curar enfermedades no bastaba; había que combatir las condiciones que las provocaban. Wald acuñó el término «enfermera de salud pública» y definió este campo como «la atención a familias enteras en su contexto social», un modelo que integraba salud, educación y justicia social, donde las batas blancas salían de los hospitales para adentrarse en las comunidades desfavorecidas.

Su genio organizativo transformó aquel modesto apartamento en una red de enfermeras visitantes que llegó a atender a 1300 pacientes diarios. Pero Wald iba más allá de los vendajes y los antipiréticos e instaló baños públicos en zonas sin saneamientos, y creó el primer programa de comidas escolares gratuitas de Estados Unidos. Impulsó el primer parque infantil público municipal del país —primero, en el patio trasero de Henry Street y, después, el que todavía funciona en Seward Park, en Manhattan— para que los niños pudieran jugar en un lugar seguro. Afirmaba que el juego infantil era una cuestión de «dignidad». Al ver que las enfermedades se propagaban en la escuela y luego impedían que los niños asistieran a clase, propuso el concepto de enfermera escolar, y Henry Street pagó el salario de la primera enfermera escolar durante un año, lo que llevó a la ciudad a adoptar la idea en 1902. También presionó a las escuelas públicas para que comenzaran a proporcionar almuerzo a los niños. Ella y un maestro de Henry Street desarrollaron el primer modelo de educación especial, financiaron un programa piloto y luego instaron a la Junta de Educación a adoptarlo en toda la ciudad. En 1915, tres mil niños discapacitados se beneficiaron de profesores especialmente formados. También ayudó a crear la Oficina Federal de la Infancia y a prohibir el trabajo infantil. Fue copresidenta de la Unión Americana contra el Militarismo, una organización pacifista fundada en respuesta a la Primera Guerra Mundial. Porque pensaba que las artes no eran solo para los ricos, también financió el teatro yiddish y programas musicales para niños. Ella vio que todos estos esfuerzos estaban conectados y que todos ellos estaban dentro del ámbito de la enfermería.

Sus batallas políticas —desde la regulación laboral infantil hasta el derecho al voto femenino— demostraban su convicción: la salud era un derecho, no un privilegio. Fue clave en la aprobación de la Ley de Protección a la Infancia (1912) y en la creación del Servicio de Enfermeras Visitantes (VNS), que aún existe hoy.

Cuando la Gran Depresión golpeó en 1929, su modelo ya había inspirado centros comunitarios en todo el país e hizo que el daño de la crisis fuese mucho menor. Hoy, mientras las enfermeras luchan contra pandemias en favelas y barrios marginales, el espíritu de Lillian Wald sigue vivo. Aquella mujer que un día dijo «la humanidad no se divide en causas, sino en personas» nos recuerda que los grandes cambios empiezan con un sencillo acto: llamar a una puerta y preguntar «¿Puedo ayudarle?». Su legado no son solo estadísticas, sino la idea radical de que la salud verdadera se construye en las viviendas, en las cocinas humildes y en el coraje de quienes creen que otro mundo es posible.

Edith Cavell

Edith Cavell fue una enfermera británica cuya vida y obra se sitúan en un punto singular de la historia médica y militar. Aunque su muerte ocurrió en 1915, durante la Primera Guerra Mundial, su legado tuvo una repercusión profunda que se extendió hasta la Segunda Guerra Mundial y más allá. Su figura es reconocida no solo por su valentía moral, sino también por su contribución profesional al desarrollo de la enfermería moderna.

Nacida en Inglaterra en 1865, Edith Cavell se formó como enfermera en el Royal London Hospital bajo la dirección de la matrona Eva Luckes, una de las figuras clave en la profesionalización de la enfermería en la era post-Nightingale. Su preparación incluyó no solo técnicas clínicas básicas, sino también fundamentos de ética médica, organización hospitalaria y disciplina profesional, aspectos fundamentales para el desarrollo institucional de la enfermería como disciplina científica.

En 1907, fue invitada a Bélgica para dirigir la primera escuela de enfermería profesional del país: la École Belge d'Infirmières Diplômées en Bruselas. Hasta entonces, el cuidado de los enfermos en Bélgica era llevado a cabo por órdenes religiosas, con poca o ninguna formación técnica. Cavell impulsó un enfoque sistemático de la enfermería, basado en los estándares británicos, que incluía anatomía básica, control de infecciones, higiene y habilidades quirúrgicas de asistencia. En un entorno dominado por tradiciones asistenciales no profesionalizadas, su escuela introdujo un cambio metodológico que integraba el conocimiento científico con el compromiso humano y estableció un modelo formativo que fue replicado en otras instituciones del continente.

Sin embargo, su verdadera notoriedad surgió con el estallido de la Primera Guerra Mundial. Cuando Alemania invadió Bélgica en 1914, Edith Cavell transformó el hospital y la escuela de enfermería en un centro de atención médica para soldados heridos de ambos bandos. Pero, paralelamente, inició una red secreta de ayuda que ayudó a escapar a más de doscientos soldados aliados, en colaboración con la resistencia belga.

Desde una perspectiva científica, Cavell no solo proporcionaba cuidados médicos de urgencia, sino que lo hacía en condiciones extremas de escasez de recursos, mantenía prácticas de asepsia, clasificación de pacientes y documentación clínica organizada. Su trabajo integraba el conocimiento técnico con una visión operativa que respondía a las necesidades del conflicto, sin abandonar principios éticos fundamentales.

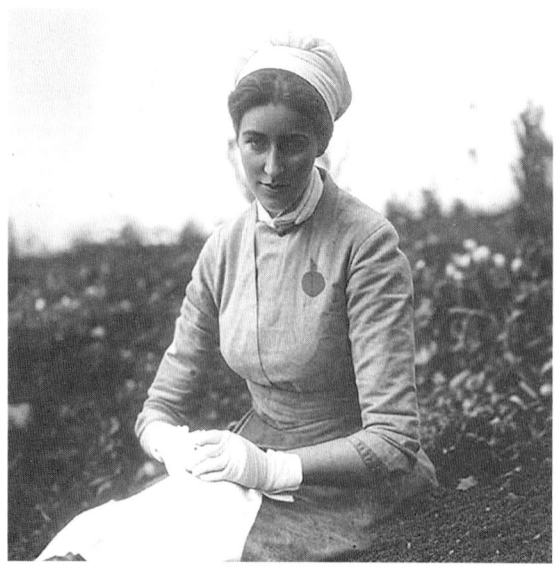

Edith Cavell (1865-1915).

En agosto de 1915, fue arrestada por las autoridades alemanas. Su juicio militar, carente de garantías, terminó con una condena a muerte por alta traición. A pesar de presiones diplomáticas de varios países, fue ejecutada el 12 de octubre de ese año por un pelotón de fusilamiento. Sus últimas palabras —«El patriotismo no es suficiente. No debo guardar odio ni amargura contra nadie»— revelan su ética profesional.

Su muerte provocó una reacción internacional inmediata. Cavell se convirtió en símbolo propagandístico para los aliados y en un icono de la dignidad moral frente a la brutalidad de la guerra. Desde una perspectiva más objetiva, su obra marcó un hito en la profesionalización de la enfermería europea, en el rol de las mujeres en el conflicto y en el establecimiento de principios de neutralidad y humanidad en el cuidado médico durante la guerra.

Hoy, el nombre de Edith Cavell está inscrito en escuelas de enfermería, hospitales, memoriales y cátedras académicas. Su legado es dual: por un lado, representa el coraje civil frente a la violencia; por otro, encarna la consolidación de la enfermería como una profesión basada en la ciencia, la disciplina y la compasión, incluso en los escenarios más adversos.

Irena Sendler

Irena Sendler (1910-2008) salvó la vida a dos mil quinientos niños. Cuando los nazis invadieron Polonia, en 1939, estaba contratada en el Servicio de Bienestar Social, una agencia oficial que se encargaba, entre otras cosas, de los comedores sociales, unos comedores de la beneficencia donde se atendía a los más pobres, los sintecho, los más necesitados.

Tras la ocupación alemana, los nazis iniciaron la destrucción de la comunidad judía de Varsovia. Hartos de las dificultades para controlarlos en un entorno urbano, los ocupantes alemanes idearon uno de sus monstruosos experimentos: crear un campo de concentración en el medio de la ciudad: el «gueto de Varsovia». Unos cuatrocientos mil judíos polacos fueron encerrados en un espacio minúsculo —3,4 km^2—. El 30 % de la población de Varsovia se confinó en un 2,4 % de las casas de la ciudad, con lo cual en un piso donde antes vivía una familia, ahora vivían diez. De las personas allí internadas, cientos y luego miles empezaron a morir a causa de las balas alemanas, de las enfermedades y del hambre. Se estima que la ración diaria de comida era de 2614 calorías para los alemanes, 1699 para los polacos gentiles y 186 para los judíos del gueto. Se calcula que unas trescientas mil personas fallecieron entre los muros de ese trozo de ciudad.

Irena, católica, pronto comenzó a tratar de ayudar a los judíos, haciéndoles llegar alimentos, medicinas y otros enseres. Las enfermedades infecciosas no respetan alambradas ni muros de piedra y uno de los miedos de los ocupantes nazis era que las terribles circunstancias del gueto favorecieran la aparición de epidemias. Irena decidió aprovechar esa circunstancia. Lo contó así: «Conseguí, para mí y mi compañera, Irena Schultz, identificaciones de la oficina sanitaria, una de cuyas tareas era la lucha contra las enfermedades contagiosas. Más tarde tuve éxito en conseguir pases para otras colaboradoras. Como los invasores alemanes tenían miedo de que se desatara una epidemia de tifus, toleraban que los polacos controláramos el recinto».

De esa forma, los administradores alemanes dejaban que los trabajadores y médicos polacos atendieran a los enfermos y se deshicieran de los cadáveres. Un médico le consiguió un carné de enfermera y así Irena pudo moverse libremente por las calles del gueto. Mientras iba de una zona a otra, veía gran cantidad de niños y empezó a plantearse la necesidad de ayudarles a escapar de aquella cárcel, pues, aunque ella les llevase comida o dinero, la única esperanza real de supervivencia se basaba en salir de allí. Cuando empezó a pensar cómo llevar a cabo su plan para salvar a los

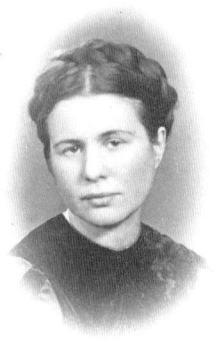

Edith Cavell (1910-2008).

niños, Irena encontró todo tipo de resistencias. Su propia madre le decía: «¿Sacarles fuera? ¿Es eso lo que estás pensando? ¿Esquivar a la Gestapo? ¿A los soldados alemanes? ¿A la policía judía? ¿Cómo vas a hacer eso?».

Su documentación y su experiencia le facilitaron la posibilidad de coger a un niño del gueto, proveerle de documentación falsa, subir con él a un tren y llevarlo a un convento católico de clausura donde escondían a cientos de niños judíos. Si alguien les preguntaba, podía decir, y su trabajo lo confirmaba, que lo acompañaba a visitar a su familia en el campo.

Irena se convirtió en la responsable de la división de niños de la Zegota —una organización clandestina liderada por el Gobierno polaco en el exilio y centrada en la ayuda a los judíos—, y coordinaba a decenas de mujeres y a unos pocos hombres. Al principio, llevaba a los niños en las ambulancias, con un diagnóstico falso de tifus. Pronto aquello resultó demasiado limitado y empezó a sacarlos en las mismas ambulancias, pero metidos en sacos de patatas, en cestos, en cubos de basura, en cajas de herramientas, en ataúdes, en todo aquello donde pudiera caber un niño. A veces, los pequeños iban anestesiados o con un esparadrapo en la boca para que no lloraran de miedo y los descubriesen. También los colocaba en el doble fondo de vehículos, y subía varios perros al mismo para que, con sus ladridos, taparan cualquier ruido que pudieran hacer los niños ocultos. Sus compañeros y ella aprovecharon también el edificio de un tribunal municipal que estaba en una esquina del gueto y que, por ese motivo, tenía fachadas que daban tanto al exterior como al interior de ese grupo de calles, además de bastantes pasadizos. Los niños judíos iban allí vestidos con sus mejores galas y los sacaban por el otro lado. Los llevaban a una iglesia cercana, entraban en un confesionario y salían con papeles —fe de bautismo, certificado de primera comunión—, que atestiguaban que eran perfectos «catoliquitos».

Una vez fuera, empezaba otra parte del trabajo. Un grupo de «correos», muchachas adolescentes en su mayoría, recogía al niño, a veces un bebé, y lo llevaba a un alojamiento temporal. Ya tenían nuevos nombres y certificados de bautismo falsos. Rachela se convertía en Marysia, y su apellido dejaba de ser Goldberg para transformarse en Kowalska. La correo les hacía memorizar con rapidez canciones polacas, poemas y oraciones católicas. A algunos niños cuyo aspecto era demasiado parecido al arquetipo semita se les vendaba la cabeza para poder moverlos de un lugar a otro. El cabello oscuro era teñido de rubio, y los niños eran vestidos como niñas para reducir la posibilidad de que la Gestapo quisiera comprobar si ese niño estaba circuncidado, una característica siempre presente en los judíos.

Irena consiguió dotar a los niños de documentación falsa, pero le preocupaba que perdieran su verdadera identidad, que su rastro se borrara en la vorágine de la guerra. Para evitarlo, escribió un registro de sus historias donde figuraba su procedencia, su familia, su nuevo nombre y su destino, con la esperanza de que, pasada la guerra, pudieran recuperar lo que era suyo, su pasado, su familia, su identidad, a sus seres queridos.

Los nazis sospecharon de sus actividades. El propietario de una lavandería que servía como punto de encuentro dio, bajo tortura, su nombre. El 20 de octubre de 1943, los nazis la detuvieron y la llevaron a la prisión de Pawiak, donde fue brutalmente torturada. No delató a sus colaboradores ni el destino de los niños. Fue condenada a muerte. Un soldado alemán la sacó de la celda para llevarla a lo que denominó «interrogatorios adicionales». La condujo ante una puerta, la abrió y le dijo en polaco «corra». La resistencia polaca, la Żegota, había sobornado a los guardianes alemanes para salvar su vida. Al día siguiente, apareció su nombre en la lista de «criminales ejecutados» que publicaban los nazis. Durante el resto de la guerra se mantuvo oculta, con varios nombres falsos, pero siguió trabajando para salvar niños judíos, que eran alojados con familias polacas, en orfanatos o en conventos. Todo el mundo aceptaba que era un asilo hasta que terminase la guerra y que luego serían devueltos a sus familiares.

Irena se enfadaba cuando la trataban como una heroína y decía que ella era una pieza en una cadena de personas: los que los sacaban del gueto, las correos, las monjas, las familias polacas, todos jugándose la vida por un niño desconocido. Hay una tradición en el Talmud que dice que cada generación debe incluir al menos treinta y seis justos para que el mundo siga existiendo. Irena Sendler fue sin duda uno de ellos.

María Rojlina

María Rojlina fue enfermera del Ejército Rojo durante la batalla de Stalingrado. «Los horrores que vi no se los perdonaré jamás a los alemanes», dice la anciana en el local de un comité de veteranos en el centro de Moscú. Setenta años después, María todavía se ve «sosteniendo en las manos las entrañas palpitantes de un soldado que no comprendía qué era lo que le había ocurrido». «Y también los niños aplastados por los tanques... No, no puedo perdonar eso»

María, que nació en una familia de militares en Ucrania, quiso ir a la guerra, al igual que sus compañeros de clase, desde el mismo 22 de junio de 1941, el día de la invasión alemana de la Unión Soviética. A los 17 años, todos ellos sabían usar armamento ligero y dar primeros auxilios. Su turno llegó unos meses más tarde, cuando una unidad de blindados la enroló como enfermera. En julio de 1942, herida en el rostro por un fragmento de obús, María fue enviada a un hospital cerca de Stalingrado, una ciudad a orillas del Volga. La mañana del 23 de agosto, pocas horas antes del inicio de los masivos bombardeos con que los alemanes iban a preparar su entrada, María y otras dos enfermeras visitaban por primera vez la ciudad. «Encontré Stalingrado bastante feo», recuerda. Las muchachas fueron al cine a ver *El gran vals* y luego comieron un bocadillo en un parque. «De pronto la tierra tembló. Saltamos al hueco más cercano; otras cinco personas también saltaron... Sus cuerpos nos salvaron la vida», dice. Ese día, la aviación nazi dejó caer sobre Stalingrado mil toneladas de bombas. A partir de septiembre, los combates se dieron en las calles, en las casas. «Los alemanes estaban muy cerca; a veces luchábamos en el mismo edificio», recuerda Maria. «En los momentos de tregua, los escuchábamos reír. Nos gritaban: 'Russisch, ven a comer con nosotros'». Unos minutos después, el combate recomenzaba. «Teníamos a Stalin en la cabeza, siempre», señala. En particular, su famoso lema: «¡Ni un paso atrás!». A los soldados del Ejército Rojo les decían que estaban mejor equipados y alimentados que los nazis. «Esto nos ayudó, pese a que, a menudo, compartíamos el mismo tazón y la misma cuchara», precisa. En su botiquín de primeros auxilios, María contaba básicamente con «vendas, yodo y tijeras de podar», que usaban para cortar tendones y terminar una amputación. Esta mujer pequeña y con pecas, que por entonces sólo pesaba 40 kilos y tenía apenas 18 años, según cuenta, tuvo que cumplir con muchas misiones. Un día, junto a otra enfermera, tuvo que arrastrar de una orilla a otra del Volga congelado a un oficial herido de gravedad que habían puesto sobre unos esquíes. El hielo era inestable, nevaba y las balas silbaban en torno a ellos. Los tres, las jóvenes y el militar, lloraban. «Era muy pesado, lloraba de impotencia y miedo de fracasar en mi misión», recuerda. Aquel invierno, en Stalingrado, la temperatura era de 30 grados bajo cero. A finales de enero de 1943, en las ruinas de una fábrica, el frío era tal que, para sobrevivir, María se acurrucó contra los cadáveres de los alemanes aún calientes. «Había cuatro cuerpos, me acosté sobre ellos y me quedé dormida, sentía que me iba», dice. Dada por muerta, fue recogida junto con los otros cuerpos y se salvó porque un camillero se dio cuenta de que tenía una leve convulsión. El 2 de febrero de 1943, el ejército alemán del general Paulus, cercado por los soviéticos, se rindió. La batalla de Stalingrado había terminado.

Virginia Henderson

Virginia Avenel Henderson (1897-1996) fue una enfermera, investigadora, teórica y escritora estadounidense. Se la considera la enfermera más famosa del siglo xx. Reconoció muy pronto la importancia de la orientación a los resultados, la promoción de la salud, la continuidad de la atención, la defensa del paciente, la erudición multidisciplinar, la integración de las artes y las ciencias y la superación de los límites.

Henderson es famosa por una definición de la enfermería: «La función única de la enfermera es ayudar al individuo, enfermo o sano, en la realización de aquellas actividades que contribuyen a la salud o a su recuperación (o a una muerte tranquila y pacífica) y que realizaría sin ayuda si tuviera la fuerza, la voluntad o los conocimientos necesarios».

La teoría de Henderson hace hincapié en la prioridad de la autodeterminación del paciente para que siga estando bien después de salir del hospital. Henderson caracterizó el papel de la enfermera como sustitutivo: la enfermera hace algo en vez del paciente; suplementario, ayuda al paciente; o complementario, que es comprometerse con el paciente a hacer algo. La enfermera ayuda al paciente a volver a ser un individuo.

Las necesidades de Virginia Henderson es una teoría o modelo que define el enfoque de la práctica de la enfermería. Busca aumentar la independencia del paciente en su recuperación para acelerar su mejoría. El modelo de Henderson hace énfasis en las necesidades humanas básicas como foco central de la práctica de la enfermería. Ha llevado a desarrollar muchos otros modelos en los que se enseña a los profesionales de la enfermería a asistir a los pacientes desde el punto de vista de sus necesidades.

Las catorce necesidades de Henderson son las siguientes:

1. RESPIRAR CON NORMALIDAD. El intercambio de gases del cuerpo es esencial para la salud del paciente y para la vida misma. La enfermera debe familiarizarse con la función respiratoria de la persona y saber identificar las posibles dificultades en este proceso. Esto incluye ayudar con las posturas correctas del cuerpo, estar atenta a ruidos extraños durante la respiración y estar pendiente de las secreciones nasales y mucosidades. También debe vigilar la frecuencia y el ritmo respiratorio, chequear que las vías no estén obstruidas y observar la temperatura y la circulación del aire de la habitación, entre otros aspectos.

2. COMER Y BEBER ADECUADAMENTE. La enfermera debe conocer el tipo de dieta y el nivel de hidratación, según los requerimientos nutricionales del paciente y las características del tratamiento mandado por el médico. Se deben tener en cuenta el apetito y el ánimo, los horarios y cantidades, la edad y el peso, las creencias religiosas y culturales, y las capacidades de masticar y deglutir, entre otras.

3. ELIMINACIÓN NORMAL DE DESECHOS CORPORALES. Parte del correcto funcionamiento del organismo es la normal eliminación de las heces, orina, sudor, flema y menstruación. Este punto incluye la especial atención a la higiene de las partes íntimas.

4. MOVILIDAD Y POSTURAS ADECUADAS. Un paciente se sentirá más o menos independiente en la medida en que pueda moverse por sí solo para llevar a cabo sus actividades del día a día. La enfermera debe ayudar a la mecánica corporal de la persona y motivarla a realizar actividad física, ejercicios y deporte, y tener en cuenta las limitaciones dadas por la enfermedad, el tratamiento, la terapia o las alteraciones y deformidades del cuerpo.

5. DORMIR Y DESCANSAR. El descanso es muy importante para la pronta recuperación de la persona. Todo organismo recobra fuerzas físicas y mentales mientras duerme. Se deben conocer los hábitos de descanso y también las dificultades para conciliar el sueño, como sensibilidad a los ruidos, a la iluminación, a la temperatura, entre otros.

6. VESTIRSE Y DESVESTIRSE CON NORMALIDAD. Poder seleccionar y usar la ropa que se desea también influye en el sentido de independencia de un paciente. La vestimenta representa la identidad y personalidad, pero también protege contra los elementos y cuida la intimidad individual.

7. MANTENER LA TEMPERATURA DEL CUERPO EN LOS RANGOS NORMALES. La enfermera debe ser consciente de los factores que influyen en que el paciente tenga frío o calor. La termorregulación del organismo siempre va acompañada de los cambios de ropa, el uso de sábanas y mantas, la apertura de ventanas y puertas, beber agua, el uso de ventiladores o aires acondicionados y hasta la toma de una ducha.

8. MANTENER UNA BUENA HIGIENE CORPORAL. Capacidad de la persona para lavarse por sí misma y mantener su higiene personal, así como para servirse de productos y de utensilios para mantener bien su piel, cabellos, uñas, dientes, encías, orejas, etc., y así sentir bienestar y mayor conformidad consigo misma. La manera como se vea, sienta y huela el cuerpo del paciente son signos externos de su higiene. Este factor no solo es una manifestación fisiológica; es también un factor con mucho valor psicológico.

9. EVITAR LOS PELIGROS EN EL ENTORNO Y EVITAR PONER EN PELIGRO A OTROS. Capacidad para mantener y promover la propia integridad física y mental de sí mismo y de terceros, en conocimiento de los peligros potenciales del entorno. Es importante que se conozca y evalúe muy bien si el paciente puede dejarse solo por mucho tiempo, con la suficiente confianza de que no va a lastimarse al moverse o al intentar llevar a cabo actividades, ni tampoco comprometer la seguridad de los demás.

10. COMUNICAR EMOCIONES, NECESIDADES, TEMORES Y OPINIONES. Capacidad para ser comprendido y comprender, gracias a la actitud y postura, a las palabras o a un código para ayudar a su equilibrio emocional. Igualmente, capacidad para insertarse e integrarse en un grupo social y vivir plenamente las relaciones afectivas y la propia sexualidad, para garantizar también la salud mental.

11. ACTUAR O REACCIONAR DE ACUERDO CON LAS PROPIAS CREENCIAS. Capacidad de la persona para explorar, conocer y promover sus propios principios, valores y creencias. Igualmente, manejar esas cuestiones a efectos de elaborar y elucubrar el sentido que le desea dar a la propia vida y a su paso por la sociedad. La cultura y la religión

forman parte de la identidad de la persona y casi siempre influyen en la actitud frente a la muerte.

12. DESARROLLARSE DE MANERA QUE EXISTA UN SENTIDO DE LOGRO. Capacidad de la persona para participar e interesarse en alguna actividad creativa o de interés social, alcanzando metas y logros con su propio esfuerzo, reforzando así su autoestima y su sentimiento de alegría y autorrealización personal. Igualmente, cumplir algún tipo de rol en una organización social, y darse a ello con interés, dedicación, y empeño.

13. Participar en actividades recreativas o juegos. Capacidad de la persona para distraerse, entretenerse y cultivarse. Igualmente, interés de la persona para invertir tiempo y energía en una actividad alejada de sus problemáticas personales (por ejemplo, un juego, un audiovisual, etc.) y obtener con ello algún tipo de satisfacción personal.

14. Aprender, descubrir o satisfacer la curiosidad personal. Capacidad de la persona para aprender de otros o de la producción de algún evento, y capacidad para evolucionar. Asimismo, capacidad para adaptarse a un cambio y tener resiliencia como para poder sobreponerse a períodos de dolor emocional y a situaciones adversas. Asimismo, poder transmitir algún tipo de saber o de conocimiento. Aprender, descubrir y satisfacer la curiosidad forma parte del desarrollo normal y, de una u otra forma, contribuye a la propia salud física y mental. En el caso de pacientes niños o jóvenes, es importante que sigan sus estudios en la medida de lo posible.

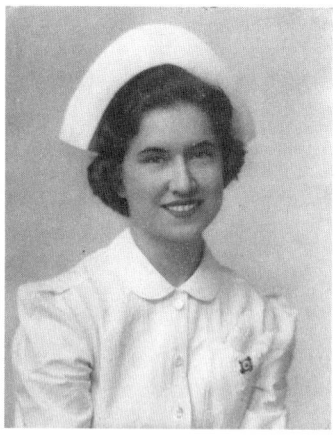

Virginia Henderson (1897-1996).

Margaret Sanger

Margaret Sanger (1879-1966) fue una enfermera y activista estadounidense que desempeñó un papel fundamental en la historia de la salud pública al convertirse en pionera del movimiento por la planificación familiar y el acceso a métodos anticonceptivos.

Nació en una familia numerosa y humilde en Nueva York, hija de inmigrantes irlandeses. Desde muy joven fue testigo de los estragos que causaban los embarazos frecuentes y sin control en la salud de las mujeres, especialmente en las más pobres. Como enfermera en barrios obreros, vio de cerca casos de mujeres agotadas física y emocionalmente por partos repetidos, abortos inseguros y complicaciones ginecológicas. Estas experiencias marcaron su vocación: buscó soluciones para que las mujeres pudieran decidir sobre su maternidad. Su madre, Anne Purcell Sanger, tuvo once hijos y siete abortos y sufrió de tuberculosis cervical, muriendo a los 50 años. Sanger recordaba la vida de su madre como una sucesión interminable de tareas: cocinar, limpiar, dar a luz y cuidar a los hijos. Nunca había suficiente dinero, ni comida ni tiempo libre. Sanger había querido ser médica para poder ayudar a su madre, y siempre creyó que, si hubiera tenido más conocimientos médicos, podría haberla salvado. Esta experiencia personal fue una de las principales motivaciones de Sanger para su activismo y su trabajo.

En 1910, recién casada y recién egresada de la escuela de enfermería, Sanger se mudó a la ciudad de Nueva York y comenzó a trabajar a tiempo parcial como enfermera visitante en el Henry Street Settlement, con Lillian Wald. La pobreza extrema y los embarazos consecutivos que vio allí le recordaron la vida y la muerte prematura de su propia madre. En su autobiografía, Sanger escribió sobre cómo se sentía al cuidar a estas mujeres, al estar tan íntimamente familiarizada con sus cuerpos: «No se trataba simplemente de "condiciones desafortunadas entre los pobres" como las que leemos. Conocía personalmente a esas mujeres. Eran seres humanos vivos, con esperanzas, miedos y aspiraciones como las mías, pero sus cuerpos cansados y deformados... estaban destinados a ser arrojados al basurero antes de cumplir los treinta y cinco años. No podía escapar de la realidad de su miseria; tampoco era capaz de ver ninguna salida».

En un contexto en que hablar de anticoncepción era ilegal, Sanger inició una campaña pública a favor de la educación sexual y la distribución de información sobre control de la natalidad. Aproximadamente un tercio de las mujeres no conocían ningún método anticonceptivo aparte del aborto, que era también ilegal. En su trabajo, Sanger vio las muchas formas en que las mujeres intentaban provocar un aborto: hierbas, trementina, tirándose por las escaleras, insertándose agujas y ganchillos de tejer. Las mujeres pedían consejo a los farmacéuticos y comadronas; algunos les ayudaban, pero muchos temían la ley, desconocían los métodos o no estaban de acuerdo. Sanger escribió en su autobiografía que solo conocía «dos métodos» para evitar el embarazo. No especificó cuáles eran, salvo que la responsabilidad recaía en el marido, lo cual era un problema. Escribió que vivía su trabajo de enfermera como una pesadilla recurrente en la que las mujeres embarazadas eran llevadas al hospital y nunca volvían, los niños eran enviados a instituciones de protección a la infancia y se encontraba a algunas madres con la cabeza metida en el horno.

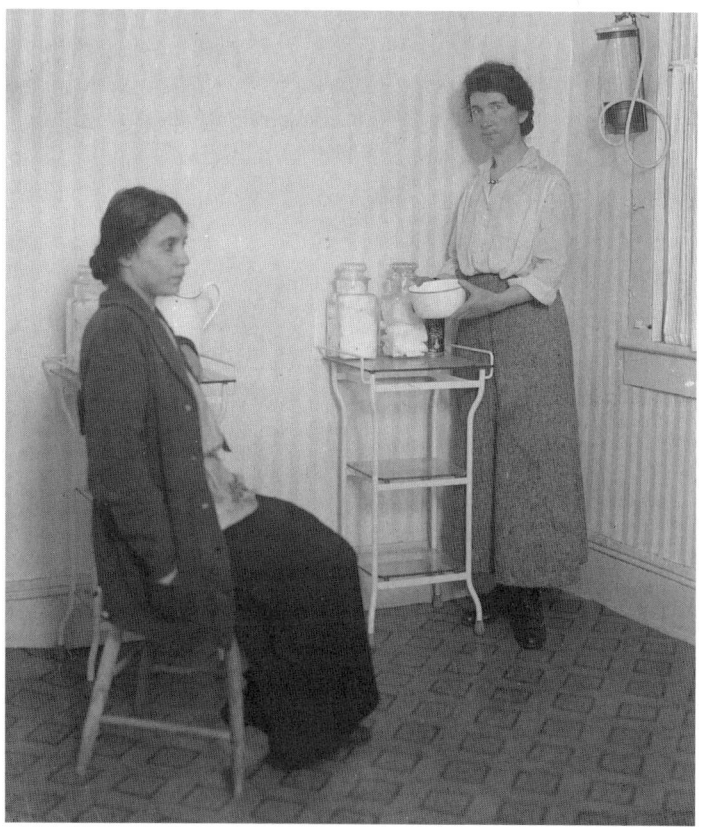

Margaret Sanger en su clínica con una paciente [Library of Congress].

En las décadas posteriores, Sanger decía que hubo una mujer que, según ella, inspiró su despertar. Sadie Sachs, una inmigrante judía rusa con tres hijos pequeños, había desarrollado una infección séptica tras un aborto. Sanger cuidó de ella hasta que se recuperó en el apartamento de la familia. Sachs suplicó entonces a un médico que le dijera cómo evitar el embarazo, y le dijo: «Otro bebé acabará conmigo». El médico le dijo a Sachs que no podía tenerlo todo y le sugirió que mandase a dormir a su marido a la azotea. Unos meses más tarde, llamaron a Sanger para que volviera al apartamento, donde encontró al marido angustiado y a Sachs inconsciente tras otro aborto; esta vez, murió.

Sanger dijo: «Sabía que ya no podía volver a limitarme a mantener a la gente con vida», «Había terminado con los paliativos y las curas superficiales; estaba decidida a... hacer algo para cambiar el destino de las madres, cuya miseria era tan vasta como el cielo. Quería encontrar formas fiables de prevenir los embarazos desde el principio».

En 1916 abrió la primera clínica de planificación familiar en Brooklyn, lo que le valió arrestos y persecución legal bajo las llamadas leyes Comstock, que prohibían la difusión de material considerado «obsceno», entre el que se incluía la información sobre salud reproductiva. La clínica de Brooklyn se llamó Brownsville Clinic y fue la primera en los Estados Unidos en ofrecer servicios de anticoncepción. Poco más de una semana después de la apertura de la clínica, una tal señora Whitehurst entró para pedir un folleto sobre educación sexual. Al día siguiente, regresó acompañada de la policía, que detuvo a Sanger y confiscó todos los suministros y el mobiliario de la clínica. Sanger estaba furiosa. En los nueve días que estuvo abierta la clínica, había atendido a 464 mujeres. Fue en su juicio donde acuñó el término «control de la natalidad» (*birth control*), que se popularizó rápidamente.

Sanger fue declarada culpable y condenada a treinta días de prisión. Sus abogados recurrieron la sentencia y un tribunal de apelación de Nueva York la confirmó, pero añadió una opinión según la cual los médicos podían recetar legalmente anticonceptivos por casi cualquier motivo médico, lo que anteriormente era ilegal. Esta sentencia supuso un punto de inflexión. En 1921, Sanger abrió otra clínica en la ciudad de Nueva York, pero esta vez con médicos. Ha sido criticada, pues al cumplir con la obligación de contar con médicos, contribuyó a devolver el control de la fertilidad de las mujeres a un grupo que había hecho mucho daño tanto en la autonomía corporal de las mujeres como, y no por casualidad, en la práctica independiente de las enfermeras y las comadronas.

A pesar de las críticas, Sanger siguió adelante con su causa. En 1921 fundó la American Birth Control League, que posteriormente se transformaría en la Planned Parenthood Federation of America, una de las organizaciones de salud reproductiva más influyentes del mundo. Su activismo también influyó en el desarrollo científico: en 1951, persuadió a la filántropa Katharine McCormick para que financiara la investigación del Dr. Gregory Pincus, que culminó con el desarrollo de la píldora anticonceptiva. Su colaboración fue crucial, ya que el gobierno se negaba a financiar este tipo de investigación.

El legado de Margaret Sanger es complejo. Por un lado, es considerada una visionaria que luchó por los derechos reproductivos y la autonomía de las mujeres en un tiempo en que estos temas eran tabú y se perseguían como un delito. Por otro lado, se la ha criticado por su relación con el movimiento eugenésico de su época, ya que en algunos discursos defendió la regulación de la natalidad como una forma de evitar que ciertos grupos sociales «se reprodujeran en exceso». Es famosa por haber hablado a las mujeres del Ku Klux Klan sobre la anticoncepción. Aprobaba la esterilización no consentida de las personas mentalmente «incapacitadas» y, por lo tanto, dio argumentos, desde su posición como enfermera, para justificar algunas de las políticas terribles del siglo XX.

Sanger defendía la eugenesia negativa, es decir, la idea de que se debía desalentar la reproducción de personas con enfermedades hereditarias o discapacidad mental, y pensaba que esto mejoraría la salud de la sociedad en general. Aunque sus opiniones reflejaban las creencias de muchos intelectuales de su época, han sido duramente criticadas como racistas y clasistas por su impacto negativo en las comunidades minoritarias. Estas ideas, hoy cuestionadas, forman parte de los debates sobre su figura.

Murió en 1966, poco después de ver cómo la píldora anticonceptiva comenzaba a transformar la vida de millones de mujeres en el mundo. Con sus luces y sombras, sigue siendo recordada como una figura clave en la lucha por el control de la natalidad y la libertad de decisión sobre la maternidad y el cuerpo de las mujeres.

Dorothea Orem

Dorothea Elizabeth Orem (1914-2007) fue una de las teóricas de la enfermería más influyentes del siglo XX. Nació en Baltimore, Maryland, y dedicó su vida a la enseñanza, la práctica clínica y la construcción de un marco conceptual que dio identidad propia a la enfermería.

Su principal aporte fue la Teoría del Autocuidado, también conocida como el Modelo de Déficit de Autocuidado de Orem, desarrollada en la década de 1950 y publicada en 1971 en su obra *Nursing: Concepts of Practice*. En este modelo, Orem parte de la idea de que las personas tienen la capacidad y la responsabilidad de cuidar de sí mismas para mantener la vida, la salud y el bienestar. Sin embargo, cuando por enfermedad, lesión o cualquier otra limitación no pueden hacerlo, aparece un déficit de autocuidado, y allí la enfermería interviene para suplir, apoyar o educar.

Orem identificó tres sistemas de enfermería que dependen del grado de autonomía del paciente: el totalmente compensatorio, cuando la enfermera realiza casi todas las acciones porque la persona no puede; el parcialmente compensatorio, cuando se comparten responsabilidades; y el sistema de apoyo-educación, en el que la enfermera guía y enseña para que el paciente recupere o adquiera habilidades de autocuidado. Estos tres sistemas no son fijos, sino que se adaptan a la evolución del estado del paciente. Por ejemplo, una persona que inicialmente necesita un sistema totalmente compensatorio después de una cirugía mayor puede pasar a un sistema parcialmente compensatorio a medida que se recupera.

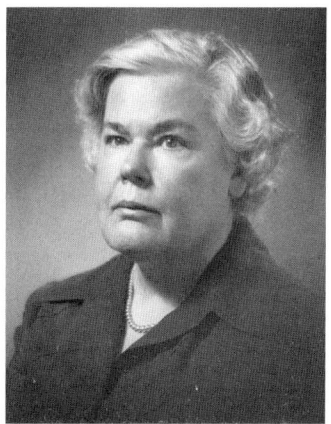

Dorothea Elizabeth Orem (1914-2007).

Más allá de la teoría, Orem ayudó a consolidar la enfermería como un campo de conocimiento propio, separado de la medicina, porque subrayó que la esencia de la profesión es facilitar el cuidado y la autonomía de la persona, no solo ejecutar indicaciones médicas. Su pensamiento tuvo gran impacto en la formación universitaria, en la investigación y en la práctica clínica en todo el mundo.

Murió en 2007, pero su legado sigue presente: muchas facultades de enfermería todavía utilizan su modelo como base para planificar los cuidados, y su énfasis en la máxima autonomía del paciente resuena hoy en los enfoques centrados en la persona. En 1976, la American Nurses Association le otorgó el premio al liderazgo en enfermería, uno de los más altos honores de la profesión. Orem recibió doctorados honoris causa de varias universidades, que reconocían su inmensa contribución al desarrollo de la teoría y la práctica de la enfermería. Su trabajo sentó las bases para el estudio de la enfermería como una ciencia, lo que permitió a la disciplina establecer su propio cuerpo de conocimientos y no solo ser vista como una extensión de la medicina.

Sylvia Méndez

Sylvia Méndez, nacida el 7 de junio de 1936 en Santa Ana, California, Estados Unidos, es una activista por los derechos civiles y enfermera estadounidense que protagonizó, a los ocho años, el caso judicial Méndez contra Westminster.

Sus padres eran Gonzalo Méndez, un inmigrante mexicano que tenía un próspero negocio agrícola, y Felicitas Méndez, natural de Juncos (Puerto Rico), que era ama de casa. La familia acababa de trasladarse de Santa Ana a Westminster para atender una granja que alquilaban a los Munemitsu, una familia japonesa-estadounidense que había sido enviada a un campo de internamiento durante la Segunda Guerra Mundial. Era un periodo de la historia en el que la discriminación racial contra los hispanos y las minorías en general estaba muy extendida por todo Estados Unidos.

En 1943, cuando Sylvia tenía solo ocho años, acompañó a su tía Sally Vidaurri, a sus hermanos y a sus primos a matricularse en la escuela primaria de la calle 17. A su tía le dijeron los funcionarios de la escuela que sus hijos, que tenían la piel clara, se podían matricular, pero que ni a Sylvia Méndez ni a sus hermanos se les permitiría porque tenían la piel oscura y un apellido hispano. A la familia se le dijo que inscribiera a los niños Méndez en la Escuela Primaria Hoover, específica para mexicanoamericanos. La Sra. Vidaurri salió furiosa del colegio con los niños y contó su experiencia a su hermano Gonzalo.

Después de que las apelaciones al director de Westminster y a la junta escolar del condado fueran infructuosas, Gonzalo Méndez decidió emprender acciones legales. Hoover Elementary era una choza de madera de dos habitaciones en medio del barrio latino de la ciudad. La 17th Street Elementary, la escuela «sólo para blancos», estaba situada a solo una milla de distancia y, a diferencia de la Hoover, estaba rodeada de palmeras y pinos y tenía un jardín que bordeaba la fachada de ladrillo y hormigón de la escuela. Esta disparidad evidente en la calidad de las instalaciones y recursos era un claro ejemplo de la segregación racial y la desigualdad educativa.

Los padres de Sylvia asumieron la tarea de liderar una batalla comunitaria que cambió California y sentó un importante precedente legal para acabar con la segregación en Estados Unidos. El 2 de marzo de 1945, contrataron al abogado de derechos civiles David Marcus, quien presentó una demanda federal en Los Ángeles de cuatro padres mexicano-americanos de las familias Gómez, Palomino, Estrada y Ramírez contra cuatro distritos escolares, en nombre de unos 5000 escolares hispanos.

Durante el juicio, el consejo escolar de Westminster dijo que la segregación se basaba en que los alumnos hispanohablantes eran deficientes en lengua inglesa y, por tanto, necesitaban una enseñanza especial. Su argumento de que había una «cuestión lingüística» se vino abajo cuando se pidió a uno de los niños que testificara: hablaba inglés perfectamente.

El juez dictaminó que la segregación de los alumnos mexicanoamericanos en las escuelas de California era ilegal. Siguieron más demandas, que culminaron en 1954 con el histórico caso Brown contra el Consejo de Educación, en el que el Tribunal Supremo de EE. UU. declaró inconstitucional la segregación racial en las escuelas. Esta decisión contribuyó a orientar las futuras políticas educativas hacia la igualdad de oportunidades. El movimiento por los derechos civiles y la aprobación de la Ley de Derechos Civiles de 1964 —que pretendía poner fin a la discriminación por motivos de raza, color, religión u origen nacional— también fomentaron la igualdad en la educación. En 1998, el distrito de Santa Ana, California, honró a la familia Méndez bautizando una nueva escuela con el nombre de «Gonzalo and Felicitas Mendez Fundamental Intermediate School», en honor a los padres de Sylvia Méndez.

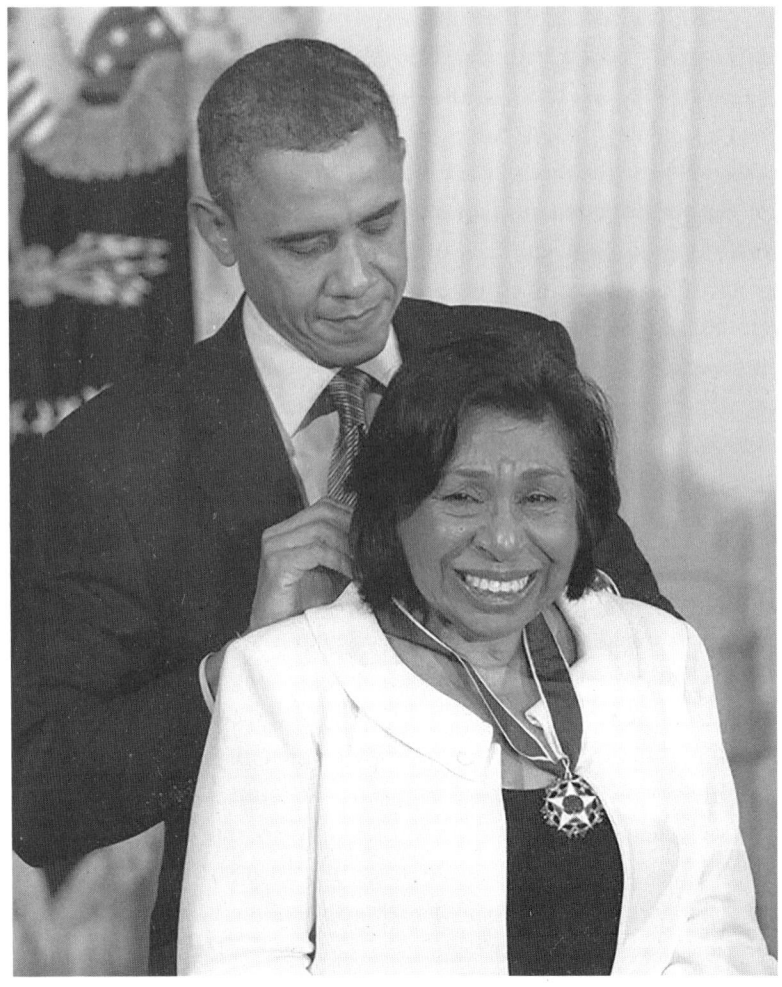

Méndez se hizo enfermera y se jubiló tras trabajar durante treinta años. Adoptó dos niñas y vive en Fullerton, California. Viaja y da conferencias para dar a conocer la contribución de sus padres y de los codemandantes a la lucha contra la segregación en Estados Unidos. En 2011, el presidente Obama le concedió la Medalla Presidencial de la Libertad, el mayor honor civil de Estados Unidos.

LA TITULACIÓN DE ENFERMERÍA
EN LOS ESTADOS UNIDOS

En diferentes países, hay muchos tipos de enfermeros, y las diferencias entre ellos pueden resultar confusas. Los enfermeros tienen tanto títulos académicos como licencias. El título indica una formación académica, mientras que la licencia certifica que han aprobado un examen y están autorizados para ejercer un tipo concreto de enfermería en un ámbito de actuación determinado. Por ejemplo, un BSN (Bachelor of Science in Nursing o grado en enfermería) es un título académico, mientras que RN (enfermera registrada) se refiere a una licencia profesional. Se puede ser enfermera titulada con un título de grado y antes era una diplomatura. En Estados Unidos, todas las enfermeras tituladas y registradas han aprobado el mismo examen de licencia, llamado NCLEX-RN.

El NCLEX-RN es el Examen Nacional del Consejo para la Licencia de Enfermeras Registradas, una prueba computarizada que se exige en los Estados Unidos, Canadá y Australia para obtener la licencia de enfermera registrada. Después de graduarse en la escuela de enfermería, las candidatas realizan este examen para demostrar que pueden aplicar de manera segura los conocimientos y las habilidades de pensamiento crítico necesarios para ejercer la profesión a nivel inicial. La prueba se adapta al rendimiento del candidato y las preguntas incluyen varios formatos, como opción múltiple, seleccionar todas las respuestas correctas y rellenar los espacios en blanco.

El personal de enfermería estadounidense está compuesto por varios grupos, definidos por su licencia, su formación o ambas cosas: Alrededor de sesenta mil enfermeras tienen un doctorado; se dedican a la investigación, la enseñanza, la política y la práctica clínica. Curiosamente, una sentencia reciente ha prohibido que las enfermeras con doctorado se presenten ante sus pacientes como «doctora». Según los tribunales norteamericanos, a instancia de las asociaciones médicas, puede generar confusión. Además, hay alrededor de quinientas mil enfermeras registradas con práctica avanzada (APRN). Las enfermeras con esta designación tienen al menos un título de máster y formación especializada y una licencia específica. Las APRN incluyen enfermeras practicantes, enfermeras clínicas especialistas, enfermeras anestesistas y enfermeras parteras. En la mayoría de los contextos, pueden recetar medicamentos y proporcionar atención médica independiente, aunque en aproximadamente la mitad de los estados deben trabajar bajo la supervisión de un médico.

Las enfermeras tituladas constituyen la mayor parte de la plantilla; hay más de cuatro millones de enfermeras tituladas en Estados Unidos; el 90 % son mujeres y el 10 % son hombres. Alrededor del 80 % se identifican como blancas, el 6 % como hispanas/latinas, el 7 % como negras y el 7 % como asiáticas, de las cuales las enfermeras filipinas constituyen una parte significativa. La plantilla de enfermeras tituladas es desproporcionadamente blanca en comparación con la población general.

Otras licencias relacionadas con la enfermería tienen diferentes características demográficas y diferentes requisitos educativos. Las enfermeras prácticas licenciadas (LPN) y las enfermeras vocacionales licenciadas (LVN) generalmente no necesitan tener un título universitario, aunque deben realizar una formación profesional y aprobar un examen para obtener la licencia. Estas enfermeras prácticas suman alrededor de 940 000 y es más común que sean personas de color. Las auxiliares de enfermería certificadas (CNA) son alrededor de 1,4 millones; estas profesionales siguen un programa de formación y luego deben aprobar un examen de certificación. Muchas CNA trabajan en cuidados de larga duración, como en centros de enfermería especializada, y las mujeres de color constituyen la mayoría de esta fuerza laboral. El salario mediano anual de una CNA es de el salario medio de un auxiliar de enfermería certificado (CNA) es de aproximadamente 41 734 dólares al año (datos de 2025), pero puede variar mucho en función de factores como la ubicación, la experiencia y la empresa. El salario por hora suele rondar los 19-20 dólares. El salario medio anual de una RN es de 93 600 dólares, 45 dólares por hora (en Salamanca, por tener una referencia, es en estos momentos de 37 000 euros). Todas estas son categorías de enfermería profesional.

LA TITULACIÓN DE ENFERMERÍA EN ESPAÑA

En el año 1857 se aprueba la Ley de Instrucción Pública, siendo ministro de Fomento Claudio Moyano Samaniego. Su objetivo era regular la enseñanza en tres niveles («Primera Enseñanza», «Segunda Enseñanza» y «Enseñanza Superior»). En el campo de la sanidad, la promulgación de esta ley era especialmente necesaria, dado el número tan elevado de titulaciones existentes en ese momento (médicos, cirujanos, sangradores, flebotomianos, cirujanos latinos y cirujanos romancistas —Se les llamaba «romancistas» porque su formación se daba en lengua vulgar o «romance», es decir, en castellano, a diferencia de los médicos y cirujanos «latinos» que estudiaban en las facultades, donde el latín seguía siendo la lengua culta y tenían mayor prestigio—, barberos, practicantes, ministrantes, dentistas, parteras, etc.), en total algo más de medio centenar de profesiones, con toda la problemática que ello acarreaba. Entre los títulos que se crearon en ese momento se encontraban los de Practicante y Comadrona que, junto con el de Enfermera, regulado seis décadas más tarde, en 1915, constituirían los profesionales complementarios a los médicos que trabajaban en España en aquel momento. Los practicantes estaban autorizados a practicar los aspectos puramente mecánicos y subordinados de la cirugía, que incluían procedimientos menores, vacunaciones, inyecciones, extracciones dentales y podología. Las comadronas, por su parte, estaban autorizadas a asistir en partos normales.

Cuando se crearon oficialmente los estudios de enfermería en España en 1915, los practicantes, que eran hombres, no tardaron en manifestar su oposición. Consideraban que la nueva formación permitiría atribuir a las enfermeras las mismas competencias que a ellos, lo que ponía en peligro su futuro profesional. Por lo tanto, la relación entre ambas profesiones se vio enturbiada desde el principio por esta acusación de que las enfermeras estaban invadiendo el territorio profesional de los practicantes. Además, la formación en enfermería requería menos tiempo y era menos costosa que la formación exigida a los practicantes. Para obtener el título, las enfermeras debían superar un examen teórico y práctico evaluado por un tribunal examinador y obtener un certificado expedido por el decano de la Facultad de Medicina previo pago de 13 pesetas (España, 21 de mayo de 1915, 13 de septiembre de 1931). Por el contrario, los practicantes debían completar y aprobar los tres primeros años del bachillerato, seguidos de dos años de estudios universitarios (España, 5 de enero de 1935), con un gasto total para obtener un certificado de 323 pesetas.

Esto llegó a su fin el 29 de diciembre de 1953 cuando una nueva legislación agrupó a los tres grupos, comadronas, practicantes y enfermeras, bajo el mismo título de ayudante técnico sanitario. El nuevo término, completamente desconocido fuera de España, contrastaba con el término «enfermera», conocido y aceptado a nivel mundial.

Una nueva etapa se inició en 1977. Se crearon las Escuelas Universitarias de Enfermería, donde se formaba a los profesionales con una titulación universitaria de diplomatura (tres años), pasando a denominarse popularmente, aunque no fuese término oficial, D.U.E. (Diplomado Universitario en Enfermería). Desde 2010, con la aplicación del Plan Bolonia en las universidades españolas, las antiguas escuelas han pasado a ser facultades y el eje de los estudios es el grado en enfermería que se realiza en cuatro años de carrera universitaria. Una de las ventajas del grado es que abre el acceso a los estudios de máster y doctorado, facilita el reconocimiento europeo del título y la movilidad internacional.

Para acceder a la formación de enfermero especialista en España, se debe realizar el examen de Enfermero Interno Residente (EIR), a nivel nacional, aunque el número de plazas es reducido. Tras una residencia de dos años, se obtiene el título de especialista por el Ministerio de Educación. Las especialidades reconocidas actualmente son Obstétrico-Ginecológica (Matrona), Salud Mental, Geriátrica, del Trabajo, Familiar y Comunitaria, Pediátrica y Médico-Quirúrgica.

PROFESIONES RELACIONADAS

LOS TÉCNICOS EN CUIDADOS
AUXILIARES DE ENFERMERÍA

En la enfermería existe un segundo grupo de profesionales, que trabajan en equipo con los enfermeros y son conocidos actualmente como técnicos en cuidados auxiliares de enfermería (TCAE), antiguamente denominados técnicos auxiliares de enfermería o auxiliares de enfermería. Su formación se cursa como un ciclo formativo de Grado Medio dentro de la Formación Profesional. Para el acceso se pide alguno de los siguientes títulos: título de graduado/a en Educación Secundaria Obligatoria o de un nivel académico superior; título Profesional Básico (Formación Profesional de Grado Básico) o título de Técnico/a o de Técnico/a Auxiliar o equivalente a efectos académicos. Otra opción es haber superado segundo curso del Bachillerato Unificado y Polivalente (BUP), la prueba de acceso a ciclos formativos de grado o la prueba de acceso a la Universidad para mayores de 25 años o una oferta formativa de Grado C incluida en el ciclo formativo. Los estudios suelen durar un curso académico completo más un período de prácticas (en total, alrededor de 1400-1600 horas, dependiendo del país o la comunidad autónoma). Los contenidos combinan teoría y práctica, con asignaturas como:

— Higiene del medio hospitalario y limpieza del material.
— Técnicas básicas de enfermería (tomas de constantes vitales, curas sencillas, preparación de material).
— Cuidados básicos al paciente (alimentación, movilización, aseo).
— Apoyo psicológico al paciente y la familia.
— Promoción de la salud y educación sanitaria.
— Relaciones en el equipo de trabajo y comunicación en el entorno sanitario.
— Formación en centros de trabajo (prácticas en hospitales o residencias).

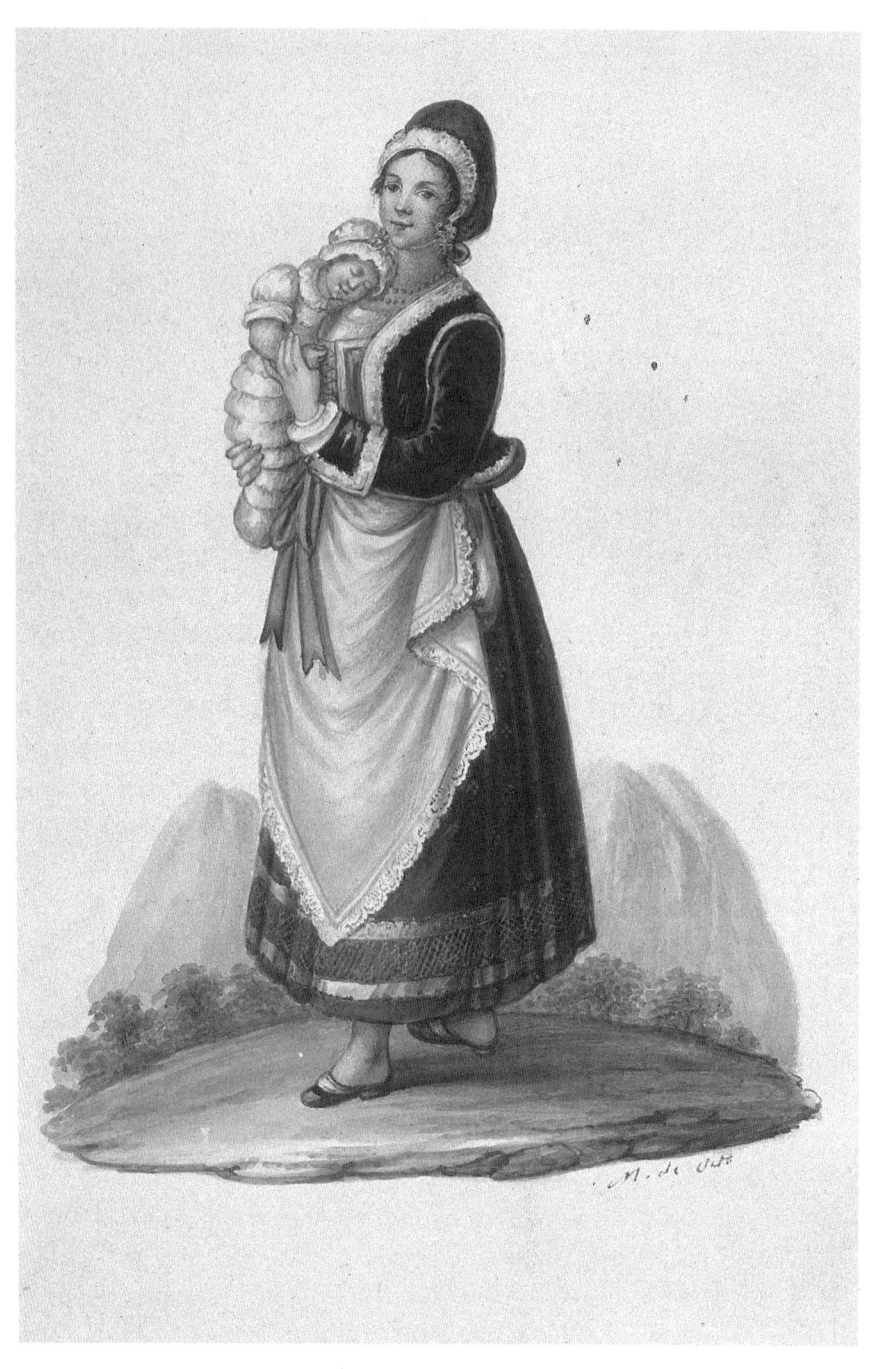

Nodriza con traje napolitano. Acuarela de M. de Sate
[Wellcome Collection].

LAS NODRIZAS Y AMAS DE CRÍA

La nodriza o «*wet nurse*», una mujer que amamanta a un niño que no es biológicamente su hijo, ha sido una forma práctica de proporcionar alimento a los lactantes desde hace milenios. Los estándares de la nodriza ideal han evolucionado en paralelo con el desarrollo de la enfermería. Estas prácticas y normas históricas han influido en la práctica clínica, la legislación y las actitudes sociales en relación con la leche de donante y el reparto de leche materna.

En el Antiguo Egipto, la lactancia natural protegía a los lactantes de la deshidratación y minimizaba la exposición a alimentos contaminados, por lo que se convirtió en esencial para la supervivencia infantil en el caluroso clima de la civilización del Nilo. Se creía que la salud del bebé estaba en constante peligro por culpa de Labartu, un demonio femenino, por lo que se recitaban conjuros para proteger a la madre, al bebé y a la nodriza. La mortalidad materna era elevada, por lo que las nodrizas eran la principal solución para proporcionar sustento a los bebés que quedaban huérfanos. La valoración de las nodrizas fue en aumento y llegaron a alcanzar un nivel de culto. En las pinturas egipcias se suele representar a las nodrizas casi como diosas, con tocados similares a los de Hathor, la diosa de la fertilidad. La calidad de la leche se valoraba principalmente por su olor. La leche materna ideal olía a «polvo de maná», mientras que la de calidad inferior olía a «pescado». Para mejorar la calidad de la leche materna, se calentaban las espinas de un pez en aceite y se frotaba la espalda de la nodriza. También había hechizos y conjuros para aumentar y proteger su leche.

La nodriza ideal era una mujer sana capaz de producir leche en calidad y cantidad. Era soltera, por lo que no podía tener relaciones sexuales ni quedarse embarazada, pues se creía que ambas cosas estropearían su leche. Además, las nodrizas solo podían amamantar a un niño a la vez y seguían una dieta regulada. En algunas épocas existía una gran preferencia por la leche producida por una mujer que hubiera tenido un hijo varón.

En la antigua Grecia y Roma, los filósofos romanos Plutarco y Gelio reconocieron el vínculo que se establece entre la madre y el bebé a través de la lactancia, por lo que surgió el temor de que la contratación de nodrizas pudiera comprometer el vínculo entre la madre y el niño. Plutarco llegó a la conclusión de que solo se debía dispensar a la madre de amamantar cuando estuviera enferma o si deseaba tener más hijos con rapidez. A pesar de estas recomendaciones, las nodrizas eran utilizadas comúnmente por las familias patricias, tenían un estatus elevado en el hogar y a menudo eran responsables del cuidado del niño hasta la edad adulta. Una nodriza durante la antigua Roma era a menudo una esclava que amamantaba a un niño de la familia y que frecuentemente obtenía su libertad como agradecimiento a sus servicios.

La práctica griega y romana recomendaba emplear a una nodriza solo después de someter su leche a la prueba de la hoja de laurel dulce. Si la gota de leche conservaba su forma tras depositarse sobre la hoja, se consideraba leche materna óptima. La leche era considerada indigesta y no superaba esta prueba si la gota era acuosa y se extendía con rapidez por la superficie de la hoja. Esta prueba servía para distinguir entre la calidad de la leche producida por cada nodriza y optimizaba las oportunidades para aquellas mujeres que producían leche materna mejor valorada. También se valoraba que la leche fuese dulce y con un tono azulado.

Las antiguas creencias griegas sostenían que la leche materna era un producto de la sangre menstrual que no se derramaba durante el embarazo. Esto llevó a la instrucción de que las nodrizas no debían ser empleadas si estaban embarazadas o menstruando porque su leche se vería comprometida. La nodriza ideal debía ser griega, tener el pelo castaño y un temperamento tranquilo.

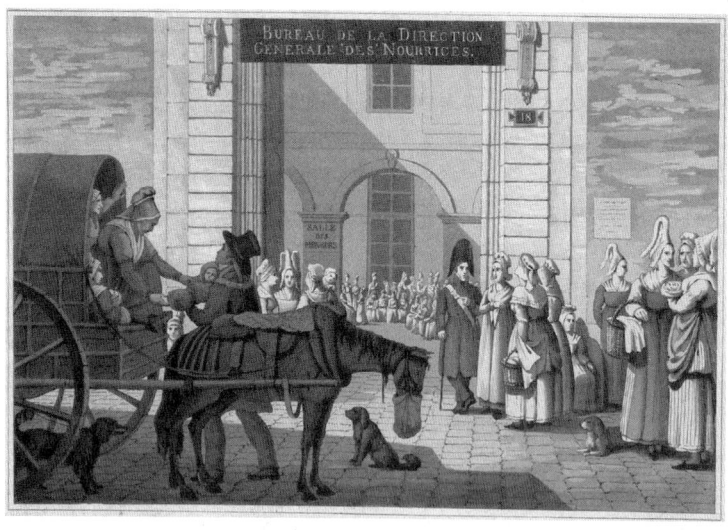

Nodrizas a la espera de ser seleccionadas en el Bureau des nourrices, institución que mediaba la contratación de lactancia en París [Wellcome Collection].

La profesión de nodriza aumentó su prestigio en Europa en los siglos XIV y XV, cuando las mujeres nobles y de clase alta contrataron nodrizas para alimentar a sus hijos. Las nodrizas se convirtieron en personas respetadas, bien pagadas y que recibían comida y alojamiento por sus servicios. Por otro lado, los defectos en la disposición del niño se atribuían a menudo a ellas. Durante la Edad Media, tener una ama de cría siguió siendo un símbolo de estatus y muchas nodrizas eran esclavas o exesclavas. En Europa occidental, las familias ricas y nobles solían emplear nodrizas porque la lactancia materna resultaba incómoda y las mujeres podían recuperar antes su fertilidad. A diferencia de los ricos, las familias humildes no podían permitirse los servicios de una nodriza y amamantaban ellas mismas a sus hijos. No se recomendaba dar a los bebés leche de vaca u otras especies porque se creía que el niño se volvería «animal» y solo se utilizaba en tiempos de necesidad, cuando una madre no podía amamantar y no podía permitirse una nodriza o no había ninguna disponible.

La leche materna ideal debía tener buen olor, ser continua y mantener su forma al colocarla sobre una roca o una espada. Si un lactante enfermaba, la causa solía atribuirse a la nodriza o a su dieta. El tratamiento del lactante se centraba en la nodriza, ya que se culpaba a su leche de la enfermedad del niño. A las nodrizas con poca producción de leche se les indicaba que comieran semillas de hinojo, comino, lechuga, jengibre y pimienta blanca.

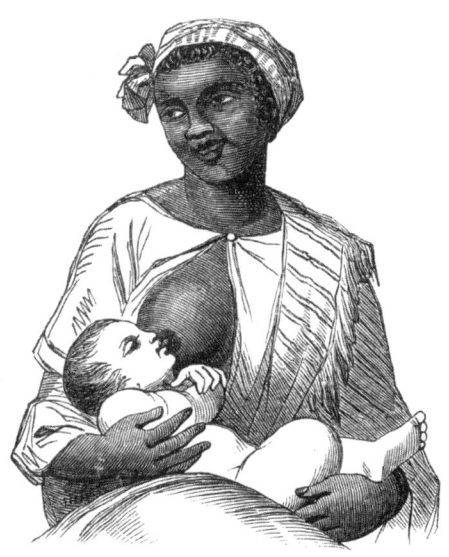

Nodriza afroamericana amamantando a un lactante
[Wellcome Collection].

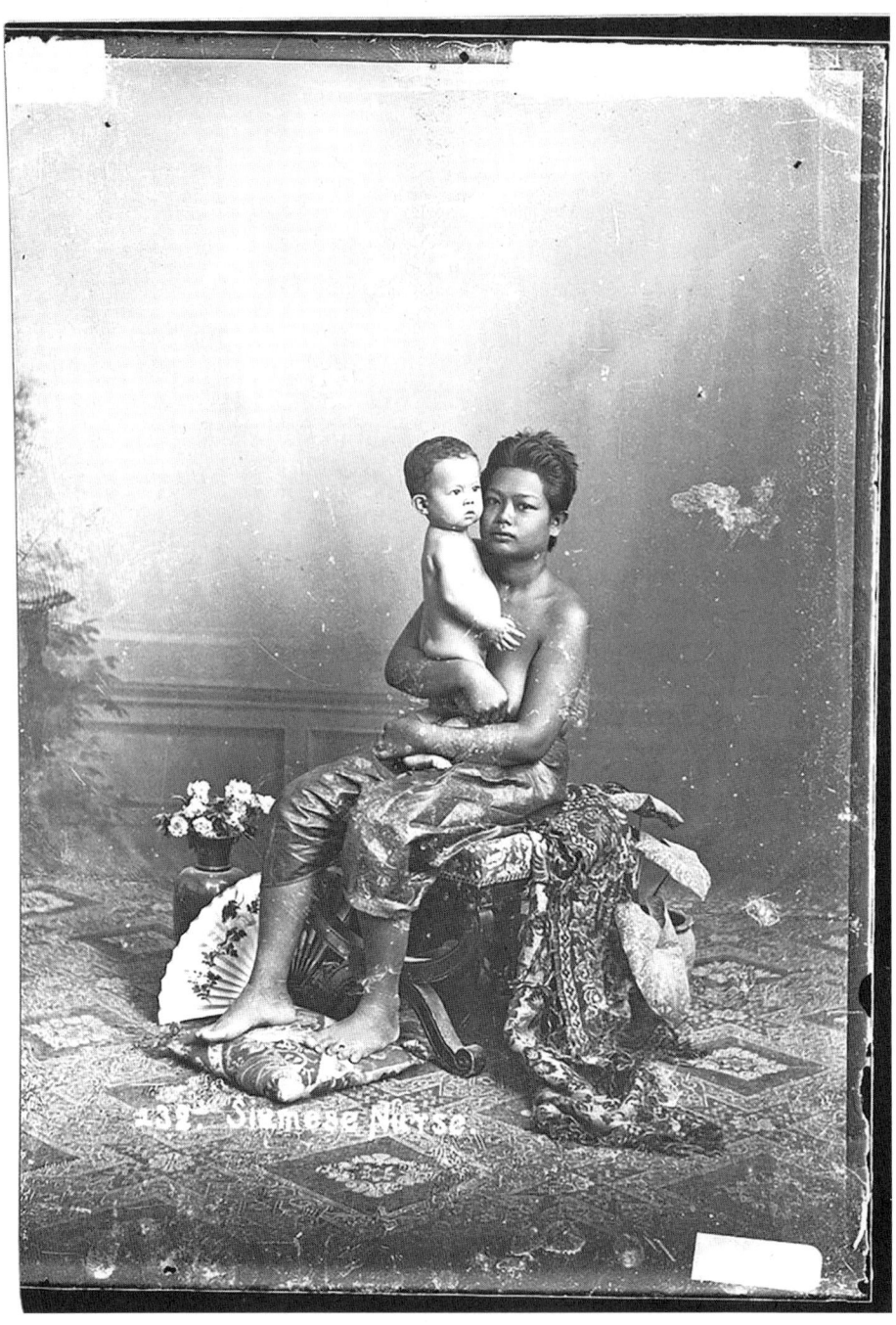

Nodriza siamesa con niño. Retrato de estudio realizado por G.R. Lambert & Co., ca. 1890 [Museo Nacional de Singapur].

Durante la Edad Media, la nodriza ideal era primípara, joven, morena y había dado a luz a un hijo varón. Eran elegidas por el padre del niño y se la trasladaba a la casa de la familia para poder controlar de cerca sus hábitos, ya que se creía que un estilo de vida desordenado podía estropear su leche. Entre los hábitos de vida que se intentaban controlar estaban la dieta, el ejercicio, la conducta general y la actividad sexual de la nodriza. Si ella contaminaba su leche con estas acciones, pagaba una multa y era castigada. La nodriza ideal era una mujer con buena imagen, con buena disposición, y que comía y bebía con moderación.

El impacto de la Reforma en Europa impregnó la teología puritana y se manifestó en sermones dedicados a los «males» de las madres que no amamantaban ellas mismas a sus hijos. Estos sermones enseñaban que las madres no lactantes que optaban por contratar a una nodriza eran egoístas y no daban el pecho por diversas razones, entre ellas el deseo de mantener una vida social, la preferencia por una ropa ceñida y la falta de amor tanto a su hijo como a Dios. La lactancia materna se convirtió en un deber religioso; era seguir la voluntad de Dios.

Posteriormente, el empleo de una nodriza como símbolo de estatus empezó a decaer. A medida que los métodos de alimentación artificial mejoraron y se hicieron más seguros, la lactancia con una ama de cría se hizo menos común. En América, la leche de vaca se embotellaba, pasteurizaba, sellaba y refrigeraba, para hacerla teóricamente más segura y cómoda para el consumo infantil. En el siglo XIX, los científicos empezaron a desarrollar fórmulas más parecidas a la leche humana. El alimento infantil de Liebig fue la primera fórmula patentada en 1865 y consistía en una mezcla de leche de vaca, trigo, harina de malta y carbonato potásico. La conservación de alimentos, una técnica desarrollada en esa época, permitió la creación de la leche en polvo, condensada y evaporada, y muchas madres alimentaron a sus hijos con estas leches como alternativa más barata. La lactancia materna también experimentó un declive durante esta época, ya que las fórmulas y las leches en conserva constituían una alternativa más cómoda. Los funcionarios de salud pública seguían promoviendo la lactancia materna como la mejor opción para la nutrición infantil y ofrecían investigaciones médicas que instruían a las nuevas madres a amamantar para reducir el riesgo de fiebre puerperal, una infección a menudo mortal. La leche artificial se consideraba el último recurso, ya que el mejor sustituto de la leche materna era la nodriza.

Durante esta época, existían pocos hospitales específicos para pediatría y los pocos que había no eran adecuados para neonatos. No fue hasta 1928 cuando se abrió la primera unidad para neonatos con una cocina de leche y nodrizas internas. Un libro de texto de obstetricia de mediados del siglo XIX advierte del peligro de la leche artificial: «Todos admiten que [la lactancia artificial] es el peor de los métodos propuestos para alimentar a un niño». En Estados Unidos, las nodrizas eran mujeres pobres en circunstancias desesperadas y se mantuvo como un factor de diferenciación entre las clases sociales. Los médicos preferían las nodrizas a la alimentación artificial; sin embargo, los padres se oponían con frecuencia a esta recomendación porque las nodrizas eran vistas como inmorales y revoltosas; normalmente eran mujeres que asumían ese trabajo porque eran madres solteras que habían sido abandonadas por su pareja y su familia.

La leche materna ideal era fina y abundante; por lo tanto, la consistencia espesa del calostro se consideraba desfavorable y se descartaba. Esta práctica permitía a las nodrizas que producían leche madura prestar sus servicios mientras la madre extraía y desechaba el calostro, que era

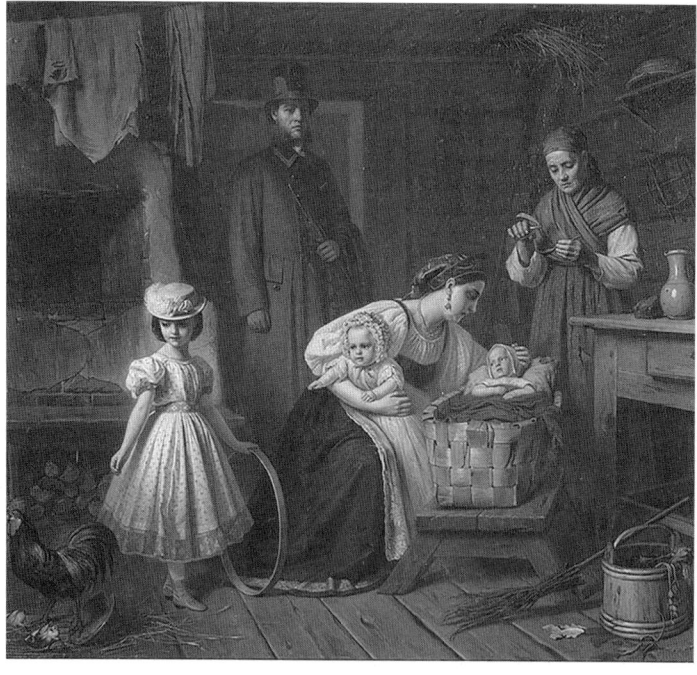

Una nodriza visita a su hijo enfermo, c. 1860 [Wellcome Collection].

extraído utilizando un vaso de succión o consumido por un niño mayor «lujurioso». También se empezó a recomendar pesar al lactante antes y después de la toma para estimar la ingesta de leche, práctica que se mantiene en la actualidad. Esta recomendación fue realizada por primera vez por obstetras europeos y se extendió a otros países, ya que se consideraba una forma de seguir la salud del bebé. En Italia, durante esta época, la leche se sometía a evaluación dejando unas gotas de leche sobre un paño blanco para que se secaran a la sombra. El color de la leche seca servía para determinar qué se podía esperar del bebé: amarillo para la intemperancia colérica, negro para la melancolía, leche enmohecida o sin azúcar para los bebés tranquilos. Las nodrizas podían remediar la leche de mala calidad evitando ciertos alimentos, entre ellos el vino, la cebolla, el ajo, el azafrán y la sal. Además, se creía que renunciar al trabajo o a cualquier esfuerzo, y preferir la calma y el descanso, optimizaba la calidad de la leche.

La distinción social entre clases, acentuada por el uso de nodrizas, se registra por primera vez en esta época, ya que la realeza utilizaba principalmente nodrizas para alimentar a sus bebés. Inmediatamente después de que una reina diera a luz, su hijo era entregado a la nodriza, que lo amamantaba. Las amas de cría reales eran cuidadosamente seleccionadas por sus cualidades físicas y morales, gozaban de gran respeto y aparecían en las listas de invitados a los actos oficiales.

Hoy en día, la necesidad de una nodriza tradicional ha disminuido en las naciones desarrolladas, probablemente debido a una tasa de mortalidad materna notablemente baja y a la disponibilidad de preparados para lactantes. Sin embargo, la tasa de nacimientos antes de término ha aumentado y es probable que el número de niños prematuros siga aumentando a medida que avance la neonatología y sobrevivan más de estos pequeñitos. La leche materna proporciona a estos lactantes protección frente a las infecciones durante su estancia neonatal y protección a largo plazo frente a muchas enfermedades infantiles. Sin embargo, las madres que dan a luz antes de tiempo a menudo ven comprometida su producción de leche debido al estrés y a procesos patológicos subyacentes. Para sortear este obstáculo, se ha popularizado el uso de leche de donante para proporcionar a los recién nacidos prematuros una nutrición protectora hasta que la madre pueda producir un suministro adecuado de leche materna. Aunque rara vez nos referimos a las mujeres que donan leche materna como «nodrizas», se han creado bancos de leche materna organizados, donde las mujeres pueden ayudar y donar leche para otros lactantes.

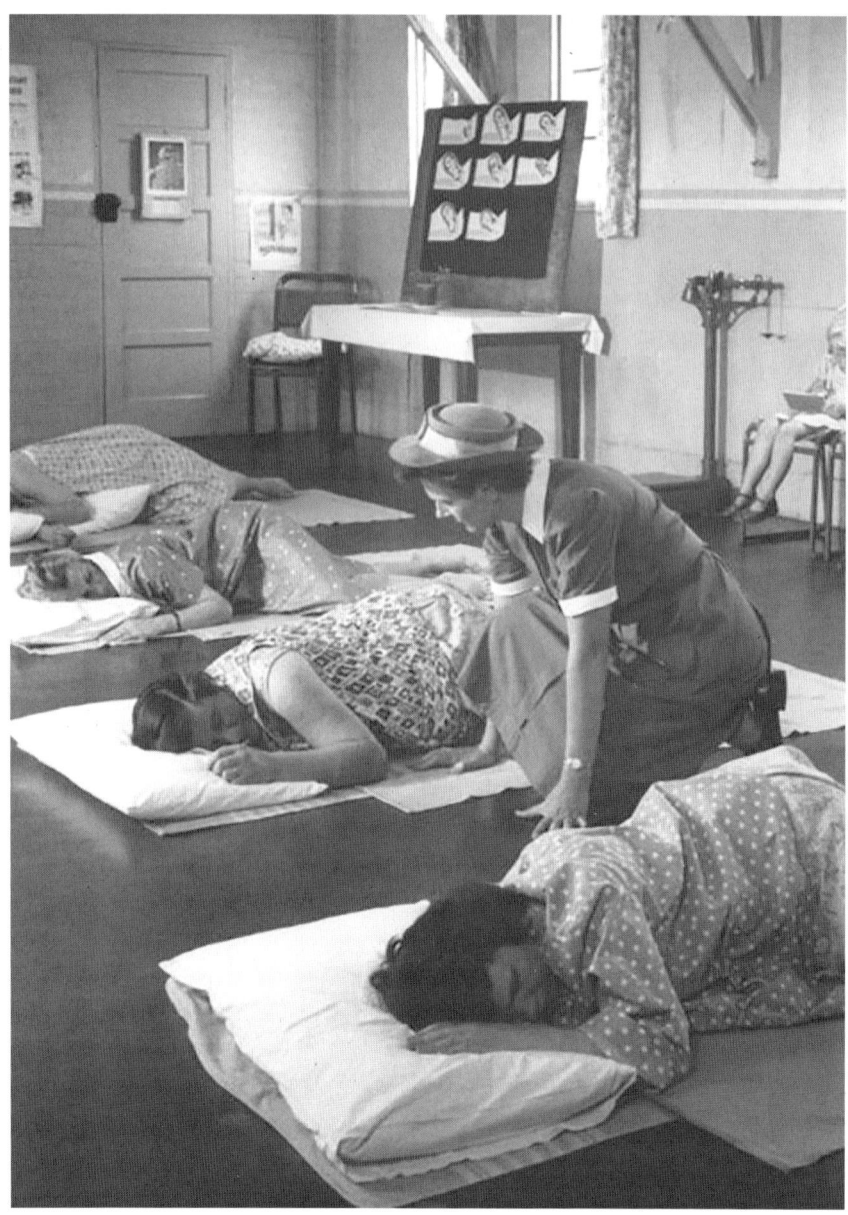

Una matrona (ca. 1950-1960) imparte una sesión de relajación para futuras madres dentro de las denominadas clases de *mothercraft*, promovidas en el Reino Unido de posguerra. En ellas se enseñaban pautas prácticas sobre forma física, postura durante el embarazo, alimentación, descanso y técnicas de relajación orientadas al parto. Según Margaret Myles (*A Textbook for Midwives*, 1956), estas sesiones incluían ejercicios supervisados —a menudo con apoyo de fisioterapeutas— para preparar el suelo pélvico y las articulaciones. Celebradas en clínicas locales o salones comunitarios, las clases eran exclusivamente femeninas y subrayaban tanto la educación sanitaria de las gestantes como la formación pedagógica de las alumnas de matrona, visibles aquí en su presentación profesional y en el uso de material didáctico [University of Oxford].

LAS COMADRONAS

Desde tiempos inmemoriales, las comadronas y parteras han ocupado un lugar esencial en la historia de la humanidad. Mucho antes de que existiera la medicina moderna, ellas eran las guardianas del nacimiento, las sabias que, con manos firmes y corazón compasivo, acompañaban a las mujeres en el momento de dar a luz. Su labor no solo era física, sino también espiritual y social: eran consejeras, curanderas y confidentes en las comunidades donde vivían.

Las comadronas son conocidas desde, al menos, 1550 a.e.c. El papiro Ebers, descubierto en Luxor en 1873-1974 por el egiptólogo George Ebers, es un texto médico que incluye una completa farmacopea, con hierbas medicinales y otros tratamientos. Cinco columnas de este antiguo texto tratan sobre obstetricia y ginecología y reconocen a las matronas como una profesión fundamentalmente femenina.

En las antiguas civilizaciones, como la griega o la romana, las matronas eran figuras respetadas. Conocían los secretos del cuerpo femenino y transmitían sus saberes de generación en generación. En Roma, la obstetrix era reconocida por su rol crucial durante el parto, y su experiencia práctica superaba frecuentemente a la de los médicos de la época. Aprendían observando a otras y a través de la práctica constante; se iban dotando de un valioso conocimiento empírico. Plinio el Viejo (23-79) reconoce tres tipos de comadronas: aquellas especializadas en los partos, aquellas que tenían más conocimientos por haber leído textos sobre obstetricia y ginecología y aquellas que habían tenido una formación reglada y que eran, por tanto, especialmente hábiles.

Sorano de Éfeso fue un médico griego que en el siglo II escribió un texto en cuatro volúmenes sobre ginecología. Recomendó que la mujer que fuera a ser comadrona debía ser robusta y respetable, con dedos largos y finos y uñas cortas. No debía ser joven ni discapacitada de los sentidos o las extremidades, ni tampoco ser avariciosa. Hasta el siglo V y la difusión de las obras de Hipócrates y Galeno, las matronas se encargaban de los tratamientos de fertilidad, contracepción, partos y abortos. Después, los médicos se implicaron más en la salud femenina.

Durante la Edad Media, el papel de la comadrona se mantuvo vigente, aunque comenzó a ensombrecerse bajo la mirada desconfiada de las instituciones religiosas y políticas. Muchas fueron perseguidas por ejercer una medicina que no se alineaba con las normas establecidas; algunas incluso fueron acusadas de brujería. Aun así, siguieron asistiendo en los partos y se mantuvieron como un apoyo fundamental para las mujeres, especialmente en las zonas rurales donde los médicos eran escasos o inexistentes.

En el ámbito islámico, el término más utilizado en árabe para referirse a una comadrona es qābila, que se traduce como «la que recibe (al recién nacido)». Este término se utiliza para diferenciar a las comadronas profesionales de aquellas que poseen una amplia experiencia, pero carecen de formación oficial o cualificaciones profesionales. A menudo, las mujeres mayores con experiencia ayudan a familiares y vecinas durante y después del parto sin tener una titulación profesional.

El término qābila se utilizó para referirse a la comadrona profesional en los territorios islámicos hasta el periodo mameluco, entre los siglos XIII y XVI, incluido el territorio de al-Ándalus. Tras la reconquista en el siglo XV, se la denominó obstetra, matrona o partera, independientemente de su fe musulmana. En los territorios islámicos, la qābila pasó a denominarse daya, un término que todavía se utiliza en algunas sociedades musulmanas para referirse a las parteras tradicionales.

Los textos médicos y jurídicos de la Edad Media en al-Ándalus muestran que la partería era un oficio socialmente diferenciado para las mujeres. La qābila o comadrona profesional recibía formación de personas con más experiencia, a menudo dentro de sus propias familias, y aplicaba una metodología sistemática a la hora de prestar asistencia. La comadrona aprendía su oficio mediante la transmisión oral y generacional, bajo la tutela de una qābila con experiencia. Las mujeres de al-Ándalus recibían formación en lectura y escritura del Corán, por lo que aprendían a leer. Las fuentes no aclaran si las comadronas tenían acceso a los textos médicos existentes sobre ginecología y obstetricia. Prestaban asistencia tanto en partos normales como complicados, incluidos aquellos que requerían el uso de instrumentos, y recibían una remuneración por sus servicios.

En al-Ándalus solía haber dos tipos de comadronas: las qābila, o comadronas profesionales, y las asistentes voluntarias. Las comadronas voluntarias, que a menudo eran parientes mayores, vecinas o amigas, ayudaban a las mujeres embarazadas cuando no había una qābila disponible o por elección personal. Tanto la qābila como la asistente podían compartir la sala de partos, con la primera situada delante de la embarazada y la segunda —una pariente o una estudiante— detrás de ella, ya fuera sentada, arrodillada o de pie. Las tareas de las asistentes consistían en dar masajes y animar y acompañar a la madre durante todo el proceso del parto.

No obstante, hubo algunos casos excepcionales en los que ciertas mujeres alcanzaron una gran competencia como comadronas o médicas. Estas mujeres fueron educadas por médicos varones de sus familias, que les impartieron un cierto nivel de conocimientos teóricos, con acceso a tratados médicos, y les proporcionaron una educación más estructurada. Las mujeres que se dedicaban exclusivamente a la medicina eran denominadas ṭabība, o mujer médico.

Ibn Jaldún, médico y jurista del siglo xiv, reconocía a las qābila urbanas como obstetras y pediatras cualificadas. Consideraba que tenían un gran conocimiento sobre el embrión y el útero, lo que justificaba su reputación y su posición de confianza. Sin embargo, hay poca información disponible sobre los marcos de cualificación profesional anteriores al siglo xiv.

A partir del siglo ix, las fuentes literarias que describen la vida cotidiana también reconocían la partería como una profesión, además de las fuentes médicas. Según estas fuentes, los maridos de familias acomodadas contrataban a comadronas de forma permanente, pagándoles para que les ayudaran en el parto y colaboraran en la crianza de sus hijos. Además, hacían una distinción entre comadronas cualificadas y no cualificadas. Las fuentes reconocían a las primeras como especialistas autorizadas en ginecología, obstetricia y pediatría, distinguiéndolas de las segundas, que eran mujeres de edad avanzada y que aportaban experiencia y sentido común.

En la sociedad musulmana medieval, al igual que en la Europa cristiana, el médico varón (ṭabīb) era respetado, tenía autoridad y se le asociaba con la medicina teórica. Por el contrario, las mujeres que se dedicaban a los campos de la asistencia, la medicina y la partería solían ser profesionales con experiencia y poseían conocimientos empíricos, pero se les tenía menos consideración y se las comparaba con el médico práctico varón (mutaṭabīb).

Los manuales indicaban que la qābila debía ser una mujer con conocimientos tanto teóricos como prácticos, equipada con los instrumentos necesarios, con experiencia y capaz de seguir las normas de higiene, además de ser compasiva y tierna. Además, debía estar preparada para prestar asistencia y se le exigía que poseyera conocimientos para identificar los síntomas de un parto inminente, tratar a una mujer embarazada, distinguir entre partos normales y complicados, colocar a la madre en una silla especializada, situar a sus ayudantes junto a ella y detrás de ella, y manejar las complicaciones que pudieran surgir, como posiciones de parto excepcionales y peligrosas o la extracción de fetos muertos. Además, Soranus abordó el cuidado posparto del recién nacido y cuestiones prácticas relacionadas con los recién nacidos, como el tratamiento del cordón umbilical, el primer baño y las prácticas de protección, como el uso de sal y de rituales mágicos que persisten hoy en día en algunas sociedades musulmanas.

Volviendo al mundo cristiano, con el surgimiento de la medicina científica y la generalización de los saberes médicos, las matronas comenzaron a ser desplazadas por médicos varones en los partos, sobre todo en las clases altas. Sin embargo, lejos de desaparecer, se mantuvieron. En los siglos XVIII y XIX, en muchos países europeos y latinoamericanos, se empezaron a establecer escuelas de formación para parteras, aunque con un fuerte control institucional que transformó su rol tradicional.

Ya en el siglo XX, las matronas lograron consolidarse como profesionales sanitarias reconocidas, especialmente con el avance en los derechos de la mujer y el enfoque científico en la salud materno-infantil. Pasaron de ser figuras casi invisibles a agentes fundamentales en los sistemas de salud y combinaban el saber ancestral, la habilidad práctica y los conocimientos científicos. En muchos países, su presencia garantiza partos más humanizados, menos medicalizados y centrados en el respeto a la madre y al recién nacido.

Hoy, la historia de las comadronas sigue escribiéndose con cada nacimiento que acompañan. Son herederas de una larga tradición de cuidado y entrega, que ha sobrevivido a los siglos gracias a su profundo compromiso con la vida. Su legado vive en cada gesto, en cada palabra de aliento, en cada madre que, en medio del dolor del parto, encuentra en ellas una guía segura hacia el milagro del nacimiento.

ENFERMERÍA GLOBAL, TECNOLÓGICA E INTERDISCIPLINAR (SIGLO XXI)

En el siglo XXI, la enfermería ha experimentado una transformación profunda, y se ha convertido en una actividad global, tecnológica e interdisciplinar. Ya no es solo sinónimo de cuidados a pie de cama, sino que se ha expandido hacia ámbitos que antes parecían ajenos: la gestión de los sistemas de salud, la investigación clínica, el diseño de políticas públicas o la innovación tecnológica. Las enfermeras y enfermeros de hoy trabajan no solo en hospitales, sino también en comunidades, escuelas, centros penitenciarios, zonas de conflicto o entornos virtuales.

La tecnología ha alterado profundamente las prácticas cotidianas del cuidado. Registros electrónicos, monitorización remota, inteligencia artificial y dispositivos portátiles han modificado la forma en que se accede a la información, se toman decisiones y se acompañan los procesos de salud y enfermedad. Las enfermeras manejan ahora herramientas digitales con fluidez, sin perder el vínculo humano que caracteriza su labor. Al mismo tiempo, se han convertido en figuras clave dentro de equipos interdisciplinares donde se combinan conocimientos médicos, psicológicos, sociales y éticos. La colaboración con otros profesionales ya no es un añadido, sino una condición esencial para un cuidado integral.

Un ejemplo de estos avances tecnológicos es un robot de dos brazos diseñado por Fan Zhang y Yiannis Demiris que puede coger una bata de hospital doblada y vestir a un maniquí tumbado en una cama. Esta tarea imita fielmente la prueba que se utiliza en el sistema sanitario estadounidense, en la que una enfermera en prácticas tiene que poner una bata abierta por la espalda a una persona con los brazos débiles o paralizados. La tecnología aún no está lista para su uso en personas, pero es un paso experimental para la llegada de robots en los hospitales que se encarguen de algunas de las tareas más sencillas y fáciles de automatizar. El uso de tecnología clínica, inteligencia artificial y sistemas de registro electrónico cada vez será más habitual en el trabajo de la enfermera.

Este nuevo perfil requiere una formación avanzada y crítica. Muchas enfermeras cursan estudios de posgrado, participan en proyectos de investigación y contribuyen al desarrollo de guías clínicas basadas en la evidencia. La mayoría opta por la formación continua. En algunos países, incluso ejercen funciones ampliadas como prescripción de tratamientos, diagnóstico de patologías comunes o gestión de unidades sanitarias. Su trabajo, sin embargo, sigue enfrentando desafíos estructurales: diferencias salariales por género, escasa representación en cargos directivos y sistemas de salud que, en ocasiones, no reconocen plenamente su autonomía profesional.

La enfermería contemporánea camina entre la técnica y la compasión, entre la ciencia y la escucha atenta. Su fuerza reside en su capacidad de adaptación, en su mirada integral sobre el ser humano y en su compromiso ético con el paciente en todas sus dimensiones. En un mundo cambiante y fragmentado, la enfermería se perfila como una de las profesiones más necesarias para sostener una salud verdaderamente humana y sostenible, y persiste la lucha por un mayor reconocimiento, mayor autonomía y mejores condiciones laborales.

ENFERMERÍA DURANTE LA PANDEMIA

Durante la pandemia del COVID-19, la enfermería se convirtió en el sostén más visible de los sistemas sanitarios en todo el mundo. Miles de enfermeras y enfermeros estuvieron en primera línea, en urgencias, en unidades de cuidados intensivos, en hospitales improvisados e incluso en domicilios, siendo quienes pasaban más tiempo al lado de los pacientes, vigilaban sus constantes, administraban tratamientos y daban soporte vital en medio de la incertidumbre.

La magnitud de la crisis desbordó los recursos disponibles en todos los países: hubo una escasez alarmante de equipos de protección al inicio y muchos profesionales se contagiaron mientras trabajaban en condiciones de riesgo. Los turnos se prolongaban hasta doce o dieciséis horas y no era raro que una enfermera tuviera que desempeñarse en un área fuera de su especialidad, simplemente para cubrir las necesidades del momento. A esa presión se sumaba el miedo permanente de llevar el coronavirus a casa y contagiar a sus propios familiares. Como siempre en estas circunstancias, hubo quien dio la talla y quien no. Es siempre así.

El impacto emocional fue enorme. Las escenas de pacientes aislados, muchos de ellos falleciendo sin poder despedirse de sus seres queridos, dejaron una huella profunda en quienes cuidaban de ellos. No tardaron en aparecer síntomas de agotamiento extremo, depresión, insomnio y ansiedad. La llamada «fatiga pandémica» se instaló en la profesión y muchos vivieron duelos acumulados que, a menudo, no tuvieron tiempo de elaborar. Aun así, el espíritu de adaptación fue admirable. La enfermería se abrió camino en nuevas formas de atención, como la teleenfermería, que permitió acompañar a distancia a pacientes en aislamiento o con enfermedades crónicas. También jugaron un papel esencial en las campañas masivas de vacunación y en la logística de pruebas diagnósticas, lo que ayudó a conte-

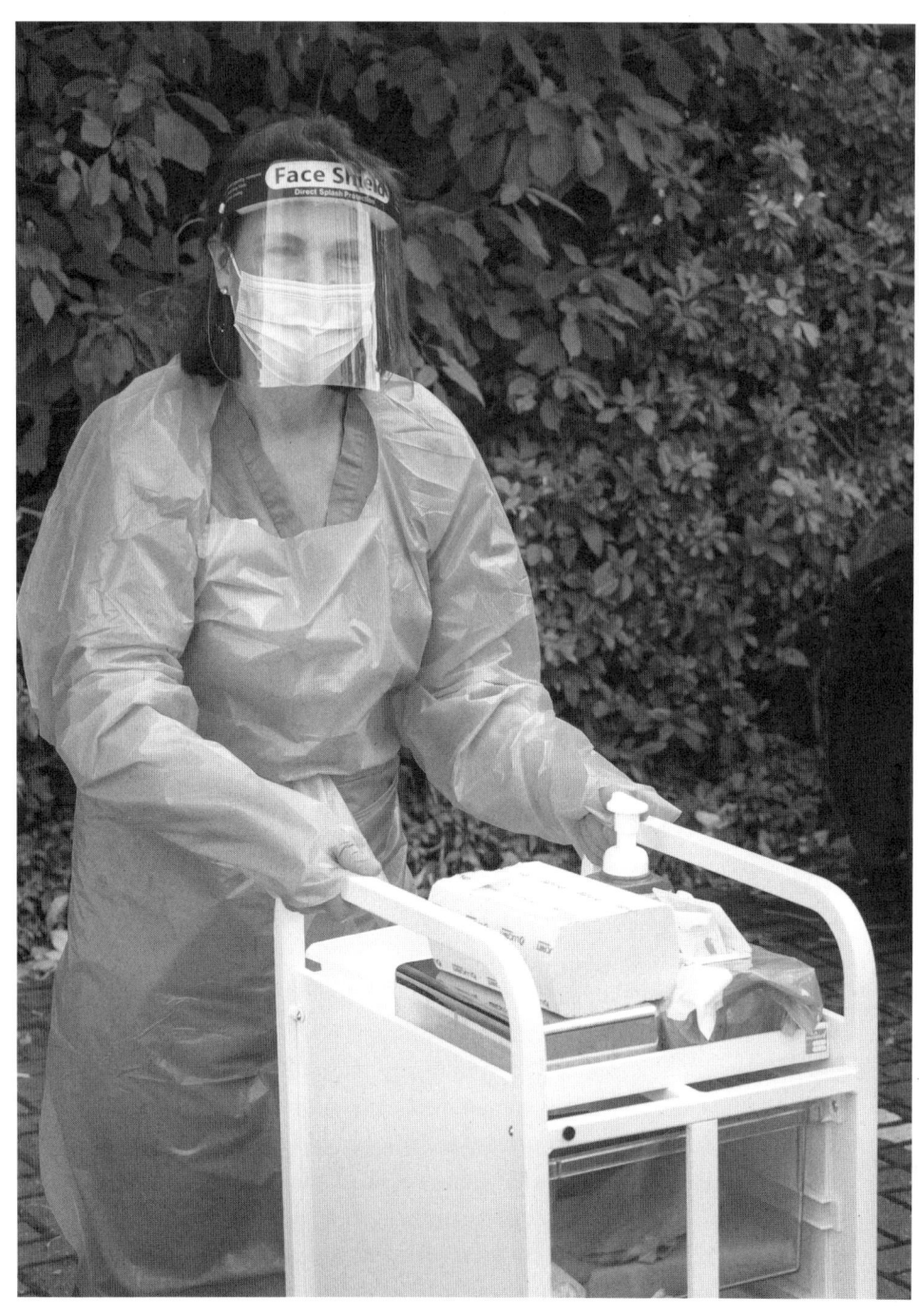

Enfermera con equipo de protección individual, Harpenden
(Reino Unido), 5 de octubre de 2020 [Paul Maguire].

ner la propagación del virus y a que pudiéramos salir de la situación pandémica en un tiempo récord.

La sociedad, consciente de ese esfuerzo, les rindió homenajes espontáneos, con aplausos en balcones y gestos de agradecimiento público. Sin embargo, ese reconocimiento simbólico no vino después acompañado de mejoras reales en sus condiciones laborales. La pandemia puso de relieve una verdad ineludible: el mundo necesita invertir más en enfermería, garantizar mejores ratios de personal por paciente y ofrecer un respaldo sólido a su salud física y mental. Incluso la formación de los futuros profesionales se vio afectada. Las aulas se trasladaron a pantallas, muchas prácticas se cancelaron y, en no pocos países, los estudiantes de último curso fueron incorporados prematuramente a la atención clínica para reforzar un sistema que se tambaleaba.

Los hospitales diseñaron políticas sobre quién podía entrar en las habitaciones de los pacientes con COVID-19, un proceso pensado para limitar el número de personas potencialmente expuestas y no había suficientes mascarillas para todos. Algunas enfermeras tuvieron que reciclar los EPI, una práctica antes impensable. Una enfermera estadounidense comentaba que se le permitía una mascarilla N95 por turno y luego les decían que todas las mascarillas pasarían por un misterioso proceso de reesterilización para poder volver a utilizarlas. El hecho de que las enfermeras fueran las únicas que entraban en las habitaciones era un reconocimiento tácito de que, a fin de cuentas, el trabajo de enfermería era la atención al paciente más indispensable que se prestaba en el hospital. Otra enfermera de Nueva Orleans llamada Tiffany comentaba lo siguiente: nadie entraba en las habitaciones de estos pacientes excepto las enfermeras. «No se puede dejar a alguien tumbado en la cama sin atenderlo», dijo. «Todavía tenemos médicos. Han estado haciendo sus evaluaciones desde la puerta».

Esta misma enfermera contaba en el libro de Sarah DiGregorio que después de trabajar cinco días seguidos durante el huracán Ida, en pleno apogeo de la ola delta del coronavirus, decidió que ya había tenido suficiente. No fueron solo esos cinco días. También fue que el hospital había dejado de llevar a cabo pruebas de ajuste a las enfermeras para las mascarillas N95, por lo que no estaba segura de estar protegida contra el virus y no sentía que a su hospital le importara si lo estaba. Nunca había suficientes enfermeras para un turno determinado. Era que las auxiliares de enfermería renunciaban porque les pagaban doce dólares la hora y podían ganar más trabajando en una tienda sin arriesgar sus vidas. Así que Tiffany dejó el trabajo, al igual que la mayoría de las enfermeras de su unidad. Aceptó un lucrativo contrato de enfermera itinerante a corto plazo. Quería tomarse un tiempo libre para pensar en cómo ganarse la vida a partir de entonces. No estaba segura de si todavía quería ser enfermera.

Muchas enfermeras opinaban que todo el discurso heroico partía de una buena intención, pero también lo encontraban agotador. Indicaba que el público no entendía realmente el trabajo que hacían, no lo consideraba como un trabajo cualificado, sino como una sucesión de actos de heroísmo. Así que la única solución es probablemente tratar a las enfermeras de forma justa, como trabajadoras indispensables, con una remuneración adecuada y condiciones de trabajo seguras.

La pandemia de COVID-19 hizo aún más visible su papel fundamental, posicionándolas como líderes en la respuesta sanitaria y dándoles una repercusión pública que históricamente les había sido negada, aunque en mi opinión habrían sido unas portavoces ideales y deberían haber tenido más voz. La Organización Mundial de la Salud calcula que cerca del 70 % del personal sanitario que atendió a pacientes con COVID-19 eran enfermeras. Pagaron también un precio alto. El Consejo Internacional de Enfermeras confirmó el fallecimiento de 1 500 enfermeras por COVID-19 en 44 países en una etapa inicial de la pandemia y, más tarde, estimó que las muertes de trabajadores sanitarios por esta enfermedad podrían superar las 115 000 en todo el mundo. Su trabajo mostró, con crudeza y dignidad, que la enfermería no es solo un engranaje más del sistema de salud: es el núcleo mismo que mantiene el cuidado en tiempos de crisis.

LOS PROBLEMAS ACTUALES
DE LA ENFERMERÍA

La profesión enfermera atraviesa en la actualidad una etapa de tensiones estructurales que ponen a prueba su capacidad de adaptación y resiliencia. A pesar de su papel central en la atención sanitaria, las enfermeras continúan enfrentando una crónica insuficiencia de recursos humanos, derivada del desequilibrio entre la creciente demanda asistencial y la limitada oferta profesional. A ello se suman condiciones laborales precarias, con alta temporalidad y sobrecarga de trabajo, que impactan tanto en la calidad del cuidado como en la salud física y emocional del personal. La pandemia de COVID-19 evidenció con crudeza estas fragilidades, visibilizando la necesidad de fortalecer la autonomía profesional, el liderazgo clínico y la investigación enfermera como pilares para un sistema sanitario sostenible. Sin embargo, persisten obstáculos culturales y organizativos que dificultan el pleno reconocimiento de la enfermería como una disciplina científica y decisiva en la toma de decisiones clínicas y en la gestión del conocimiento en salud.

La escasez de enfermeras

En España, hay un déficit significativo de enfermeras, con una falta estimada de 123 000 profesionales para alcanzar la media europea, según datos del Consejo General de colegios profesionales de Enfermería de España (2024). Según el Informe Bienal 2024 de la Sociedad Española de Salud Pública y Administración Sanitaria (Sespas), el déficit es menor, con una estimación de la necesidad de unas 41.000 enfermeras en el sistema nacional de salud, pero aunque la cifra sea inferior, la base es igualmente preocupante. La ratio actual es de 6.3 enfermeras por cada 1 000 habitantes, mientras que la media europea es de 8.5. Este déficit se debe a diversos factores, entre los que incluyen el envejecimiento de la población, que implica cuidados durante más años, la escasez de personal en hospitales y centros de salud, y la emigración de enfermeras a otros países. Aunque la emigración de enfermeras españolas es todavía baja, muchas jóvenes graduadas consideran esta opción (marchar a países como Reino Unido, Alemania o Suiza) para mejorar sus condiciones laborales y profesionales, tener una experiencia internacional, dominar un nuevo idioma y ampliar sus horizontes.

En 2024 había en España 345 969 enfermeras, con un 85,5 % de mujeres y un 14,5 % de hombres, según datos del INE. La falta de profesionales aumenta la sobrecarga de trabajo, con turnos interminables y presión asistencial, y genera desgaste físico y emocional. Junto a ello, hay un abuso de contratos temporales e inestabilidad laboral, incluso en hospitales públicos. Los sueldos son bajos y no reflejan la responsabilidad y formación requerida, especialmente en comparación con otros países de la Unión Europea.

Hay una falta de reconocimiento profesional que se plasma, por ejemplo, en un miedo a ampliar las competencias de las enfermeras a pesar de una formación cada vez más exigente y su buena imagen laboral. Las enfermeras sufren también una invisibilidad mediática: su labor a menudo queda eclipsada por la de los médicos, pese a su papel clave en la atención primaria, hospitalaria y comunitaria. Si hay una noticia de un avance asistencial en un hospital, es posible que estén en la foto de los miembros del equipo, pero prácticamente nunca se les da la palabra.

La distribución de enfermeras por comunidades autónomas también presenta desigualdades, con regiones que tienen una mayor proporción de profesionales que otras. En atención primaria, la media del SNS es de 0,7 enfermeras por 1000 habitantes. Las ratios más elevadas se registran en La Rioja (0,90), Extremadura (0,86) y Castilla y León (0,86). En el extremo opuesto están Madrid y las ciudades autónomas de Ceuta y Melilla, con apenas 0,51.

En atención hospitalaria, la media nacional es de 3,6 enfermeras por 1000 habitantes. Las mejores cifras corresponden a Navarra (6,03), Aragón (4,55), Asturias (4,54) y País Vasco (4,53), mientras que las tasas más bajas se observan en Andalucía (3,03) y Comunidad Valenciana (3,18).

En cifras absolutas, las comunidades con más enfermeras en el SNS son Cataluña (36 462), Andalucía (34 622) y Madrid (28 497), que son las tres comunidades más pobladas, pero no en el mismo orden: Andalucía tiene alrededor de 8,5 millones de habitantes; Cataluña, cerca de 8 millones de habitantes, y la Comunidad de Madrid, en torno a 7,3 millones de habitantes.

En Atención Primaria, lidera Andalucía (7503), seguida de Cataluña (7051), Madrid (4407) y Comunidad Valenciana (4267). En porcentaje de enfermeras destinadas a Primaria, destacan Extremadura (23,9 %), La Rioja (22,9 %) y Castilla y León (21,7 %).

La conclusión es la desigualdad territorial y la necesidad urgente de abordar una mejor planificación. Estos problemas generan desmotivación y abandono de la profesión, riesgos para la calidad asistencial y seguridad del paciente y conflictos laborales, como huelgas y movilizaciones. Mejorar la situación no es tarea fácil ni todo el mundo está de acuerdo con las medidas necesarias, pero hay cierto consenso en que se requiere una mayor inversión en el sistema de salud, la mejora de los sueldos y las condiciones laborales de las enfermeras, reforzar la autonomía y reconocimiento legal y la formación de más profesionales. La solución no es la privatización.

Puede ser interesante la comparación con otros países. En la actualidad, en Estados Unidos hay alrededor de 4,4 millones de enfermeras tituladas con licencia. Según las estadísticas de la Oficina de Trabajo de Estados Unidos, solo 3 millones de ellas trabajan actualmente en enfermería, aproximadamente el 60 % de ellas en hospitales. Las enfermeras que no trabajan en hospitales pueden estar empleadas en atención domiciliaria, consultorios y ambulatorios, escuelas, clínicas, en política o en otros entornos con mejores condiciones. Sin embargo, un número importante de esos 4,4 millones se han jubilado anticipadamente o han abandonado la profesión por completo. De hecho, entre el 30 % y el 57 % de las enfermeras estadounidenses recién graduadas abandonan su trabajo durante el primer o segundo año de ejercicio. Todo esto sugiere que el problema general no es la falta de enfermeras, sino la rotación de personal. ¿Por qué tantas enfermeras abandonan la atención hospitalaria o la profesión por completo?

Las enfermeras pueden sufrir lo que se denomina «daño moral», cuando tienen más pacientes de los que pueden atender con seguridad y se ven obligadas a participar en una situación que va en contra de su sentido más profundo de lo que es correcto. Esto puede ser tan insoportable que les lleva en ocasiones a abandonar la profesión y buscar otra actividad.

Precariedad laboral

Las condiciones laborales precarias constituyen uno de los principales desafíos que afronta la profesión enfermera en España hoy en día, manifestándose en formas como la temporalidad excesiva, la inestabilidad contractual, los elevados ratios enfermera-paciente y la sobrecarga de trabajo, que obliga a muchas enfermeras a asumir más carga asistencial.

Un estudio cuantitativo sobre la contratación en Cataluña y el resto de España evidencia que muchas enfermeras tienen contratos temporales y que la rotación es alta: en dicho estudio, cada enfermera firmaba en promedio cerca de 3,44 contratos al año, y solo aproximadamente el 25-30 % disponía de contrato indefinido en los primeros años de ejercicio; en 2018, la proporción de contratos temporales se había incrementado hasta el 38,7 % tras varias oscilaciones. Además, la encuesta nacional «Situación laboral y necesidades percibidas por las enfermeras en España. 2024» recogió más de 55.000 respuestas, entre las cuales el 39,4 % de las enfermeras manifestaron haberse planteado abandonar la profesión en los próximos 10 años por razones laborales, y un 55,2 % consideraba que no hay personal suficiente en su centro para garantizar cuidados de calidad.

Estos problemas se agravan por factores adicionales: los contratos temporales suelen conllevar salarios más bajos, pocas expectativas de promoción o reconocimiento profesional; la exigencia de horarios irregulares, turnos de noche, guardias e incluso doblajes o rotaciones frecuentes entre servicios, que pueden afectar la conciliación familiar, la salud física (fatiga, lesiones músculo-esqueléticas, etc.) y la salud mental (estrés, ansiedad, agotamiento). Estudios previos avalan que los recortes presupuestarios generaron una percepción generalizada entre las enfermeras de reducción salarial, aumento del número de pacientes asignados, incremento de las horas de trabajo y pérdida de estabilidad laboral.

Brecha salarial

La brecha salarial en enfermería constituye un fenómeno complejo y persistente, que refleja tanto desigualdades estructurales de género como deficiencias en el reconocimiento económico y social de los cuidados de salud. A pesar de que la enfermería es una profesión altamente feminizada —más del 85 % de los profesionales en España son mujeres—, diversos informes revelan que persisten diferencias retributivas significativas respecto a sus colegas masculinos y frente a otras profesiones sanitarias de similar nivel formativo y responsabilidad. El Consejo Internacional de Enfermería (ICN) ha documentado que, en promedio, las enfermeras perciben hasta un 24 % menos que los hombres en puestos comparables dentro del sector sanitario, una disparidad que no puede explicarse únicamente por factores como la experiencia o la especialización, sino que evidencia la presencia de discriminación estructural de género en la valoración del trabajo de cuidados.

En el caso español, el Sindicato de Enfermería (SATSE) ha denunciado que esta brecha no se limita al salario base, sino que se amplía con la desigual distribución de complementos asociados a turnicidad, nocturnidad y guardias, además del menor acceso de las mujeres a cargos de gestión o responsabilidad, donde las retribuciones son sensiblemente superiores. Este fenómeno se ve agravado por los patrones de interrupción laboral y reducción de jornada, a menudo ligados a las tareas de cuidado familiar, que impactan en la progresión profesional y en la acumulación de méritos o trienios. De forma paralela, la infrarrepresentación de mujeres en puestos directivos dentro del sistema sanitario mantiene la brecha en niveles institucionales, generando un techo de cristal que repercute tanto en las trayectorias individuales como en el desarrollo del liderazgo enfermero.

A estas desigualdades de género se suma una brecha profesional más amplia entre enfermeras y otros perfiles sanitarios, particularmente los médicos. Según datos de Redacción Médica (2024) y estudios de Adecco, la diferencia media anual entre médicos especialistas y enfermeras en España supera los 21 000 euros, alcanzando cifras cercanas a los 25 000 € en comunidades como el País Vasco o Canarias (y me parece poco). Este diferencial refleja no solo la jerarquización histórica del sistema sanitario —que prioriza el modelo biomédico sobre el cuidado integral— y la mayor duración de los estudios de medicina, sino también la infrafinanciación estructural de los servicios de enfermería, pese a su papel esencial en la seguridad del paciente, la continuidad asistencial y la salud pública.

En síntesis, la brecha salarial en enfermería no es únicamente un problema económico, sino también ético, organizativo y de justicia profesional. Supone una manifestación tangible del menor reconocimiento social del trabajo de cuidados, tradicionalmente asociado a roles femeninos, y subraya la necesidad urgente de políticas de equidad salarial, promoción profesional y clasificación justa dentro del sector público sanitario. Reducir esta brecha implica no solo corregir desigualdades retributivas, sino también avanzar hacia un modelo de salud más equitativo, donde el cuidado y la atención enfermera reciban la valoración que científicamente les corresponde.

El *síndrome* de «burnout»

Este síndrome se describió por primera vez en 1960, no en un artículo científico, sino en una obra literaria, en la novela de Graham Greene *A burnout case*, que popularizó el término. Sin embargo, no fue hasta 1974 cuando el trabajo de Freudenberger describió este síndrome como una afección que consiste en una combinación de desmoralización, desilusión y agotamiento, y que supone un riesgo específico para los jóvenes profesionales del sector servicios, ingenuos e idealistas. Por lo tanto, este trabajo introdujo una nueva patología en la que el agotamiento se asocia al estrés negativo y a la disfunción laboral.

Como conjunto de signos y síntomas, el «burnout» puede describirse como una condición basada en el agotamiento prolongado de las energías del individuo y caracterizada por el cansancio emocional, la reducción de los logros personales y los sentimientos de insuficiencia y despersonalización. Este síndrome presenta ciertos aspectos relacionados con el individuo, que siempre implican el contexto y la organización o la forma de trabajar y, a su vez, todos ellos influidos por las condiciones de vida. En otras palabras, el «burnout» tiene múltiples causas, y los factores estresantes suelen derivarse de varios factores personales y externos que actúan simultáneamente, pero de forma diferente.

Entre los trabajadores sanitarios, se ha observado que las enfermeras presentan una mayor prevalencia de «burnout». La atención sanitaria de primera línea que prestan estas profesionales las hace especialmente susceptibles debido al estrés físico y psicológico que supone la atención integral al paciente. El angustioso desajuste entre las expectativas y la realidad de la profesión de enfermería aumenta la propensión al «burnout», lo que conduce a tasas de enfermedad preocupantes entre las enfermeras. En un metaanálisis realizado antes de la pandemia de la enfermedad por coronavirus 2019 (COVID-19), la prevalencia del agotamiento se estimó en casi el 11,23 %, mientras que los estudios realizados durante la pandemia encontraron tasas del 30 al 50 %, con una mayor incidencia en las mujeres que en los hombres, incluso entre los profesionales que trabajaban en condiciones similares.

En cuanto a las causas del agotamiento, podrían agruparse en causas globales, institucionales e interpersonales. A nivel global, el «*burnout*» se ha relacionado con situaciones como la desigualdad social, las necesidades básicas insatisfechas, la falta de acceso a los servicios de salud, las diferencias entre las instituciones públicas y privadas y entre los países de ingresos altos y bajos. Sin embargo, otro factor relativamente nuevo que se ha sumado al aumento de la carga de trabajo en tiempos de la COVID-19 fue la estigmatización social de los trabajadores sanitarios, asociada a un sentimiento de falta de reconocimiento y de compromiso por parte del resto de la comunidad en la lucha contra la pandemia, que se asoció incluso a agresiones y a una caída del valor social de las profesiones sanitarias.

A nivel institucional, las principales causas del síndrome de burnout están relacionadas con la sobrecarga de trabajo, la escasez de personal, la falta de recursos y, especialmente, el bajo reconocimiento económico, mientras que, a nivel interpersonal, las principales causas se han relacionado con los conflictos entre profesionales y los problemas en la relación profesional-paciente. Por lo tanto, en estas tres dimensiones causales es posible identificar factores relacionados con el no reconocimiento de la profesión o con su bajo valor social, el bajo reconocimiento económico del trabajo y la invisibilidad de la atención, hasta llegar a una valoración negativa de la atención como tal.

Devaluación e invisibilidad de la labor enfermera

La atención de enfermería, así como el núcleo de la profesión de enfermería, está fuertemente relacionada con actividades supuestamente femeninas, como la preparación de alimentos, la educación de los niños o las tareas domésticas. Incluso hoy en día se percibe una connotación de naturalidad intrínseca asociada al género, lo que hace que la labor enfermera pierda la reciprocidad de las actividades y dificulta su inserción en un sistema de valores económicos. En otras palabras, una concepción errónea persistente normaliza y naturaliza estas actividades desde una perspectiva despectiva del género, en la que las tareas de cuidado no requieren esfuerzo (son naturales) ni tienen realmente valor o este es reducido, por lo que no son valoradas en un sistema de mercado. Por lo tanto, tratar a un paciente o poner una inyección se suele considerar un favor menor, no una actividad profesional, en contraste con otras tareas asociadas genealógicamente al género masculino. Ello va asociado, además, a la desigualdad en la división sexual del trabajo, así como a la influencia de los valores religiosos transmitidos desde la Edad Media. Todo ello produce de forma lenta pero segura una devaluación económica de las tareas de cuidado proporcionadas por las mujeres.

La invisibilidad se produce tanto en el ámbito interpersonal como en el social, pero, de forma análoga, es en el ámbito interpersonal donde los individuos pueden determinar su propia visibilidad social basándose en el hecho de que otras personas garantizan su existencia. «Hacer visible a alguien» va más allá del acto cognitivo de identificación individual y se manifiesta, de manera evidente, a través de acciones o gestos que indican que la persona está siendo tenida en cuenta favorablemente, de acuerdo con la relación existente. Solo si tenemos un conocimiento común de estas formas de expresión, su supresión se verá como lo que es, como un signo de invisibilidad y humillación.

Dado que el cuidado es una acción interdependiente, una acción para los demás, con los demás y de los demás, es una acción que va más allá del yo, pero que, al mismo tiempo, también va más allá del acto cognitivo, de la dualidad enfermera-paciente, porque sus implicaciones tienen efectos familiares, sociales e incluso económicos. Sin embargo, estos efectos son en su mayoría desconocidos para las personas ajenas a la profesión o tienden a ser minimizados por los actuales modelos económicos de atención sanitaria, que borran la contribución de las enfermeras; por lo tanto, la relación entre el coste y la calidad de la atención de enfermería sigue siendo desconocida.

LOS RETOS DEL FUTURO DE LA ENFERMERÍA

Una profesión para sistemas sanitarios muy diferentes

Los sistemas de salud son muy heterogéneos. En Estados Unidos no existe un enfoque unificado para maximizar la salud y el bienestar de las personas. En su mayor parte, hay una industria médica con fines lucrativos centrada en las enfermedades y las afecciones y, a continuación, en los posibles tratamientos y soluciones facturables. Los trabajadores sanitarios suelen hacer todo lo posible por proporcionar una buena atención, pero el «sistema» a menudo va en contra de ese esfuerzo. Las enfermeras, en particular, intentan trabajar en una industria médica que no fue creada para aprovechar al máximo su experiencia ni, en realidad, para reconocerla. El modelo de pago por servicio dicta que los médicos, principalmente los que facturan a las compañías de seguros de los pacientes, son los generadores de ingresos. La enfermería es igual de importante para los resultados de los pacientes, pero los honorarios de las enfermeras suelen incluirse en el precio de la habitación y la manutención del hospital, lo que significa que los hospitales consideran la enfermería un gasto, como las comidas o los suministros.

Existen otras alternativas, como los exitosos sistemas nacionales de salud que existen en la Unión Europea, donde la asistencia sanitaria se considera un derecho humano. En estos otros sistemas, la enfermería tiene el potencial de ser entendida de otra manera, porque las enfermeras destacan en la prestación de cuidados preventivos, la educación sanitaria y las intervenciones que conducen a una mejor calidad de vida, lo que puede contribuir a una población más sana en general y también a una reducción de costes.

Una profesión que afronta los nuevos retos de la sociedad.

Las enfermeras tienen un papel significativo en la lucha contra algunos de los principales problemas de la sociedad actual. Un ejemplo es el cambio climático: desde la evacuación de bebés hasta la investigación de la insuficiencia renal relacionada con el calor en los trabajadores agrícolas, pasando por la defensa de políticas escolares que mitiguen las tasas de asma. Los huracanes, las inundaciones, las olas de calor y los incendios forestales provocados por el cambio climático ya están afectando a la salud humana en todo el mundo de forma más o menos grave. Las enfermeras son las primeras en responder a estas crisis, y su papel tanto en la respuesta como en la mitigación de los efectos sobre la salud será cada vez más importante a medida que se multipliquen los efectos del cambio climático. Las enfermeras están capacitadas para pensar en el paciente en relación con su entorno y son expertas en detectar patrones que afectan a la salud de las personas y en desarrollar planes para abordarlos. No siempre se entiende que las enfermeras son fundamentales en la respuesta al cambio climático, pero deberían serlo, porque están en una posición única para responder en relación con la calidad de vida de las personas.

Podríamos pensar que el cambio climático es un problema del futuro, pero ya está aquí y lleva décadas entre nosotros. Esto es solo una parte de lo que las enfermeras ya están observando: el aumento del calor y la disminución de la calidad del aire conllevan un mayor riesgo de partos prematuros, mortinatalidad y bajo peso al nacer. Durante fenómenos meteorológicos extremos, como huracanes o incendios forestales, se producen lesiones directas por la catástrofe, pero también aumenta la incidencia de la violencia doméstica y el maltrato infantil. Cuando se produce un corte de electricidad, las personas, sobre todo los mayores, pueden morir por un golpe de calor. Un clima más cálido y húmedo significa una mayor propagación de enfermedades transmitidas por mosquitos, algo que ya está sucediendo. Es un problema global: en las inundaciones se han visto personas ahogadas no solo en las zonas pobres de los deltas de Pakistán o Bangladesh, sino también en los apartamentos bajo el nivel de la calle en la ciudad de Nueva York.

El envejecimiento poblacional representa también un desafío, pues trae consigo un incremento de enfermedades crónicas y cuidados prolongados, tanto en hospitales como en el hogar. A ello se suma la creciente demanda de atención en salud mental, un campo en el que la enfermería juega un papel clave en la detección temprana, el acompañamiento y la prevención.

Una profesión que debe mantener y aumentar
su nivel de especialización

El déficit mundial de profesionales de enfermería constituye un problema a nivel mundial y especialmente en América Latina. Eso lleva a que se encarguen en ocasiones responsabilidades propias de las enfermeras al personal técnico o que no se establezcan los estándares de cuidado más exigentes por no disponer de personal de enfermería capacitado en número suficiente para la práctica avanzada.

Un informe de orientación estratégica para enfermería en la región latinoamericana revela que la mayor población enfermera está conformada por tecnólogos, técnicos y auxiliares de enfermería. Comparando los tres países de Norteamérica, en Estados Unidos aproximadamente el 80 % de la población enfermera está compuesta por licenciadas y graduadas, en Canadá es el 70 % y en México el 38 %.

Una profesión que mantiene un perfil holístico

Los avances en medicina han permitido que vivan millones de personas que, sin tratamientos para infecciones, prematuridad o cáncer, por nombrar solo tres, habrían muerto. Pero los médicos están sometidos a la presión de trabajar en un sistema que no da prioridad a la relación humana, y su disciplina no está orientada de forma inherente hacia dicha conexión, aunque los profesionales a título individual sí pueden estarlo. Además, la especialización en la medicina dificulta el tratamiento integral de la persona, en sentido literal. Es posible que veas a un especialista en hígado, un neurólogo, un gastroenterólogo y un psiquiatra, y que cada uno de ellos atienda cuidadosamente su sistema orgánico específico, pero buena suerte si consigues que hablen entre ellos o contigo sobre el panorama general de tu salud. La enfermería puede ayudar a encajar todas esas piezas y encontrar formas de tratar al ser humano en su totalidad, lo que puede mejorar los resultados de manera concreta. Como decía una enfermera: «Nuestra mente, nuestro cuerpo, nuestro espíritu... somos personas completas... Y [cuando ves a tu médico] puedes sentir que no se satisfacen tus necesidades. Sí, es posible que hayas recibido una atención responsable. No ha sido negligente. No ha sido una mala práctica. Pero no ha dado en el clavo de lo que realmente necesitas. Por eso, se trata de ver el conjunto».

Una profesión de la que se han desgajado otras profesiones

Desde la segunda mitad del siglo XX hasta la actualidad, la profesión de enfermería ha sufrido cambios significativos. Se han reconocido algunas especialidades, se han suprimido otras, se les ha cambiado el nombre y en algunos casos, se han convertido en profesiones o estudios separados de la enfermería, como podología o fisioterapia. En algunos países y comunidades autónomas existe la posibilidad de cursar dobles grados en Enfermería y Fisioterapia o Enfermería y Podología, pero suele ser más un esfuerzo por captar estudiantes por parte de las universidades que un claro avance en la inserción profesional de esos dobles graduados.

Una profesión implicada en la atención a las adicciones

Otro tema fundamental en nuestra época son las adicciones; las enfermeras son pioneras en las clínicas de reducción de daños, donde las personas adictas pueden recibir tratamientos y mejorar su calidad de vida.

Los sistemas de salud a veces tratan a las personas adictas como una carga molesta o, en la jerga despectiva de las salas de urgencias, como «*frequent flyers*», y sus problemas como fracasos morales personales. Pero este estigma tiene profundas consecuencias: si alguien ha sido despreciado en un hospital en el pasado, es menos probable que busque tratamiento cuando lo necesite. Los pacientes con adicciones aguantan literalmente hasta que ya no pueden esperar más. Por desgracia, cuando llegan, es posible que necesiten acciones de emergencia o cuidados intensivos.

Pero hay una alternativa más humana y eficaz: ¿cómo cambiaría la experiencia del paciente en el hospital si la enfermera se alegrara de verdad de verlo, tal y como es? ¿Y si esa enfermera estuviera capacitada para ayudar al paciente a reflexionar sobre su consumo de sustancias y a definir sus propios objetivos para el tratamiento? La atención que prestan algunas enfermeras se basa en la reducción de daños, un modelo que gira en torno a la idea de que las personas son autónomas y merecen seguridad, apoyo y bienestar, independientemente de si consumen sustancias o no. Este marco, una especie de aceptación radical, no parte de la suposición de que las personas pueden, quieren o incluso deben abstenerse del consumo de sustancias. En cambio, da prioridad a cualquier cambio saludable que minimice las consecuencias negativas de su adicción. Esto va en contra de la norma establecida desde hace mucho tiempo de que el único objetivo válido en el tratamiento de la adicción es la abstinencia, pero eso es una batalla que se pierde demasiadas veces y va dejando a mucha gente en la cuneta.

Un estudio reveló que el 95 % de los pacientes hospitalizados se sentían cómodos cuando la enfermera que les atendía les hablaba sobre el consumo de alcohol y les ofrecía derivarlos a un tratamiento si fuera necesario. Sin embargo, no todas las enfermeras se sienten cómodas o son expertas a la hora de hablar sobre los trastornos por consumo de sustancias o de ofrecer atención para tratar las adicciones. Algunas tienen prejuicios o miedos que deben controlar, o simplemente creen que la adicción no es de su competencia, ya que no se suele tratar con la suficiente profundidad en la formación de enfermería de muchas facultades.

La esperanza es que, algún día, esto signifique que cada paciente que acuda al sistema de salud con un problema de consumo de sustancias tenga a su disposición una enfermera preparada y capaz de responder de forma útil a sus necesidades y posibilidades. Esto es cada vez más importante, ya que las muertes relacionadas con sobredosis de alcohol y drogas siguen aumentando y hoy son más altas que nunca.

Una profesión que deja de ser exclusivamente femenina

En 2018, el 13 % de los enfermeros de Estados Unidos eran hombres, pero esa proporción ha crecido de forma constante desde 1960, cuando era del 2 %, según un documento de trabajo publicado por el Washington Center for Equitable Growth. En otros países la situación es comparable: 10 % en el Reino Unido en 2016, 6,4 % en Canadá en 2010, 10 % en Noruega en 2022, el mismo porcentaje en Suecia en 2016 y el 4 % en Dinamarca en 2023. Curiosamente, no es así en todo el mundo: en muchos países del África francófona, la mayoría de los profesionales de la enfermería son hombres.

La enfermería no es, sin embargo, un ejemplo de igualdad de género: aunque los hombres son minoría, cobran más que las mujeres, aunque principalmente por asumir más turnos y trabajar más horas extras. Quizá somos más competitivos o nos implicamos menos en la conciliación familiar. La evidencia anecdótica sugiere que los enfermeros varones tienen más probabilidades de ascender rápidamente a puestos directivos. Por otro lado, el estigma contra los hombres enfermeros sigue muy arraigado, sobre todo entre los pacientes de edad avanzada y en regiones con roles de género más tradicionales, según los propios enfermeros. Otra parte es entre los propios enfermeros, donde se han postulado explicaciones como la ausencia de referentes, la preocupación de que tocar a un paciente pueda verse como algo inapropiado, la ausencia de compañeros en clase y los estereotipos sobre la profesión enfermera. Un estudio publicado en la página web Medical Bag en 2012 sobre 13 enfermeros mostrados en el cine y la televisión encontró que la mayoría eran retratados como incompetentes, corruptos, afeminados u homosexuales. No puede ser.

Una profesión que inspira nuevas formas de ver la salud y la enfermedad. Cicely Saunders, fundadora del St. Christopher's Hospice en 1947, mientras cuidaba a un hombre de 40 años que estaba muriendo de cáncer describió lo que ella llamó «dolor total», una combinación de síntomas físicos, malestar mental, problemas sociales y necesidades espirituales que acompañaban a la muerte. El dolor total hacía referencia al conjunto de sufrimiento que puede experimentar una persona con una enfermedad grave o que está al final de su vida e incluiría el dolor físico (dolor corporal, falta de aire), el dolor emocional o psicológico (ansiedad, depresión, miedo), el dolor social (preocupaciones familiares, económicas, laborales, sentirse una carga) y el dolor espiritual o existencial (pérdida de sentido, miedo a la muerte, dudas sobre el propósito de la vida o la fe).

La idea del «dolor total» cambió la forma de tratar a los pacientes, porque mostró que aliviar solo el dolor físico no era suficiente, había que atender también la parte emocional, social y espiritual para que la persona tenga una mejor calidad de vida. En la actualidad podríamos pensar si deberíamos ampliar el término de Saunders para incluir las circunstancias tan extendidas en nuestra época como la enfermedad mental, la violencia, la pobreza y la soledad. Para demasiadas personas hoy en día, el simple hecho de vivir es doloroso.

La defensa del paciente y el activismo son funciones clave de la enfermería moderna. Un ejemplo son los procesos de criminalización del aborto en algunos estados norteamericanos dominados por la derecha. Las enfermeras están, una vez más, defendiendo los derechos de sus pacientes.

Una profesión que escucha

Hay estudios que demuestran que, a menudo, los médicos dejan hablar a los pacientes menos de treinta segundos antes de interrumpirlos. Si existe un medicamento que puede ayudar o una solución procedimental, el médico suele estar dispuesto a proporcionarla, pero no siempre es capaz de escuchar lo suficiente como para tener una imagen global de las necesidades reales del paciente. Con este estilo de atención médica que vivimos en nuestros días, se puede tratar eficazmente los aspectos fisiológicos o patológicos de una persona y, a veces, eso es lo más importante. Sin embargo, se pierden otros aspectos importantes de nosotros mismos y de nuestra salud; nuestra mentalidad, nuestra forma de ser y nuestro contexto suelen quedar relegados a un segundo plano.

La dimensión ética y humana del cuidado sigue siendo fundamental: más allá de la técnica, el trato respetuoso y compasivo, que comprende y valora la diversidad cultural, de género y religiosa, es esencial en la práctica cotidiana. Paralelamente, la formación y la educación continua se vuelven imprescindibles para responder a las nuevas terapias y protocolos que surgen de manera constante, lo que requiere un compromiso de aprendizaje permanente.

Otro reto es la necesidad de mayor liderazgo y reconocimiento de las enfermeras dentro de los equipos de salud, así como de una participación más activa e intensa en la creación de políticas públicas que mejoren los sistemas sanitarios. Finalmente, las crisis globales como pandemias, emergencias y desastres naturales han evidenciado la importancia de la enfermería comunitaria, que no solo se limita a la atención hospitalaria, sino que se extiende a la prevención y promoción de la salud en todos los niveles. En resumen, la enfermería se encuentra en un momento decisivo, debe responder a un mundo más tecnológico y con mayores exigencias, pero al mismo tiempo necesita preservar su esencia, que es la cercanía al paciente y el cuidado integral de la persona.

Este libro es una carta de amor a las infinitas posibilidades de la enfermería. He sido beneficiario de cuidados de enfermería tan expertos y compasivos que han cambiado mi vida. Sé que este tipo de cuidados son posibles y que todos deberíamos poder recibirlos. Por eso, mi objetivo aquí no es contar todo lo que tiene que ver con la enfermería, lo cual sería imposible, sino defender el poder inherente de la enfermería para reconocer y abordar los problemas, crear un mundo mejor y más justo, y aliviar el sufrimiento.

Quiero que tanto las enfermeras como las personas que no lo son comprendan que las enfermeras han cambiado el mundo y siguen haciéndolo.

Las fortalezas de la enfermería, cuando se trazan desde el pasado hasta el presente, tienen una relevancia profunda y urgente para los problemas a los que nos enfrentamos en este momento. Nos enfrentamos a una degradación en el ámbito de los cuidados, a una situación de crisis permanente, a pedir hacer más pero aportar menos. Incluso los problemas que se encuentran fuera del ámbito obvio de la atención sanitaria —el cambio climático, el liderazgo político, la pérdida del sentido de comunidad— tienen un enorme impacto en la salud humana. Las enfermeras ven los síntomas de estos problemas reflejados en los cuerpos de sus pacientes. Al enfrentarnos a estas crisis interrelacionadas, que nos remiten a la absoluta urgencia de cuidarnos unos a otros, todos debemos comprender el poder de la enfermería para ver y actuar.

Lillian Wald decía que «la enfermería es amor en acción». ¿Y cómo sería si más enfermeras excelentes utilizaran sus conocimientos, adquiridos con tanto esfuerzo, para liderar, si tuvieran los presupuestos, la autoridad y la seguridad para hacer ese trabajo? ¿Si pusieran en acción esa combinación imbatible de ciencia y ternura, de profesionalidad y empatía? Un futuro así podría ser un lugar más solidario y saludable para todos, un mundo mejor.

Bibliografía

GENERAL

Bullough V, Bullough B (1979) *The care of the sick: The emergence of modern nursing.* Croom Helm, Londres.

D'Antonio P (2010) *American nursing: A history of knowledge, authority, and the meaning of work.* John Hopkins University Press, Baltimore.

DiGregorio S (2023) *Taking care: The story of nursing and its power to change our world.* HarperCollins Publishers, Nueva York.

Dingwall R, Rafferty AM, Webster C (1988) *An introduction to the social history of nursing.* Billings & Sons, Worcester.

García S, Calvo E (1992) *Historia de la enfermería.* Universidad de Málaga, Málaga.

Martínez Martín ML, Chamorro Rebollo E (2023) *Historia de la enfermería: Evolución histórica del cuidado enfermero.* Elsevier España, Barcelona.

Nutting MA, Dock LL (1974) *A history of nursing: The evolution of nursing from the earliest times to the present day with special reference to the work of the last thirty years.* The Heritage Press, Buffalo NY.

Rafferty AM, Robinson J, Elkan R (eds.) (1997) *Nursing history and the politics of welfare.* Routledge, Nueva York.

Reverby S (2004) *Ordered to care: The dilemma of American nursing, 1850–1945.* Cambridge University Press, Cambridge.

Ritchey S (2021) *Acts of care: Recovering women in late medieval health.* Cornell University Press, Nueva York.

Seymer LR (1933) *A general history of nursing.* Faber y Faber.

Strocchia ST *Forgotten healers: Women and the pursuit of health in late Renaissance Italy.* Harvard University Press, Cambridge (MA).

Wyatt L (2019) *A history of nursing.* Amberley, The Hill.

ESPECÍFICA

EL NACIMIENTO DE LA ENFERMERÍA

Gallegos A (2025) «Nurses with doctorates cannot tell patients they're doctors, court rules». *Medscape* https://www.medscape.com/viewarticle/nurses-doctorates-cannot-tell-patients-theyre-doctors-court-2025a1000pzs

PREHISTORIA

Ardevines Puyuelo C (2024) «Cuidados en la prehistoria: un análisis del registro óseo». Trabajo Fin de Grado, Universidad de Alicante.

Kessler SE, Bonnell TR, Setchell JM et al. (2018) «Social structure facilitated the evolution of care-giving as a strategy for disease control in the human lineage». *Sci Rep* 8: 13997.

Martkoplishvili I, Kvavadze E (2015) «Some popular medicinal plants and diseases of the Upper Palaeolithic in Western Georgia». *J Ethnopharmacol* 166: 42–52.

CRISTIANISMO PRIMITIVO
Blainey G (2011) *A short history of Christianity*. Penguin Viking, Camberwell (Victoria).
Fortescue A (2007) *The Greek fathers: Their lives and writings*. Ignatius Press, San Francisco.

ENFERMERÍA EN EL ISLAM
Ragab A (2015) *The medieval Islamic hospital: Medicine, religion, and charity*. Harvard University Press, Cambridge, MA.
Ullmann M (1978) *Islamic medicine*. Edinburgh Univ. Press, Edimburgo.

LA PRIMERA ENFERMERA ISLÁMICA
https://blog.nurserecruiter.com/many-centuries-before-florence-nightingale-this-muslim-woman-introduced-nursing-to-the-arabic-world/

LA FUNDACIÓN DE HOSPITALES: EL CASO DE LA LATINA
Arriaga Flórez M (2007) *Escritoras y pensadoras europeas*. ArCiBel Editores, Sevilla.
Márquez de la Plata, Ferrándiz VM (2005) *Mujeres renacentistas en la corte de Isabel la Católica*. Editorial Castalia, pp. 79-144.
Testamento de Beatriz Galindo, Archivo Histórico de la Nobleza de Toledo, Bornos, C. 476, D.I

LA PERSECUCIÓN DE LA MUJER SANADORA
Espina-Jerez B, Siles-González J, Solano-Ruiz MC, Gómez-Cantarino S. (2023) «Women health providers: materials on cures, remedies and sexuality in inquisitorial processes (15th-18th century)». *Front Psychol* 14: 1178499.

HERMANOS DE SAN JUAN DE DIOS
Muñoz Devesa A, Rico Becerra JI (2025) «Hospital care and the conception of death in the Hospitaller Order of Saint John of God in sixteenth- and seventeenth-century Spain». *Nurs Inq* 32(3): e70042.

LOS OBREGONES
http://bernardinodeobregon.es/biografia_vida.html

CONFLICTO ENTRE CIENCIA Y RELIGIÓN
Maya Restrepo LM (2002) «Paula de Eguiluz y el arte de amar bien: Notas para el estudio de esclavos fugitivos femeninos en el Caribe en el siglo XVII». *Historia crítica* 24: 101-124.

ENFERMEROS REFERENTES DEL SIGLO XVII
García Martínez MJ, García Martínez AC (1998) «La enseñanza de la enfermería en la España del siglo XVII: el manual de enfermería de Simón López (1668)». *Cultura de los cuidados: Revista de enfermería y humanidades* 3: 15-23.

ENFERMERAS REFERENTES DEL SIGLO XVIII
https://alleganymuseum.org/for-international-womens-day-charlotte-browne-at-fort-cumberland/

FLORENCE NIGHTINGALE
Attewell A (1998) «Florence Nightingale (1820-1910)». *Perspectivas: Revista trimestral de educación comparada*, París, UNESCO: Oficina Internacional de Educación, 28(1): 173-189. http://www.ibe.unesco.org/publications/ThinkersPdf/nightins.PDF
Bostridge M (2008) *Florence Nightingale: The woman and her legend*. Viking, Londres.

MARY SEACOLE
Seacole M, Salih S (2005) *Wonderful adventures of Mrs. Seacole in many lands*. Penguin, Londres.
Shah K «Mary Seacole» https://www.newscientist.com/people/mary-seacole/

LILLIAN WALD
Wald, LD (1915) *The house on Henry Street with illustrations, etc*. Henry Holt and Company, Nueva York.

GUERRA DE CRIMEA
Helmstadter C (2021) *Beyond Nightingale: Nursing on the Crimean War battlefields*. Manchester University Press, Manchester.

LA GRIPE ESPAÑOLA
Keen-Payne R (2000) «We must have nurses: Spanish influenza in America 1918—1919». *Nursing History Review* 8: 143-156.

LOS REGISTROS DE ENFERMERAS
D'Antonio P, Connolly C, Wall BM, Whelan JC, Fairman J (2010) «Histories of nursing: The power and the possibilities». *Nurs Outlook* 58(4): 207-213.

ENFERMERÍA EN EL TERCER REICH
Benedict S, Rozmus C (2014) «Nurses and human subjects research during the Third Reich and now». En Rubenfeld, S., Benedict, S. (eds.) *Human subjects research after the Holocaust*. Springer, Cham.

IRENA SENDLER
Jones M (2008) «The smuggler: Irena Sendler». *The New York Times*, 24 de diciembre de 2008, http://www.nytimes.com/2008/12/28/magazine/28sendler-t.html

NODRIZAS
Fildes V (1986) *Breasts, bottles and babies*. Edinburgh University Press, Edimburgo.

COMADRONAS
Espina-Jerez B, Aguiar-Frías AM, Siles-González J, Cunha-Oliveira A, Gómez-Cantarino S (2023) «The art of childbirth of the midwives of Al-Andalus: Social assessment and legal implication of health assistance in the cultural diversity of the 10th-14th centuries». *Healthcare (Basel)* 11(21): 2835.

VIRGINIA HENDERSON
https://www.servisalud.com.do/post/las-14-necesidades-de-virginia-henderson

ESTAR QUEMADAS
Garcia JC (2023) «Burnout as a social pathology in nursing professionals: an analysis based on the theory of recognition». *Rev Bras Med Trab* 20(3): 505-512.

LOS RETOS DEL FUTURO DE LA ENFERMERÍA
Weaver R, Ferguson C, Wilbourn M, Salamonson Y (2014) «Men in nursing on television: exposing and reinforcing stereotypes». *J Adv Nurs* 70(4): 833-842.